高级卫生专业技术资格考试用书

U0965701

护理学习题集
（含解析）（第2版）

（副主任护师/主任护师）

主　编　丁淑贞　吴　冰

副主编　周　军　马丽梅　金　嵩　李惠敏

编　者　（按姓氏笔画排序）

丁淑贞　于蕾均　马丽梅　王　霞　王月虹
王丽丽　付馨瑶　冯　红　孙井梅　孙丽娜
李　丹　李世博　李惠敏　吴　冰　谷　艳
范喜瑛　金　嵩　周　军　秦　晶　袁　理
高筱琪

中国协和医科大学出版社
北　京

图书在版编目（CIP）数据

护理学习题集：含解析／丁淑贞，吴冰主编．—2版．—北京：中国协和医科大学出版社，2021．6（2025．11重印）．

（高级卫生专业技术资格考试用书）

ISBN 978－7－5679－1739－2

Ⅰ．①护…　Ⅱ．①丁…　②吴…　Ⅲ．①护理学－资格考试－习题集　Ⅳ．①R47－44

中国版本图书馆CIP数据核字（2021）第089010号

高级卫生专业技术资格考试用书

护理学习题集（含解析）（第2版）

主　　编：丁淑贞　吴　冰

责任编辑：刘　婷　沈紫薇

封面设计：邱晓俐

责任校对：张　麓

责任印制：黄艳霞

出版发行：**中国协和医科大学出版社**

（北京市东城区东单三条9号　邮编100730　电话010－65260431）

网　　址：www.pumcp.com

经　　销：新华书店总店北京发行所

印　　刷：河北龙大印务有限公司

开　　本：787mm×1092mm　1/16

印　　张：40.25

字　　数：855千字

版　　次：2021年6月第2版

印　　次：2025年11月第4次印刷

定　　价：108.00元

ISBN 978－7－5679－1739－2

前言

为进一步深化卫生专业技术职称改革工作，不断完善卫生专业技术职务聘任制，根据中共中央组织部、人事部、卫生部《关于深化卫生事业单位人事制度改革的实施意见》（人发〔2000〕31号）文件精神和国家有关职称改革的规定，人事部下发《关于加强卫生专业技术职务评聘工作的通知》（人发〔2000〕114号），高级专业技术资格采取考试和评审结合的办法取得。为了更好地帮助广大考生复习备考，编者根据多年的临床实践，结合考试的实际情况，编写了这本《护理学习题集（含解析）》（第2版）。

本书涵盖高级卫生专业技术资格考试的所有相关内容及考试题型。全书共四篇五十二章，内容包括内科护理学、外科护理学、妇产科护理学及儿科护理学。题型包括A1型题、A2型题、A3/A4型题、B型题、X型题、案例分析题。

本书第1版上市后，受到广大读者的一致好评，也帮助众多考生顺利通过高级专业技术资格考试。为了更好地服务读者，提升图书品质，出版了第2版图书，在第1版的基础上，附有详尽的解析，以帮助考生理解及记忆。同时对上一版中存在的不足与疏漏进行了修订与补充。

本书实用性强，可用于考前复习和自测，以便考生顺利通过考试。

尽管力臻完善，书中难免存在疏漏和不足之处，敬请广大读者批评指正，以便进一步修正。

编　者

2021年1月

目录

第一篇　内科护理学

第二篇　外科护理学

第三篇　妇产科护理学

第四篇　儿科护理学

第一篇

内科护理学

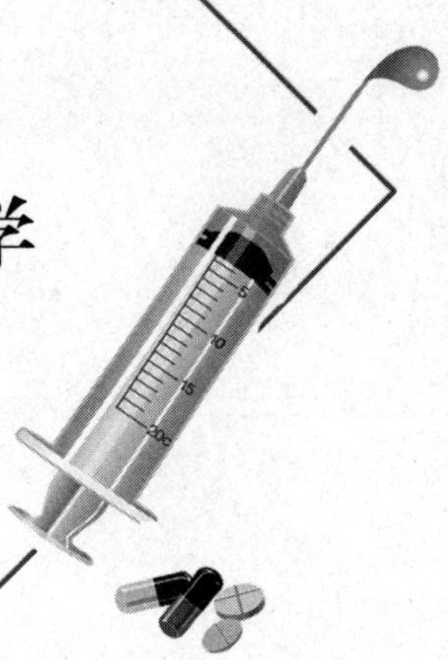

肺炎

第一章　呼吸系统疾病患者的护理

一 A1 型题

1. 大量咯血是指

A. 24 小时咯血量大于 200ml　　B. 24 小时咯血量大于 300ml

C. 24 小时咯血量大于 400ml　　D. 24 小时咯血量大于 500ml

E. 24 小时咯血量大于 600ml

2. 下列选项中最可能出现“三凹征”的是

A. 吸气性呼吸困难　　B. 呼气性呼吸困难

C. 混合性呼吸困难　　D. 咳嗽

E. 咳痰

3. 下列有关呼吸系统结构和功能的描述，说法错误的是

A. 胸膜腔内通常是正压

B. 上呼吸道主要起对吸入气体加温、湿化、机械拦阻的作用

C. 肺由肺循环和支气管循环进行双重血流供应

D. 喉梗阻时进行环甲膜穿刺的部位是环状软骨之上

E. 胸膜腔内负压是维持肺的扩张状态，同时也是促进胸腔内静脉血和淋巴液回流的重要因素

4. 为判断呼吸衰竭患者代谢紊乱情况，首选的辅助检查是

A. 血常规　　B. 尿常规

C. 血气分析　　D. 肺功能测定

E. 血细胞涂片

5. 呼吸衰竭患者动脉血氧分压小于

A. 30mmHg　　B. 40mmHg

C. 50mmHg　　D. 60mmHg

E. 70mmHg

6. 上呼吸道由

A. 气管、支气管、细支气管和肺实质构成

B. 口腔、气管、喉构成

C. 气管、支气管、咽构成
D. 鼻、咽、喉构成
E. 鼻、咽、口腔构成

7. 诊断Ⅰ型呼吸衰竭的血气诊断标准应是
A. pH < 7.35
B. 动脉血氧含量（SaO_2）低于 20%
C. 动脉血氧分压（PaO_2）低于 60mmHg
D. 动脉血二氧化碳分压（$PaCO_2$）高于 50mmHg
E. 动脉血氧饱和度（$SaPO_2$）低于 90%

8. Ⅱ型呼吸衰竭为保持呼吸道通畅，维持呼吸最主要措施是
A. 氧气吸入　　B. 消除积痰
C. 给呼吸兴奋药　　D. 给抗生素
E. 纠正酸中毒

9. 呼吸衰竭时缺氧与二氧化碳潴留的最主要发病原理是
A. 通气/血流比值失调　　B. 弥散功能障碍
C. 肺泡通气量不足　　D. 氧耗量增加
E. 肺内动静脉分流增加

10. 关于慢性呼吸衰竭的患者，下列处理不利于呼吸道通畅的是
A. 给予糖皮质激素　　B. 采用快速利尿药
C. 口服或雾化祛痰剂　　D. 痰液黏稠者补液
E. 为无力排痰者翻身拍背

11. 呼吸衰竭治疗的主要目的是
A. 控制感染　　B. 纠正酸碱失衡
C. 纠正缺氧和 CO_2潴留　　D. 纠正电解质紊乱
E. 纠正心力衰竭

12. 呼吸衰竭患者最早、最突出的表现是
A. 发绀　　B. 血压下降
C. 心率加快　　D. 呼吸困难
E. 肝肾功能损害

13. 给予呼吸衰竭患者的饮食应该是
A. 高蛋白、高热量、低碳水化合物　　B. 高蛋白、低热量、高碳水化合物
C. 高蛋白、高热量、高碳水化合物　　D. 高蛋白、低热量、低碳水化合物
E. 低蛋白、低热量、低碳水化合物

14. 下列关于呼吸衰竭时氧疗的叙述，说法错误的是
A. 氧疗时保持呼吸道通畅　　B. 氧疗可通过多种途径进行

C. 吸入氧气必须事先湿化　D. 所有呼吸衰竭均应采取持续低流量氧疗

E. 在用呼吸兴奋药时，可适当提高吸氧浓度

15. 患肺炎链球菌肺炎时产生的铁锈色痰最主要的原因是

A. 痰内含大量脓细胞　B. 痰内有大量红细胞

C. 白细胞破坏时产生的溶蛋白酶　D. 红细胞破坏释放出含铁血黄素

E. 红细胞碎屑被巨噬细胞吞噬

16. 肺炎链球菌肺炎最重要的胸部体征是

A. 扁平胸　B. 桶状胸

C. 胸部疱疹　D. 胸部肺实变体征

E. 胸膜摩擦音

17. 胸部触觉语颤增强见于

A. 慢性支气管炎　B. 肺气肿

C. 肺源性心脏病（肺心病）　D. 肺炎链球菌肺炎

E. 胸腔积液

18. 治疗肺炎链球菌肺炎的首选抗生素是

A. 青霉素　B. 红霉素

C. 阿米卡星　D. 氧氟沙星

E. 羧苄西林

19. 治疗肺炎链球菌肺炎，停用抗生素的指标一般是

A. 症状、体征完全消失　B. 体温降至正常后 3 天

C. 体温降至正常后 1 周　D. 体温降至正常后 2 周

E. X 线检查示炎症阴影完全消失

20. 下列关于肺炎链球菌肺炎患者的护理措施，说法错误的是

A. 气急、发绀者可给予鼻导管吸氧　B. 腹胀者鼓励做局部热敷或肛管排气

C. 高热者首选使用退热药　D. 进行保健指导，以防今后再次发病

E. 胸痛剧烈者取患侧卧位

21. 支原体肺炎最常见的人群是

A. 儿童和青年　B. 青年和中年

C. 婴幼儿　D. 学龄前儿童

E. 老年

22. 成人肺炎患者最常见的护理诊断是

A. 体液过多　B. 体温过高

C. 心排血量减少　D. 有窒息的危险

E. 有皮肤完整性受损的危险

23. 对发现活动性肺结核意义最大的是

A. 咳嗽、咳痰　　B. 低热、乏力、盗汗

C. 红细胞沉降率增快　　D. 结核菌素试验（PPD）阳性

E. 结核患者接触史

24. 结核分枝杆菌主要的传播途径是

A. 消化道　　B. 泌尿道

C. 生殖道　　D. 呼吸道

E. 皮肤接触

25. 切断肺结核传播途径最关键的措施是

A. 接种卡介苗　　B. 每年进行胸部X线普查

C. 早期发现、彻底治疗肺结核患者　　D. 加强卫生宣传教育

E. 对结核菌素试验阳性且与患者密切接触的家属给予药物预防

26. 下列选项中哪项是判断肺结核有无传染性最重要的依据

A. 红细胞沉降率增快　　B. 结核菌素试验阳性

C. 反复痰中带血　　D. 胸部X线检查有空洞

E. 痰结核菌检查阳性

27. 肺结核患者的全身毒性症状中有特异性的是

A. 疲乏　　B. 食欲缺乏

C. 体重减轻　　D. 月经失调

E. 低热、盗汗

28. 肺结核患者应做好大咯血的护理，其最主要的目的是为了避免发生

A. 窒息　　B. 贫血

C. 发热　　D. 循环衰竭

E. 呼吸道感染

29. 处理肺结核患者的痰液最简便、有效的方法是

A. 深埋　　B. 焚烧

C. 煮沸　　D. 乙醇消毒

E. 等量1%消毒灵浸泡

30. 成人继发性肺结核中最常见的是

A. 原发型肺结核　　B. 浸润型肺结核

C. 结核性胸膜炎　　D. 血行播散型肺结核

E. 慢性纤维空洞型肺结核

31. 下列关于结核菌素试验结果的描述，说法正确的是

A. 凡是结核菌素试验阴性都可以排除结核

B. 结核菌素试验阳性，肯定有结核病
C. 重症肺结核的结核菌素试验均呈阳性
D. 卡介苗接种成功，结核菌素试验多呈阳性
E. 初次感染结核后4周内，结核菌素试验阳性

32. 下列选项中最常见的肺癌病理分型是
A. 腺癌
B. 大细胞未分化癌
C. 小细胞未分化癌
D. 鳞状上皮细胞癌
E. 细支气管肺泡癌

33. 支气管肺癌最常见的早期症状是
A. 胸痛
B. 发热
C. 阵发性刺激性干咳
D. 持续性痰中带血
E. 胸闷、气急

34. 周围型肺癌最常见的组织学类型是
A. 鳞状上皮癌
B. 肺泡细胞癌
C. 腺癌
D. 未分化癌
E. 转移癌

35. 肺癌大多起源于
A. 肺毛细血管
B. 肺小动脉
C. 肺小静脉
D. 支气管黏膜上皮
E. 支气管软骨

36. 晚期肺癌患者出现一侧上睑下垂，瞳孔缩小，眼球内陷，额部与胸部少汗的原因是癌肿致
A. 上腔静脉受压
B. 膈神经受压
C. 喉返神经受压
D. 交感神经受压
E. 侵犯胸膜

37. 不属于肺癌常见的肺外表现的是
A. 骨关节痛
B. 肝大
C. 乳腺增大
D. 库欣（Cushing）综合征
E. 杵状指（趾）

二 A2 型题

1. 患者，女性，35岁。车祸致左腿开放性骨折3小时。现出现呼吸困难，考虑呼吸衰竭可能。此时应行的检查是
A. 胸腔穿刺术
B. 纤维支气管镜检查

C. 肺功能测定　　　　　　　　　　D. 动脉血气分析

E. 放射性核素检查

2. 某老年呼吸衰竭患者，因近日咳嗽、咳痰、气急明显，出现神志不清、发绀、多汗及皮肤温度增高。血气分析：PaO_2 50mmHg，$PaCO_2$ 60mmHg。应给予

A. 乙醇湿化吸氧　　　　　　　　B. 低浓度、低流量持续吸氧

C. 低浓度、低流量间断吸氧　　　D. 高浓度、高流量持续吸氧

E. 高浓度、高流量间断吸氧

3. 患者，女性，65 岁。患大叶性肺炎，高热、昏迷 7 天，7 天内给予大量广谱抗生素抗感染治疗。近日护士做口腔护理时发现其口腔黏膜破溃，创面上附着白色膜状物。该患者最可能发生

A. 无菌群失调　　　　　　　　　B. 菌群交替症

C. 原位菌群二度失调　　　　　　D. 原位菌群一度失调

E. 移位菌群失调

4. 患者，男性，25 岁。因受凉后突起畏寒、发热，体温达 39.2℃，左侧胸痛伴咳嗽，咳少量铁锈色痰。胸部 X 线片示左中下肺野大片淡薄阴影。其最可能的诊断是

A. 金黄色葡萄球菌肺炎　　　　　B. 结核性胸膜炎

C. 肺炎链球菌肺炎　　　　　　　D. 原发性支气管癌合并阻塞性肺炎

E. 急性原发性肺脓肿

5. 患者，女性，45 岁。因寒战、高热、咳嗽、胸痛来院急诊。胸透示右上肺有大片云絮状阴影。查痰示肺炎链球菌（+）。该患者的血象是

A. 中性粒细胞增多　　　　　　　B. 嗜酸性粒细胞增多

C. 单核细胞增多　　　　　　　　D. 嗜碱性粒细胞增多

E. 淋巴细胞增多

6. 某肺炎患者，体质较弱，经抗感染及一般对症治疗，未有明显好转。为防止病情恶化，应特别注意观察

A. 血压变化　　　　　　　　　　B. 体温变化

C. 血液白细胞计数变化　　　　　D. 肺部体征变化

E. 呼吸系统症状变化

7. 患儿，女，13 岁。郊游后出现低热、乏力、咳嗽 2 周，偶有黏痰。胸部 X 线片示两下肺斑点状浸润阴影。血白细胞计数 9.8×10^9/L。最可能的诊断是

A. 念珠菌肺炎　　　　　　　　　B. 支原体肺炎

C. 浸润型肺结核　　　　　　　　D. 病毒性支气管炎

E. 军团菌肺炎

8. 患者，男性，25岁。肺门淋巴结肿大，PPD试验SU，硬结直径15mm，伴水疱。诊断为

A. 硅沉着病　　B. 肺结核

C. 结节病　　D. 淋巴瘤

E. 肺癌

9. 患者，女性，45岁。近2个月来低热、咳嗽、咳痰、消瘦。X线检查示上肺有炎症浸润及空洞性病变。最可能是

A. 肺癌　　B. 肺脓肿

C. 肺结核　　D. 肺大疱并发感染

E. 肺囊肿并发感染

10. 某肺结核患者，提一重物后突然呼吸困难，随即咳大量血痰约1000ml，但突然血痰停止，患者极度紧张，双手乱抓的原因是

A. 窒息　　B. 休克

C. 失血过多　　D. 心脏停搏

E. 气管挛缩

11. 某肺结核患者，近日左胸痛，呼吸时疼痛加重，屏气时减轻，数天后胸痛消失，但呼吸困难越来越重，检查时发现患侧叩诊浊音，听诊呼吸音消失。可能是

A. 胸腔积液　　B. 胸膜肥厚

C. 胸腔积气　　D. 胸壁肥厚

E. 皮下气肿

12. 某肺结核患者，已患病1年，因未正规治疗，故现仍有发热、咳嗽、咯血等症状。为了解疾病情况以便对症治疗，应选择下列哪项检查

A. 胸部MRI　　B. 胸部X线

C. 胸部CT　　D. 咯血量评估

E. 胸部磁共振成像

13. 患者，男性，25岁。低热、消瘦，偶有轻咳2月余就诊。结核菌素试验72小时测量硬结直径20mm×22mm（强阳性）。下列处理合理的是

A. 试验性抗结核病治疗

B. 结核病诊断成立，立即开始抗结核病治疗

C. 提示结核病可能，应进一步寻找病灶

D. 试验性联合抗生素和抗结核治疗

E. 试验性抗感染治疗，若无效则改抗结核病治疗

14. 某肺结核患者，48岁，7天前开始咳嗽，痰中带血。上午突然大口咯血，量约100ml，查体未见异常。ECG Ⅱ、Ⅲ、aVF导联ST段下移 >0.5mV，T波低平。下列对其治疗错

误的是

A. 枸橼酸喷托维林镇咳　　B. 小剂量镇静药

C. 配血以备急用　　D. 继续抗结核治疗

E. 快速静脉注射垂体后叶素

15. 患者，女性，29 岁。已妊娠 5 个月。突然大咯血，胸部 X 线片示右上浸润型肺结核。下列哪种药不能使用

A. 肾上腺色腙　　B. 对氨甲基苯甲酸

C. 6-氨基己酸　　D. 垂体后叶素

E. 普鲁卡因

16. 患者，男性，63 岁。肺癌晚期，身心非常痛苦，表现为悲伤、消沉、绝望。此患者对其疾病的心理反应属于

A. 否认阶段　　B. 愤怒阶段

C. 协议阶段　　D. 抑郁阶段

E. 接受阶段

17. 患者，女性，50 岁。肺癌术后化疗，当血白细胞计数降至 3×10^9/L，首先要

A. 少量输血　　B. 用生血药

C. 停用抗癌药　　D. 减少抗癌药量

E. 加强营养

18. 患者，男性，60 岁。因咳嗽、咯血 1 月余就诊。经 X 线检查拟诊为右下叶中心性肺癌，痰病理细胞学检查阴性。进一步检查应首选

A. 胸部 CT　　B. 胸部放射性核素扫描

C. 胸部 MRI　　D. 纤维支气管镜检查

E. 经皮穿刺肺活检

19. 某呼吸衰竭患者，应用辅助呼吸和呼吸兴奋药过程中，出现恶心、呕吐、烦躁、面颊潮红、肌肉颤动等现象应考虑

A. 痰液阻塞　　B. 肺性脑病先兆

C. 通气量不足　　D. 呼吸兴奋药过量

E. 呼吸性碱中毒

三　A3/A4 型题

（1~3 题共用题干）

患者，女性，72 岁。有慢性阻塞性肺气肿病史。咳嗽、咳脓痰伴气急加重 2 周，今晨神志恍惚。查体：嗜睡，口唇发绀，两肺底湿啰音，心率 116 次/分，血压 185/105mmHg。

1. 该患者最可能的诊断是

A. 高血压危象
B. 急性左心衰
C. 脑血管意外
D. 右心衰
E. 呼吸衰竭

2. 为明确诊断还需做哪项检查

A. 胸部 CT
B. 肾动脉造影
C. 心电图
D. 动脉血气分析
E. 脑电图

3. 此时最主要的治疗在于

A. 使用抗生素
B. 用降压药
C. 纠正缺氧和二氧化碳潴留
D. 用利尿药
E. 去除诱因

(4~6 题共用题干)

患者，男性，70 岁。慢性咳嗽、咳痰 20 年余，近 5 年来活动后气急，1 周前感冒后痰多，气急加剧，近 2 天嗜睡。化验：WBC $18.6\times10^9/L$，中性粒细胞 0.9，动脉血 pH 7.29，PaO_2 48mmHg，$PaCO_2$ 80mmHg。

4. 该患者目前的诊断为

A. Ⅰ型呼吸衰竭
B. Ⅱ型呼吸衰竭
C. 呼吸窘迫综合征
D. 支气管哮喘急性发作
E. 脑血管意外

5. 如患者出现头痛、头胀、神志恍惚、躁狂、谵语等，应考虑

A. 呼吸性酸中毒
B. 肺性脑病
C. 窒息先兆
D. 休克早期
E. 脑疝出现

6. 若经药物治疗无效，患者自主呼吸停止，应立即给予

A. 经口气管插管
B. 气管切开
C. 无创机械通气
D. 高浓度吸氧
E. 体外心脏按压

(7~8 题共用题干)

患者，男性，25 岁。因突然畏寒、发热伴右胸部疼痛 1 天入院。胸部 X 线透视，见右中肺有大片浅淡的阴影。住院后经青霉素肌内注射，3 天后体温已接近正常，患者有轻度咳嗽，咳痰，稍感憋气。

7. 该患者最可能的诊断是
   A. 肺炎链球菌肺炎
   B. 肺炎支原体肺炎
   C. 肺炎克雷伯菌肺炎
   D. 金黄色葡萄球菌肺炎
   E. 肺结核
8. 目前对该患者的主要护理措施哪项不妥
   A. 卧床休息，适当起来活动
   B. 必要时氧气吸入
   C. 应用解热镇痛药
   D. 应用祛痰镇咳药
   E. 遵医嘱继续使用抗生素

（9~11 题共用题干）

患者，女性，30 岁。咳嗽 2 个月，以干咳为主，有午后低热，月经不规律。胸部 X 线片示右上肺较淡片状阴影。为明确诊断，进行了 PPD 试验。

9. 关于 PPD 结果的判断，下列哪项是正确的
   A. 局部有水疱为阳性
   B. 硬结直径≤5mm 为阳性
   C. 硬结直径≥5mm 为阳性
   D. 硬结直径≤10mm 为阳性
   E. 硬结直径≥10mm 为阳性
10. 该患者 3 个小时前突然咯鲜血 400ml，该患者目前危及生命的护理问题是
   A. 气体交换受损
   B. 营养失调
   C. 知识缺乏
   D. 潜在并发症：休克
   E. 潜在并发症：窒息
11. 下列哪项是首要的抢救措施
   A. 给予镇静药
   B. 高流量吸氧
   C. 输血
   D. 清理呼吸道，保持呼吸道通畅
   E. 使用止血药

（12~14 题共用题干）

患者，男性，25 岁。诊断为右上肺浸润型肺结核空洞患者，3 小时前突然大咯血不止。

12. 其治疗措施应为
   A. 应用镇静药
   B. 输血、输液
   C. 应用呼吸兴奋药
   D. 高浓度吸氧
   E. 应用垂体后叶素
13. 护士护理时应协助其采取
   A. 健侧卧位
   B. 患侧卧位

C. 坐位　　D. 俯卧位

E. 平卧位

14. 该患者护理的关键措施是

A. 消除心理不良因素　　B. 保持呼吸道通畅，防止窒息

C. 减少活动，保持安静　　D. 准备好急救药品和器械

E. 做镇静、镇咳等对症处理

(15~16 题共用题干)

患者，男性，50 岁。咳嗽、咯血伴右侧胸痛 3 周就诊。临床和影像学诊断为右下叶中央型肺癌。

15. 该患者需进一步确定和评估的项目中最重要的应是

A. 生活质量　　B. 肝肾功能

C. 血细胞计数　　D. 免疫状态

E. 组织学类型和分期

16. 经检查确诊为小细胞肺癌，首选的治疗方法应是

A. 化学治疗　　B. 放射治疗

C. 生物学治疗　　D. 手术治疗加术后化学治疗

E. 手术治疗

(17~19 题共用题干)

患者，男性，55 岁。痰中间断带血丝 3 个月，渐消瘦，体弱，抗生素疗效差。胸部 X 片示右肺门阴影增大及右肺中叶模糊阴影。

17. 该患者最可能的诊断是

A. 肺脓肿　　B. 肺癌

C. 支原体肺炎　　D. 浸润型肺结核

E. 肺门淋巴结结核

18. 当患者咳嗽、咳痰时，应特别注意

A. 痰的性质　　B. 用镇咳药

C. 留痰送检　　D. 痰的气味

E. 保持呼吸道通畅

19. 对该患者的下列护理措施中，不妥的是

A. 控制水分　　B. 预防感染

C. 急性期卧床休息　　D. 注意口腔清洁

E. 病室湿度应在 50%~70%

四 B型题

（1~2题共用备选答案）

A. 1~2L/min持续鼻导管给氧　B. 2~4L/min鼻导管给氧

C. 高流量乙醇湿化吸氧　D. 持续低流量吸氧

E. 高流量面罩给氧

1. 肺炎链球菌肺炎患者应给予
2. Ⅱ型呼吸衰竭患者应给予

（3~7题共用备选答案）

A. 铁锈色痰　B. 草绿色痰

C. 脓臭痰　D. 红色胶冻状黏稠脓性痰

E. 粉红色乳状脓性痰（脓血痰）

3. 肺炎链球菌肺炎患者咳
4. 肺炎克雷伯菌肺炎患者咳
5. 葡萄球菌肺炎患者咳
6. 铜绿假单胞菌肺炎患者咳
7. 厌氧菌感染所致肺炎患者咳

（8~9题共用备选答案）

A. 红霉素　B. 氯霉素

C. 青霉素　D. 两性霉素

E. 糖皮质激素

8. 肺炎链球菌肺炎治疗首选
9. 军团菌肺炎治疗首选

（10~12题共用备选答案）

A. 病灶出现广泛纤维化　B. 蛛网膜下腔积聚大量炎性渗出物

C. 脑血管呈炎性改变　D. 可见粟粒样结核结节，肺泡腔内少见

E. 病灶位于肺上叶底部、中叶或下叶上部等肺通气较大部位

10. 原发性肺结核
11. 急性粟粒型肺结核
12. 慢性纤维空洞型肺结核

（13~14 题共用备选答案）

A. 白色泡沫样痰或黏液性痰　　B. 大量脓痰

C. 脓臭痰　　D. 粉红色浆液泡沫样痰

E. 血痰

13. 肺结核可咳出

14. 支气管肺癌可咳出

（15~16 题共用备选答案）

A. 小于 5mm　　B. 5~9mm

C. 10~19mm　　D. 20mm 及以上

E. 不足 20mm，但出现水疱

15. 判断结核菌素试验为阳性，则皮肤硬结直径为

16. 判断结核菌素试验为阴性，则皮肤硬结直径为

五 X 型题

1. 呼气性呼吸困难主要见于

A. 肺炎　　B. 肺气肿

C. 喉头水肿　　D. 胸腔积液

E. 支气管哮喘

2. 某患者以“肺气肿、Ⅱ型呼吸衰竭”收入院。入院第 1 天晚上，因咳嗽、痰多、呼吸困难，并对医院环境不适应而不能入睡。正确的护理措施是

A. 给低流量持续吸氧　　B. 给镇咳和镇静药，帮助入睡

C. 和患者一同制订白天活动计划　　D. 减少夜间操作，保证患者睡眠

E. 减少白天睡眠时间和次数

3. 呼吸衰竭发病机制包括

A. 弥散障碍　　B. 氧耗量增加

C. 肺泡通气过度　　D. 肺泡通气不足

E. 通气/血流比例失调

4. 下列选项中属于呼吸衰竭患者气管切开后注意事项的有

A. 不要让患者翻身　　B. 术后护理非常重要

C. 痰多时，可反复吸痰　　D. 定期放空气管套囊中的气体

E. 可用生理盐水湿化，但每日不宜多于 200ml

5. 大叶性肺炎实变患者患侧体征有

A. 听诊湿啰音　　B. 呼吸运动增强

C. 语颤减弱　　D. 叩诊实音

E. 听诊异常支气管呼吸音

6. 人体感染结核分枝杆菌后是否发病取决于

A. 细菌的毒力　　B. 细菌的数量

C. 患者的精神状态　　D. 患者的免疫力

E. 细菌介导的变态反应

7. 原发复合征的病理组成包括

A. 肺部原发病灶　　B. 胸膜炎

C. 支气管淋巴结病灶　　D. 肺部空洞

E. 原发病灶至局部淋巴结之间的淋巴管炎

8. 肺结核患者全身毒血症状可有

A. 盗汗　　B. 午后低热

C. 干咳　　D. 妇女月经失调

E. 疲乏

9. 下列抗结核药物中长期应用对肝有损害的有

A. 链霉素　　B. 异烟肼

C. 对氨基水杨酸　　D. 利福平

E. 吡嗪酰胺

10. 下列有关结核菌素反应，说法正确的有

A. 阴性时可否定结核病

B. 给予抗结核药物治疗后反应减弱

C. 红肿硬结范围直径在 15mm 以下者为阴性

D. 卡介苗接种后约 4 周呈阳性

E. 结核菌素试验阳性，仅表示结核感染，并不一定患病

11. 肺癌的诊断性辅助检查主要有

A. 胸部 CT　　B. 胸部 MRI

C. 胸部 X 线　　D. 痰脱落细胞学检查

E. 纤维支气管镜检查

12. 肺癌晚期患者出现剧烈疼痛，护士给予药物镇痛时应注意

A. 首选口服　　B. 用药应个体化

C. 按阶段给药　　D. 尽量肌内注射给药

E. 鼓励患者忍耐至极限再给镇痛药

13. 下列哪些情况要特别注意排除早期肺癌的可能

A. 有长期吸烟史　　B. 年龄 40 岁以上

C. 持续痰中带血　　D. 有刺激性咳嗽

E. 体检听到单侧局限性湿啰音

六 案例分析题

(1~5 题共用题干)

患者，女性，32 岁。自感低热、乏力、食欲缺乏，有盗汗、体重下降、呼吸困难、胸痛等表现，就医诊断为浸润型肺结核，收入院抗结核治疗。

1. 入院后应采用的隔离种类为

A. 严密隔离　　B. 消化道隔离

C. 呼吸道隔离　　D. 保护性隔离

E. 接触性隔离

2. 浸润型肺结核与慢性纤维空洞型肺结核分型的依据是

A. 红细胞沉降率　　B. 胸部 X 线片改变

C. 肺实变体征　　D. 结核中毒症状

E. 痰菌检查

3. 下列关于疾病防治及护理措施，正确的有

A. 给予异烟肼、链霉素治疗

B. 病室通向走廊的窗户需关闭

C. 患者痰液用 20% 漂白粉溶液搅拌静置 2 小时后倒掉

D. 病室每日用紫外线照射进行空气消毒

E. 护士在病房里不密切接触患者时，可不戴口罩

4. 该患者入院后第 3 天突然出现喷射性大咯血，继而突然中断，表情恐怖，大汗淋漓。此时首要的处理措施是

A. 加压给氧　　B. 立即气管插管

C. 立即取半卧位　　D. 人工呼吸

E. 保持呼吸道通畅，清除血块

5. 对肺结核患者的健康指导最重要的是

A. 加强营养，保证心身休息　　B. 保持乐观情绪和治疗信心

C. 按医嘱规则服药，坚持疗程　　D. 尽可能与家人分室或分床就寝

E. 定期复查，根据病情调整治疗方案

(6~8 题共用题干)

患者，男性，25 岁。近一个半月来干咳伴低热，自觉乏力。听诊右锁骨下区有固定的湿啰音。怀疑其为肺结核。

6. 为进一步确诊，最重要的检查是
   A. 痰菌检查
   B. 胸部 CT
   C. 支气管碘油造影
   D. 痰细胞学检查
   E. 纤维支气管镜检查
7. 如确诊，下列护理措施中正确的是
   A. 室内空气新鲜
   B. 及时做好消毒隔离
   C. 向患者做有关疾病知识的宣传教育
   D. 给予高热量、高维生素、高蛋白饮食
   E. 鼓励患者多做身体锻炼，增强抗病能力
8. 患者在治疗过程中，判断结核化疗效果，最重要的指标是
   A. 病灶吸收好转
   B. 体温恢复正常
   C. 痰结核菌转阴
   D. OT 转阴
   E. ESR 恢复正常

（9~15 题共用题干）

患者，男性，65 岁。确诊为原发性支气管肺癌。为手术治疗入院。

9. 护士对该患者进行评估时，发现下列哪项因素与该患者患肺癌关系最为密切
   A. 体重过重
   B. 吸烟 30 年
   C. 嗜酒
   D. 糖尿病病史 8 年
   E. 高血压家族遗传史
10. 护士收集资料时发现该患者第 1 次就诊是因为他意识到原发性肺癌的早期症状，他注意到自己常
   A. 干咳
   B. 全身不适
   C. 贫血
   D. 胸部疼痛
   E. 呼吸困难
11. 护士采集该患者的痰标本做细胞学检查，目的是为了确定痰中是否有
   A. 致病菌
   B. 红细胞
   C. 白细胞
   D. 癌细胞
   E. 黏液管型
12. 护士对该患者进行术前护理中，正确的有
   A. 鼓励戒烟
   B. 让患者卧床休息，减少活动
   C. 倾听患者对手术的忧虑
   D. 介绍手术和术后情况
   E. 提供高蛋白、高热量、高维生素饮食
13. 该患者行的是右肺肺叶切除术。术后第 2 天，血压平稳应取哪种体位适宜
   A. 患侧卧位
   B. 头低足高位

C. 健侧卧位　　D. 半坐卧位，床头抬高 30°~45°

E. 平卧

14. 护士挤压该患者的胸腔引流管的目的是

A. 预防感染　　B. 防止引流管打折

C. 防止引流液倒流　　D. 重建胸腔负压

E. 保持引流管通畅

15. 术后第 4 天，胸腔引流瓶中水柱停止波动，护士判断其原因最可能是

A. 水封泄漏　　B. 引流管堵塞

C. 肺已重新扩张　　D. 发生肺不张

E. 引流管打折

参考答案与解析

一、A1 型题

1. D【解析】咯血指喉以下呼吸道或肺组织出血经口咯出。根据咯血量多少，临床分为痰中带血、少量咯血（<100ml/d）、中等量咯血（100~500ml/d）和大量咯血（>500ml/d 或 1 次 300~500ml）。

2. A【解析】吸气性呼吸困难特点为吸气困难，伴干咳，重者可出现吸气时胸骨上窝、锁骨上窝和肋间隙明显凹陷，即“三凹征”，主要见于急性喉炎、喉头水肿、喉癌、喉与气管异物、气管肿瘤、气管外压性狭窄等。

3. A【解析】胸膜腔内通常是负压。

4. C【解析】血气分析可了解血液酸碱度、氧分压、二氧化碳分压、碱剩余等情况，有助于判断呼吸衰竭患者代谢紊乱情况。而肺功能测定只能了解患者呼吸功能。

5. D【解析】呼吸衰竭患者动脉血氧分压小于 60mmHg。

6. D【解析】上呼吸道由鼻、咽、喉构成。

7. C【解析】呼吸衰竭的诊断标准是在海平面、标准大气压、静息状态、呼吸空气条件下，动脉血氧分压（PaO_2）<60mmHg，伴或不伴二氧化碳分压（$PaCO_2$）>50mmHg。单纯的 PaO_2<60mmHg 为Ⅰ型呼吸衰竭；若伴 $PaCO_2$>50mmHg，则为Ⅱ型呼吸衰竭。

8. B【解析】发生Ⅱ型呼吸衰竭时，为保持呼吸道通畅，首先清除滞留在口咽部的分泌物、呕吐物。

9. C【解析】发生呼吸衰竭时，缺氧和二氧化碳潴留的发生机制为通气不足。在静息时呼吸空气，总肺泡通气量约为 4L/min 才能维持正常的肺泡氧和二氧化碳分压。

10. B【解析】慢性呼吸衰竭患者在氧疗和改善通气之前，必须使呼吸道保持通畅。处

理方法如下：①用多孔导管将分泌物或胃内反流物吸出。②痰黏稠不易咳出，用溴己新喷雾吸入。③注入生理盐水稀释分泌物。④用支气管解痉剂扩张支气管。⑤给予肾上腺皮质激素吸入，缓解支气管痉挛。⑥纤维支气管镜吸出分泌物。⑦经鼻气管插管或气管切开，建立人工气道。大量应用利尿药可使痰液黏稠，气道阻力增加，不利于呼吸道通畅，所以选项 B 错误。慢性呼吸衰竭处理的原则是保持呼吸道通畅条件下，改善缺 O_2 和纠正 CO_2 潴留，以及代谢功能紊乱。

11. C【解析】呼吸衰竭是由于缺氧和二氧化碳潴留而引起，因此治疗的主要目的是纠正缺氧和二氧化碳潴留。

12. D【解析】呼吸衰竭除引起呼吸衰竭的原发疾病症状、体征外，主要是缺氧和二氧化碳潴留所致的呼吸困难和多脏器功能紊乱的表现，故最早、最突出的表现是呼吸困难。胸闷、憋气、呼吸费力、喘息等是患者最常见的主诉。

13. A【解析】呼吸衰竭的饮食护理：给予高蛋白、高热量、维生素丰富、低碳水化合物、易消化的饮食，少量多餐。

14. D【解析】对缺氧不伴二氧化碳潴留的氧疗为高浓度吸氧（>35%），缺氧伴明显二氧化碳潴留的氧疗原则为低浓度（35%）持续给氧。慢性呼吸衰竭患者由于高碳酸血症，其呼吸中枢化学感受器对 CO_2 反应性差，呼吸的维持主要靠低氧血症对颈动脉窦、主动脉体化学感受器的兴奋作用。

15. D【解析】肺炎链球菌肺炎患者开始痰可带血丝，24~48 小时后可呈铁锈色，与肺泡内浆液渗出，红细胞、白细胞渗出，红细胞破坏释放含铁血黄素有关。

16~17 D、D【解析】肺炎链球菌肺炎最重要的胸部体征是肺实变体征。肺实变时，触觉语颤增强，叩诊浊音，听诊闻及支气管肺泡呼吸音或管状呼吸音等实变体征。

18. A【解析】肺炎链球菌肺炎一旦诊断应立即抗生素治疗。疗程一般为 5~7 天。首选药物为青霉素，所用剂量和途径视病情严重程度及有无并发症而定。

19. B【解析】肺炎链球菌肺炎热退后继续用药 3 天，一般疗程 7~10 天。

20. C【解析】肺炎链球菌肺炎高热患者降温以逐渐降温为宜，防止虚脱，宜采用温水擦浴、冰袋、冰帽等物理降温，不宜用退热药，以免大汗、脱水和干扰热型观察。

21. A【解析】支原体经口、鼻的分泌物在空气中传播，常于秋冬季节发病。患者中儿童和青年人居多，婴儿有间质性肺炎时应考虑支原体肺炎的可能性。

22. B【解析】成人肺炎患者最常见的护理诊断是体温过高，与肺部感染有关。

23. C【解析】活动性肺结核患者常有低热、咳嗽、消瘦、乏力、食欲缺乏等症状，实验室检查可发现血沉增快，一般认为，结核病患者的红细胞沉降率迅速增快，提示该病活动或复发，血沉有助于观察结核病的活动性。

24. D【解析】肺结核主要通过呼吸道传播。飞沫感染是最常见的方式。传染源主要是排菌的肺结核患者，尤其是痰涂片阳性、未经治疗者。经消化道和皮肤等途径传播现已罕见。

25. C【解析】切断肺结核传播的最关键措施是控制传染源，也就是对于肺结核患者的早期发现、早期治疗。

26. E【解析】结核菌检查是确诊肺结核病的特异依据。痰培养则更精确，且可鉴定菌型，做药物敏感试验。痰菌阳性表明其病灶是开放性的，具有传染性。

27. E【解析】肺结核患者的全身症状中发热为最常见症状，多为午后潮热，部分患者有倦怠、乏力、盗汗、食欲缺乏和体重减轻等。

28. A【解析】肺结核大咯血是呼吸系统疾病的急症之一，可引起失血性休克、窒息等而造成死亡，其中窒息是造成咯血患者死亡的主要原因，因此，对肺结核大咯血患者加强临床观察及护理是非常重要的。

29. B【解析】结核分枝杆菌菌体成分复杂，主要是类脂质、蛋白质和多糖，其对外界理化因素的抵抗力较强。在阴湿环境下能生存5个月以上，但在阳光下暴晒2小时，紫外线照射30分钟即可被杀死。湿热对结核菌杀伤力强，煮沸5分钟即可杀死，所以煮沸消毒与高压消毒是最有效的消毒法。70%乙醇接触2分钟亦可杀菌。将痰吐在纸上直接焚烧是最简易的灭菌方法。

30. B【解析】浸润型肺结核是肺结核中最常见的一种类型，多见于成年患者。

31. D【解析】成人结素试验阳性反应仅表示接种过卡介苗或受过结核菌感染，并不表示一定患病；结素试验阴性说明机体没有结核菌感染，还见于下列情况：①初染结核菌4~8周内，机体内变态反应尚未完全建立。②严重结核病和危重患者，由于免疫力下降和变态反应暂时受抑制，结核菌素试验可暂时呈阴性，待病情好转可转为阳性。③机体免疫功能低下或受抑制时，如应用糖皮质激素、免疫抑制剂者，肿瘤及营养不良和老年体弱者结核菌素反应可暂时消失，亦可表现为阴性；老年人结核菌素反应也常为阴性。

32. D【解析】鳞状上皮细胞癌占肺癌40%以上，是最常见的肺癌病理分型。

33. C【解析】咳嗽为肺癌最常见的临床症状，60%的患者以咳嗽为首发症状，80%患者有咳嗽症状。

34. C【解析】腺癌占肺癌的25%~30%。大多数腺癌是周围型，肿块直径多在4cm以上。

35. D【解析】肺癌绝大多数起源于支气管黏膜上皮，极少来自肺泡上皮，因而肺癌主要为支气管肺癌。肺癌的分布情况为右肺多于左肺，上叶多于下叶。

36. D【解析】Horner综合征表现为患侧颜面无汗和发红，患侧眼球内陷、上睑下垂、眼裂狭窄、瞳孔缩小等，常由颈及第1胸交感神经节受肿瘤侵犯或压迫所致。

37. B【解析】肺外表现又称副癌综合征，是指与肺癌有关，但与肿瘤的压迫、转移以及肿瘤的治疗均无关系的一组内分泌、神经肌肉或代谢异常的综合征。常见表现有肥大性骨关节病及由其引起的杵状指（趾）、男性乳房发育和增生性骨关节病、库欣综合征、周围神经病变、重症肌无力和肌病等。

二、A2 型题

1. D【解析】考虑呼吸衰竭可能，此时应行的检查是动脉血气分析。呼吸衰竭的诊断标准参见 A1 型题第 7 题解析。

2. B【解析】根据血气分析结果 $PaO_2$50mmHg，$PaCO_2$60mmHg 可诊断为Ⅱ型呼吸衰竭，缺氧和二氧化碳潴留同时存在，高碳酸血症使其呼吸中枢化学感受器对 CO_2反应性差，呼吸的维持主要靠低氧血症对颈动脉窦、主动脉体化学感受器的兴奋作用。故应给予低浓度、低流量持续吸氧。

3. B【解析】该患者经大量广谱抗生素抗感染治疗，造成大部分正常菌群消失，而少数菌种占决定性优势。依据该患者的表现可以证实为白色念珠菌感染。该菌种在正常人的皮肤、口腔、黏膜中均可检出，但并不致病。在机体抵抗力下降或适宜于真菌繁殖的时候可致病。所以为原位菌群三度失调，又称菌群交替症。

4. C【解析】肺炎链球菌肺炎典型者痰液可呈铁锈色。肺炎链球菌肺炎 X 线检查可见肺病变部呈大片均匀、致密阴影，局限于一肺叶或一肺段。

5. A【解析】肺炎链球菌肺炎由肺炎链球菌引起，起病急骤，以高热、寒战、咳嗽、血痰和胸痛为特征，实验室检查常可示：白细胞计数增多和中性粒细胞比例增多，伴核左移。

6. A【解析】对于年老、体质虚弱的肺炎患者，宜密切注意观察其神志、血压、尿量等，防止发生感染性休克。

7. B【解析】根据咳嗽、乏力、发热等症状，白细胞计数多正常或稍高，X 线检查呈斑点状浸润影，患者最可能的诊断为支原体肺炎。

8. B【解析】结核菌素试验是确诊肺结核病的特异依据。常取 0. 1ml 结核菌素稀释液在前臂掌侧做皮内注射，注射后 48 ~ 72 小时测皮肤硬结直径，如小于 5mm 为阴性，5 ~ 9mm 为弱阳性，10 ~ 19mm 为阳性，20mm 以上或局部有水疱、坏死为强阳性。

9. C【解析】患者的低热、咳嗽、咳痰、消瘦等表现和 X 线片上肺有炎症浸润及空洞性病变符合肺结核诊断。

10. A【解析】大咯血时患者出现情绪紧张、面色灰暗、胸闷、气促、咯血不畅，往往是窒息先兆，应引起警惕。

11. A【解析】肺结核呼吸困难多见于干酪样肺炎和大量胸腔积液患者。且叩诊浊音、听诊呼吸音消失符合胸腔积液诊断。

12. B【解析】胸部 X 线检查是肺结核诊断、分型、指导治疗及了解病情变化的主要依据。

13. C【解析】肺结核菌素试验：注射后 48 ~ 72 小时测皮肤硬结直径，20mm 以上或局部有水疱、坏死为强阳性。成人结核菌素试验阳性反应仅表示接种过卡介苗或受过结核菌感染，并不表示一定患病。

14~15 E、D【解析】垂体后叶素可收缩小动脉，减少肺血流量，从而减轻咯血。因引起子宫、肠道平滑肌和冠状动脉收缩，故冠心病、高血压患者及孕妇禁用。静脉滴注时速度勿过快，以免引起恶心、便意、心悸、面色苍白等不良反应。

16. D【解析】患者肺癌晚期，身心非常痛苦，表现为悲伤、消沉、绝望。此患者对其疾病的心理反应属于抑郁阶段。抑郁期：经过一段时间的治疗后，患者的病情毫无改善，患者会意识到疾病已不可救药，生命已走到了尽头，极为沮丧和绝望，陷入极度抑郁情绪中。资料表明75%的住院癌症患者有抑郁现象。患者常表现为被动、少活动、情绪低沉、沉默不语及行为退缩。

17. C【解析】化疗药有抑制骨髓造血功能，可导致血细胞减少，若白细胞过低可导致患者容易感染，当血白细胞计数降至3×10^9/L应及时停药。

18. D【解析】纤维支气管镜管径细，可弯曲，易插入段支气管和亚段支气管，直接观察肿块，并且能够取得病理组织进行活检，还能直接对病灶进行处理，纤维支气管镜检查已成为确诊肺癌最重要的手段。

19. D【解析】此题考查呼吸兴奋药过量反应。呼吸衰竭患者在应用辅助呼吸和呼吸兴奋药过程中，出现恶心、呕吐、烦躁、面颊潮红、肌肉颤动等现象，应考虑呼吸兴奋药过量。

三、A3/A4型题

1~3 E、D、C【解析】慢性阻塞性肺气肿病患者常在感染后出现咳嗽、咳痰、气急症状加重，严重时可出现呼吸衰竭，合并肺性脑病。本病患者应是慢性阻塞性肺疾病（COPD）急性加重期，咳脓痰提示细菌感染，神志恍惚、嗜睡、口唇发绀，提示呼吸衰竭合并肺性脑病，需行动脉血气分析以明确呼吸衰竭的诊断，呼吸衰竭的处理原则是保持气道通畅，改善通气和氧合功能，纠正缺氧和二氧化碳潴留及代谢功能紊乱，从而为基础疾病和诱发因素的治疗争取时间和创造条件。

4. B【解析】根据动脉血气分析结果判断，该患者目前出现了Ⅱ型呼吸衰竭。参见A1型题第7题解析。

5. B【解析】该患者表现出精神神经症状，结合病史、实验室检查考虑为肺性脑病。肺性脑病表现：神志淡漠，甚至谵妄、间歇抽搐、扑翼样震颤、视神经盘水肿、昏睡、昏迷等，重者可因肺水肿、脑疝、累及脑干时抑制呼吸而死亡。

6. A【解析】若自主呼吸停止则应立即采取措施开放气道，并在气道通畅的基础上给予氧疗、机械通气等。临床常用的开放气道的措施有气管插管和气管切开等，急救时常采用经口气管插管，以迅速开放气道。

7. A【解析】根据患者的病史、临床表现、辅助检查及治疗情况可判断患有肺炎链球菌肺炎。

8. C【解析】肺炎链球菌肺炎治疗时禁用镇静药，避免抑制呼吸，不宜用退热药，以免造成大汗、脱水和干扰热型观察。

9. E【解析】结核菌素试验：因旧结核菌素是结核菌的代谢产物，主要成分为结核蛋白，故抗原不纯可引起非特异反应。目前多采用结核菌素的纯蛋白衍生物（纯结核菌素，PPD），常取0.1ml结核菌素稀释液在前臂掌侧做皮内注射，注射后48～72小时测皮肤硬结直径，如小于5mm为阴性，5～9mm为弱阳性，10～19mm为阳性，20mm以上或局部有水疱、坏死为强阳性。

10. E【解析】患者突然咯血400ml，危及生命的护理问题是窒息。大咯血时患者出现情绪紧张、面色灰暗、胸闷、气促、咯血不畅，往往是窒息先兆，应引起警惕。咯血时注意患者呼吸次数、深度、节律、有无呼吸困难，两侧呼吸音有无改变，还要注意观察患者有无面色、脉搏、心律、神志等情况变化。指导患者咯血时勿屏气，以免诱发喉头痉挛，血液引流不畅形成血块，导致窒息。

11. D【解析】如有窒息征象，立即取头低足高体位，轻拍背部，迅速排除在气道和口咽部的血块，必要时用机械吸引，并做好气管插管、气管切开等准备，以解除呼吸道阻塞。

12. E【解析】垂体后叶素可收缩小动脉，减少肺血流量，从而减轻咯血。

13. B【解析】无论咯血量多少，一定要保持好体位，以侧卧位为宜，避免仰卧位，半坐或坐位等，以便出血能迅速、顺利地排出体外，预防或解除气道阻塞，防止窒息发生。

14. B【解析】咯血患者的护理关键是保持呼吸道通畅，防止窒息。

15. E【解析】患者临床和影像学诊断为右下叶中央型肺癌，进一步检查应为痰脱落细胞学检查以确定肿瘤的组织学类型。

16. A【解析】小细胞肺癌的治疗以化疗为主，也首选化疗，不首选手术治疗，可以联合或序贯以放疗，对于不到5%的仅限于肺实质内的早期患者考虑手术治疗。局限期小细胞肺癌以同步放化疗或化疗、放疗序贯治疗为主，同步放化疗优于序贯治疗，同步放化疗应尽早，并应给予预防性全脑放疗，预防性全脑放疗对生存的益处显著。广泛期小细胞肺癌以化疗为主，择期行局部或转移灶治疗。

17. B【解析】中老年男性、痰中带血、消瘦，均提示患者可能患有肺癌。肺癌晚期由于感染、疼痛等影响食欲及睡眠，肿瘤生长及其所产生的各种毒素引起身体消耗增加而导致患者体重下降，最终形成恶病质。胸部X线片示右肺门阴影增大及右肺中叶模糊阴影符合肺癌诊断。

18. E【解析】当肺癌患者咳嗽、咳痰时，应特别注意保持呼吸道通畅，以避免呼吸抑制。

19. A【解析】肺癌患者应保证充足的水分摄入。

四、B 型题

1~2 B、A【解析】肺炎链球菌肺炎患者应给予 2~4L/min 鼻导管给氧。Ⅱ型呼吸衰竭患者应给予 1~2L/min 持续鼻导管给氧。

3~7 A、D、E、B、C【解析】痰液性状随病因不同而异。肺炎链球菌肺炎患者咳铁锈色痰。肺炎克雷伯菌肺炎患者咳红色胶冻状黏稠脓性痰。葡萄球菌肺炎患者咳粉红色乳状脓性痰（脓血痰）。铜绿假单胞菌肺炎患者咳草绿色痰。厌氧菌感染所致肺炎患者咳脓臭痰。

8~9 C、A【解析】肺炎链球菌肺炎首选青霉素。军团菌肺炎治疗首选红霉素。重症者静脉给药，用药 2~3 周。可加用利福平或多西环素口服。

10. E【解析】原发性肺结核结核分枝杆菌吸入肺内常在肺形成原发病灶。多见于胸膜下，在肺上叶底部和下叶上部，以右侧多见。

11. D【解析】急性粟粒型肺结核病理改变为灰黄色直径为 1~2mm 粟粒样结核结节，均匀布满两肺，肺上部较多，位于间质，很少在肺泡腔内。

12. A【解析】肺结核未及时发现或治疗不当，空洞长期不愈，空洞壁增厚，病灶出现广泛纤维化；随机体免疫力的高低波动，病灶吸收、修复与恶化、进展交替发生，成为慢性纤维空洞型肺结核。

13. E【解析】肺结核咯血多为整口鲜血或痰中带血，大血管破裂或空洞内动脉瘤破裂时可有大咯血。

14. E【解析】咯血或痰中带血为肺癌第二常见症状，以此为首发症状者占 30% 左右，常表现为间断性或持续性、反复少量的痰中带血或少量咯血。

15~16 C、A【解析】参见 A3/A4 型题第 9 题解析。

五、X 型题

1. BE【解析】呼气性呼吸困难一般是因为气道出现狭窄、痉挛以及肺部其他病变，引起的呼吸困难，多见于喘息性慢性支气管炎、慢性阻塞性肺气肿，表现出的症状为呼气时间出现延长，呼吸速率变得慢，还会有哮鸣音。支气管哮喘最主要的临床表现是反复发作性的伴哮鸣音的呼气性呼吸困难和双肺哮鸣音、胸闷或咳嗽，可自行缓解或治疗后缓解。

2. ACDE【解析】此题考查慢性Ⅱ型呼吸衰竭患者的护理。当发生Ⅱ型呼吸衰竭时，由于二氧化碳的潴留，对中枢神经系统的作用表现为先兴奋后抑制，即早期出现烦躁、失眠等兴奋症状，随着二氧化碳潴留的加重会逐渐出现神志淡漠、抽搐甚至昏迷等表现，即肺性脑病。因而，对于这样一类患者应注意不可随意使用镇静安眠药，以免诱发或加重肺性脑病；同时，该患者痰多，亦应慎用镇咳药，以免抑制咳嗽中枢，影响痰液的排出，从而加重呼吸衰竭。

3. ABDE【解析】呼吸衰竭缺氧和二氧化碳潴留发生的机制：主要为肺泡通气量不足，通气/血流比例失调，以及气体弥散障碍、氧耗量增加。

4. BCD【解析】呼吸衰竭患者气管切开后的注意事项如下。①加强气道的湿化：a. 蒸汽加温湿化，吸入气的温度在32~36℃，不可超过40℃。注意湿化罐内只能加无菌蒸馏水，禁用生理盐水或加入药物，因为溶质不蒸发，将在罐内形成沉淀；b. 直接向气管内滴入生理盐水或蒸馏水，每次注入液体量3~5ml，每30~60分钟1次，气道湿化液每日总量为300~500ml；c. 雾化吸入。定期进行翻身叩背，防止压疮，促进痰液引流。②吸痰：应及时通过机械吸引清除气道内分泌物，吸引频率根据分泌量决定。③维持适当气囊压：气管插管气囊压需进行持续监测并调整气囊压力。

5. ADE【解析】大叶性肺炎肺实变的典型体征如下。视诊：胸廓两侧对称，病变侧呼吸运动减弱；触诊：气管居中，患部语颤增强；叩诊：患部呈浊音或实音；听诊：患部呼吸音减弱，可闻及支气管呼吸音，常有湿啰音，支气管语音增强。

6. ABDE【解析】人体感染结核分枝杆菌后是否发病跟患者的精神状态无直接关系。其他选项均为相关。

7. ACE【解析】原发性肺结核时，肺部原发病灶、淋巴管炎和肺门淋巴结结核称为原发复合征，X线片表现呈哑铃状阴影，临床上症状和体征多不明显。

8. ABCE【解析】全身症状：发热为最常见症状，多为午后潮热，部分患者有倦怠、乏力、盗汗、食欲缺乏和体重减轻等。

9. BDE【解析】异烟肼可有周围神经炎、中枢神经系统中毒、肝脏损害等不良反应。利福平可有短暂性肝功能损害等不良反应。吡嗪酰胺可见高尿酸血症、关节痛、胃肠不适及肝功能损害等不良反应。链霉素主要不良反应为第Ⅷ对脑神经损害，表现为眩晕、耳鸣、耳聋，严重者应及时停药，肾功能严重受损者不宜使用。

10. DE【解析】结核菌素试验阴性，除提示没有结核菌感染外，还可见于重症肺结核；初次感染结核后4~8周机体变态反应尚未建立，也可为阴性。而结核菌素试验阳性仅表示已有结核感染，并不一定患病。注射后的观察方法参见A3/A4型题第9题解析。

11. DE【解析】肺癌的痰脱落细胞学检查可用于肺癌的诊断及早期筛查，方法简便无痛苦，阳性率达80%，可确定肿瘤的组织学类型。纤维支气管镜检查：其管径细，可弯曲，易插入段支气管和亚段支气管，直接观察肿块，并且能够取得病理组织进行活检，还能直接对病灶进行处理，已成为确诊肺癌最重要的手段。

12. ABC【解析】肺癌患者药物镇痛应按医嘱用药，遵循用药原则，把握好用药的阶段，严格掌握用药剂量，首选口服药物，用药应个体化，密切观察病情和镇痛效果，警惕药物不良反应的出现。

13. ABCD【解析】对40岁以上长期重度吸烟有下列情况者应怀疑肺癌，并进行有关排除检查：①无明显诱因的刺激性干咳持续2~3周，治疗无效。②原有慢性肺部疾病，咳嗽性质改变者。③持续或反复无其他原因可解释的短期内痰中带血者。④反复发作的同一部位的肺炎。⑤原因不明的肺脓肿，无明显症状，无异物吸入史，抗炎治疗效果不佳者。⑥原因不明的四肢关节疼痛及杵状指（趾）。⑦X线示局限性肺气肿或段、叶性肺不张。⑧孤立性圆形病灶和单侧性肺门阴影增大者。⑨原有肺结核的病灶已稳定，而形态或性质发生改变者。⑩无中毒症状的胸腔积液，尤其是血性，且进行性增加者。

六、案例分析题

1. C【解析】肺结核主要通过呼吸道传播。飞沫感染是最常见的方式。传染源主要是排菌的肺结核患者，尤其是痰涂片阳性、未经治疗者，应采取呼吸道隔离。

2. B【解析】浸润型肺结核与慢性纤维空洞型肺结核是肺结核演变过程的两个时期，均具有结核病的常见临床症状及实验室检查特点。分型的最主要鉴别是胸部X线片改变特点。浸润型肺结核X线片显示病灶多在锁骨上下，为片状、云絮状，边缘模糊阴影及干酪样病灶、空洞等。慢性纤维空洞型肺结核X线片显示一侧或两侧单个或多个厚壁空洞，肺门被牵拉向上，肺门呈垂柳状阴影，纵隔牵向病侧。邻近或对侧肺组织常有代偿性肺气肿。

3. ABCD【解析】结核病可经飞沫传播，护士即使不接触患者也应该戴口罩。

4. E【解析】中等量或大量咯血时应严格卧床休息，取患侧卧位，保证气道通畅，注意防止窒息，并配血备用。患者出现咯血中断、表情恐惧、大汗淋漓、考虑血块堵塞发生窒息，护士首要做的是清除血块，以保持呼吸道通畅。

5. C【解析】对肺结核患者的健康指导最重要的是按医嘱规则服药，坚持疗程。

6. A【解析】痰中找到结核分枝杆菌是诊断肺结核最可靠的依据。可用痰直接涂片法或培养法找结核分枝杆菌。

7. ABCD【解析】肺结核患者症状明显时易疲劳，应适当休息。

8. C【解析】考核肺结核化疗效果的主要指标是采用鼻黏液、痰等呼吸道分泌物进行结核分枝杆菌的发现和培养。如果结果为阴性，说明抗结核药物具有良好的化学疗效。结果表明，患者体内无结核分枝杆菌排泄，不属于炎症反应活跃期，不具有传染性。

9. B【解析】吸烟是肺癌的重要危险因素和肺癌死亡率增加的首要因素。烟雾中的苯并芘、尼古丁和亚硝胺等均有致癌作用。

10. A【解析】咳嗽为早期症状，表现为无痰或少痰的刺激性干咳。

11. D【解析】患者是已确诊原发性支气管肺癌，采集该患者的痰标本做细胞学检查，目的是确定痰中是否有癌细胞以核实确诊。

12. ACDE【解析】肺癌患者做好术前教育，使患者掌握有效的咳嗽，练习在床上排尿，进行适当活动，以增强心肺功能。

13. D【解析】肺癌患者一般术后需平卧6小时，待生命体征平稳后改半坐卧位。

14. E【解析】避免引流管受压或曲折，经常挤压，防止引流管被血块或纤维素堵塞。

15. C【解析】术后第 4 天，胸腔引流瓶中水柱停止波动，其原因最可能是肺已重新扩张。

冠心病1

冠心病3

第二章 循环系统疾病患者的护理

冠心病2

一 A1 型题

1. 主动脉瓣关闭不全可致

A. 缓脉　　B. 水冲脉
C. 奇脉　　D. 交替脉
E. 脉搏短绌

2. 预防阵发性夜间呼吸困难发作，最主要的护理措施是

A. 注意保暖　　B. 睡前给小量镇静药
C. 夜间继续吸氧　　D. 夜间睡眠应保持半卧位
E. 保持安静，减少声光刺激

3. 下列有关心悸的叙述错误的是

A. 心悸常使患者感到不安
B. 心悸的出现表明心脏有器质性病变
C. 各种心律失常也可以使患者感到心悸
D. 贫血、高热的患者可出现心悸
E. 心悸是指患者自觉心悸并伴有心前区不适感

4. 心脏传导系统中自律性最高的是

A. 房室结　　B. 结间束
C. 房室束　　D. 窦房结
E. 浦肯野细胞

5. 由于心排血量突然下降出现的晕厥称为

A. 心搏骤停　　B. 阿–斯综合征
C. 脑卒中　　D. 低血糖综合征
E. 急性心肌梗死

6. 电复律治疗，术后护理不恰当的是

A. 持续 24 小时心电监护　　B. 按时服用抗心律失常药
C. 常规低流量吸氧　　D. 禁食至清醒后 2 小时
E. 术后应立即下床活动

7. 心源性水肿的特点是

A. 面部水肿明显　　B. 踝部水肿明显

C. 腹部水肿明显　　D. 腰背部水肿明显

E. 水肿以足部、眼睑水肿明显

8. 引起心前区疼痛最常见原因是

A. 心血管神经官能症　　B. 急性心包炎

C. 胸膜炎　　D. 心绞痛、急性心肌梗死

E. 心律失常

9. 关于冠心病患者保持大便通畅的叙述，错误的是

A. 用力排便可诱发严重心律失常　　B. 饮食中需增加粗纤维食物

C. 卧床会使肠蠕动减慢　　D. 用力排便可诱发和加重心力衰竭

E. 便秘时采用大量不保留灌肠以导泻

10. 急性心肌梗死 24 小时内的主要死亡原因为

A. 室壁瘤　　B. 心律失常

C. 心源性休克　　D. 心力衰竭

E. 心脏破裂

11. 急性心肌梗死患者入院后第 1 周绝对卧床的目的是

A. 增加安全感　　B. 任何患者均应如此

C. 避免血压下降　　D. 避免增加心脏负担

E. 避免体力消耗过多

12. 某男性冠心病患者，日常活动时即感心悸、气急，应指导其

A. 限制活动，多卧床休息　　B. 绝对卧床休息

C. 照常活动，增加午休　　D. 活动不受限制

E. 起床稍微活动，增加间歇休息

13. 关于急性心肌梗死患者的处理原则，下列哪项不妥

A. 心电监护　　B. 扩容升压

C. 抗凝治疗　　D. 减轻疼痛

E. 消除恶性心律失常

14. 冠心病最常见的病因是

A. 冠脉痉挛　　B. 冠状动脉粥样硬化

C. 肥厚型心肌病　　D. 重度主动脉瓣病变

E. 冠状动脉栓塞

15. 心绞痛发作的首要护理措施是

A. 建立静脉通路　　B. 立即描记心电图

C. 观察疼痛性质　　D. 给予吸氧

E. 让患者安静坐下或半卧

16. 急性心肌梗死患者最早出现、最突出的症状是

A. 疼痛　　B. 心源性休克

C. 胃肠道症状　　D. 心律失常

E. 心力衰竭

17. 能明确心绞痛患者缺血心肌的部位和范围的检查是

A. 心电图　　B. 心脏 M 超声

C. 动态心电图　　D. 选择性冠状动脉造影

E. 放射性核素心肌显影

18. 典型心绞痛发作的疼痛部位在

A. 心尖区且向左上肢放射　　B. 胸骨后且向左上肢前区内侧放射

C. 剑突附近向左上肢前外放射　　D. 心前区且向上胸放射

E. 胸骨上段且向左肩背部放射

19. 缓解急性心肌梗死时的疼痛宜用

A. 休息和吸氧　　B. 硝酸异山梨酯

C. 硝酸甘油　　D. 亚硝酸异戊酯

E. 哌替啶

20. 急性心肌梗死的正确护理措施是

A. 绝对卧床休息　　B. 高蛋白高脂肪饮食

C. 不必减少或停止探视　　D. 出现心前区疼痛可以不处理

E. 预防压疮每 2 小时翻身 1 次

21. 急性心肌梗死与心绞痛的疼痛主要区别是

A. 心肌梗死疼痛程度重，持续 30 分钟以上

B. 心绞痛疼痛重，持续 30 分钟以上

C. 疼痛的部位不同

D. 疼痛的性质不同

E. 疼痛的诱因不同

22. 典型心绞痛疼痛的性质是

A. 绞痛　　B. 刺痛

C. 隐痛　　D. 刀割样痛

E. 压榨性痛

23. 心肌严重缺血超过多久即可发生心肌梗死

A. 5 分钟　　B. 10 分钟

C. 30 分钟　　D. 1 小时

E. 2 小时

24. 关于心绞痛发作时的处理方法，不妥的是

A. 立即就地休息

B. 立即舌下含服硝酸甘油

C. 疼痛不缓解可以每 30 分钟重复服用硝酸甘油 1 次

D. 可间隔含服 3 次硝酸甘油

E. 连续含服 3 次硝酸甘油后胸痛不缓解，应立即叫救护车送医院救治

25. 适宜冠心病患者的饮食是

A. 高热量、低胆固醇饮食　　B. 高热量、低蛋白质饮食

C. 低热量、低盐，高胆固醇饮食　　D. 低胆固醇、低盐饮食

E. 高蛋白、低动物脂肪饮食

26. 不属于安装永久性心脏起搏器适应证的是

A. 病态窦房结综合征　　B. 反复发作的颈动脉窦性晕厥

C. 反复发作的心室停顿　　D. 完全性房室传导阻滞

E. 外科手术前的保护性应用

27. 目前我国引起心房颤动最常见的病因是

A. 风湿性心脏病二尖瓣狭窄　　B. 情绪激动

C. 急性酒精中毒　　D. 剧烈运动后

E. 缩窄性心包炎

28. 急性心肌梗死患者中 50%~80% 病前有先兆，其最常见表现为

A. 自发性心绞痛，逐渐心绞痛加重　　B. 新发生心绞痛，原有心绞痛加重

C. 变异型心绞痛，持续心绞痛加重　　D. 稳定型心绞痛，逐渐心绞痛加重

E. 混合性心绞痛，持续心绞痛加重

29. 应用硝酸甘油缓解心绞痛，正确的护理是

A. 观察头晕、血压偏高表现　　B. 药物用温开水送服

C. 药物置口中，立即咽下　　D. 舌下含化，药物被涎液溶解使吸收减少

E. 口含药物时宜平卧以防低血压

30. 急性心肌梗死出现下列哪种心律失常时最需要紧急处理

A. 心房颤动　　B. 窦性心动过速

C. 偶发室性期前收缩　　D. 室性心动过速

E. 二度 I 型房室传导阻滞

31. 心绞痛疼痛发作时典型心电图表现是

A. T 波高尖　　B. ST 段弓背抬高

C. P-R 间期延长　　D. ST 段压低，T 波低平或倒置

E. 出现宽大畸形的病理性 Q 波

32. 发生急性心肌梗死的病理基础是

A. 出血　　B. 粥样斑块破裂

C. 血栓形成　　D. 冠状动脉痉挛

E. 动脉粥样硬化致管腔严重狭窄和心肌供血不足

33. 血压正常值为

A. 收缩压 = 140mmHg 且舒张压 = 90mmHg

B. 收缩压 < 140mmHg 且舒张压 < 90mmHg

C. 收缩压 < 160mmHg 且舒张压 < 95mmHg

D. 收缩压 = 160mmHg 且舒张压 = 95mmHg

E. 收缩压 < 90mmHg 且舒张压 < 60mmHg

34. 原发性高血压急症患者，首选的降压药是

A. 硝普钠　　B. 利血平

C. 阿替洛尔　　D. 氢氯噻嗪

E. 硝酸甘油

35. 原发性高血压合并支气管哮喘患者降压治疗，不宜选用

A. 卡托普利　　B. 哌唑嗪

C. 硝苯地平　　D. 呋塞米

E. 普萘洛尔

36. 急性肺水肿的给氧方式为

A. 高压给氧　　B. 气管切开

C. 高流量乙醇湿化给氧　　D. 间断低流量吸氧

E. 持续低流量吸氧

37. 急性肺水肿时吸入乙醇湿化氧气的目的是

A. 兴奋呼吸中枢　　B. 杀灭呼吸道细菌

C. 解除支气管平滑肌痉挛　　D. 降低肺泡内泡沫的表面张力

E. 促使毛细血管扩张而减轻心脏负荷

38. 下列有关高血压非药物治疗的叙述正确的是

A. 适用于所有高血压患者

B. 仅适用于轻度高血压患者

C. 仅适用于轻度、中度高血压患者

D. 轻度、中度高血压患者非药物治疗可使血压降至正常

E. 已经应用药物治疗的患者可以不采取非药物治疗

39. 下列哪项不属于高血压急症

A. 急性心力衰竭　　B. 高血压脑病

C. 高血压危象　　D. 肺水肿

E. 2 级高血压

40. 洋地黄制剂治疗心衰最主要的机制是

A. 兴奋交感神经　　B. 扩张冠状动脉

C. 增强心肌收缩力　　D. 兴奋心脏传导系统

E. 抑制迷走神经系统

41. 慢性心衰患者应用 β 受体阻断药的作用机制是

A. 增强心肌收缩力　　B. 减轻心脏前负荷

C. 减轻心脏后负荷　　D. 改善呼吸困难

E. 降低死亡率、住院率

42. 右心衰与肝硬化水肿的鉴别要点是

A. 肝大　　B. 下肢水肿

C. 体重增加　　D. 中心静脉压增高

E. 腹水形成

43. 左心功能不全最早出现的症状是

A. 咳嗽　　B. 咯血

C. 发绀　　D. 呼吸困难

E. 粉红色泡沫痰

44. 急性左心衰患者进行乙醇湿化给氧的目的是

A. 稀释痰液　　B. 松弛支气管平滑肌

C. 使肺泡内泡沫破裂而改善通气　　D. 加强心肌收缩力

E. 消毒氧气湿化瓶

45. 下列保持大便通畅措施中，心力衰竭患者不适宜采用的是

A. 摄入足够量的水分　　B. 养成定时大便的习惯

C. 应用开塞露　　D. 进食容易消化的食物

E. 多吃含纤维素多的食物

46. 长期卧床的心力衰竭患者，进行皮肤护理的重点部位是

A. 胫前　　B. 踝部

C. 腹部　　D. 双下肢

E. 腰骶部

47. 右心衰患者常有食欲缺乏、恶心、呕吐、腹痛等症状，是由于

A. 肺循环淤血　　B. 胃肠道淤血

C. 交感神经反射增强　　D. 迷走神经反射增强
E. 左心室扩大压迫膈肌

48. 心力衰竭最常见的是
A. 全心衰竭　　B. 左心衰
C. 右心衰　　D. 左右心室衰竭
E. 左右心房衰竭

49. 右心衰可能的症状不包括
A. 肝大　　B. 少尿
C. 恶心　　D. 食欲缺乏
E. 夜间阵发性呼吸困难

50. 左心衰可能的症状不包括
A. 夜间阵发性呼吸困难　　B. 心悸
C. 劳累性呼吸困难　　D. 严重者可发生端坐呼吸
E. 心前区疼痛

51. 急性心衰最严重的临床表现为
A. 两肺满布湿啰音　　B. 发生急性肺水肿
C. 极度烦躁不安　　D. 咳大量粉红色泡沫痰
E. 心尖区可闻及奔马律

52. 慢性心力衰竭患者易发生压疮的原因不包括
A. 水肿区组织营养不良　　B. 水肿区组织抵抗力下降
C. 水肿区组织感觉迟钝　　D. 卧床使受压部位循环障碍
E. 皮肤潮湿

53. 长期卧床的心力衰竭患者，形成下肢静脉血栓时，当下床活动，易栓塞的脏器是
A. 肾脏　　B. 心脏
C. 脾脏　　D. 肺组织
E. 脑组织

54. 在下列各项中，可依据其来估计慢性左心衰的严重程度的观察项目是
A. 情绪状态　　B. 发绀的程度
C. 持续低流量吸氧时间　　D. 咳嗽、咳痰的频率和量
E. 患者采取的坐位的高低

55. 下列哪项药物用于心力衰竭的治疗，而且同时减轻心脏前负荷和后负荷
A. 硝普钠　　B. 多巴胺
C. 氢氯噻嗪　　D. 毛花苷 C
E. 硝酸异山梨酯

56. 心力衰竭患者在口服地高辛之前应测量

A. 体温 B. 呼吸

C. 脉搏 D. 体重

E. 血压

57. 右心衰引起体循环淤血的临床表现为

A. 乏力、食欲缺乏、恶心、表情淡漠、嗜睡

B. 乏力、腹胀、心悸、心电图出现 U 波增高

C. 较重的体力活动后出现呼吸困难，休息可缓解

D. 脑组织缺血、缺氧引起急性、短暂可逆性意识丧失

E. 食欲缺乏、颈静脉怒张、肝大、双下肢凹陷性水肿

58. 心搏骤停后，要求尽可能在（ ）内给予除颤

A. 1 分钟 B. 2 分钟

C. 3 分钟 D. 4 分钟

E. 5 分钟

59. 下列哪项与心房颤动心电图特征不符合

A. R-R 间隔相等 B. P 波消失

C. QRS 波群形态正常 D. 形态、振幅均变化不定的 f 波

E. QRS 波群频率为 100~160 次/分

60. 三度房室传导阻滞，心室率为 35 次/分的患者，首选的治疗方法是

A. 麻黄碱 B. 洋地黄

C. 阿托品 D. 安装人工心脏起搏器

E. 异丙肾上腺素

61. 下列选项中最易发生心源性脑缺氧综合征的心律失常是

A. 预激综合征 B. 快速心房颤动

C. 室性期前收缩 D. 室上性心动过速

E. 三度房室传导阻滞

62. 下面哪项情况不适合进行电复律的治疗

A. 心室颤动 B. 快速心房颤动

C. 药物治疗无效的心房扑动 D. 低血钾或洋地黄中毒的心律失常

E. 室性心动过速其心室率 150 次/分以上

63. 下列有关阵发性室上性心动过速的特点，叙述正确的是

A. 大多有生命危险

B. 发作很难终止，可呈反复发作，发作间隙大于 1 个月

C. 大多突发突止，部分可呈反复发作，发作间隙长短不一

D. 必须药物终止，部分可呈反复发作，发作间隙大于 1 个月

E. 发作很难终止，发作间隙长短不一

64. 期前收缩类型可以分为

A. 房性和室性

B. 窦性、房性和室性

C. 房性、室性和交界性

D. 窦性、房性、室性和交界性

E. 窦性、房室性、房性、室性和交界性

65. 心电图检查中确立室性心动过速诊断的最重要依据是

A. 常可见到心室夺获或室性融合波

B. P 波与 QRS 波群无固定关系，形成房室分离

C. QRS 波形态畸形，时限大于 0.12 秒

D. 3 个或 3 个以上的室性期前收缩连续出现

E. 有继发性 ST-T 波改变，ST-T 波方向常与 QRS 波群主波方向相反

66. 终止阵发性室上性心动过速的首选措施是

A. 同步直流电复律

B. 静脉注射普萘洛尔

C. 静脉注射毛花苷 C

D. 刺激迷走神经反射

E. 肌内注射新斯的明

67. 阵发性室性心动过速合并低血压时应首选

A. 维拉帕米

B. 奎尼丁

C. 利多卡因

D. 普萘洛尔

E. 同步电击复律

68. 对病毒性心肌炎早期诊断有提示意义的检查是

A. 胸部 X 线

B. 生化检查

C. 心电图

D. 心音图

E. 超声心动图

二 A2 型题

1. 患者，女性，45 岁。急性心肌梗死后出现四肢厥冷，多汗，少尿，血压 70/40mmHg，经补充血容量后血压不升。此时应该使用的药物是

A. 多巴胺

B. 硝普钠

C. 补充血容量

D. 呋塞米

E. 毛花苷 C

2. 某患者心肌梗死卧床 3 周，护士为其床上洗发，突然患者感到胸痛、心悸，面色苍白，出冷汗，护士应立即

A. 边洗发边通知医生

B. 请家属协助洗发

C. 鼓励患者再坚持片刻

D. 加快操作速度完成洗发

E. 停止操作，让患者平卧，吸氧，立即与医生联系

3. 患者，女性，65 岁。间断性心前区疼痛 1 个月，多在夜间发作，与活动无关，每次发作 15 分钟，发作时心电图Ⅱ、Ⅲ、aVF 导联 ST 段抬高。最可能的诊断为

A. 急性心肌梗死　　B. 变异型心绞痛

C. 恶化型心绞痛　　D. 稳定型心绞痛

E. 卧位型心绞痛

4. 患者，男性，50 岁。饱餐后突然出现胸骨后压榨性疼痛，持续 20 分钟不缓解，伴大汗、恶心、呕吐。急诊护士应首先采取哪项检查方法

A. 腹部 B 超　　B. 血常规

C. 腹部 X 线检查　　D. 心电图

E. 血尿淀粉酶测定

5. 患者，男性，45 岁。突发胸骨后疼痛伴窒息感、恶心、呕吐及出冷汗，含服硝酸甘油不能缓解。最可能发生的是

A. 急性胃炎　　B. 急性胰腺炎

C. 急性胆囊炎　　D. 急性心肌梗死

E. 胸膜炎

6. 患者，男性，64 岁。持续心前区痛 5 小时，确诊为急性心肌梗死收入监护室，监测中发现患者出现心室颤动。此时责任护士应即刻采取的首要措施是

A. 静脉注射利多卡因　　B. 静脉注射异丙肾上腺素

C. 静脉注射毛花苷 C　　D. 非同步直流电除颤

E. 同步直流电除颤

7. 患者，男性，52 岁。近 1 个月劳累时感心前区疼痛，诊断为冠心病、心绞痛。患者吸烟 30 年，每日 30 支，平日饮食不规律，喜饮白酒和浓茶，化验检查发现甘油三酯增高。责任护士向该患者进行健康教育的内容中，下列哪项不妥

A. 戒烟、限酒，不饮浓茶

B. 胸痛发作时应立即含服 1 片硝酸甘油

C. 含服 1 片硝酸甘油后疼痛仍不缓解，半小时后需再服 1 片

D. 平日随身带硝酸甘油，按医嘱服药，定期复查

E. 保持情绪稳定，不可过度劳累

8. 患者，男性，75 岁。冠心病急性心肌梗死，院外发生心搏骤停，急诊入院。入院后心电监测发现心室颤动，给予除颤、心肺复苏和脑复苏，目前患者浅昏迷，血

压 80~90mmHg/50~60mmHg，尿量 20ml/h，给予呋塞米静脉注射后仍少尿。目前给予患者的复苏后处理不妥的是

A. 严密心电监测

B. 静脉大量补液

C. 定期监测电解质水平及血气分析结果

D. 保持患者呼吸道通畅

E. 预防呼吸系统感染和尿路感染等并发症

9. 患者，女性，50 岁。血压值持续为 160/100mmHg，应考虑为

A. 高血压　　B. 正常血压

C. 临界高血压　　D. 收缩压偏低，舒张压偏高

E. 收缩压偏高，舒张压偏低

10. 患者，女性，58 岁。近半年来，血压升高较快，伴心悸、多汗、头痛、烦躁等，上周出现视物模糊征象，来诊。查体：血压 262/127mmHg，心率 180 次/分，心浊音界向左下扩大。该患者可能是

A. 高血压脑病　　B. 高血压危象

C. 高血压 1 级　　D. 高血压 2 级

E. 高血压 3 级

11. 患者，女性，66 岁。因头痛、心悸和心前区不适就诊。门诊查血压：160/95mmHg。据此可以推断该患者高血压分级属于

A. 正常高限　　B. 轻度高血压

C. 中度高血压　　D. 重度高血压

E. 临界高血压

12. 某原发性高血压患者，吸烟史 20 年，肥胖，目前血压 160/95mmHg。下列健康教育内容不妥的是

A. 戒烟　　B. 适量运动

C. 保持情绪稳定　　D. 控制高血压

E. 高热量、高糖饮食

13. 患者，男性，55 岁。既往有高血压病史 15 年，近日出现劳力性呼吸困难，经休息后缓解，经诊断为心力衰竭。首先出现

A. 全心衰竭　　B. 左心室衰竭

C. 左心房衰竭　　D. 右心室衰竭

E. 右心房衰竭

14. 患者，男性，58 岁。自述突然心悸、胸闷。急诊查体：心率 120 次/分，脉搏 110 次/分，

且心律不齐，心音强弱不等。考虑为

A. 心房颤动
B. 室性心动过速
C. 室上性心动过速
D. 窦性心动过速
E. 心室颤动

15. 患者，女性，26 岁。体检时发现心电图偶发室性期前收缩，心界无扩大，心率 80 次/分，期前收缩 0~3 次/分，心音正常，无杂音。治疗应选用

A. 洋地黄
B. 利多卡因
C. 胺碘酮
D. 美西律或普罗帕酮
E. 观察，暂不给予药物治疗

16. 患者，男性，75 岁。患冠心病全心衰竭。治疗期间出现恶心，视物模糊，黄绿视。护士及时向医生报告，并考虑原因是

A. 心力衰竭加重，胃肠道淤血
B. 脑血管意外
C. 扩血管药物引起的低血压
D. 利尿药物引起的电解质紊乱
E. 洋地黄药物中毒

三 A3/A4 型题

（1~3 题共用题干）

患者，男性，65 岁。患冠心病已 8 年。2 小时前胸骨后绞痛发作，在家口含硝酸甘油未见缓解，并有呕吐，出冷汗，急诊室心电图检查示窦性心律及急性前壁心肌梗死。

1. 该患者入院 24 小时内最常出现的是

A. 心脏破裂
B. 心律失常
C. 心力衰竭
D. 心室膨胀瘤
E. 心源性休克

2. 为缓解该患者胸痛症状，宜采用

A. 口服可待因
B. 硝酸甘油剂量加大
C. 哌替啶肌内注射
D. 口服硝苯地平
E. 硝酸甘油静脉注射

3. 护士应预估到其最易发生哪种心律失常

A. 室性心律失常
B. 房性心律失常
C. 房室传导阻滞
D. 窦性心律失常
E. 交界区性心律失常

（4~6 题共用题干）

患者，男性，36 岁。自诉突然心悸、胸闷。听诊心率 200 次/分，律齐，血压正常。

4. 考虑该患者最可能患的是

A. 房颤　　B. 室颤

C. 室性心动过速　　D. 室上性心动过速

E. 窦性心动过速

5. 若该患者病情发作持续时间较久，病史尚不清楚，采取下列哪种措施较简便有效

A. 口服阿托品　　B. 刺激呕吐反射或嘱屏气

C. 静脉推注去氧肾上腺素　　D. 静脉推注利多卡因

E. 静脉推注毛花苷 C

6. 若用心电监护仪监护该患者时，荧光屏上突然出现完全不规则的大波浪状曲线，且 QRS 波与 T 波消失。下列处理措施中错误的是

A. 严密观察病情变化　　B. 可施行非同步电除颤

C. 可于心内注射利多卡因　　D. 可施行同步电除颤

E. 立即进行胸外心脏按压和口对口人工呼吸

（7～9 题共用题干）

患者，女性，60 岁。因突发心前区持续剧烈疼痛伴冷汗 2 小时就诊。查心电图在Ⅱ、Ⅲ、aVF 3 个导联上显示宽大 Q 波，ST 段抬高，呈现弓背向上的单向曲线。

7. 该患者最可能的诊断是

A. 自发性气胸　　B. 急性心肌梗死

C. 急性胰腺炎　　D. 带状疱疹

E. 急性胸膜炎

8. 该患者应收住下列哪类病房

A. 急诊留观　　B. 普通病房

C. 心电监护病房（CCU）　　D. 重症监护病房（ICU）

E. 干部病房

9. 该患者在住院当天，心电图显示室性期前收缩每分钟 20 次，该患者发生了哪种变化

A. 即将心衰　　B. 是好转征兆

C. 即将休克　　D. 发生心律失常

E. 提示应绝对卧床

（10～13 题共用题干）

患者，男性，62 岁。3 小时前胸骨后压榨样疼痛发作，伴呕吐、出冷汗及出现濒死感而入院。查体：神志清楚，检查合作，心率 112 次/分，交替脉，心电图检查显示有急性广泛性前壁心肌梗死。

10. 该患者最主要的护理问题是
    A. 潜在感染　　B. 活动无耐力
    C. 体液量过多　　D. 心排血量减少
    E. 潜在心律失常
11. 对该患者第 1 周的护理措施是
    A. 低流量持续吸氧　　B. 高热量、高蛋白饮食
    C. 协助患者如厕　　D. 协助患者翻身、进食
    E. 指导患者床上活动
12. 在监护的过程中，发现患者烦躁不安，面色苍白，皮肤湿冷，脉细速，尿量减少。应警惕发生
    A. 并发感染　　B. 严重心律失常
    C. 紧张、恐惧　　D. 心源性休克
    E. 急性左心衰
13. 若患者突然发生心室颤动时护士首先采取的措施是
    A. 立即准备临时起搏治疗　　B. 在等待医生到来前应密切观察患者
    C. 立即准备静脉注射利多卡因　　D. 立即准备除颤器选择同步电复律
    E. 立即准备除颤器选择非同步电复律

（14~16 题共用题干）

患者，女性，59 岁。患高血压病近 20 年。近 10 天来出现心悸、气短、咳粉红色泡沫痰，双肺满布湿啰音，坐位时呼吸困难减轻，收入院。

14. 此时应该考虑是
    A. 肺气肿　　B. 支气管哮喘
    C. 支气管扩张　　D. 急性肺淤血
    E. 急性气管炎
15. 若患者突然发生剧烈头痛伴喷射性呕吐，应考虑是
    A. 急性胃炎　　B. 上呼吸道感染
    C. 脑膜炎　　D. 脑炎
    E. 高血压脑病
16. 若患者突然出现口斜眼歪、偏瘫及意识障碍，应考虑是
    A. 脑炎　　B. 脑出血
    C. 脑膜炎　　D. 脑血栓形成
    E. 蛛网膜下腔出血

(17~19题共用题干)

某患者入院8小时后，突然出现急性左心衰，表现为呼吸困难，咳嗽，咳粉色泡沫样痰，两肺满布干湿啰音，心率108次/分，通知医生。

17. 给予该患者的护理措施，错误的是
A. 静脉注射宜缓慢
B. 静脉滴注硝酸甘油
C. 肌内注射哌替啶
D. 开放两条静脉，同时大量快输静脉药物
E. 经乙醇湿化后给氧，流量5~6L/min

18. 下列关于左心衰的叙述，说法错误的是
A. 肺循环淤血
B. 咳白色泡沫样痰
C. 劳力性呼吸困难出现较晚
D. 左心室增大，心界向左扩大
E. 发生急性肺水肿，咳大量粉色泡沫痰

19. 心功能Ⅲ级的判断标准是
A. 不能从事任何体力活动。休息时亦有症状，体力活动后加重
B. 应充分休息，可增加午睡时间及夜间睡眠时间，有利于下肢水肿的消退
C. 以卧床休息为主，不允许患者下床进行排尿、排便等活动
D. 体力活动不受限。日常活动不引起乏力、心悸、呼吸困难或心绞痛等症状
E. 体力活动明显受限。休息时无症状，轻微的活动即可引起乏力、心悸、呼吸困难或心绞痛等症状

(20~23题共用题干)

患者，男性，53岁。阵发性心悸半年，时有胸闷，上二楼感觉气急3个月，下肢水肿3天来院就诊。心电图示窦性心律，心率64次/分，P-R间期0.24秒伴完全性右束支传导阻滞，诊断为扩张型心肌病、心功能不全。入院后予以洋地黄、利尿药和扩血管药物治疗。第4天突然神志不清、抽搐，听诊心音消失，血压为0。经救治以后神志清醒，心跳恢复，心率45次/分，并有频发期前收缩。

20. 患者神志不清、抽搐应考虑为
A. 心源性休克
B. 阿-斯综合征
C. 脑栓塞
D. 一过性脑血管痉挛
E. 重度心力衰竭

21. 心电图示三度房室传导阻滞、频发室性期前收缩。其原因考虑与下列哪项有关
A. 洋地黄
B. 心力衰竭加重
C. 利尿药
D. 疾病的进展
E. 扩血管药物

22. 此时应给予的处理是

A. 临床心脏起搏下静脉滴注利多卡因　B. 静脉注射普罗帕酮

C. 静脉滴注利多卡因　D. 静脉滴注多巴酚丁胺

E. 停用所有药物观察

23. 如果患者神志不清发作时，护士在观察病情时发现下列哪种情况应准备做电复律治疗

A. 频发室性期前收缩　B. 短阵成串室性心动过速

C. 心房颤动　D. 心房扑动

E. 心室扑动或心室颤动

（24~26 题共用题干）

患者，男性，55 岁。近半年来常于劳累后感疲乏，伴劳力性呼吸困难和发作性心前区闷痛，休息后稍好转。外院诊断为“心律失常、二度Ⅱ型房室传导阻滞”，治疗情况不详。半天前，患者在工作时突然发生晕厥，伴抽搐。查体：心率 30 次/分，血压 85/55mmHg。急诊以“晕厥待查”收入院。

24. 二度Ⅱ型房室传导阻滞心电图的特点是

A. P-R 间期逐渐延长，直至 QRS 波群脱落

B. P-R 间期大于 0. 02 秒，无 QRS 波群脱落

C. P-R 间期固定，可正常亦可延长，有间断性的 QRS 波群脱落

D. P-R 间期固定且延长，有间断性的 QRS 波群脱落

E. P-R 间期固定且正常，有间断性的 QRS 波群脱落

25. 对于该患者的治疗，应尽早给予

A. 高流量吸氧　B. 持续低流量吸氧

C. 阿托品静脉注射　D. 人工心脏起搏器治疗

E. 异丙肾上腺素静脉注射

26. 对该患者的病情观察项目中，不必要的是

A. 神志变化　B. 心律和心率的变化

C. 生命体征　D. 乏力、胸闷有无好转

E. 全身皮肤黏膜的完整性

四 B 型题

（1~2 题共用备选答案）

A. 高流量吸氧　B. 绝对卧床休息，保持病房安静

C. 舌下含服硝酸甘油　　D. 降低颅内压，制止抽搐

E. 限制钠盐摄入

1. 心绞痛发作时应

2. 急性心肌梗死时应

（3~5 题共用备选答案）

A. 低胆固醇、高维生素、低盐饮食、少饮酒

B. 低糖、低脂肪、低蛋白、高维生素饮食

C. 低盐、低脂肪、高蛋白、高糖饮食

D. 易消化、富含蛋白质和维生素饮食

E. 低动物脂肪、低胆固醇、少糖、少盐、适量蛋白饮食

3. 冠状动脉粥样硬化性心脏病患者的饮食宜

4. 高血压病患者的饮食宜

5. 病毒性心肌炎患者的饮食宜

（6~8 题共用备选答案）

A. 抑制血小板聚集

B. 改善心肌营养与代谢

C. 扩张冠脉及外周血管，减轻心脏负担

D. 减慢心率，降低心肌收缩力

E. 扩张静脉及周围血管

6. 硝酸异山梨酯治疗心绞痛的作用原理是

7. β 受体阻断药治疗心绞痛的作用原理是

8. 阿司匹林用于心绞痛缓解期治疗的作用原理是

（9~10 题共用备选答案）

A. 绝对卧床休息　　B. 高流量吸氧

C. 限制钠盐的摄入　　D. 降低颅内压，制止抽搐

E. 使用硝酸甘油制剂

9. 高血压危象和高血压脑病紧急处理中最关键的是

10. 心绞痛的首要处理措施是

（11~12 题共用备选答案）

A. 常规给氧　　B. 降温、脱水

C. 高压氧舱治疗　　D. 纠正酸中毒

E. 纠正低血压、强心

11. 心肺复苏后脑缺氧应

12. 心肺复苏后循环功能不足应

（13~15 题共用备选答案）

A. 心律不齐，有心音脱漏现象　　B. 心率 30~40 次/分，常有晕厥

C. 心率 50~60 次/分，自觉无不适　　D. 心率 100~140 次/分，律齐

E. 心率 160~220 次/分，律齐，突发突止

13. 窦性心动过缓

14. 窦性心动过速

15. 阵发性室上性心动过速

（16~19 题共用备选答案）

A. 避免重体力劳动

B. 绝对卧床休息

C. 充分休息，可增加午睡时间及夜间睡眠时间

D. 限制活动，多卧床休息

E. 以卧床休息为主，但允许患者慢慢下床进行排尿、排便等活动

16. 心功能Ⅰ级者应

17. 心功能Ⅱ级者应

18. 心功能Ⅲ级者应

19. 心功能Ⅳ级者应

五 X 型题

1. 下列有关心脏传导系统的叙述，正确的是

A. 房室结具有自律性

B. 心脏的正常起搏点是窦房结

C. 正常人由窦房结发放冲动

D. 传导系统的主要功能为产生并传导冲动，维持心脏的正常节律

E. 心脏的传导系统由窦房结、结间束、房室结、左右束支和浦肯野纤维网组成

2. 心功能分级的主要依据有

A. 有无心律失常　　B. 有无神志改变

C. 有无脏器淤血表现 D. 耐受体力活动情况
E. 有无尿量减少

3. 确定心脏病患者是否可以妊娠的依据是
A. 孕妇的年龄 B. 心功能分级
C. 心脏病的程度 D. 心脏病类型
E. 既往有无生育史

4. 冠心病心绞痛发作于
A. 劳累的当时 B. 发生在劳累 1 天之后
C. 情绪激动当时 D. 饱餐的当时
E. 受寒当时

5. 稳定型心绞痛发作的特点包括
A. 劳累后发生 B. 心前区疼痛
C. 压迫、憋闷或紧缩样感 D. 持续 30 分钟以上
E. 舌下含服硝酸甘油数分钟缓解

6. 下列有关护士对心肌梗死后患者活动的指导，正确的有
A. 若运动时心率增加超过 10 次/分，则应退回到前一运动水平
B. 病后前 3 天绝对卧床休息，可进行腹式呼吸、擦脸、关节被动运动等活动
C. 病后第 2 周可坐于椅子上就餐、洗漱，于病室内行走，于室外走廊散步等
D. 病后第 3 周可在他人帮助下洗澡、如厕，试着上下一层楼梯
E. 病后第 4 天起可进行关节主动运动，坐位洗漱、进餐，床上静坐，床边使用坐便器

7. 急性心肌梗死后心律失常的处理措施是
A. 发生快速型心律失常，可用阿托品
B. 发生室上性快速型心律失常，多用维拉帕米
C. 持续阵发性室性心动过速，首选利多卡因静脉注射
D. 发生二度Ⅱ型或三度房室传导阻滞，可植入人工心脏起搏器
E. 发生持续多形性室性心动过速，应尽快采用非同步直流电除颤

8. 冠状动脉介入治疗后患者出现迷走神经反射的症状有
A. 腹痛 B. 头痛
C. 胸闷、出汗、呕吐 D. 心率缓、血压低
E. 短暂意识不清

9. 急性病毒性心肌炎糖皮质激素的应用指征是
A. 心源性休克 B. 心脑综合征
C. 三度房室传导阻滞 D. 严重心力衰竭
E. 急性早期病例

10. 下列因素中，参与原发性高血压发病机制的有
A. 胰岛素抵抗　　B. 自身免疫缺陷
C. 精神长期过度紧张　　D. 血管内皮功能异常
E. 肾素-血管紧张素系统

11. 下列属于高血压所致的病理改变的有
A. 微小动脉瘤破裂引起脑出血
B. 肾动脉粥样硬化引起肾衰
C. 高血压病患者脑血栓发病率增加
D. 高血压加速动脉粥样硬化，冠心病发病率增加
E. 肾小球细动脉玻璃样变引起肾单位损失

12. 急性左心衰使用血管扩张药的应用指征包括
A. 急性左心衰的早期阶段　　B. 收缩压小于 90mmHg 者
C. 收缩压大于 110mmHg 者　　D. 收缩压 90~100mmHg 者
E. 收缩压 100~110mmHg 者

13. 心力衰竭患者应用洋地黄类药物的护理措施有
A. 观察毒性不良反应
B. 可与奎尼丁、维拉帕米合用
C. 给药因个体差异随时调整
D. 定期测血中地高辛浓度
E. 给药时应观察患者有无恶心、呕吐、乏力、色视等

14. 下列有关急性左心衰患者给氧护理的操作正确的有
A. 低流量 2~4L/min　　B. 高流量 6~8L/min
C. 鼻导管吸氧　　D. 必要时加压给氧
E. 乙醇湿化（30%~50% 乙醇）

15. 慢性心力衰竭患者的病情观察包括
A. 每日测量体重　　B. 皮肤黏膜发绀情况
C. 身体下垂部位有无水肿　　D. 颈静脉怒张和肺部啰音
E. 关节活动范围和肢体活动能力

16. 慢性心力衰竭患者应用硝普钠的护理注意事项包括
A. 避光滴注
B. 监测地高辛浓度，预防洋地黄中毒
C. 用药过程中监测血压变化，注意输液速度
D. 药物现用现配，每 4 小时重新配制 1 次
E. 注意防止低血压反应

17. 慢性心力衰竭患者的护理诊断有

A. 焦虑　B. 气体交换受损

C. 心排血量增加　D. 活动无耐力

E. 体液过多

18. 下列可以减轻慢性心力衰竭患者的心脏负担的治疗措施有

A. 吸氧　B. 使用利尿药

C. 心身休息　D. 使用扩血管药物

E. 使用洋地黄类药物

19. 房颤患者可出现下列哪些脉律

A. 脉搏短绌　B. 交替脉

C. 水冲脉　D. 不整脉

E. 奇脉

20. 下列叙述中，符合室性期前收缩的心电图特点的是

A. QRS 波群时限 >0.12 秒　B. QRS 波群提前出现

C. QRS 波群后有完全代偿间歇　D. QRS 波群形态宽大畸形

E. QRS 波群前有逆行 P 波

21. 下列有关电复律的各项护理措施中，说法正确的是

A. 预防并发症　B. 术后卧床休息 1 周

C. 电复律前禁食 2 小时　D. 注意观察神志、面色、肢体活动

E. 观察有无皮肤灼伤

22. 发生下列哪项心律失常时患者随时有猝死危险

A. 心房颤动　B. 心室颤动

C. 阵发性室性心动过速　D. 三度房室传导阻滞

E. 窦性心动过速

23. 下列关于压迫眼球法治疗阵发性室上性心动过速，说法正确的是

A. 每次 10 秒　B. 患者平卧

C. 闭眼并眼球向下　D. 高度近视者也可用此法

E. 用拇指在一侧眶下压迫眼球

24. 心脏起搏器安置术后护理措施正确的是

A. 卧床 3~5 天　B. 取平卧位或半卧位

C. 随身携带“心脏起搏器卡”　D. 静脉用抗生素 5 天

E. 持续心电监护 24 小时

25. 下面哪些心血管病患者需要绝对卧床休息

A. 动脉粥样硬化　B. 心功能Ⅱ级

C. 室性心动过速
D. 急性心肌梗死
E. 急性病毒性心肌炎

六 案例分析题

(1~3 题共用题干)

患者，女性，73 岁。患高血压病近 30 年，平日血压控制在 140/90mmHg，糖尿病 5 年，应用降糖药物控制血糖。近半年来常于劳累时感心前区闷痛，持续 1~2 分钟，休息后缓解，未给予诊治。3 小时前突感胃痛伴烧灼感，伴大汗，恶心、呕吐 1 次，呕吐物为胃内容物。急诊入院。查体：BP 110/65mmHg，心电图示 V_1~V_5 导联 ST 段弓背向上抬高，CK 3240U/L，CK-MB 398U/L。诊断为急性心肌梗死，即刻给予溶栓治疗，胸痛逐渐减轻。

1. 该患者可以进行溶栓的指征不包括
A. 大汗、恶心、呕吐
B. 持续胸痛超过 30 分钟
C. 起病时间不超过 6 小时
D. V_1~V_5 导联 ST 段弓背向上抬高
E. CK 3240U/L，CK-MB 398U/L

2. 对患者溶栓的护理措施中，正确的是
A. 观察有无过敏
B. 询问有无溶栓禁忌证
C. 准确迅速地配制溶栓药物
D. 观察患者有无发生出血
E. 患者溶栓后出现心律失常，说明溶栓失败，及时通知医生

3. 入院当日，护士给予患者的护理措施不妥的是
A. 持续心电监护
B. 绝对卧床休息
C. 观察心前区疼痛变化和心肌酶的变化
D. 给予鼻导管吸氧
E. 制订患者活动计划，提高其活动量

(4~6 题共用题干)

患者，女性，58 岁。高血压 10 年余，间歇发作胸闷、胸痛 1 年，医生确诊为原发性高血压、冠心病。此次如厕后突然出现胸闷、气短，咳粉红色泡沫痰。查体：端坐体位，心率 110 次/分，双肺可闻及水泡音，双下肢无水肿。

4. 该患者目前最可能的诊断是
A. 全心衰
B. 急性支气管炎
C. 急性左心衰
D. 劳力性心绞痛
E. 急性心肌梗死

5. 该患者此次发病的诱因可能是
A. 情绪激动
B. 心动过速

C. 急性呼吸道感染　　D. 电解质紊乱
E. 心肌氧耗量增加

6. 护士对该患者的护理措施，正确的是
A. 心电监护　　B. 取平卧位，头向一侧
C. 给予鼻导管吸氧　　D. 注意保暖，避免受凉
E. 记录24小时尿量

(7~9题共用题干)

患者，女性，48岁。患慢性左心衰，经休息、限盐、利尿、扩血管和使用洋地黄制剂后出现恶心、食欲缺乏、视物模糊、神情淡漠等表现。检查心率46次/分，二联律。

7. 出现以上表现最可能的原因是
A. 洋地黄中毒　　B. 慢性脑部缺氧
C. 心力衰竭加重　　D. 消化不良
E. 电解质紊乱

8. 洋地黄中毒后，下列处理正确的是
A. 加用抗心律失常药　　B. 停用洋地黄及利尿药
C. 减少洋地黄及利尿药用量　　D. 停用洋地黄，继续用利尿药
E. 停用利尿药，继续用洋地黄

9. 洋地黄中毒引起的心律失常中，最常见的是
A. 心房颤动　　B. 房性期前收缩
C. 非阵发性交界性心动过速　　D. 室性期前收缩
E. 房室传导阻滞

(10~12题共用题干)

患者，男性，43岁。心脏病史10年。急性胃肠炎输液后出现气促、咳嗽、咳白色泡沫痰。查体：心率120次/分，两肺底湿啰音。诊断为左心衰，心功能Ⅲ级。

10. 该患者静脉输液最适宜的速度是
A. 20~30滴/分　　B. 30~35滴/分
C. 35~40滴/分　　D. 40~45滴/分
E. >50滴/分

11. 该患者此时最适宜的体位是
A. 侧卧位　　B. 俯卧位
C. 平卧位　　D. 半坐位
E. 头低足高位

12. 对该患者的护理措施，正确的是

A. 注意保暖

B. 保持排便通畅

C. 给氧吸入

D. 给予高热量饮食

E. 记录出入水量

参考答案与解析

一、A1 型题

1. B【解析】主动脉瓣关闭不全因脉压增大，出现周围血管征，包括水冲脉、随心脏搏动的点头征、毛细血管搏动征、股动脉枪击音等。

2. D【解析】预防阵发性夜间呼吸困难发作，最主要的护理措施是夜间睡眠应保持半卧位。阵发性夜间呼吸困难：常发生在夜间，于睡眠中突然因憋气而惊醒，并被迫坐起，呼吸深快，重者可有哮鸣音，称为“心源性哮喘”，重症者可发展成急性肺水肿。

3. B【解析】心悸是指患者自觉心悸伴心前区不适感。常见的病因有心律失常（如心动过速、心动过缓、期前收缩等），心脏搏动增强，如各种器质性心血管疾病（如二尖瓣、主动脉瓣关闭不全等）及全身性疾病（如甲状腺功能亢进症、贫血、低热、低血糖反应），心血管神经症等。

4. D【解析】心脏传导系统包括窦房结、结间束、房室结、房氏束、左右束支、浦肯野纤维。心脏传导系统的功能是发生冲动并传导到心脏各部，使心房肌和心室肌按一定节律性收缩。心脏传导系统的细胞均能发出冲动，但以窦房结的自律性最高，成为正常人心脏的起搏点。

5. B【解析】晕厥是指暂时性广泛脑组织缺血、缺氧引起的急剧而短暂的可逆性意识丧失。一般脑血流中断 2~4 秒即可产生黑矇；中断 5~10 秒可出现意识丧失；超过 10 秒则除意识丧失外，尚可出现抽搐。这类由于心排血量突然下降而产生的晕厥称阿–斯综合征。

6. E【解析】患者应绝对卧床休息 24 小时，清醒后 2 小时内避免进食，以免引起恶心、呕吐，遵医嘱继续服用抗心律失常的药物，并持续心电监测 24 小时。

7. B【解析】心源性水肿的特点为从身体下垂部位开始，以踝内侧、胫前部明显，可呈凹陷性，逐渐延及全身，久病卧床者出现背部、骶尾部及会阴部水肿。

8. D【解析】心前区疼痛：因各种理化因素刺激了支配心脏、主动脉或肋间神经的传入纤维，引起心前区或胸骨后疼痛。心绞痛、心肌梗死是引起心前区疼痛最常见的原因。

9. E【解析】大量不保留灌肠是将 500~1000ml 溶液通过肛管，由肛门经直肠灌入结肠，刺激肠蠕动，清除肠腔粪便和积气，其目的是解除便秘、清洁肠道、稀释和清除肠道内的有害物质、降温等。冠心病（尤其是心肌梗死）是中老年人常见病，急性期一般都要求患者卧床休息，却更加剧了便秘。若用力排便，易加重病情，造成心律失常、心力衰竭、心绞痛甚至猝死等不良后果。为了解除患者的痛苦，采用大量肥皂水不保留灌肠，患者往往不能耐受，且排完1次便后，大便干燥还需灌肠，易形成治疗措施与卧床休息之间的矛盾。

10. B【解析】急性心肌梗死有75%~95%的患者发生心律失常，是急性心肌梗死患者死亡的主要原因。

11. D【解析】本题实际考查了急性心肌梗死患者在急性期绝对卧床休息的目的。绝对卧床休息是治疗心肌梗死的重要一环，在发病的急性期内患者应绝对卧床休息，以减轻心脏负荷，减少耗氧量，防止病情加重。一切日常生活均由护士协助完成（如洁面、刷牙、进食、排便、翻身等）。

12. E【解析】该患者日常活动后出现心悸、气急，按心功能分级属于心功能Ⅱ级，其休息应充分，限制体力活动，可增加午睡及夜间睡眠时间。

13. B【解析】此题考查心梗的处理原则。急性心梗患者应绝对卧床休息，采取心电监护，注意观察患者的心电图，及时发现并消除危险的心律失常。对于患者首要症状疼痛，应给予吗啡肌内注射以减轻疼痛。心梗发病时间不足6小时，具有溶栓指征的患者可以采用溶栓和抗凝治疗。心梗疼痛时可有血压的下降，如果疼痛消除后收缩压仍然低于80mmHg，才可能是发生了心源性休克，否则不必急于扩容升压。

14. B【解析】冠状动脉粥样硬化性心脏病是冠状动脉粥样硬化后造成管腔狭窄、阻塞和/或冠状动脉功能性痉挛，导致心肌缺血、缺氧引起的心脏病，简称冠心病，又称缺血性心脏病，是动脉硬化引起器官病变的最常见类型。

15. E【解析】心绞痛发作时立刻休息，一般在停止活动后3~5分钟症状即可消失，同时舌下含服硝酸甘油。

16. A【解析】疼痛为最早、最突出的症状，其性质和部位与心绞痛相似，但程度更剧烈，伴烦躁、大汗、濒死感。一般无明显的诱因，疼痛可持续数小时或数天，经休息和含服硝酸甘油无效。

17. D【解析】选择性冠状动脉造影可使左、右冠状动脉及其主要分支得到清晰的显影，发现各支动脉狭窄性病变的部位并估计其程度。

18. B【解析】心绞痛疼痛部位：胸骨体中上段、胸骨后可波及心前区，甚至整个前胸，边界表达不清。可放射至左肩、左臂内侧，甚至可达左手环指和小指，也可向上放射可至颈、咽部和下颌部，也可放射至上腹部甚至下腹部。

19. E【解析】急性心肌梗死解除疼痛，可用哌替啶50~100mg肌内注射或吗啡2~4mg静脉滴注，必要时5~10分钟可重复使用1次，以后每4~6小时重复使用，用药期间要注意防止呼吸抑制。疼痛轻的患者可应用可待因或罂粟碱30~60mg肌内注射或口服，也可用硝酸甘油静脉滴注，但需注意心率、血压变化，防止心率增快、血压下降。

20. A【解析】急性心肌梗死急性期绝对卧床，减少心肌氧耗，避免诱因；保持安静，限制探视避免不良刺激，保证睡眠；低脂、低胆固醇清淡饮食，遵照医嘱给予吗啡、哌替啶镇痛。

21. A【解析】急性心肌梗死与心绞痛的疼痛主要区别是心肌梗死疼痛程度重，持续30分钟以上。

22. E【解析】心绞痛疼痛性质：常为压迫感、发闷、紧缩感，也可为烧灼感，偶可伴濒死、恐惧感。患者可因疼痛而被迫停止原来的活动，直至症状缓解。

23. D【解析】心肌严重缺血超过1小时即可发生心肌梗死。

24. C【解析】心绞痛发作期治疗：即刻休息，硝酸酯类药物是最有效、作用最快终止心绞痛发作的药物。连续含服3次硝酸甘油后胸痛不缓解，应立即要救护车送医院救治。

25. D【解析】冠心病患者宜低胆固醇饮食。心绞痛患者饮食：宜摄入低热量、低动物脂肪、低胆固醇、少糖、少盐、适量蛋白质食物，饮食中应有适量的纤维素和丰富的维生素，宜少量多餐，不宜过饱，不饮浓茶、咖啡，避免辛辣刺激性食物。急性心肌梗死患者饮食：食用低热量、低脂、低胆固醇，总热量不宜过高的饮食，以维持正常体重为度。清淡饮食，少量多餐。避免大量刺激性食品。多食含纤维素和果胶的食物。

26. E【解析】本题考查了安装心脏起搏器的适应证：①严重心脏传导阻滞。②病态窦房结综合征。③反复发作的颈动脉窦性晕厥和心室停顿。④外科手术前的保护性应用。⑤介入性心脏病诊治。其中前3项均是安装永久起搏器的适应证，而后两项则为安装临时起搏器的适应证。

27. A【解析】考查对于心房颤动病因的掌握，常发生于器质性心脏疾病患者，如风湿性心脏病。

28. B【解析】50%以上的急性心肌梗死患者发病数日或数周前有胸闷、心悸、乏力、恶心、大汗、烦躁、血压波动、心律失常、心绞痛等前驱症状，以新发生的心绞痛，或原有心绞痛发作频繁且程度加重、持续时间长、服用硝酸甘油效果不好为常见。

29. E【解析】应用硝酸甘油时，嘱咐患者舌下含服或嚼碎后含服，应在舌下保留一些唾液，以利于药物迅速溶解而吸收。含药后应平卧，以防低血压的发生。服用硝酸酯类药物后常有头胀、面红、头晕、心悸等血管扩张的表现，一般持续用药数天后可自行好转。对于心绞痛发作频繁或含服硝酸甘油效果不好的患者，可静脉滴注硝酸甘油，但注意滴速，需监测血压、心率变化，以免造成血压降低。青光眼、低血压者禁忌。

30. D【解析】心肌梗死后的恶性心律失常易引起猝死，一旦发现必须及时处理。急性心梗发病后24小时内最易发生心律失常，各种心律失常中以室性心律失常最多，尤其是室性期前收缩。频发（每分钟5次以上）、多源、成对的或呈R-on-T现象的室早以及短阵室性心动过速，常是心室颤动（室颤）的先兆，因此必须及时消除。

31. D【解析】心绞痛疼痛发作时典型心电图表现是ST段压低，T波低平或倒置。

32. E【解析】急性心肌梗死是在冠状动脉硬化的基础上，冠状动脉血供应急剧减少或中断，使相应的心肌发生严重持久的缺血导致心肌坏死。

33. B【解析】血压正常值为收缩压 < 140mmHg 且舒张压 < 90mmHg。

34. A【解析】处理高血压急症应要求使用起效快、作用持续时间短、不良反应小的药物，临床上降压药物首选硝普钠。硝普钠能同时直接扩张动脉和静脉，降低心脏的前后负荷，降压效果迅速。

35. E【解析】普萘洛尔等 β 受体阻断药主要不良反应有心动过缓和支气管收缩，急性心力衰竭、病窦综合征、房室传导阻滞、外周血管病、阻塞性支气管疾病患者禁用。

36. C【解析】急性肺水肿时 30%~50% 乙醇湿化吸氧，6~8L/min。

37. D【解析】急性肺水肿，乙醇湿化的目的，最重要的是降低肺泡表面张力。肺水肿的患者，肺泡渗出量过多，处于缺血、乏氧状态，吸氧是为了改善患者的乏氧状态。给予高流量吸氧，一般 6~8L/min，通过乙醇湿化给氧，能够改善患者通气，扩张气管和支气管功能，最重要的是降低肺泡内表面张力，防止肺泡破裂，改善气体通气状态，减少无效腔面积，改善无效腔，改善通气/血流比例失调。急性肺水肿时，通常给予高流量氧气吸入，但吸入高流量氧气时，时间切不可过长，容易发生氧中毒。

38. A【解析】非药物治疗：限制钠盐摄入、减轻体重、运动、休息或其他生物行为方法。适用于所有高血压患者（也包括使用降压药物治疗的患者）。

39. E【解析】高血压急症是指原发性或继发性高血压患者，在某些诱因的作用下血压突然和显著升高，同时伴有进行性心、脑、肾等重要靶器官功能不全表现。高血压急症包括恶性高血压、高血压脑病、高血压危象、颅内出血、脑梗死、急性心力衰竭（肺水肿）、子痫、急性肾小球肾炎等。

40. C【解析】洋地黄类药物是临床最常用的强心药物，具有正性肌力和减慢心率作用，在增加心肌收缩力的同时，不增加心肌氧耗量。

41. E【解析】临床应用 β 受体阻断药其疗效常在用药后 2~3 个月才出现，但明显提高运动耐力，改善心力衰竭预后，降低病死率。

42. D【解析】右心衰与肝硬化水肿的鉴别要点是中心静脉压增高。中心静脉压代表右心房或胸腔段静脉内压力，过低可能是血容量不足，过高可能是心功能不全。肝硬化腹水多表现为门静脉压力的增高。

43. D【解析】左心功能不全最早出现的症状是呼吸困难。左心功能不全表现为患者突发严重呼吸困难，呼吸频率可达 30~40 次/分，强迫端坐位，频繁咳嗽，咳大量粉红色泡沫样痰，面色灰白或发绀，大汗，皮肤湿冷，有窒息感，极度恐惧、烦躁不安。

44. C【解析】急性左心衰患者吸氧同时使用抗泡沫剂，使肺泡内的泡沫消失，增加气体交换面积。一般可将 30%~50% 乙醇置于氧气的滤瓶中，随氧气吸入。

45. A【解析】心力衰竭患者适当限制水分，以免增加循环血量，加重心脏负担。

46. E【解析】长期卧床的心力衰竭患者，进行皮肤护理的重点部位是腰骶部。

47. B【解析】右心衰患者导致胃肠道淤血时，淤血区缺血、缺氧，组织代谢降低，胃肠道功能下降，患者可出现食欲缺乏、恶心、呕吐、腹痛等症状。

48. B【解析】左心衰临床上较常见，是指左心室代偿功能不全而发生的，以肺循环淤血为特征的心力衰竭。

49. E【解析】右心衰主要表现为体循环静脉淤血。消化道症状如食欲缺乏、恶心、呕吐、水肿、腹胀、肝区胀痛等为右心衰的最常见症状。劳力性呼吸困难也是右心衰的常见症状。体征包括水肿、颈静脉征、肝大、压痛和发绀。

50. E【解析】呼吸困难是左心衰的基本表现，最早出现的是劳力性呼吸困难，经休息后缓解。最典型的症状是夜间阵发性呼吸困难，严重者可发生急性肺水肿，晚期出现端坐呼吸，还可出现倦怠、乏力、心悸、头晕、失眠、嗜睡、烦躁等症状，重者可有少尿，与心排血量低下，组织、器官灌注不足有关。

51. B【解析】急性心力衰竭以急性左侧心力衰竭最常见，多表现为急性肺水肿或心源性休克。

52. A【解析】慢性心力衰竭患者易发生压疮与水肿区组织营养不良没有多大关系。

53. D【解析】因心力衰竭患者长期卧床易导致静脉血栓、肺栓塞、便秘和压疮的发生。

54. E【解析】患者采取的坐位的高低可估计慢性左心衰的严重程度。端坐呼吸多在病程晚期出现，是肺淤血达到一定程度，平卧回心血量增多、膈肌上抬，呼吸更困难，必须采用高枕卧位、半卧位，甚至坐位，才可减轻呼吸困难。最严重的患者即使端坐床边，下肢下垂，上身前倾，仍不能缓解呼吸困难。

55. A【解析】本题考查了扩血管药物减轻心脏负荷的作用。由于硝普钠可以同时扩张动静脉，故可以同时减轻心脏的前后负荷。

56. C【解析】地高辛属于洋地黄类中效强心苷，可增强心肌收缩力，抑制心脏传导系统，用于心力衰竭，服用地高辛期间需观察有无洋地黄中毒的表现，如心律失常、恶心、食欲缺乏、头痛、视物模糊、黄绿视。口服地高辛前需常规测脉搏，当脉搏小于60次/分或节律不齐需暂停服药，在专科医生的指导下调理药物。

57. E【解析】右心衰是以体循环淤血为主要特征的心力衰竭，临床表现为食欲缺乏、颈静脉怒张、肝大、双下肢凹陷性水肿。

58. E【解析】心搏骤停后，要求尽可能在5分钟内给予除颤。

59. A【解析】心房颤动的心电图特征：①P波消失，代之以350~600次/分小而不规则的基线波动，间隔不均匀，形态、振幅均变化不定的f波。②R-R波间隔绝对不规则，心室率通常为100~160次/分。③QRS波形态一般正常，伴有室内差异性传导或原有束支传导阻滞者QRS波群可增宽、变形。

60. D【解析】本题考查了房室传导阻滞的治疗。一度和二度Ⅰ型：无症状的无须治疗；二度Ⅱ型和三度：心室率缓慢，伴血流动力学障碍、阿-斯综合征的，可采用药物治疗如阿托品或异丙肾上腺素静注，但不能永久应用，因此需要安装起搏器治疗。

61. E【解析】三度房室传导阻滞的临床症状取决于心室率的快慢，如心室率过慢可导致脑缺血，出现短暂性意识丧失，甚至抽搐，即阿-斯综合征。

62. D【解析】低血钾或洋地黄中毒的心律失常不适合进行电复律的治疗。

63. C【解析】室上性心动过速的临床特点为突然发作、突然终止，持续时间长短不一，可持续数秒、数小时甚至数日，发作时患者可感心悸、头晕、胸闷、心绞痛，甚至发生心力衰竭、休克。症状轻重取决于发作时的心率及持续时间。听诊心室率可达150~250次/分，大多心律绝对规则，心尖部第一心音强度恒定。

64. C【解析】期前收缩根据异位起搏点部位的不同，期前收缩可分为房性、房室交界区性和室性期前收缩。

65. A【解析】心室夺获或室性融合波是确立室性心动过速诊断的重要依据。

66. D【解析】阵发性室上性心动过速发作时间短暂，可自行停止者，不需特殊治疗。如持续发作数分钟或原有心脏病患者首选应采取兴奋迷走神经的方法：刺激咽部引起呕吐反射、屏气法、按压颈动脉窦、按压眼球（易造成视网膜脱位，已不常用）、将面部浸没于水中等。

67. E【解析】阵发性室性心动过速患者已出现低血压、休克、心绞痛、充血性心力衰竭、脑血流灌注不足时，可用同步直流电复律。

68. B【解析】对病毒性心肌炎早期诊断有提示意义的检查是生化检查。病毒性心肌炎的生化检查：①磷酸激酶（CPR）在早期多升高，以肌酸激酶同工酶（CK-MB）为主。②乳酸脱氢酶（SLDFI）同工酶增高，在心肌炎的早期诊断有提示意义。③心肌肌钙蛋白的变化对心肌炎有特异性诊断意义。

二、A2型题

1. A【解析】急性心肌梗死后出现血压下降，如补充血容量后血压不升，提示周围血管张力不足，可用多巴胺静脉滴注。

2. E【解析】患者心肌梗死卧床3周，患者突然感到胸痛、心悸、面色苍白、出冷汗，护士应立即停止操作，让患者平卧，吸氧，立即与医生联系。

3. B【解析】该患者心前区疼痛的特点是多在夜间发作，与活动无关，疼痛呈发作性，且发作时心电图相关导联ST段抬高，符合典型的变异型心绞痛，是冠状动脉痉挛所致。该类心绞痛的首选治疗药物是钙离子拮抗药，可以扩张冠状动脉，解除冠状动脉痉挛，改善心肌血液供应。

4. D【解析】情绪激动、劳累、饱餐、受凉等为心绞痛发作诱因。患者饱餐后突然出现胸骨后压榨性疼痛，持续20分钟不缓解，伴大汗、恶心、呕吐，应是心绞痛，首先采取心电图检查，心电图是发现心肌缺血、诊断心绞痛最常用的检查方法。

5. D【解析】患者突发胸骨后疼痛伴窒息感、恶心、呕吐及出冷汗，含服硝酸甘油不能缓解，据此推断最可能发生的是急性心肌梗死。

6. D【解析】本题考查的是室颤的治疗。室颤属于最严重的心律失常，治疗应立即做非同步直流电除颤。

7. C【解析】本题综合考查了心绞痛的健康教育。主要是避免诱发心肌缺血的因素，胸痛发作时及时镇痛。关于硝酸甘油的用法应当是含服 1 片硝酸甘油后疼痛仍不缓解，5 分钟后需再服 1 片，若仍不缓解，5 分钟后可再服 1 片，连续服用 3 片仍不缓解，应警惕急性心肌梗死的发生，需立即送医院救治。

8. B【解析】心搏骤停时间较长或复苏后持续低血压，易使患者发生急性肾衰竭，故应监测尿量、尿比密等指标。复苏后，若血压能维持在 80～90/50～60mmHg，而尿量少于 30ml/h，可试用呋塞米静脉注射。若注射后仍无尿或少尿，则提示急性肾衰竭，故不可大量静脉补液，此时应严格限制入水量，监测血电解质，防治高血钾，必要时可透析治疗。

9. A【解析】患者血压值持续为 160/100mmHg，应考虑为高血压。

10. B【解析】高血压危象在高血压早期与晚期均可发生。主要表现有头痛、烦躁、眩晕、心悸、气急、视物模糊、恶心、呕吐等症状，同时可伴有动脉痉挛和所累及靶器官缺血症状。

11. C【解析】本题考查了高血压的分级，当患者的收缩压和舒张压分属于两个不同的级别时，应按较高的级别来判别血压的分级，该患者属于中度高血压。

12. E【解析】血压与体重指数呈正相关，特别是向心性肥胖，可使血容量增加，内分泌失调，是高血压的重要危险因素，应限制患者每日摄入总热量，以达到控制和减轻体重的目的。

13. B【解析】劳力性呼吸困难是左心衰最早出现的呼吸困难症状，因为体力活动会使回心血量增加，左心房压力升高，肺淤血加重，开始仅在剧烈活动或体力劳动后出现症状，休息后缓解，随肺淤血加重，逐渐发展到更轻活动后，甚至休息时，也出现呼吸困难。

14. A【解析】本题给出患者心率和脉搏不等，且心率大于脉搏，为脉搏短绌的表现，同时心音强弱不等，心律不齐，上述信息提示发生心房颤动。

15. E【解析】偶发期前收缩无重要临床意义，不需特殊治疗。

16. E【解析】洋地黄药物中毒神经系统反应：头痛、头晕、视物模糊、黄绿色视等。胃肠道反应：食欲缺乏、恶心、呕吐等。

三、A3/A4 型题

1. B【解析】心律失常是急性心肌梗死致死的主要原因，24 小时内发生率最高，以室性心律失常最多见，室颤是早期死亡的主要原因。

2. C【解析】参见 A1 型题第 19 题解析。

3. A【解析】参见 A3/A4 型题第 1 题解析。

4. D【解析】室上性心动过速心率快而规则，常达 150～250 次/分，突发突止，持续数秒、数小时甚至数日不等。发作时患者可有心悸、胸闷、乏力、头晕、心绞痛，甚至发生心力衰竭、休克。症状轻重取决于发作时的心率及持续时间。

5. B【解析】室上性心动过速持续发作几分钟以上或原有心脏病患者应采取刺激迷走神经的方法：刺激咽部引起呕吐反射、Valsalva 动作（深吸气后屏气，再用力做呼气动作）、按压颈动脉窦、将面部浸没于冷水中等。

6. D【解析】心电监护仪上出现不规则的波浪状曲线，且 QRS 波与 T 波不易辨认，根据心电图提示考虑为心室颤动。应立即进行心肺复苏、电除颤，临床上对于心室颤动和扑动采用直流电非同步电除颤。遵医嘱使用抗心律失常药物，常用胺碘酮、利多卡因。

7. B【解析】根据患者临床表现和心电图表现可诊断为急性心肌梗死。

8. C【解析】该患者应收住心电监护病房（CCU）。

9. D【解析】急性心肌梗死最常见的心律失常是室性期前收缩和室性心动过速，当发生心律失常时，心房和心室收缩程序改变，能使心排血量下降 30% 左右，引起患者心悸、胸闷、无力等症状。血液循环失常也是心律失常的一种表现，当发生心律失常时，也会出现这样的现象。发生猝死最多的原因是心律失常。

10. B【解析】该心肌梗死患者目前最主要的护理问题是活动无耐力，与心功能下降有关。

11. D【解析】急性心肌梗死患者保证身心休息，减少心肌氧耗。急性期绝对卧床休息，第 1~3 天绝对卧床休息；第 4~7 天卧床休息。第 1 周的护理措施是协助患者翻身、进食。

12. D【解析】发现患者烦躁不安，面色苍白，皮肤湿冷，脉细速，尿量减少，应警惕发生心源性休克。

13. E【解析】急性心肌梗死后最适宜使用利多卡因治疗室性心律失常，但当出现心室颤动时，死亡率高，应紧急采用非同步电复律。

14. D【解析】老年女性，高血压病史 20 年，近 10 天来感心悸、气短，咳嗽、咳粉红色泡沫痰，听诊双肺满布湿啰音，端坐位时呼吸困难减轻，符合急性左心衰临床表现。

15. E【解析】患者突然剧烈头痛伴喷射样呕吐，考虑为高血压脑病引起颅内压增高所致。

16. B【解析】偏瘫、失语可能与持续血压增高导致脑出血有关。

17. D【解析】根据患者液体出入情况及用药要求，控制输液量和速度，以防诱发急性肺水肿。静脉给药时务必稀释后缓慢静脉注射，并同时监测心率、心律及心电图变化。

18. C【解析】劳力性呼吸困难是最早出现的呼吸困难症状，因为体力活动会使回心血量增加，左心房压力升高，肺淤血加重。

19. E【解析】心功能Ⅰ级的特点：体力活动不受限，日常活动不出现心悸、气短、乏力、心绞痛。心功能Ⅱ级的特点：体力活动轻度受限，休息时无症状，一般日常活动即可出现心悸、气短、乏力、心绞痛。心功能Ⅲ级的特点：体力活动明显受限，休息时无症状，轻微的活动即可引起乏力、心悸、呼吸困难或心绞痛等症状。心功能Ⅳ级的特点：不能从事任何体力活动，休息时也有症状，活动后明显加重。

20. B【解析】阿-斯综合征即心源性脑缺血综合征，是指突然发作的严重的、致命性的缓慢性和快速性心律失常，引起心排血量在短时间内锐减，产生严重的脑缺血症状。临床表现：短暂意识丧失、面色苍白、发绀、血压下降、大小便失禁、抽搐等。心跳停止 2~3 秒可表现为头晕；4~5 秒则面色苍白、神志模糊；5~10 秒则可出现晕厥；15 秒以上则发生抽搐和发绀。症状发作时心音消失、脉搏和血压测不到，ECG 示窦性静止、室性心动过速、心室颤动或严重窦性心动过缓等。

21. A【解析】洋地黄中毒的心脏表现：各种类型的心律失常，最常见的是多源性室性期前收缩二联律、三联律、房性心动过速伴房室传导阻滞，心房颤动伴加速性交界性心律等。在应用洋地黄的过程中，原有的心力衰竭一度好转又突然加重，要注意洋地黄中毒。应用洋地黄过程中出现室上性心动过速伴房室传导阻滞是洋地黄中毒的特征性表现。

22. A【解析】利多卡因是洋地黄中毒引起的各种快速型心律失常最安全和有效的首选药物。利多卡因属于ⅠB 类抗心律失常药物，主要用于治疗室性心律失常，开胸手术、洋地黄中毒和急性心肌梗死引起的室性心律失常。为防治急性心肌梗死所伴有的室性心律失常的首选药，可降低其发病率和死亡率。

23. E【解析】电复律适应证：心室颤动、心室扑动首选电复律；心房颤动、心房扑动伴血流动力学不稳定者可首选；室性、室上性心动过速先用药物或其他方法，无效或伴有显著血流动力障碍时用电复律。

24. C【解析】二度Ⅱ型房室传导阻滞（莫氏Ⅱ型）：①P-R 间期固定，可正常或延长。②QRS 波群有间期性脱漏，阻滞程度可经常变化，可为 1:1、2:1、3:1、3:2、4:3 等。下传的 QRS 波群多呈束支传导阻滞图形。

25. D【解析】心律失常二度Ⅱ型房室传导阻滞患者的治疗，应尽早给予人工心脏起搏器治疗。

26. E【解析】①观察生命体征：密切观察脉搏、呼吸、血压、心率、心律，以及神志、面色等变化，同时应注意患者的电解质及酸碱平衡情况变化。②心电监护：严重心律失常患者应实行心电监护，注意有无引起猝死的危险征兆。观察全身皮肤、黏膜的完整性无必要。

四、B 型题

1. C【解析】心绞痛发作时即刻休息，应舌下含服硝酸甘油。硝酸酯类药物是最有效、作用最快终止心绞痛发作的药物。

2. B【解析】急性心肌梗死时应绝对卧床休息，保持病房安静。

3. E【解析】冠心病患者宜摄入低热量、低动物脂肪、低胆固醇、少糖、少盐、适量蛋白质食物，饮食中应有适量的纤维素和丰富的维生素，宜少食多餐，不宜过饱，不饮浓茶，咖啡，避免辛辣刺激性食物。肥胖者控制体重。

4. A【解析】高血压病患者宜改变不良生活方式，戒烟限酒，劳逸结合，保证充足睡眠；坚持低盐、低脂、低胆固醇饮食，多吃新鲜蔬菜水果；控制体重。

5. D【解析】病毒性心肌炎患者要食用高蛋白质、富含维生素和易消化的饮食，多食新鲜蔬菜、水果等高维生素 C 的食物。

6. C【解析】硝酸异山梨酯属于硝酸酯类药物，其治疗心绞痛作用原理是扩张冠脉及外周血管，减轻心脏负担。

7. D【解析】β 受体阻断药通过阻断 β 受体使心肌收缩力减弱、心肌纤维缩短速度减慢、减慢心率及降低血压，可明显减少心肌氧耗量。

8. A【解析】阿司匹林用于心绞痛缓解期治疗的作用原理是抗血小板聚集，防止血栓形成。

9. D【解析】高血压危重症的治疗措施是快速降压、降低颅内压，以减轻脑水肿，制止抽搐。

10. E【解析】心绞痛时应选用作用快、疗效高的硝酸酯制剂，扩张冠状动脉。

11~12 B、E【解析】心肺复苏后脑缺氧应降温、脱水，降低脑的氧耗量；心肺复苏后循环功能不足应纠正低血压、强心。

13. C【解析】成人窦性心律的频率低于 60 次/分，称为窦性心动过缓。多无自觉症状，当心率过缓出现心排血量不足，患者可有胸闷、头晕，甚至晕厥等症状。窦性心动过缓常同时伴发窦性心律不齐，心率 <60 次/分，一般不低于 40 次/分。

14. D【解析】成人窦性心律的频率超过 100 次/分，称为窦性心动过速。窦性心动过速通常逐渐开始与终止，其频率大多在 100~150 次/分，偶有高达 200 次/分。

15. E【解析】阵发性室上性心动过速临床症状是心动过速发作突然开始与终止，持续时间长短不一。心率快，多在 160~220 次/分，节律规则。

16~19 A、C、E、B【解析】休息的方式和时间应根据患者心功能情况安排。心功能Ⅰ级者应避免重体力劳动；Ⅱ级者休息应充分，可增加午睡时间及夜间睡眠时间；Ⅲ级者以卧床休息为主，但允许患者慢慢下床进行排尿、排便等活动；Ⅳ级者则需绝对卧床休息。对于长期卧床的患者应鼓励其经常变换体位，进行深呼吸和四肢主动、被动活动以防止并发症。帮助患者采取舒适体位，多数患者愿意坐位或半坐位以缓解呼吸困难。心力衰竭病情好转后逐渐增加活动量。

五、X 型题

1. ABCD【解析】心脏传导系统由负责正常冲动形成与冲动传导的特殊心肌细胞组成。包括窦房结、结间束、房室结、希氏束、左右束支及其分支和浦肯野纤维网。本系统能节律地发放冲动，并将冲动迅速传到普通心肌使之兴奋而收缩，其中窦房结具有最高的自律性。

2. CD【解析】心功能分级的主要依据有有无脏器淤血表现和耐受体力活动情况。

3. ABCD【解析】有无生育史不属于确定心脏病患者是否可以妊娠的依据。

4. ACDE【解析】情绪激动、劳累、饱餐、受凉等为心绞痛发作诱因，当下即发作。

5. ABCE【解析】稳定型心绞痛典型疼痛特点如下。①部位：主要在胸骨体中、上段之后，或心前区，界限不很清楚，常放射至左肩、左臂内侧达环指和小指，或至颈、咽或下颌部。②性质：常为压迫样、憋闷感或紧缩样感，也可有烧灼感，但与针刺或刀割样锐性痛不同，偶伴濒死感。有些患者仅觉胸闷而非胸痛。③诱因：体力劳动、情绪激动、饱餐、寒冷、吸烟、心动过速、休克等。④持续时间：疼痛出现后常逐渐加重，持续3~5分钟，一般休息或舌下含服硝酸甘油可缓解。

6. BCDE【解析】本题考查心肌梗死患者的康复运动。运动应以不引起任何不适为度，心率增加10~20次/分为正常反应，运动时心率增加小于10次/分，可加大运动量，进入高一阶段的训练。若运动时，心率增加超过20次/分，收缩压降低超过15mmHg，出现心律失常，或心电图ST段缺血型下降>0.1mV或上升>0.2mV，则应退回到前一运动水平，若仍不能纠正，应停止活动。

7. BCDE【解析】急性心肌梗死后慢速型心律失常可用阿托品。

8. CDE【解析】冠状动脉介入手术中血管迷走神经反射是一种较为常见、高度危险的急症，有可能危及患者的生命。主要表现有患者出现胸部闷痛、面色苍白、气短、恶心、呕吐、头晕、出冷汗等。心率和血压变化与拔管前相比，血压下降15mmHg、心率减慢10次/分。

9. ABCD【解析】急性病毒性心肌炎糖皮质激素的应用指征：①心源性休克。②心脑综合征。③三度房室传导阻滞。④严重心力衰竭。

10. ACDE【解析】原发性高血压发病机制如下。①反复过度紧张与精神刺激：引起交感神经兴奋、儿茶酚胺分泌增加，使心输出量和外周血管阻力增加。②肾功能异常：导致水、钠潴留和血容量增加，肾素-血管紧张素-醛固酮系统失调。③内分泌因素：肾上腺髓质分泌去甲肾上腺素增多，引起外周小血管收缩；肾上腺素增多增加心排血量，均可使血压升高。④血管内皮功能异常：正常情况下，血管舒张物质和收缩物质保持平衡。⑤胰岛素抵抗：X综合征（胰岛素抵抗综合征）：高血压常与向心性肥胖、血脂异常、葡萄糖耐量异常并存。

11. ACDE【解析】早期高血压病无明显病理改变，长期高血压引起的全身小动脉病变，表现为小动脉中层平滑肌细胞增殖和纤维化，管壁明显增厚和管腔狭窄，导致重要器官心、脑、肾组织缺血。①心脏：高血压的心脏改变主要是左心室肥厚和扩大，称之为高血压心脏病，最终可导致心力衰竭，长期高血压常合并冠状动脉粥样硬化和微血管病变。②脑：长期高血压使脑血管发生缺血与变性，容易形成微动脉瘤，从而发生脑出血。高血压促进脑动脉粥样硬化，可并发脑血栓形成。脑小动脉闭塞性病变，主要发生在大脑中动脉的垂直穿透支，引起腔隙性脑梗死。③肾脏：长期持续高血压使肾小球内囊压力升高，肾小球纤维化，萎缩，以及肾动脉硬化，因肾实质缺血和肾单位不断减少，最终导致肾衰竭。④视网膜：长期持续高血压使视网膜小动脉早期发生痉挛，随着病程进展出现硬化改变。血压急骤升高可引起视网膜渗出和出血。

12. AC【解析】急性左心衰使用血管扩张药的应用指征：①急性左心衰的早期阶段。②收缩压大于 110mmHg 者。

13. ACDE【解析】洋地黄不与奎尼丁、普罗帕酮、维拉帕米、钙剂、胺碘酮等药物合用，以免降低洋地黄类药物肾排泄率，增加药物毒性。

14. BCDE【解析】急性心力衰竭吸氧：吸入高流量（6~8L/min）氧气，加入 30%~50% 乙醇湿化。对病情严重患者可采用呼吸机持续加压面罩吸氧或双水平气道加压给氧，以增加肺泡内的压力，促进气体交换，对抗组织液向肺泡内渗透。

15. ABCD【解析】本题考查慢性心力衰竭患者的病情监测。心力衰竭患者应注意监测水肿的情况，观察身体下垂部位有无水肿，并每日测量体重以了解水肿的消长情况，同时观察缺氧所致的皮肤黏膜发绀情况以及颈静脉怒张和肺部啰音。由于患者没有关节的损害，故不需要观察关节活动范围和肢体活动能力。

16. ACDE【解析】本题考查了应用硝普钠的护理。慢性心力衰竭患者应用硝普钠注意事项：用药过程中监测血压变化，根据血压情况调节输液速度；注意防止低血压反应；药物现用现配，每 4 小时重新配制 1 次，输注时应避光滴注。

17. ABDE【解析】慢性心力衰竭的护理诊断如下。①气体交换受损：与左心衰致肺循环淤血有关。②体液过多：与右心衰致体循环淤血、水钠潴留、低蛋白血症有关。③活动无耐力：与心脏排血量下降有关。④潜在并发症：洋地黄中毒。⑤焦虑：长期的疾病折磨和心力衰竭的反复出现有关。

18. ABCD【解析】慢性心力衰竭减轻心脏负担的措施如下。①休息：限制体力和心理活动，减轻心脏负荷，是心力衰竭时对患者的基本治疗方法。②饮食：控制饮食中钠盐的摄入量，如使用利尿药可不必过严，控制在 < 5g/d 为宜。水肿明显时应限制水的摄入量。③吸氧：给予持续氧气吸入，流量 2~4L/min，增加血氧饱和度，改善呼吸困难。④利尿药应用：利尿药可排除体内潴留的体液，减轻心脏前负荷，改善心功能。常用的利尿药有排钾利尿药和保钾利尿药。⑤扩血管药物应用：通过扩张小动脉，减轻心脏后负荷；通过扩张小静脉，减轻心脏前负荷。

19. AD【解析】房颤时第一心音强弱不定，心律极不规则，当心室率快时可发生脉搏短绌。奇脉常见于心包积液时；交替脉是左心衰的早期表现；脉压减小时可出现细迟脉；房颤时有脉搏短绌；水冲脉是脉压增大的表现。水冲脉是指脉搏骤起骤落、急促而有力；交替脉是指脉搏强弱交替出现、节律正常；短绌脉是指脉搏少于心率，是不整脉的一种；吸气时脉搏显著减弱或消失称为奇脉。

20. ABCD【解析】室性期前收缩：QRS 波群提前出现，形态宽大畸形，QRS 时限 >0.12 秒，与前一个 P 波无相关；T 波常与 QRS 波群的主波方向相反；期前收缩后有完全代偿间歇。

21. ADE【解析】复律术前禁食6小时，排空膀胱。术后患者卧床休息24小时，清醒后2小时内避免进食，以免恶心、呕吐。

22. BCD【解析】阵发性室性心动过速、心室颤动、心室扑动和三度房室传导阻滞是随时有猝死危险的心律失常。

23. ABCE【解析】嘱患者平卧闭眼向下看，用手指在眼眶下压迫眼球上部，先压右眼，同时搭脉搏数心率，一旦心动过速停止，立即停止压迫。但切勿用力过大，每次10分钟，压迫一侧无效再换对侧，切忌两侧同时压迫，青光眼、高度近视眼禁忌。

24. BCDE【解析】心脏起搏器安置术后可心电监护24小时。卧床休息1~3天，取平卧位、半卧位或稍向左侧卧位，并适当限制安装起搏导线上肢的活动，避免大幅度的外展、上抬等动作，5天后应取坐位和下床活动，有利于起搏器固定于心室肌肉。做好患者的术后宣教，包括如何观察起搏器工作情况和故障，定期复查的必要，日常生活中要随身携带“心脏起搏器卡”等。

25. DCE【解析】室性心动过速、急性心肌梗死、急性病毒性心肌炎患者需要绝对卧床休息。动脉粥样硬化患者坚持适量的体力活动。根据自身情况、活动习惯、心脏功能来设定活动强度，循序渐进。心功能Ⅱ级的特点是体力活动轻度受限，休息时无症状，一般日常活动即可出现心悸、气短、乏力、心绞痛。因此心功能Ⅱ级患者不需要卧床。

六、案例分析题

1. A【解析】急性心肌梗死溶栓的指征：①两个或两个以上相邻导联ST段持续抬高，或病史提示急性心梗合并左束支传导阻滞，起病时间<12个小时，患者年龄<75岁。②ST段显著抬高的急性心肌梗死患者，年龄>75岁，经权衡利弊后仍可以考虑溶栓。③T段抬高型心肌梗死发病时间虽然已达12~24小时，但是如果患者仍然有持续进行性缺血性胸痛，仍然可以考虑药物溶栓。

2. ABCD【解析】溶栓治疗的护理：①协助评估患者是否有溶栓禁忌证。②溶栓前先检查血常规、出凝血时间和血型。③迅速建立静脉通路，遵医嘱应用溶栓药物，注意观察有无不良反应：a. 变态反应表现为寒战、发热、皮疹等；b. 低血压（收缩压低于90mmHg）；c. 出血，包括皮肤黏膜出血、血尿、便血、咯血、颅内出血等，一旦出血，应紧急处理。④急性心肌梗死后溶栓疗法是否成功，可根据冠状动脉造影直接判断，或根据下列情况判断：a. 心电图抬高的ST段2小时内回降<50%；b. 胸痛2小时内基本消失；c. 2小时内出现再灌注性心律失常；d. 血清CK-MB峰值提前出现。

3. E【解析】急性期一般应绝对卧床休息12小时，以降低心肌氧耗量和交感神经兴奋性，利于缓解疼痛，缩小梗死范围。

4. C【解析】患者有高血压、冠心病史，其临床表现符合急性左心衰的表现：突发严重呼吸困难，呼吸频率可达30~40次/分，端坐呼吸，频频咳嗽，咳粉红色泡沫痰，有窒息感而极度烦躁不安、恐惧。

5. E【解析】急性心力衰竭的诱发因素有快速心律失常、严重心动过缓、急性冠状动脉综合征伴机械性并发症、高血压危象、心脏压塞、围生期心肌病、感染等。该患者此次发病的诱因主要是心肌氧耗量增加，导致心肌收缩力下降、心排血量急剧降低。

6. ACDE【解析】立刻安置患者于两腿下垂坐位，以减少静脉回流，减轻心脏负荷。必要时轮流结扎四肢。

7. A【解析】恶心、食欲缺乏、视物模糊、神情淡漠等表现为洋地黄中毒的表现。

8. B【解析】洋地黄中毒后，应停用洋地黄及利尿药。

9. D【解析】洋地黄中毒最重要的表现是各类心律失常，最常见者为室性期前收缩，多呈二联律，另外还有房性期前收缩、心房颤动、非阵发性交界性心动过速、房室传导阻滞等。

10. A【解析】该患者静脉输液最适宜的速度是20~30滴/分。

11. D【解析】减少静脉回流，置患者于两腿下垂坐位或半坐位。

12. ABCE【解析】左心衰患者应注意保暖、保持排便通畅、给氧吸入、记录出入水量。饮食要清淡、易消化、富营养，避免饮食过饱，少食多餐。戒烟酒，多食蔬菜、水果，防止便秘。

胃炎

第三章　消化系统疾病患者的护理

一、A1 型题

1. 胃壁由外向内的正确分层为
   A. 黏膜下层、黏膜层、肌层和浆膜层　B. 浆膜层、肌层、黏膜下层和黏膜层
   C. 浆膜层、黏膜下层、肌层和黏膜层　D. 黏膜层、肌层、浆膜层和黏膜下层
   E. 浆膜层、肌层、黏膜层和黏膜下层
2. 胃壁各层中有丰富血管、淋巴管和神经丛的是
   A. 肌层　B. 黏膜层
   C. 浆膜下层　D. 黏膜下层
   E. 浆膜层
3. 胃壁黏膜中分泌胃蛋白酶原的细胞是
   A. 主细胞　B. 壁细胞
   C. 黏液细胞　D. B 细胞
   E. 杯状细胞
4. 壁细胞可分泌
   A. 胃酸　B. 碱性黏液
   C. 促胃液素　D. 胃蛋白酶原
   E. 胃蛋白酶
5. 消化系统疾病引起腹胀的主要原因是
   A. 胃肠道痉挛　B. 胃肠道内存在过量气体
   C. 胃肠道缩窄　D. 胃肠道内食物囤积
   E. 胃肠道受凉
6. 肝性脑病昏迷前期的突出表现是
   A. 肝臭　B. 昏睡及精神错乱
   C. 多语、兴奋　D. 意识模糊，扑翼样震颤
   E. 性格及行为异常
7. 肝硬化患者禁食硬食及油炸、粗纤维食物是因为
   A. 减少肠道氨的吸收　B. 严格限制钠的摄入

C. 抑制假性神经递质　　D. 减轻肝脏解毒功能

E. 以防损伤食管黏膜而出血

8. 肝硬化晚期最突出的临床表现为

A. 肝大　　B. 脾大

C. 腹水　　D. 呕血

E. 消化不良、食欲缺乏

9. 甲胎蛋白阳性对下列哪种疾病最有诊断价值

A. 原发性肝癌　　B. 肝转移癌

C. 急性重型肝炎　　D. 肝硬化

E. 肝血吸虫

10. 肝硬化伴大量腹水取半卧位的目的是

A. 减轻心脏负荷　　B. 减轻呼吸困难

C. 降低腹内压力　　D. 有利于腹水消退

E. 增加回心血量

11. 我国引起肝硬化的最常见原因是

A. 营养障碍　　B. 循环障碍

C. 病毒性肝炎　　D. 酒精中毒

E. 化学毒物或药物的损害

12. 上消化道出血的特征性表现是

A. 呕血与排黑便　　B. 黄疸

C. 腹泻　　D. 腹痛、腹胀

E. 恶心、呕吐

13. 肝硬化腹水患者，每日进水量限制在

A. 300ml　　B. 500ml

C. 800ml　　D. 1000ml

E. 1500ml

14. 腹水是肝硬化最常见的并发症，它是由下列哪一种原因造成的

A. 门静脉压降低　　B. 血小板计数增多

C. 血清醛固酮减少　　D. 血尿素氮增加

E. 血清清蛋白减少

15. 肝硬化腹水性质常为

A. 乳糜腹

B. 腹水比重 >1.016，蛋白含量 $>30g/L$

C. 腹水比重 <1.016，蛋白含量 $<30g/L$

D. 腹水细胞总数升高，分类以单核细胞为主

E. 腹水细胞总数升高，分类以多核细胞为主

16. 原发性肝癌患者最突出的体征是

A. 黄疸与发热　B. 腹壁静脉曲张

C. 腹水呈血性　D. 肝进行性增大

E. 腹膜刺激征

17. 原发性肝癌肝区疼痛特点是

A. 持续性胀痛　B. 间歇性隐痛

C. 阵发性绞痛　D. 刀割样疼痛

E. 烧灼样疼痛

18. 可用于原发性肝癌普查的方法是

A. 肝脏 CT　B. 肝脏 B 超

C. 放射性核素肝扫描　D. 选择性肝动脉造影

E. 血清甲胎蛋白（AFP）测定

19. 原发性肝癌最早最常见的转移途径是

A. 肝内血行转移　B. 肝外淋巴管转移至肺

C. 肝外淋巴管转移至锁骨上淋巴结　D. 直接蔓延至胸腔

E. 直接扩散到腹腔

20. 肝脏最基本的结构单位是

A. 肝细胞索　B. 肝叶

C. 肝窦　D. 肝小叶

E. 肝段

21. 诊断直径＜1.0cm 的肝癌，最好的定位方法是

A. 放射性核素肝扫描　B. 选择性肝主动脉造影术

C. 肝脏 B 超　D. 腹部 CT

E. 肝穿刺术

22. 下列与原发性肝癌的发生关系最密切的是

A. 胆道感染　B. 血吸虫性肝硬化

C. 肝炎后肝硬化　D. 酒精中毒性肝硬化

E. 水土因素

23. 原发性肝癌患者的疼痛牵涉到右肩提示

A. 癌块生长迅速　B. 肿瘤胸膜转移

C. 肿瘤侵犯膈肌　D. 癌块压迫肝管

E. 肿瘤液化、坏死

24. 广泛性肝叶切除后应间歇性给氧

A. 1 天　　B. 2~4 天
C. 7 天　　D. 10 天
E. 14 天

25. 引起慢性胃炎的主要病因是

A. 黏膜退变　　B. 化学因素影响
C. 自身免疫反应　　D. 幽门螺杆菌感染
E. 机械因素影响

26. 胃壁细胞抗体（PCA）阳性提示

A. 胃癌　　B. 急性胃炎
C. 自身免疫性胃炎　　D. 反流性食管炎
E. 消化性溃疡

27. 胃黏膜保护剂硫糖铝最佳的服药时间是

A. 用餐时　　B. 餐前 1 小时
C. 餐后 2 小时　　D. 餐前 2 小时
E. 夜间顿服

28. 下列哪项对慢性胃炎分型没有意义

A. 上消化道造影　　B. 胃液分析
C. 胃镜及活组织检查　　D. 血清壁细胞抗体测定
E. 血清促胃液素测定

29. 接受胃镜及活体组织检查者，术后应禁食

A. 1 小时　　B. 2 小时
C. 3 小时　　D. 4 小时
E. 6 小时

30. 慢性胃炎最常见的临床表现是

A. 上腹饱胀不适，疼痛　　B. 无症状
C. 饥饿痛，夜间痛　　D. 呕吐咖啡色液体
E. 反复排黑便

31. 弥漫性慢性萎缩性胃炎患者一般不会出现

A. 贫血　　B. 消瘦
C. 舌炎　　D. 反酸
E. 腹胀

32. 诊断慢性胃炎的重要方法是

A. 腹部 B 超　　B. 钡餐检查

C. 胃液分析　　D. 胃镜检查
E. 促胃液素及壁细胞抗体测定

33. 胃镜检查最严重的并发症是
A. 咽部损伤　　B. 吸入性肺炎
C. 穿孔　　D. 出血
E. 心律失常

34. 胃镜检查完后，关于内镜的清洁消毒，下列哪项措施是错误的
A. 选用对人体无害的消毒剂　　B. 用流动水清洁镜身及管道
C. 用毛刷刷洗管腔　　D. 选用杀菌谱小的消毒剂
E. 内镜消毒完后，注意干燥，防霉

35. 胃镜检查患者的护理下列哪一项是错误的
A. 检查前禁食 12 小时　　B. 检查前可皮下注射阿托品
C. 检查完后即可进食、进水　　D. 检查后当日以流质或易消化半流质为主
E. 腹胀者可进行腹部按摩，促进排气

36. 自身免疫性胃炎患者出现恶性贫血，是由于血中有抗内因子抗体存在而影响
A. 维生素 C 的吸收　　B. 维生素 C 的降解
C. 维生素 B_{12}的吸收　　D. 维生素 B_{12}的降解
E. 维生素 K 的吸收

二 A2 型题

1. 某肝硬化患者就医时医师嘱其进食时细嚼慢咽，不吃硬、粗糙、多纤维食物。该患者某日参加聚餐后突然大量呕血，因抢救不及时而死亡。其出血原因是
A. 慢性胃炎　　B. 胃急性糜烂
C. 胃应激性溃疡　　D. 食管破裂
E. 食管及胃底静脉破裂

2. 患者，男性，50 岁。诊断为肝硬化，入院 2 天后突然出现呕血。估计其胃内积血量为
A. 50~100ml　　B. 100~150ml
C. 150~200ml　　D. 200~250ml
E. 250~300ml

3. 肝硬化患者，出现表情欣快，语无伦次，昼睡夜醒。考虑为肝性脑病昏睡期。护士对患者饮食指导不正确的是
A. 高糖饮食　　B. 高蛋白质饮食
C. 高维生素饮食　　D. 不能进食者可静脉滴注葡萄糖
E. 酌情限水，限钠

4. 某患者患肝硬化多年，近日感腹胀、呼吸困难。B 超示大量腹水。对其护理措施不妥的是

A. 预防压疮
B. 患者取平卧位休息
C. 准确记录每日出入液量
D. 遵医嘱严格限制水盐摄入
E. 协助腹腔放液或腹水浓缩回输

5. 患者，男性，50 岁。2 年前出现皮肤瘙痒和黄疸，诊断为原发性胆汁性肝硬化，近 1 周黄疸加深，出现大量腹水。下列护理措施中错误的是

A. 定期测量腹围
B. 按医嘱给予利尿药
C. 低盐饮食，限制每日食盐 5g
D. 指导患者取半卧位以减轻呼吸困难
E. 进水量限制在 1000ml/d 左右，准确记录每日出入量

6. 某患者患肝硬化多年，近日因腹胀明显，给予腹腔穿刺放液。昨晚，患者突然出现睡眠障碍，意识模糊，言语不清。查脑电图有特征性异常。诊断该患者现属于肝性脑病的

A. 前驱期
B. 昏迷前期
C. 浅昏迷期
D. 深昏迷期
E. 昏睡期

7. 患者，女性，62 岁。诊断为原发性肝癌。行肝叶切除术后当天，出现右上腹疼痛，面色苍白、皮肤湿冷，P 100 次/分，BP 90/70mmHg。应考虑为

A. 肝断面出血
B. 胆汁性腹膜炎
C. 膈下脓肿
D. 肝性脑病
E. 胆管梗阻

8. 患者，女性，50 岁。体检发现肝大，有触痛，B 超检查肝内有一 5cm × 9cm 的肿块。AFP 400μg/L。其预后最危险的是

A. 肝癌继发感染
B. 肝癌破裂出血
C. 骨转移
D. 肝性脑病
E. 腹水

9. 患者，男性，61 岁。诊断为原发性肝癌。行肝叶切除术后第 3 天，出现嗜睡、烦躁不安、黄疸、少尿等。应考虑

A. 胆汁性腹膜炎
B. 膈下脓肿
C. 肝性脑病
D. 内出血
E. 休克

10. 患者，男性，55 岁。肝癌切除术后 7 天，活动过后突然晕倒，排柏油便，血压 80/50mmHg。最大可能是

A. 肝性脑病
B. 虚脱

C. 内出血　　D. 感染性休克

E. 心肌梗死

11. 某患者肝炎后肝硬化，近日食欲缺乏，腹胀。腹部有移动性浊音。提示

A. 腹膜炎　　B. 腹水

C. 肠胀气　　D. 胰管梗阻

E. 胆囊结石

三 A3/A4 型题

(1~3 题共用题干)

患者，男性，49 岁。有肝硬化病史 8 年，6 个月来出现腹水。4 天前开始解黑便，今天因淡漠少言、反应迟钝就诊。怀疑有肝性脑病可能。

1. 该患者肝性脑病的诱发因素最可能与下列哪项因素有关

A. 上消化道出血　　B. 疼痛

C. 摄入大量高蛋白质饮食　　D. 大量放腹水

E. 感染

2. 为防止肝性脑病进一步加重，目前最重要的治疗措施是

A. 禁食　　B. 抗感染

C. 止血和清除肠道积血　　D. 吸氧

E. 静脉滴注白蛋白

3. 医嘱给予患者乳果糖口服的主要作用是

A. 增加糖的供给，保护肝　　B. 导泻

C. 抑制肠道细菌繁殖　　D. 改变肠道 pH

E. 抑制血氨形成

(4~6 题共用题干)

患者，女性，55 岁。因肝硬化上消化道出血入院。经药物止血效果不佳给予三腔二囊管暂时压迫止血。

4. 插管至胃后，应向胃囊注气

A. 50~100ml　　B. 100~150ml

C. 150~200ml　　D. 200~250ml

E. 250~300ml

5. 使用过程中，若该患者频发期前收缩，最可能的原因是

A. 牵引不紧　　B. 食管囊注气过多

C. 胃囊阻塞咽喉部　　D. 胃囊进入食管下端挤压心脏
E. 胃囊注气过多

6. 拔管前让患者口服液状石蜡 20~30ml 的意义是
A. 减轻黏膜水肿　　B. 清洁食管和胃壁
C. 缓解食管和胃底的压力　　D. 润滑食管和胃壁黏膜，防止再出血
E. 使黏膜与管外壁润滑，防止粘连

（7~9 题共用题干）

患者，男性，55 岁。酗酒近 30 年，每日半斤白酒。查体：肝肋下 3cm，脾脏肋下 4cm，面颈部见蜘蛛痣。化验检查外周血三系均减少。

7. 该患者最可能的诊断是
A. 肝肾综合征　　B. 白血病
C. 病毒性肝炎　　D. 原发性肝癌
E. 肝硬化

8. 患者外周血三系减少的主要原因是
A. 脾功能亢进　　B. 骨髓移植
C. 肠道吸收障碍　　D. 消化道大量出血
E. 病毒感染

9. 患者出现蜘蛛痣与下列哪种因素有关
A. 糖皮质激素减少　　B. 雄激素减少，雌激素增多
C. 凝血机制障碍　　D. 继发性醛固酮增多
E. 抗利尿激素增多

（10~13 题共用题干）

患者，女性，61 岁。因消瘦、腹胀、食欲缺乏 5 年入院。病前曾有慢性肝病史。查体：皮肤、巩膜黄染，腹部膨隆，移动性浊音阳性，脾肋下可触及。

10. 该患者首先要考虑的诊断是
A. 原发性肝癌　　B. 肝硬化伴腹水
C. 活动性肝病　　D. 肝脓肿
E. 多囊肝

11. 患者突然呕吐出暗红色血块约 1000ml，急诊胃镜示“食管静脉曲张破裂出血”，护士应估计患者目前最有可能先出现的是
A. 急性肾衰竭　　B. 心力衰竭

C. 肝性脑病　　D. 感染

E. 失血性休克

12. 经输液、输血等处理后，下列哪项是观察休克好转的最重要的指标

A. 脉搏变慢　　B. 尿量 > 30ml/h

C. 肢端温度上升　　D. 皮肤颜色转为红润

E. 神志恢复清楚

13. 如经三腔二囊管压迫止血 24 小时后未见继续出血，此时对三腔二囊管的处理应是

A. 三腔管继续压迫 24 小时

B. 气囊放气后留置三腔管观察 24 小时

C. 继续压迫至大便潜血转阴后放气拔管

D. 放气拔管，继续内科治疗

E. 放气拔管，转外科手术治疗

(14~16 题共用题干)

肝硬化失代偿期患者，突然出现呕血，测血压 75/45mmHg，脉搏 130 次/分，面色苍白，神情恍惚，四肢厥冷，无尿。

14. 估计该患者的出血量为

A. 300ml 左右　　B. 500ml 左右

C. 800ml 左右　　D. 1000ml 左右

E. 1500ml 左右

15. 下列对该患者的护理措施，错误的是

A. 输库存血　　B. 迅速建立静脉通道进行补液

C. 硬化剂注射止血　　D. 指导患者呕吐时取侧卧位

E. 可在出血停止 48~72 小时后给予温凉半流质饮食

16. 下列哪种情况提示患者出血停止

A. 肠鸣音亢进　　B. 血红蛋白量下降

C. 血尿素氮持续增高　　D. 呕血次数明显减少

E. 足量补液后测血压为 70/45mmHg

(17~20 题共用题干)

患者，男性，61 岁。普查发现肝左叶占位病变约 3cm × 3cm，体检无阳性体征发现，肝肾功能正常。

17. 下列哪项检查最有助于诊断原发性肝癌

A. AFP（+）　　B. 胸部 X 线

C. γ-GT　　D. CT

E. CEA（－）

18. 诊断明确后的治疗原则是

A. 介入治疗　　B. 放疗

C. 争取手术治疗　　D. 肝动脉插管、化疗

E. 化疗

19. 对患者的疼痛护理不妥的是

A. 限制镇痛药的应用　　B. 一般不限制镇痛药的应用

C. 收听广播转移患者的注意力　　D. 护理人员要给予心理支持

E. 创造舒适、安静的环境

20. 患者突然出现腹部剧痛及腹膜刺激征，应首先考虑

A. 急性胰腺炎　　B. 急性胆囊炎

C. 急性胃穿孔　　D. 肝癌腹膜转移

E. 肝癌结节破裂

四 B 型题

（1~2 题共用备选答案）

A. 霉变食物　　B. 胆汁反流

C. 暴饮暴食　　D. 循环障碍

E. 急性重型肝炎

1. 与肝硬化的发病有关的是
2. 与消化性溃疡的发病有关的是

（3~4 题共用备选答案）

A. 高热量、高蛋白、高维生素、易消化饮食

B. 高热量、低脂肪、低盐、低蛋白饮食

C. 高热量、高维生素、高效价、低蛋白饮食

D. 低盐、高维生素、低蛋白饮食

E. 低动物脂肪、低胆固醇、少糖、少盐饮食

3. 代偿期肝硬化者选用
4. 肝性脑病者选用

（5~6 题共用备选答案）

A. ＜1cm　　B. 2~3cm

C. >3cm　　D. <3cm

E. 2cm

5. B 超检查能发现（　　）的肝癌

6. CT 检查能发现（　　）的肝癌

（7~8 题共用备选答案）

A. 阿托品　　B. 硫糖铝

C. 法莫替丁　　D. 吲哚美辛

E. 枸橼酸铋钾

7. 可保护胃黏膜、杀灭幽门螺杆菌的药物是

8. 可破坏胃黏膜屏障的药物是

（9~10 题共用备选答案）

A. 镇痛治疗　　B. 化学治疗

C. 手术治疗　　D. 免疫治疗

E. 放射治疗

9. 目前根治原发性肝癌的最好方法是

10. 肝癌非手术治疗中首选方法是

五 X 型题

1. 下列哪些因素可引起肝硬化

A. 长期大量饮酒　　B. 慢性活动性肝炎

C. 长期接触染发剂　　D. 感染血吸虫病

E. 长期服用甲基多巴

2. 肝硬化腹水产生的机制包括

A. 脾功能亢进　　B. 门静脉内压增高

C. 血清清蛋白减少　　D. 肾小球滤过减少

E. 醛固酮分泌增多

3. 肝硬化可有下列哪几个侧支循环建立和开放

A. 痔静脉扩张　　B. 下肢静脉曲张

C. 胸壁静脉曲张　　D. 腹壁和脐周静脉曲张

E. 食管下段和胃底静脉曲张

4. 肝硬化患者容易出现鼻出血和牙龈出血，其主要原因是

A. 门静脉高压　　B. 雌激素水平过高

C. 脾功能亢进 D. 肝脏合成凝血因子减少
E. 毛细血管脆性增加

5. 肝硬化失代偿期门静脉高压症的表现为
A. 腹水 B. 脾大
C. 雌激素增多 D. 出血倾向、贫血
E. 侧支循环建立和开放

6. 肝硬化患者因食管-胃底静脉曲张破裂引起出血时，下列哪些护理措施是正确的
A. 给予流质 B. 将患者头偏向一侧
C. 立即建立静脉通路 D. 备好三腔二囊管备用
E. 密切观察生命体征及神志变化

7. 治疗肝性脑病减少肠道氨的产生和吸收的措施有
A. 限制蛋白摄入 B. 肥皂水灌肠
C. 乳果糖口服 D. 50% 硫酸镁导泻
E. 新霉素口服

8. 下列有关原发性肝癌的护理措施，说法正确的是
A. 自控镇痛 B. 忌服损肝药
C. 减少探视 D. 高脂饮食
E. 缓解心理压力

9. 肝癌术前护理措施，正确的有
A. 高蛋白、高脂肪、高维生素饮食 B. 适量输血浆或白蛋白
C. 术前 2 天口服肠道不吸收抗生素 D. 术前晚、术晨清洁灌肠
E. 配血宜鲜血

10. 下列有关肝动脉插管化疗的患者护理正确的是
A. 严格无菌操作 B. 注药后用肝素液冲洗导管
C. 若出现发热，应使用抗菌药物 D. 定期局部换药
E. 剧烈腹痛时应警惕其他部位动脉栓塞及胆囊坏死等并发症

11. 预防肝癌肝叶切除术后肝性脑病的措施包括
A. 术前使用护肝药物 B. 术前应用维生素 K
C. 术前用酸性液灌肠 D. 术后吸氧
E. 保持排便通畅

12. 有助于肝癌早期诊断的检查方法为
A. 甲胎蛋白检测 B. 肝脏 B 超
C. 肝脏 CT 及 MRI D. 腹部平片
E. 选择性腹腔动脉或肝动脉造影

13. 下列有关慢性胃炎的叙述正确的是

A. 不会发生癌变
B. 随年龄增长发病率增高
C. 胃液分析全部正常
D. 临床上的上腹饱胀不适为主要表现
E. 慢性心功能不全、自主神经及内分泌功能紊乱等与发病有关

六 案例分析题

（1~3 题共用题干）

患者，女性，65 岁。诊断为原发性肝癌。行肝叶切除术后第 4 天，出现嗜睡、烦躁不安、黄疸、少尿等。

1. 该患者应考虑为

A. 膈下脓肿
B. 肝性脑病
C. 内出血
D. 休克
E. 胆汁性腹膜炎

2. 肝癌术前的护理措施，正确的是

A. 术前晚上用肥皂水灌肠
B. 给予维生素 K_1
C. 适量输血和白蛋白
D. 全面检查肝功能和凝血功能
E. 术前 3 天口服肠道不吸收抗生素

3. 肝叶切除术后避免过早活动的目的是

A. 减少能量消耗
B. 保存体力
C. 避免肝断面出血
D. 利于肝细胞再生
E. 利于有效引流

参考答案与解析

一、A1 型题

1. B【解析】胃壁由内向外分为 4 层，分别是黏膜、黏膜下层、肌层和浆膜。黏膜层主要由 3 种细胞组成：①壁细胞，分泌盐酸和内因子。②主细胞，分泌胃蛋白酶原。③黏液细胞，主要分泌碱性黏液。

2. D【解析】胃黏膜下层是比较致密的结缔组织，分布有脂肪细胞、肥大细胞、淋巴样细胞核嗜酸性粒细胞，还有神经、动静脉血管和淋巴管。

3~4 A、A【解析】参见 A1 型题第 1 题解析。

5. B【解析】腹胀是腹部的一部分或全腹部胀满。胃肠道内存在过量气体是引起腹胀的

主要原因。此外，当患者有腹水或腹部肿瘤时也可腹胀。

6. D【解析】肝性脑病临床分期见表1-3-1。

表1-3-1 肝性脑病临床分期

分期	临床表现及检测
0期（潜伏期）	无行为、性格的异常，无神经系统病理征，脑电图正常，只在心理测试或智力测试时有轻微异常
1期（前驱期）	轻度性格改变和精神异常，如焦虑、欣快、激动、淡漠、睡眠倒错、健忘等，可有扑翼样震颤。脑电图多数正常。此期临床表现不明显，易被忽略
2期（昏迷前期）	嗜睡、行为异常（如衣冠不整或随地大小便）、言语不清、书写障碍及定向力障碍。有腱反射亢进、肌张力增高、踝阵挛及Babinski征阳性等神经体征，有扑翼样震颤，脑电图有特征性异常
3期（昏睡期）	昏睡，但可唤醒，醒时尚能应答，常有神志不清或幻觉，各种神经体征持续或加重，有扑翼样震颤，肌张力高，腱反射亢进，锥体束征常阳性。脑电图有异常波形
4期（昏迷期）	昏迷，不能唤醒。患者不能合作而无法引出扑翼样震颤。浅昏迷时，腱反射和肌张力仍亢进；深昏迷时，各种反射消失，肌张力降低。脑电图明显异常

7. E【解析】肝硬化患者应禁食硬食及油炸、粗纤维食物，以预防食管黏膜破裂出血。

8. C【解析】腹水是晚期肝硬化最突出的表现。轻者腹胀，大量腹水时腹部隆起，状如蛙腹，可引起呼吸困难、心悸和脐疝。

9. A【解析】AFP对肝细胞癌的诊断特异性较高，若AFP＞400μg/L，持续4周以上或AFP＞200μg/L，持续8周以上并能够排除妊娠、活动性肝病以及生殖腺来源肿瘤，肝癌诊断即可成立。

10. B【解析】大量腹水者可取半卧位，以使膈肌下降，减轻呼吸困难。

11. C【解析】引起肝硬化有多种病因，在我国以病毒性肝炎引起肝硬化为主要原因。

12. A【解析】消化道大量出血时，胃内或反流入胃内的血液经口腔呕出为呕血。血液经过肠道时，在肠道细菌作用下，血液中的铁变成硫化铁而呈黑色，即黑便。呕血与排黑便是上消化道出血的特征性表现。

13. D【解析】肝硬化腹水患者必须限制水的入量，以防止加重水的潴留。部分患者通过钠、水摄入的限制，可产生自发性利尿，使腹水减退。一般无显著低钠血症者，每日进水量限制在1000ml左右。

14. E【解析】腹水形成与下列因素有关：①门静脉高压。②血浆清蛋白降低。③肝淋巴液生成过多。④抗利尿激素及继发性醛固酮增多而引起水钠重吸收增多。⑤有效循环血容量不足致肾血流量减少，肾小球滤过率降低。

15. C【解析】肝硬化腹水性质常为漏出液，腹水比重 <1.016，蛋白含量 $<30g/L$。结核性腹膜炎腹水为渗出液，比重一般 >1.016，蛋白含量 $>30g/L$，李凡他试验阳性，白细胞计数 $>0.5\times10^9$，以淋巴细胞为主。

16. D【解析】肝大为原发性肝癌最常见的体征，肝呈进行性增大。

17. A【解析】肝区疼痛为原发性肝癌最常见的首发症状。有50%以上的患者以此为首发症状，多为持续性钝痛、刺痛或胀痛，主要是由于肿瘤迅速生长使肝包膜迅速增加所致。

18. E【解析】AFP检测可用于肝癌的普查，有助发现无症状的早期患者，如AFP呈持续阳性或定量 $>500\mu g/L$，并排除妊娠、活动性肝病、生殖腺胚胎性肿瘤等，应高度怀疑肝细胞癌。

19. A【解析】原发性肝癌转移途径最常见的是血行转移，肝内血行转移发生比较早也最常见，很容易造成门静脉主干、分支形成癌栓，癌栓脱落后可以在肝内引起多发性的转移病变。在肝外的血行转移中，转移到肺的几乎可以达到50%，还可以转移到肾上腺、骨、肾、脑等部位。

20. D【解析】肝脏最基本的结构单位是肝小叶。

21. B【解析】选择性腹腔动脉或肝动脉造影检查对血管丰富的癌肿，其分辨率低限约1cm，对 $<2cm$ 的小肝癌其阳性率可达90%，是目前小肝癌定位诊断检查方法中最优者。

22. C【解析】原发性肝癌的病因和发病机制迄今未明，可能与病毒性肝炎、肝硬化、黄曲霉菌、亚硝胺类致癌物、水土因素等有密切相关。其中，在我国与原发性肝癌的发生关系最密切的是肝炎后肝硬化。

23. C【解析】肝癌引起右肩部疼痛就是牵涉痛，这可能是肝癌压迫膈肌或肺部以下的肌肉神经所引起的。

24. B【解析】广泛性肝叶切除后应间歇性给氧2~4天。

25. D【解析】目前认为幽门螺杆菌感染是导致慢性胃炎主要的病因。

26. C【解析】自身免疫性胃炎时，抗壁细胞和抗内因子抗体可呈阳性，血清促胃液素水平明显升高。

27. B【解析】硫糖铝其抗溃疡作用与CBS相仿，但不能杀灭幽门螺杆菌。由于该药在酸性环境中作用强，故应在三餐前及睡前1小时服用，且不宜与制酸剂同服，其不良反应轻，主要为便秘。

28. A【解析】慢性胃炎在临床上可分为慢性胃窦炎（B型胃炎）和慢性胃体炎（A型胃炎）。二者在胃酸分泌、血清学检查、胃镜及活组织检查等方面有所不同。故选项BCDE对慢性胃炎的分型有意义，而上消化道造影对慢性胃炎的分型不能提供可靠的依据。

29. D【解析】接受胃镜及活体组织检查者，术后应禁食4小时。

30. A【解析】有症状者主要表现为非特异性的消化不良症状，如上腹部隐痛、进食后上腹部饱胀、食欲缺乏、反酸、嗳气、呕吐等。

31. D【解析】慢性萎缩性胃炎患者胃黏膜已经发生了萎缩性改变，常伴肠上皮化生，胃酸分泌减少。因此一般不会出现反酸。

32. D【解析】胃镜及活组织检查为慢性胃炎最可靠的确诊方法。

33. C【解析】胃镜检查最严重的并发症是穿孔。

34. D【解析】内镜应选用广谱消毒剂，如用2% 戊二醛液浸泡消毒。内镜及配件每次清洗消毒细节如下。①检查完成后，立即使用湿纱布清除内镜外表面的污物，流动水冲洗并持续吸引，避免内镜孔道堵塞。②用多酶洗液清洗后，进行测漏，此过程时间不少于 5 分钟。③消毒应将内镜全浸泡在 2% 戊二醛液中 10~20 分钟。④浸泡消毒结束后，用高压气枪吹内镜全管路，排出管路内的消毒液，捞出内镜置于流动清水槽中，以高压水枪反复冲洗内镜全管路，此过程不少于 5 分钟，以无菌水再次冲洗。⑤冲洗结束后，内镜吹干备用。

35. C【解析】接受胃镜及活体组织检查者，术后应禁食 4 小时。

36. C【解析】自身免疫性胃炎患者血液中存在自身抗体如壁细胞抗体和内因子抗体，致壁细胞数减少，壁细胞分泌的内因子丧失可引起维生素 B_{12}吸收不良，导致恶性贫血。

二、A2 型题

1. E【解析】肝硬化患者易患食管下段和胃底静脉曲张，常因门静脉压力明显增高、粗糙坚硬食品机械损伤或剧烈咳嗽、呕吐致腹内压突然增高引起曲张静脉破裂而出现上消化道出血症状，如突发大量呕血、排黑便，严重可出现休克。

2. E【解析】患者如发生肝硬化出血，往往会出现呕血，常表现为大口吐鲜血，常混有血块，提示出血量大，胃内积血量 250~300ml。

3. B【解析】肝功能损害显著或有肝性脑病先兆时，应限制或禁食蛋白质。

4. B【解析】肝硬化腹水的护理措施如下。①大量腹水的患者，应取半卧位。注意避免腹内压力骤增，如剧烈咳嗽、打喷嚏、用力排便等。②限制水、钠的摄入。③利尿药用药护理：使用利尿药时应特别注意维持水、电解质和酸碱平衡。利尿药不宜过快，每天体重减轻一般不超过 0. 5kg，有下肢水肿者每天体重减轻不超过 1kg。长期服用利尿药者应定期监测血电解质的变化，及时纠正低血钾、低血钠等电解质紊乱。④腹腔穿刺放腹水的护理如下。a. 术前护理：术前向患者讲解注意事项，测量腹围及监测生命体征，指导患者排空膀胱以防术中误伤；b. 术中护理：术中应密切观察患者有无恶心、头晕、心悸、气短、出冷汗、面色苍白等不适，必要时监测生命体征，一旦出现异常应立即停止操作并对症处理。注意腹腔放液速度不宜过快，以防腹压骤然降低，内脏血管扩张而发生血压下降甚至休克等现象；c. 术后护理：术毕监测生命体征，用无菌敷料覆盖穿刺部位，保持穿刺部位的清洁、干燥，如有渗液可用吸收性明胶海绵处理。记录抽出腹水的颜色、性状和量，腹水标本及时送检。大量抽腹水者，术后必要时可用腹带加压包扎，以免腹压骤降。⑤病情观察：准确记录出入液量，定期测量腹围、体重，观察腹水和下肢水肿的消长情况，教会患者正确的测量和记录方法。测量腹围时应注意于同一时间、同一体位、同一位置进行测量；测量体重时应注意在空腹、衣着相同、排空膀胱的情况下进行，避免其他因素的干扰，保证测量数据的准确性。

5. C【解析】有腹水者应限制水钠的摄入：限制钠的摄入（食盐1~2g/d），有稀释性低钠血症者应同时控制水的摄入（每日1000ml左右）。指导患者避免食用高钠食品，如各类腌制食品、罐头食品、酱油、含钠味精等。但是限制钠盐的摄入，常使患者感觉食物淡而无味，影响食欲。指导患者通过在食物中适量添加食醋、柠檬汁等改善食物口味，注意食物颜色的配搭，创造良好的就餐环境等方法来刺激食欲。

6. B【解析】肝性脑病2期（昏迷前期）表现为嗜睡、行为异常、言语不清、书写障碍及定向力障碍，不能完成简单的计算和智力构图。脑电图有特异性异常。该患者“肝硬化多年，近日因腹胀明显，给予腹腔穿刺放液。昨晚，患者突然出现睡眠障碍，意识模糊，言语不清；查脑电图有特征性异常”属于肝性脑病2期（昏迷前期）。

7. A【解析】根据患者症状表现可诊断为肝断面出血。

8. B【解析】该患者肝区疼痛、肝大，AFP 400μg/L，最可能诊断为肝癌。肝癌并发症主要有4个：肝性脑病、上消化道出血、肝癌结节破裂出血及继发感染。肝癌结节破裂出血为最严重的并发症，可迅速造成患者死亡。

9. C【解析】嗜睡、烦躁不安、黄疸、少尿等都是肝性脑病症状。

10. C【解析】根据患者排柏油便等表现可诊断内出血。

11. B【解析】患者肝炎后肝硬化，近日食欲缺乏、腹胀，腹部有移动性浊音，提示腹水。

三、A3/A4型题

1. A【解析】本组题考查的是肝性脑病的相关知识点。肝性脑病的发生多有明显的诱因，常见诱因有上消化道出血、高蛋白质饮食、大量排钾利尿、腹腔放液、药物的不恰当使用（如安眠药、镇静药、麻醉药等）、感染、便秘、手术、尿毒症等。一般疼痛不会导致肝性脑病。该患者4天前开始解黑便，提示有上消化道出血。

2. C【解析】本患者肝性脑病最可能的诱因是上消化道出血，因此目前最重要的措施应是止血和清除肠道积血。

3. D【解析】口服乳果糖后在结肠被乳酸杆菌、粪肠球菌等细菌分解为乳酸、乙酸而降低肠道的pH，使肠道细菌产氨减少，同时，酸性环境可减少氨的吸收，并促进血液中的氨渗入肠道排出。

4. C【解析】胃囊应注气150~200ml，至囊内压50mmHg，方可达到止血效果。

5. D【解析】正常情况下，胃囊压迫胃底曲张静脉止血，若胃囊进入食管下端挤压心脏，患者可出现恶心、胸骨下不适或频繁期前收缩。

6. E【解析】让患者口服液状石蜡的目的是使黏膜与管外壁润滑，防止粘连，易于拔管。

7. E【解析】患者有30年酗酒史，肝肋下3cm，脾脏肋下4cm，面颈部见蜘蛛痣，可诊断为肝硬化。

8. A【解析】肝硬化患者外周血三系减少的主要原因是脾功能亢进。

9. B【解析】肝硬化失代偿期肝功能减退，肝脏对雌激素的灭活能力下降，体内雌激素增多导致小动脉末梢分支扩大，出现蜘蛛痣。

10. B【解析】本题考察肝硬化的临床表现。消瘦、腹胀、食欲缺乏，皮肤、巩膜黄染，脾肋下可触及提示可能出现肝硬化。腹部膨隆，移动性浊音阳性可能出现腹水。

11. E【解析】患者突然呕吐出暗红色血块约1000ml，目前最有可能先出现的是失血性休克。

12. B【解析】肝硬化失血性休克经输液、输血等处理后，好转的最重要的指标是尿量＞30ml/h。尿量回到正常水平则说明循环血容量得到恢复。

13. B【解析】出血停止后，放出囊内气体，继续观察24小时，未再出血可考虑拔管。

14. E【解析】患者面色苍白、神志恍惚、四肢厥冷、无尿、血压75/45mmHg、脉搏120次/分，此时可判断患者呈休克状态，为上消化道大出血所致的周围循环衰竭。出血量超过1000ml，临床上即出现急性周围循环衰竭的表变，严重者出现失血性休克。

15. A【解析】血容量不足的护理措施如下。①体位：患者休克采用中凹卧位，呕吐时，头偏向一侧，防止窒息或误吸。②建立静脉通路，准确实施输血、输液、各种止血治疗。输血宜输新鲜血，因库存血含氨量高，易诱发肝性脑病。内镜直视下止血常用方法：硬化剂止血术、食管曲张静脉套扎术、组织黏合剂注射法。③饮食：急性出血伴恶心、呕吐应禁食，出血停止后改为营养丰富、易消化、温凉半流质。

16. D【解析】出血停止表现：①呕血便血停止、排便次数减少。②大便由鲜红色变为暗红或柏油便，或几日无排便。③血压、脉搏稳定在正常范围。

17. A【解析】患者普查发现肝左叶占位病变约3cm×3cm，体检无阳性体征发现，肝肾功能正常。AFP（+）检查最有助于诊断原发性肝癌。AFP测定现已广泛用于肝癌的普查、诊断、判断治疗效果和预测复发。

18. C【解析】手术切除是目前治疗原发性肝癌的最好方法。诊断明确者应及早手术，术中如发现肿瘤已不适合手术者，术中选择肝动脉插管进行局部化疗或肝血管阻断术，也可采用瘤内局部注射如无水乙醇注射、氩氦刀、射频、微波凝固等，手术结扎肝动脉和加插管局部化疗效果较好。

19. A【解析】原发性肝癌疼痛的护理措施如下。①观察患者有无疼痛，疼痛的性质及程度，及时发现和处理异常情况。②指导并协助患者减轻疼痛：教会患者一些放松和转移注意力的技巧，如做深呼吸、听音乐、与病友交谈等。③保持环境安静、舒适，减少对患者的不良刺激和心理压力，尊重患者，认真倾听患者述说，及时做出适当的回应。④按医嘱采取镇痛措施。

20. E【解析】原发性肝癌患者腹部疼痛常局限于右上腹部，呈持续性胀痛或钝痛，肝痛原因与肿瘤增长迅速使肝包膜被牵拉有关。患者突然出现腹部剧痛、腹膜刺激征，根据病史，应首先考虑肝癌结节破裂，并破入腹膜。

四、B 型题

1. D【解析】循环障碍：慢性充血性心力衰竭、缩窄性心包炎等可致肝长期淤血，肝细胞缺氧、坏死和纤维组织增生，逐渐发展为肝硬化。

2. B【解析】排空延缓和胆汁反流、胃肠肽的作用、遗传性因素、药物因素、环境因素和精神因素等，都和消化性溃疡的发生有一定的相关性。

3. A【解析】肝硬化患者的饮食应给予高热量、高蛋白质、维生素丰富、易消化食物。

4. B【解析】肝性脑病患者应限制蛋白质的摄入，保持机体的正氮平衡。食物中的蛋白质是患者肠道产氨的主要来源，故肝性脑病的患者应该限制蛋白质的摄入。

5. B【解析】B 超检查是目前肝癌筛查的首选检查方法。B 超检查能发现 2~3cm 的肝癌。AFP 测定结合 B 超检查是早期诊断肝癌的主要方法。彩色多普勒超声有助于了解占位性病变的血供情况，以判断其性质。

6. A【解析】CT 是肝癌诊断的重要手段，为临床疑诊肝癌者和确诊为肝癌拟行手术治疗者的常规检查。螺旋 CT 增强扫描使 CT 检查肝癌的敏感性进一步提高，甚至可以发现直径 1cm 以下的肿瘤。

7. E【解析】枸橼酸铋钾，在酸性环境中，与溃疡面渗出的蛋白质相结合，形成一层防止胃酸和胃蛋白酶侵袭的保护屏障；同时还具有抗幽门螺杆菌的作用。硫糖铝虽有保护胃黏膜的作用，但不能杀灭幽门螺杆菌。

8. D【解析】吲哚美辛属于非甾体抗炎药，长期服用非甾体抗炎药不但损伤胃黏膜，还通过抑制前列腺素的合成，削弱前列腺素对黏膜的保护作用，可诱发消化性溃疡，妨碍溃疡愈合，增加溃疡复发率和出血、穿孔等并发症的发生率。

9. C【解析】手术治疗是目前治疗原发性肝癌的最好方法。

10. B【解析】肝动脉化疗栓塞治疗（TACE）对肝癌有较好疗效，可提高患者 3 年生存率，是肝癌非手术治疗的首选方法。

五、X 型题

1. ABDE【解析】肝硬化的九大病因分述如下。①肝炎病毒（乙肝、丙肝、丁肝）：在国内以病毒性肝炎所致的肝硬化最为常见。②慢性酒精中毒：在国外，特别是北美、西欧最多见。③血吸虫病。④药物和毒物中毒（如双醋酚酊、甲基多巴、四环素，长期反复接触某些化学毒物如磷、砷、四氯化碳等）。⑤胆汁淤积。⑥长期营养不良。⑦肠道感染和炎症。⑧循环障碍。⑨隐源性肝硬化。

2. BCDE【解析】腹水形成与下列因素有关：①门静脉高压。②血浆清蛋白降低。

③肝淋巴液生成过多。④抗利尿激素及继发性醛固酮增多而引起水钠重吸收增多。⑤有效循环血容量不足致肾血流量减少，肾小球滤过率降低。

3. ADE【解析】肝硬化失代偿期侧支循环建立与开放：①食管和胃底静脉曲张。②腹壁静脉曲张。③痔静脉扩张。

4. CDE【解析】由于肝合成凝血因子减少、脾功能亢进和毛细血管脆性增加，导致凝血功能障碍，常出现鼻出血、牙龈出血、皮肤紫癜和胃肠出血等，女性常有月经过多。

5. ABE【解析】肝硬化失代偿期门静脉高压的临床表现如下。①脾大、脾功能亢进。②侧支循环建立与开放：a. 食管和胃底静脉曲张；b. 腹壁静脉曲张；c. 痔静脉扩张。③腹水：是晚期肝硬化最突出的表现。轻者腹胀，大量腹水时腹部隆起，状如蛙腹，可引起呼吸困难、心悸和脐疝。

6. BCDE【解析】肝硬化食管-胃底静脉曲张破裂出血患者应禁食。其他答案均正确。

7. ACDE【解析】食物中的蛋白质是患者肠道产氨的主要来源，故肝性脑病的患者应该限制蛋白质的摄入。可使用生理盐水或弱酸性溶液（如稀醋酸）灌肠，也可口服乳果糖或乳梨醇等缓泻剂导泻。对忌用新霉素或需长期治疗的患者，乳果糖或乳山梨醇为首选药物。乳果糖除具有导泻作用外，经口服到达结肠后，可被肠道内细菌分解为酸性物质从而降低肠道的 pH，可减少氨的生成和吸收。应注意的是，肝性脑病严禁用肥皂水等碱性溶液灌肠，抑制肠道细菌生长，常用新霉素。

8~9 ABCE、BCD【解析】肝癌患者应进食高热量、高维生素、低脂肪、易消化的食品，少吃动物脂肪、动物内脏，油炸、辛辣食品。

10. ABDE【解析】肝动脉插管化疗后患者常出现发热，主要为坏死组织吸收引起，一般不需要应用抗生素治疗。

11. ACDE【解析】术前应用维生素 K 的主要目的是预防术后出血。

12. ABCE【解析】原发性肝癌的辅助检查如下。①AFP 测定：AFP 对肝细胞癌的诊断特异性较高，若 AFP $>400\mu g/L$，持续 4 周以上或 AFP $>200\mu g/L$，持续 8 周以上并能够排除妊娠、活动性肝病以及生殖腺来源肿瘤，肝癌诊断即可成立。②血液酶学检查：肝癌患者血清中 γ-谷氨酰转肽酶、碱性磷酸酶和乳酸脱氢酶、同工酶等可高于正常。③B 超检查：可显示肿瘤的大小、形态、所在部位，是目前有较好定位价值的非侵入性检查方法。④CT 扫描：分辨率高，可检出直径 1cm 左右的早期肝癌。⑤磁共振成像：诊断价值与 CT 相仿，但费用昂贵。⑥选择性肝血管造影是肝癌诊断的重要补充手段。

13. BDE【解析】慢性胃炎胃液分析：B 型胃炎患者大致正常，A 型胃炎患者胃酸明显减少或缺乏。慢性胃炎可导致胃癌。

六、案例分析题

1. B【解析】根据患者临床表现可诊断肝性脑病。

2. BCDE【解析】肝性脑病严禁用肥皂水等碱性溶液灌肠。

3. C【解析】本题考查术后护理措施。肝叶切除术后避免过早活动的目的是避免肝断面出血。如出现心悸、气促、出冷汗，血压 90/60mmHg 等血容量不足表现，应首先考虑肝断面出血。

第四章　泌尿系统疾病患者的护理

一　A1 型题

1. 肾炎性水肿易出现于
   A. 背部、骶部　　B. 胫前、足踝
   C. 眼睑、颜面　　D. 胸腔、腹腔
   E. 阴囊、会阴
2. 蛋白尿的诊断标准是
   A. 尿蛋白 1g/d　　B. 尿蛋白 >3.5g/d
   C. 尿中透明管型　　D. 尿蛋白（++++）
   E. 尿蛋白量持续超过 150mg/d
3. 少尿是指 24 小时尿量少于
   A. 1000ml　　B. 200ml
   C. 300ml　　D. 400ml
   E. 500ml
4. 肾脏结构和功能的基本单位是指
   A. 肾小球和肾小管　　B. 肾小管和肾小囊
   C. 肾小体和肾小球　　D. 肾小球和肾小囊
   E. 肾小管和肾小体
5. 引起肾盂肾炎的最常见致病菌是
   A. 大肠埃希菌　　B. 变形杆菌
   C. 肠球菌　　D. 葡萄球菌
   E. 甲型溶血性链球菌
6. 肾盂肾炎最常见的感染途径是
   A. 上行感染　　B. 血行感染
   C. 淋巴道感染　　D. 直接感染
   E. 外伤
7. 预防肾盂肾炎最简单的措施是
   A. 多饮水　　B. 每日口服抗生素

C. 碱化尿液　　D. 每天冲洗膀胱
E. 每天尿道口消毒

8. 对急性肾盂肾炎患者的护理措施正确的是
A. 立即应用抗菌药物治疗，再留尿检查
B. 高脂肪、高热量、高维生素饮食
C. 清淡富有营养的饮食且多饮水
D. 高热量、高维生素饮食且少饮水
E. 体温39℃时不需要物理降温

9. 急性肾盂肾炎正确的治疗措施是
A. 应用中药治疗　　B. 口服环丙沙星3天
C. 口服复方磺胺甲噁唑7天　　D. 联合应用两种以上抗生素进行治疗
E. 根据细菌药物敏感试验选用有效的抗生素治疗2周

10. 肾盂肾炎用药治疗成功与否的关键是
A. 经常换药，避免耐药　　B. 症状消失即可停药
C. 尿检无脓细胞即可停药　　D. 尿培养阴性1次即可停药
E. 正规应用，坚持疗程

11. 急性肾盂肾炎最具特征性的尿异常是
A. 血尿　　B. 脓尿
C. 脂质尿　　D. 蛋白尿
E. 乳糜尿

12. 下列有关急性肾盂肾炎护理措施不妥的是
A. 卧床休息　　B. 限制水摄入量
C. 按急性病期护理　　D. 观察药物不良反应
E. 做尿培养时收集清晨第1次尿

13. 慢性肾炎患者水肿明显，尿蛋白（++++），肾功能检查正常，其饮食宜
A. 低盐、高糖　　B. 低盐、高蛋白
C. 低盐、低蛋白　　D. 低蛋白、高糖
E. 高热量、高蛋白

二 A2型题

1. 某慢性肾炎患者，血压150/99mmHg，中度水肿。降压治疗时首选的药物是
A. 肼苯达嗪　　B. 双嘧达莫
C. 卡托普利　　D. 氢氯噻嗪
E. 福辛普利钠

2. 某育龄女性患者，因急性肾盂肾炎住院，治愈出院时护士作健康指导，其中重要的是
   A. 多饮水
   B. 避免劳累
   C. 禁止盆浴
   D. 避免便秘
   E. 1 年内避免妊娠
3. 患者，男性，32 岁。便秘多年，反复发作尿路感染。多次尿培养为大肠埃希菌生长，夜尿增多。尿检：蛋白（±），白细胞 5~10 个/HP，红细胞 3~5 个/HP。诊断为慢性肾盂肾炎，已实施正规治疗。下列护理指导中哪项对预防复发无意义
   A. 多饮水
   B. 继续抗菌治疗
   C. 禁用肾毒性抗生素
   D. 注意经期卫生
   E. 保持大便通畅
4. 患者，男性，35 岁。患“肾盂肾炎”服药治疗症状消失后，又继续巩固治疗 3 天。3 周后患者因劳累受凉症状复现。如该患者确诊为“肾盂肾炎”，则一般不具有下述哪种症状
   A. 血尿
   B. 大量蛋白尿
   C. 尿液混浊
   D. 尿频、尿急、尿痛
   E. 全身不适、畏寒、发热、头痛、乏力
5. 某慢性肾炎肾病型女患者，经住院治疗病情缓解。当其咨询保健知识时，护士应指出其中不妥的是
   A. 注意个人卫生
   B. 长期禁盐
   C. 维持激素治疗
   D. 避孕
   E. 感染时选用青霉素类抗生素

三 A3/A4 型题

（1~3 题共用题干）

患者，男性，30 岁。因高热、腰痛、尿频、尿急来院就诊。诊断为急性肾盂肾炎。

1. 门诊给该患者做尿常规检查，其结果最可能是
   A. 血尿
   B. 脓尿
   C. 管型尿
   D. 蛋白质
   E. 低比重尿
2. 应给予的处理是
   A. 行 B 超和肾检查
   B. 留尿做培养等报告后处理
   C. 立即给抗革兰阴性杆菌药
   D. 先给抗革兰阳性球菌药物
   E. 留尿细菌检查及培养后立即抗菌治疗
3. 为减轻患者腰痛采取的卧位是
   A. 取屈曲位
   B. 取仰卧位

C. 取俯卧位　　D. 取侧卧位

E. 以上都不是

（4~5 题共用题干）

患者，女性，41 岁。反复发作尿路感染 10 年余，近 1 年夜尿增多，此次因尿频、尿急、尿痛就诊。尿检查白细胞 8~10 个/HP，X 线片示肾盏变形、缩窄，中段尿培养为大肠埃希菌。

4. 本例的诊断最大可能为

A. 慢性肾盂肾炎　　B. 急性肾盂肾炎

C. 慢性肾炎急性发作　　D. 肾病综合征

E. 慢性肾炎

5. 本例的治疗方案应选用

A. 单剂治疗　　B. 敏感抗生素治疗 2 周

C. 长期抑菌治疗　　D. 系统联合用药，疗程稍长

E. 激素

（6~7 题共用题干）

患儿，女，8 岁。患呼吸道感染 2 周后，出现食欲缺乏、乏力、尿少、水肿。体温 37.5℃、血压增高。尿蛋白（+）、红细胞（+），补体 C_3 低。诊断为急性肾小球肾炎。

6. 该患儿的护理措施哪项正确

A. 严格卧床休息 1~2 周　　B. 给予易消化的普食

C. 血尿消失后可加强锻炼　　D. 每日留取晨尿送培养

E. 严格控制蛋白质摄入量

7. 其首选的护理诊断/问题是

A. 体温升高　　B. 体液过多

C. 营养不足　　D. 排尿异常

E. 活动无耐力

（8~9 题共用题干）

患者，女性，37 岁。因高热、腰痛、尿频、尿急、尿痛来院就诊。诊断为急性肾盂肾炎。

8. 中段尿培养的结果中，具有临床意义的是

A. 细菌数 10^2/ml　　B. 细菌数 10^3/ml

C. 细菌数 10^5/ml　　D. 细菌数 10^7/ml

E. 细菌数 10^9/ml

9. 护士采集中段尿培养标本的正确做法是

A. 留取标本前用消毒剂清洗外阴　　B. 月经期清洗外阴后留尿

C. 为提高阳性率，应留取晨尿　　D. 留取标本前应大量饮水

E. 如已使用抗生素，宜停药 3 天后留取尿液

（10~11 题共用题干）

患儿，男，8 岁。因水肿、少尿、肉眼血尿 6 天，烦躁、气促 1 天入院。查体：T 36.8℃，BP 140/80mmHg，端坐呼吸，HR 140 次/分，双肺底有少量小水泡音，腹隆起，肝肋下 2cm。血常规：正常；尿常规：尿蛋白（++），红细胞 20~25 个/HP，白细胞 0~2 个/HP。

10. 入院时护士应给予患儿的饮食是

A. 低蛋白，不限盐和热量　　B. 低蛋白，低盐，低热量

C. 低蛋白，低盐，不限液体　　D. 低盐，高热量，限制液体

E. 高蛋白，低盐，高热量

11. 护士考虑此患儿是

A. 急性肾炎合并严重循环充血　　B. 急性肾炎合并肺炎

C. 慢性肾炎急性发作　　D. 肾盂肾炎合并肺炎

E. 肾炎性肾病合并肺炎

四 B 型题

（1~2 题共用备选答案）

A. 改善心肺功能　　B. 保持呼吸道通畅

C. 严格控制水、钾摄入　　D. 限制蛋白质摄入

E. 多饮水卧床休息

1. 急性肾盂肾炎的护理措施是

2. 少尿与无尿患者的护理措施中最重要的是

五 X 型题

1. 鼓励泌尿系统患者多饮水的目的在于

A. 冲洗尿道　　B. 有利于炎症消退

C. 补充血容量　　D. 清除体内代谢废物

E. 减少结石形成

2. 下列有关泌尿系统疾病的症状描述正确的是

A. 肾性水肿一般先发生在脚踝

B. 夜尿量超过白天尿量称为夜尿增多

C. 肾区疼痛多由于肾包膜被牵拉所致

D. 尿路刺激征常为膀胱三角区及膀胱颈受刺激所致，多见于尿路感染

E. 肾性高血压对心脑血管会造成不利影响，但对肾脏无损害

3. 下列有关急性肾盂肾炎护理措施正确的是

A. 卧床休息　　B. 限制水摄入量

C. 观察药物不良反应　　D. 按急性病期护理

E. 做尿培养时收集清晨第 1 次尿

4. 下列有关肾盂肾炎的叙述，正确的是

A. 分为急性、慢性　　B. 致病菌多为大肠埃希菌

C. 是一种自身免疫性疾病　　D. 患者女性多于男性

E. 感染发生在肾盂、肾盏、肾小管、输尿管

5. 急性肾盂肾炎尿液检查中常见

A. 红细胞　　B. 大量蛋白

C. 颗粒管型　　D. 白细胞管型

E. 大量白细胞

六 案例分析题

(1~4 题共用题干)

患者，女性，29 岁。妊娠 7 个月余，晨起突发畏寒、发热，测体温 39.5℃，伴疲乏无力，恶心、呕吐，下腹部不适，排尿时有烧灼感。门诊查血常规示白细胞计数和中性粒细胞计数均升高，尿常规见白细胞管型。查体肾区叩击痛（+）。

1. 该患者可能的诊断为

A. 肾盂肾炎　　B. 慢性肾炎

C. 肾小球肾炎　　D. 肾病综合征

E. 下尿路梗阻

2. 该患者发病的易感因素是

A. 可能发生了尿路梗阻　　B. 感染使机体抵抗力降低

C. 年龄因素　　D. 可能有泌尿系统局部的损伤

E. 女性且处于妊娠期使内分泌发生改变易发病

3. 要采集患者清洁中段尿标本，正确的是

A. 嘱患者大量饮水

B. 保证尿液在膀胱内保留 6~8 小时

C. 在患者使用抗菌药物前收集尿标本

D. 指导患者采取中间一段尿置于无菌容器内

E. 取好尿标本后于 1 小时送检

4. 治愈出院时护士给予的保健指导，其中不妥的是

A. 少饮水、少排尿以避免排尿时疼痛

B. 注意个人卫生，每天淋浴并清洗会阴部

C. 不穿紧身裤

D. 避免过度劳累

E. 坚持体育运动，增强机体抵抗力

（5~9 题共用题干）

患者，男性，35 岁。高热伴寒战，腰痛伴尿路刺激征。肾区叩击痛明显，膀胱区压痛。尿常规镜检，可见大量白细胞和脓细胞，少量红细胞、尿蛋白等，尿培养为大肠埃希菌。

5. 该患者最可能的诊断为

A. 肾结石　　B. 尿道炎

C. 高热引起血尿　　D. 急性肾盂肾炎

E. 急性肾小球肾炎

6. 该患者尿常规的特点是

A. 颗粒管型（++）　　B. 蛋白（++）

C. 大量红细胞　　D. 尿白细胞，5 个/HP

E. 蜡样管型

7. 该患者的护理问题有

A. 体温过高　　B. 知识缺乏

C. 排尿异常　　D. 活动无耐力

E. 潜在并发症：肾乳头坏死

8. 对该患者的护理措施正确的有

A. 多饮水　　B. 控制体温

C. 鼓励多活动　　D. 易消化清淡饮食

E. 正规应用抗菌药物

9. 该患者口服磺胺类药物时，护士应嘱其注意该药的副作用是

A. 骨髓抑制　　B. 听神经损害

C. 肠道菌群失调　　D. 泌尿道内结晶

E. 抑制造血功能

参考答案与解析

一、A1 型题

1. C【解析】肾炎性水肿：肾小球滤过率下降，肾小管重吸收功能正常，产生水肿。水肿常为全身性，以眼睑、头皮等组织疏松处显著。

2. E【解析】正常人蛋白质排泄≤100mg/d，若＞150mg/d 则称蛋白尿。

3. D【解析】正常尿量为 1000～2000ml/d。尿量＜400ml/d 为少尿，尿量＞2500ml/d 为多尿，尿量＜100ml/d 为无尿，夜间尿量持续超过 750ml 为夜尿增多。

4. E【解析】肾单位由肾小体和肾小管组成，肾小体包括肾小球和肾小囊。肾小体分布在皮质内，由肾小球和包在它外面的肾小囊组成。肾小囊腔与肾小管相通，肾小管周围缠绕着大量的毛细血管。

5. A【解析】肾盂肾炎为细菌直接引起的感染性肾脏病变，致病菌以肠道细菌最多，大肠埃希菌占 60%～80%，其次依次是副大肠埃希菌、变形杆菌、葡萄球菌、粪链球菌、产碱杆菌、铜绿假单胞菌等，偶见厌氧菌、真菌、病毒和原虫感染。

6. A【解析】肾盂肾炎感染途径如下。①上行感染：最常见。②血行感染：较少见。细菌由体内慢性感染病灶（如慢性扁桃体炎、鼻窦炎、龋齿、皮肤感染等）侵入血流，到达肾引起肾盂肾炎，称为血行感染。③淋巴管感染：更少见。④直接感染：外伤或肾周器官发生感染时，该处细菌偶可直接侵入引起感染。

7. A【解析】预防肾盂肾炎尽量多饮水，每日入量在 2500ml 以上。

8. C【解析】急性肾盂肾炎患者应清淡富有营养的饮食且多饮水。

9. E【解析】在无药物敏感试验结果时，应选用对革兰阴性杆菌有效的抗菌药，常用的是喹诺酮类或复方新诺明或氨基糖苷类药，有药敏时根据细菌药物敏感试验选用有效的抗生素治疗 2 周。

10. E【解析】肾盂肾炎用药治疗成功的关键是正规应用、坚持疗程，首次治疗彻底。

11. B【解析】慢性肾炎血尿和蛋白尿出现较早，多为轻度蛋白尿和镜下血尿。最具特征性的尿异常是蛋白尿。急性肾盂肾炎最具特征性的尿异常是脓尿。

12. B【解析】急性肾盂肾炎患者应多饮水。

13. C【解析】应用排除法，慢性肾炎的患者首先应低蛋白饮食，所以选项 B、E 错误。此患者水肿明显的情况下，应该限制盐的摄入，有低盐、低蛋白的选项最佳，所以选项 C 正确。肾病患者在饮食方面有以下注意事项：低盐、低脂、优质低蛋白、补充热量、低钾、高钙、低磷、低嘌呤、补充维生素、适当摄入高纤维素。

二、A2 型题

1. D【解析】氢氯噻嗪既可以降压又可以脱水，根据该病例病情，中度水肿，则首选氢氯噻嗪。选项 B 是止血药，选项 A 是血管扩张药，不能消肿，选项 C 用于原发性高血压，卡托普利是一种历史悠久的降压药，价格低廉为国内大多数患者接受，但不宜用于肾性高血压患者。

2. E【解析】告知患者出院后要注意个人卫生、避免诱发因素，包括劳累、感冒、不洁性生活等。要多饮水、勤排尿。女性患者急性期治愈后 1 年内应避免妊娠。

3. C【解析】尿路感染预防复发遵医嘱服药，勿随意停药，定期随访；多饮水，勤排尿；注意个人卫生，尤其是会阴部及肛周皮肤清洁，特别是经期、妊娠期和产褥期。

4. B【解析】急性肾盂肾炎起病急，常有畏寒、高热、乏力、腰痛、全身不适等。有尿频、尿急、尿痛等膀胱刺激征，小便混浊。大量蛋白尿不是肾盂肾炎的临床表现。

5. B【解析】慢性肾炎肾病型的患者应注意休息，注意个人卫生，低盐饮食，控制感染，维持激素治疗，女性患者还应该避孕。慢性肾小球肾炎用药的目的主要是为了保护肾功能、延缓或阻止肾功能的下降及减轻病情等。因此要遵医嘱维持激素治疗，避免损伤肾功能药物的使用，如氨基苷类抗生素、抗真菌药物。

三、A3/A4 型题

1. B【解析】急性肾盂肾炎最具特征性的尿异常是脓尿。

2. E【解析】急性肾盂肾炎，留尿细菌检查及培养后立即抗菌治疗。首选喹诺酮类，其他可选磺胺、氨基苷类、头孢类。疗程通常 2 周。

3. A【解析】急性肾盂肾炎为减轻患者腰痛采取的卧位是屈曲位。

4. A【解析】该患者临床表现和检查结果符合慢性肾盂肾炎诊断。

5. D【解析】慢性肾盂肾炎：多采用联合抗菌治疗或选用敏感药物，不用氨基苷类药。疗程为 2~4 周。中间停药 3~5 天，开始下一组药物治疗，直至尿检正常，总疗程 2~4 个月。

6. A【解析】急性肾小球肾炎患儿应严格卧床休息 1~2 周；限制蛋白入量，选用优质蛋白；血尿消失可下床轻微活动。易消化的普食对于急性肾炎并非特异性。在泌尿系统疾病患者的饮食宣教中应重点体现出对蛋白质的选择和控制。本题的患者是儿童，由于需要盐及蛋白质较多，因而限制时间不宜过久。

7. B【解析】急性肾炎的护理诊断主要有体液过多和有皮肤完整性受损的危险。“尿少、水肿、血压增高”是明显提示体液过多的。防止体液过多引发心力衰竭。本题易错选 C，误认为出现食欲缺乏会导致营养不良，而急性肾小球肾炎的首要护理诊断是体液过多。

8. C【解析】尿细菌培养及菌落计数是诊断尿路感染的主要依据，通常认为中段尿培养尿内菌落数 $\geqslant 10^5$/ml 可确诊，10^4~10^5/ml 为可疑，$<10^4$/ml 系污染。

9. C【解析】做尿细菌定量培养时，最好用清晨第 1 次的清洁、新鲜中段尿液送检。为保证培养结果的准确性，留取标本须注意：①宜在使用抗菌药物前或停药后 7 天后留取标本。②留取标本时要严格无菌操作。③尿标本中勿混入消毒药液，女性患者留尿时注意避开月经期，勿混入白带。④弃去前段和后段尿液。

10. D【解析】一般饮食原则以低盐、高维生素、高热量饮食为主。蛋白量保持 40～70g/d（约 1g/kg），不加分析地控制蛋白质入量，对于肾单位的恢复不利，过高的蛋白质摄入会促使肾小球硬化。有水肿及高血压者，应用无盐或低盐饮食（食盐摄入量 2.0～3.0g/d），直到利尿开始。水肿严重、少尿者，限制液体入量，量出为入（以尿量加不显性失水计）。对于少尿严重，持续时间长而发生氮质血症、肾功能不全者，此时应限制蛋白质摄入，仅予优质高蛋白饮食为主（含必需氨基酸的蛋白质，如牛奶、鸡蛋、鱼肉、瘦猪肉、鸡肉等），成人大约每日 20g，小儿以 0.5g/kg 计，以达到既减轻肾脏排泄氮质的负担，又保证一定营养的目的，还可以促进非蛋白氮的利用，以减轻氮质血症，且同时限制高钾食物的摄入。少数患者蛋白尿严重出现肾病综合征时，则应增加蛋白质的摄入量以补充蛋白质的丢失。

11. A【解析】典型急性肾炎不难诊断。链球菌感染后，经 1～3 周无症状间歇期，出现水肿、高血压、血尿（可伴不同程度蛋白尿），再加以血补体 C3 的动态变化即可明确诊断。严重循环充血：由于水钠潴留、血浆容量增加而出现循环充血。表现为气促、发绀、频咳、端坐呼吸、咳粉红色泡沫痰、两肺底湿啰音，心脏扩大，心率增快，有时呈奔马律，肝大，颈静脉怒张，静脉压增高。由上可见患儿是急性肾炎合并严重循环充血。

四、B 型题

1. E【解析】急性肾盂肾炎患者尽量多饮水，每日入量在 2500ml 以上。急性发作期第 1 周应卧床休息，给患者提供安静、舒适的休息环境，尽量集中完成各项治疗、操作，避免过多干扰患者。

2. C【解析】少尿与无尿患者应严格控制水、钾摄入。

五、X 型题

1. ABE【解析】鼓励泌尿系统患者多饮水的目的是冲洗尿道并有利于炎症消退和减少结石形成。

2. BCD【解析】夜间尿量持续超过白天尿量或超过 750ml 为夜尿增多。肾炎性水肿：肾小球滤过率下降，肾小管重吸收功能正常，产生水肿。水肿常为全身性，以眼睑、头皮等组织疏松处显著。肾区痛系肾盂、输尿管内张力增高或包膜受牵拉所致，表现为肾区胀痛或隐痛、肾区压痛及叩痛阳性。多见于肾脏或附近组织炎症、肾肿瘤等。尿路刺激征指膀胱颈和膀胱三角区受炎症或机械刺激而引起的尿频、尿急、尿痛，可伴排尿不尽感及下腹坠痛。肾脏疾病常伴有高血压，称肾性高血压，按病因可分为肾血管性和肾实质性两类。前者少见，为单侧或双侧肾动脉狭窄所致，其高血压程度较重，易进展为急进性高血压。后者多见，主要由急性或慢性肾小球肾炎、慢性肾盂肾炎、慢性肾衰竭等肾实质性疾病所引起。90% 慢性肾衰竭尿毒症期患者出现高血压。

3. ACDE【解析】急性肾盂肾炎患者尽量多饮水。其余选项均正确。

4. ABDE【解析】肾盂肾炎是尿路感染中的一种重要临床类型，由细菌感染引起，其中以大肠埃希菌最常见（极少数为真菌、病毒、原虫等），直接引起肾盂、肾盏和肾实质的感染性炎症。本病好发于女性。临床上将本病分为急性或慢性两型。

5. ADE【解析】急性肾盂肾炎镜检尿白细胞明显增多，见白细胞管型。红细胞增多，可有肉眼血尿。

六、案例分析题

1. A【解析】患者低热镜检尿白细胞明显增多，见白细胞管型符合肾盂肾炎诊断。

2. E【解析】肾盂肾炎本就好发于女性，患者且处于妊娠期，内分泌发生改变易发病。

3. BCDE【解析】①在使用抗生素之前或停用抗生素 7 天后留取标本。②留取标本时严格无菌操作，充分清洁外阴（男性包皮），消毒尿道口。③留取清晨第一次的中段尿（尿液在膀胱 6~8 小时），在 1 小时内送做细菌培养，或冷藏保存。④尿标本中勿混入消毒药液和/或患者的分泌物（如女性白带）等。

4. A【解析】肾盂肾炎患者应多喝水。

5. D【解析】急性肾盂肾炎起病急，常有畏寒、高热、乏力、腰痛、全身不适等。有尿频、尿急、尿痛等膀胱刺激征，小便混浊。体检有膀胱区压痛，肾区叩击痛。患者表现符合急性肾盂肾炎诊断。

6. D【解析】本题考查肾盂肾炎的实验室检查。急性肾盂肾炎的典型尿液改变为脓尿，镜检可以见到大量白细胞，白细胞管型是急性肾盂肾炎的特征性改变，另外还可以见到红细胞。

7. ABCE【解析】肾盂肾炎护理问题如下。①疼痛：腰痛，与肾脏炎症致肾被膜牵拉有关。②体温过高：发热，与细菌感染有关。③排尿异常：尿频、尿急、尿痛，与膀胱炎症刺激有关。④知识缺乏：缺乏疾病防治知识。⑤潜在并发症：肾乳头坏死、肾周脓肿。

8. ABDE【解析】急性发作期第 1 周应卧床休息，给患者提供安静、舒适的休息环境，尽量集中完成各项治疗、操作，避免过多干扰患者。加强生活护理，及时更换汗湿衣被。慢性肾盂肾炎一般不宜从事重体力活动。

9. D【解析】有些磺胺类药在尿液中的溶解度很小，为了增加其溶解度，最好的办法是尽可能多饮水，从而通过增加尿量来降低尿中药物的浓度，否则药物容易在肾小管、肾盂、输尿管、膀胱等处出现结晶，最终可因其机械性刺激而引起腰痛、血尿、尿路阻塞等副作用。

第五章　血液及造血系统疾病患者的护理

一　A1 型题

1. 能反映骨髓造血功能的是

A. 红细胞计数　　B. 铁蛋白量

C. 血红蛋白量　　D. 网织红细胞计数

E. 血氧饱和度

2. 关于慢性粒细胞白血病的叙述，错误的是

A. 大多由急性白血病转化而来

B. 慢性粒细胞白血病急变大多预后不良

C. 慢性粒细胞白血病急变用原药化疗无效

D. 国内慢性白血病中以慢性粒细胞白血病最多见

E. 以中年发病多见

3. 慢性粒细胞白血病最有特征性的体征是

A. 胸骨压痛　　B. 浅表淋巴结肿大

C. 巨脾　　D. 皮肤紫癜

E. 贫血貌

4. 慢性粒细胞白血病的首选药物是

A. 白消安　　B. 伊马替尼

C. 环磷酰胺　　D. 羟基脲

E. 苯丁酸氮芥

5. 警惕白血病患者颅内出血的血小板值为

A. $10 \times 10^9/L$　　B. $20 \times 10^9/L$

C. $30 \times 10^9/L$　　D. $40 \times 10^9/L$

E. $50 \times 10^9/L$

6. 护理白血病患者时，应特别注意及时发现

A. 口腔溃疡　　B. 颅内出血

C. 变态反应　　D. 视力障碍

E. 白细胞计数减少

7. 慢性粒细胞白血病致死的原因是

A. 感染　　B. 贫血

C. 多器官功能衰竭　　D. 急变

E. 出血

8. Ph 染色体阳性对于下列哪种疾病的诊断有重要意义

A. 急性白血病　　B. 缺铁性贫血

C. 再生障碍性贫血　　D. 慢性粒细胞白血病

E. 特发性血小板减少性紫癜

9. 慢性粒细胞白血病慢性期的血象及骨髓象特点是

A. 骨髓巨核细胞数正常或增加

B. 全血细胞减少，骨髓增生低下

C. 骨髓增生明显活跃，分类以原始和早幼细胞为主

D. 骨髓增生明显活跃，分类以中、晚幼和杆状核细胞为主

E. 红系增生活跃，粒系和巨核细胞系多正常

10. 严重腹型紫癜患儿应当给予

A. 流质饮食　　B. 半流质饮食

C. 禁食　　D. 少渣饮食

E. 低盐饮食

11. 过敏性紫癜的常见临床表现不包括

A. 双下肢皮肤出血点　　B. 可致关节畸形的关节肿痛

C. 便血　　D. 蛋白尿

E. 腹痛

12. 观察铁剂治疗效果的最早化验指标是

A. 骨髓铁升高　　B. 红细胞计数增多

C. 血清铁升高　　D. 血红蛋白量增多

E. 网织红细胞计数增多

13. 过敏性紫癜最主要的发病机制是

A. 凝血因子缺乏　　B. 产生抗血小板抗体

C. 骨髓造血功能衰竭　　D. 凝血能力超过抗凝能力

E. 小血管和微血管的变态反应性炎症

14. 下列关于造血干细胞移植患者的护理，描述错误的是

A. 移植前复查血象、骨髓象、血生化、肝肾功能、心电图等，清除感染灶

B. 移植前 3 天开始口服肠道不吸收的抗生素，进行肠道消毒

C. 移植前预处理的目的是杀灭肿瘤或白血病细胞；抑制免疫反应，减少排斥；腾空骨

髓造血龛，以利植入

D. 移植物抗宿主病（GVHD）分为急性、慢性两型，一般 2 个月以内发生的为急性 GVHD，2 个月以后发生的为慢性 GVHD

E. 急性 GVHD 易发生在移植后 20 天左右，白细胞计数逐渐回升时，要注意观察耳后、手掌、脚心等部位的皮肤改变

15. 过敏性紫癜的治疗首先考虑

A. 查找变应原并避免再次接触　　B. 应用抗组胺药物

C. 应用环磷酰胺　　D. 应用大剂量糖皮质激素

E. 应用大剂量维生素 C

16. 过敏性疾病多见

A. 嗜碱性粒细胞增多　　B. 嗜酸性粒细胞增多

C. 中性粒细胞增多　　D. 单核细胞增多

E. 淋巴细胞增多

17. 过敏性紫癜最常见的是

A. 紫癜型　　B. 腹型

C. 关节型　　D. 肾型

E. 混合型

18. 符合过敏性紫癜辅助检查表现的为

A. 血小板减少　　B. 凝血时间延长

C. 出血时间延长　　D. 骨髓检查异常

E. 毛细血管脆性试验阳性

19. 对腹型紫癜有效的药物是

A. 肾上腺皮质激素　　B. 免疫抑制剂

C. 抗组胺药　　D. 钙剂

E. 非甾体抗炎药

20. 过敏性紫癜的首发症状是

A. 发热　　B. 皮肤紫癜

C. 肾损害　　D. 关节肿痛

E. 心脏损害

21. 患儿过敏性紫癜以皮肤紫癜为首发症状，典型紫癜常见于

A. 躯干和面部　　B. 面部和臀部

C. 上肢和臀部　　D. 下肢和臀部

E. 面部和上肢

二 A2 型题

1. 患者，男性，34 岁。确诊为慢性粒细胞白血病 4 年余。目前贫血、出血明显加重，脾迅速增大。护士为其提供的护理措施中，不妥的是

A. 预防各种创伤

B. 适当限制活动

C. 尽量减少肌内注射

D. 摄入高蛋白、高维生素、低渣、易消化饮食

E. 保持鼻黏膜湿润，消除鼻腔内血痂

2. 患者，女性，32 岁。2 周前曾患上呼吸道感染，昨日起下肢及臀部皮肤突然出现大片瘀点、瘀斑，对称分布。经检查确诊为过敏性紫癜。下列关于检查结果的描述正确的是

A. 血小板减少　　B. 血小板寿命缩短

C. 束臂试验阳性　　D. 出血时间延长

E. 凝血时间延长

3. 患者，女性，35 岁。因慢性结肠炎多次使用氯霉素治疗，近来出现皮肤、黏膜多处出血点，白细胞计数轻度增多，血小板计数正常，脾不大。应考虑

A. 过敏性紫癜　　B. 缺铁性贫血

C. 再生障碍性贫血　　D. 急性白血病

E. 特发性血小板减少性紫癜

4. 患儿，男，9 岁。下肢及臀部有紫红色荨麻疹，膝、踝关节肿胀、疼痛。诊断为过敏性紫癜。下列护理措施哪项不正确

A. 保持皮肤清洁、干燥　　B. 加强关节功能锻炼

C. 注意尿色变化　　D. 紫癜处清洗时用温凉水

E. 遵医嘱给予抗过敏等药物

5. 患者，女性，28 岁。下肢有紫癜，无其他部位出血。血常规：血小板减少。应首选的检查项目是

A. 抗核抗体测定　　B. 出血时间测定

C. 骨髓穿刺　　D. 凝血时间测定

E. 血清肌酐测定

6. 某患者皮肤、黏膜均有散在性小红点，不高出皮肤表面，直径约 1.2mm，加压时不褪色，称之为

A. 皮疹　　B. 出血点

C. 瘀斑　　D. 蜘蛛痣

E. 小红痣

7. 患者，男性，43 岁。慢性粒细胞白血病慢性期，脾大至脐平。血常规：WBC 50×10^9/L，Hb 105g/L，PLT 450×10^9/L。护士健康指导时应向患者特别强调的是

A. 劳逸结合　　B. 按时服药

C. 保持情绪稳定　　D. 避免腹部受压

E. 预防感冒

8. 患者，男性，55 岁。患急性淋巴细胞白血病，医嘱静脉推注长春新碱，护理措施错误的是

A. 输注时先抽回血再注药

B. 外周静脉应选择粗直的

C. 首选中心静脉

D. 推注药物前，先用生理盐水冲管，确定针头在静脉内方能注入

E. 输注时若发现外渗，立即拔针

三 A3/A4 型题

（1~2 题共用题干）

患者，女性，25 岁。小腿紫癜 1 周余。2 周前因受凉出现上呼吸道感染，自服“感冒冲剂”后出现腹痛、腹泻及便血，次日双侧膝关节以下出现散在性紫癜。血小板 160×10^9/L，尿蛋白（+），红细胞 10~20 个/HP，白细胞 5~10 个/HP，颗粒管型 1~2 个/HP。

1. 护士对患者进行健康教育，其内容应除外

A. 帮助患者寻找致病因素　　B. 急性期卧床休息

C. 避免接触致敏原　　D. 让患者学会自我观察

E. 补充优质蛋白，如鱼、虾、蟹等

2. 患者有可能发生的情况是

A. 细菌性痢疾　　B. 尿路结石

C. 急性肾小球肾炎　　D. 过敏性紫癜

E. 药物疹

四 X 型题

1. 下列关于骨髓穿刺术的护理，说法正确的是

A. 血友病、局部皮肤感染者禁忌

B. 穿刺部位为髂前上棘时，患者宜取侧卧位

C. 拔针后局部加压，血小板计数减少者至少按压 3~5 分钟

D. 操作过程中密切观察患者的面色、呼吸、脉搏、血压，告诉患者勿动，以防穿刺针折断

E. 嘱患者术后当天不要沐浴，保持局部干燥，避免感染

2. 血液病患者预防出血应

A. 禁止剔牙
B. 饮食细软少渣
C. 可随意活动
D. 保持鼻腔清洁、干燥
E. 保持排便通畅

3. 血液病患者出现颅内出血，下列护理措施中正确的有

A. 禁用脱水剂
B. 平卧位、高流量吸氧
C. 保持呼吸道通畅
D. 头部置冰袋或冰帽
E. 迅速建立静脉通路

4. 下列关于血液系统疾病患者的发热，描述正确的有

A. 常可发展为高热，但容易控制
B. 物理降温为主，必要时可用药物降温
C. 多见于急性白血病、淋巴瘤、再生障碍性贫血等患者
D. 常由于成熟粒细胞减少导致感染所致
E. 控制感染是彻底治愈的主要手段

5. 下列对心脏有毒性作用的抗白血病药物是

A. 多柔比星
B. 阿糖胞苷
C. 柔红霉素
D. 三尖杉碱
E. 环磷酰胺

6. 下列有关慢性粒细胞白血病临床特点的叙述正确的是

A. 皮疹多见
B. 后期有贫血和出血倾向
C. 肝脾轻度增大，淋巴结轻度肿大
D. 以淋巴结肿大为主，伴肝脾增大
E. 以脾显著增大为主，并有腹胀、低热等

7. 骨髓移植后须预防心力衰竭，其原因是

A. 使用大剂量化疗
B. 患者常伴有高血压、冠心病
C. 患者血红蛋白常在60g/L以下
D. 骨髓移植过程中大量输液、输骨髓液、输血
E. 使用大剂量环磷酰胺、环孢素对心脏有毒性

参考答案与解析

一、A1 型题

1. D【解析】网织红细胞在骨髓中成熟需持续 4 天。成人在正常情况下，所有红系细胞以网织红细胞形式从骨髓中释放，在外周血中完成最后成熟过程，大约 24 小时内可辨认。网织红细胞计数是反映骨髓红细胞成长活性的简单和重要的指标。

2. A【解析】慢性粒细胞白血病（CML）简称慢粒，是一种发生在多能造血干细胞的恶性骨髓增生性肿瘤（获得性造血干细胞恶性克隆性疾病），主要涉及髓系。其特点为病程发展缓慢，外周血粒细胞显著增多并有不成熟性，脾脏明显增大。在受累的细胞系中，可找到 Ph 染色体和/或 BCR-ABL 融合基因。CML 分为慢性期（CP）、加速期（AP）和最终急变期（BP/BC）。本病各年龄组均可发病，以中年最多见。

3. C【解析】慢性粒细胞白血病常以脾大为最显著体征，往往就医时已达脐或脐以下，质地坚实，平滑，无压痛。

4. B【解析】羟基脲为慢粒初始治疗的基础药物。慢粒明确诊断后，首选伊马替尼治疗。

5. B【解析】当血小板 $<20\times10^9/L$ 时，警惕白血病患者颅内出血，应指导患者绝对卧床休息，并做好生活护理。

6. B【解析】护理白血病患者时，应特别注意及时发现颅脑出血。

7. D【解析】慢性粒细胞白血病死亡的主要原因是疾病进展后粒细胞和血小板减少引起的感染和出血。

8. D【解析】染色体检查：Ph 染色体，t（9；22）（q34；q11）是慢性粒细胞白血病的特征性标志。

9. D【解析】慢性粒细胞白血病慢性期的骨髓增生明显或极度活跃。血象可见各阶段的中性粒细胞，以中性中幼、晚幼和杆状核粒细胞为主，且数量显著增多，常高于 $20\times10^9/L$，疾病晚期可高达 $100\times10^9/L$。

10. C【解析】严重腹型紫癜患儿应当禁食，以防止消化道出血。一般腹型紫癜患儿应给予无动物蛋白质、无渣饮食。

11. B【解析】关节型过敏性紫癜因关节部位血管受累出现关节肿胀、疼痛、压痛及功能障碍等表现。多发生于膝、踝、肘、腕等大关节，呈游走性、反复性发作，经数日而愈，不遗留关节畸形。

12. E【解析】网织红细胞计数可反映骨髓红系增生情况，可用于判断贫血的疗效。

13. E【解析】过敏性紫癜的发病与微血管变态反应有关。

14. D【解析】移植物活体供者骨髓造血干细胞含有免疫活性细胞，主要为T淋巴细胞，可与受者组织发生免疫反应，导致组织损伤，称为移植物抗宿主病（GVHD）。分为急性、慢性两型。发生在1~2周的又称超急性GVHD；一般100天以内发生的为急性GVHD，主要表现为皮肤红色斑丘疹、腹泻、肝功能异常等；100天以后发生的为慢性GVHD，可表现为局限性硬斑或全身性硬皮病、肝功能异常、口腔与眼干燥、呼吸困难等。

15. A【解析】过敏性紫癜的治疗应首先考虑寻找并去除各种致病因素，如消除感染病灶，驱除肠道寄生虫，避免再次接触可疑的过敏药物及食物。看到过敏性紫癜的治疗即选择抗组胺药物，没有理解疾病的发病机制。

16. B【解析】嗜酸性粒细胞增多可见于变态反应性疾病，如支气管哮喘、药物变态反应、荨麻疹等。

17. A【解析】过敏性紫癜根据病变累及部位所出现的表现可分为5型，其中单纯型（紫癜型）最常见。

18. E【解析】半数以上过敏性紫癜患者束臂试验（毛细血管脆性试验）阳性，毛细血管镜检查可见毛细血管扩张、扭曲及渗出性炎症。血小板计数、出血时间及凝血各项试验均正常。

19. A【解析】肾上腺皮质激素能有效缓解免疫损伤，解除肠道痉挛，减轻肠壁水肿，因此对腹型紫癜最有效。

20. B【解析】皮肤紫癜常为过敏性紫癜的首发症状。

21. D【解析】皮肤紫癜常为首发症状，几乎所有患儿均见典型的皮肤紫癜，常见于下肢和臀部，以下肢伸面为多，对称分布，严重者累及上肢、躯干，面部少见。

二、A2型题

1. E【解析】该患者目前贫血、出血明显加重，故护理中应注意适当限制患者活动，预防各种创伤，尽量减少肌内注射，以减少出血。摄入高蛋白质、高维生素、低渣、易消化饮食，以保证营养。保持鼻黏膜湿润，嘱患者不要用手挖鼻痂，以防诱发或加重鼻出血。

2. C【解析】过敏性紫癜患者的血小板寿命、血小板计数、出血时间及凝血时间均正常。半数以上患者束臂试验阳性。

3. A【解析】过敏性紫癜是一种常见的血管变态反应性出血性疾病，主要表现为非血小板减少性皮肤瘀点或紫癜。患者有使用氯霉素史，“近来出现皮肤、黏膜多处出血点，白细胞计数轻度增多，血小板计数正常”符合过敏性紫癜表现。

4. B【解析】该患者诊断为过敏性紫癜，其护理措施应采取舒适体位，注意局部关节的制动与保暖，注意药物疗效及不良反应的观察与预防。选项B错误。本题易错选C，认为过敏性紫癜表现为皮肤瘀点，与泌尿系统没有关系。过敏性紫癜肾型多在紫癜发生后1周左右出现血尿或伴蛋白尿、管型尿。少数患者可出现水肿、高血压和肾功能不全。其护理措施应注意观察有无水肿及尿量尿色的变化。

5. C【解析】骨髓穿刺适用于不明原因的红细胞、白细胞、血小板数量增多或减少及形态学异常。所以选项 C 正确。

6. B【解析】皮下出血为血管性皮肤损害，其特点为局部皮肤呈青紫色或黄褐色，压之不褪色，除血肿外一般不高出皮肤。出血点直径小于 2mm 者称为瘀点（出血点），直径 3~5mm 称为紫癜，直径 5mm 以上者称为瘀斑，片状出血伴皮肤显著隆起称为血肿。

7. D【解析】慢性粒细胞白血病慢性期巨脾为最突出的体征，并可引起左上、中腹明显的坠胀感，初诊时脾大可达脐平面，护理时需要每天测量患者脾的大小、质地并做好记录。指导患者进食宜少量多餐，以减轻腹胀，尽量避免弯腰和碰撞腹部，以避免脾破裂。

8. E【解析】白血病患者化疗时，一旦发生药物外渗，立即停止输注，边回抽边退针。输注时先抽回血后注药，及时观察针头是否在血管内，防止外渗。输注时选择有弹性且直的大血管，最好采用中心静脉或深静脉留置导管注射。输注前先用生理盐水冲管，确定输液顺利无外渗后，再给予化疗药物。

三、A3/A4 型题

1. E【解析】过敏性紫癜：急性期应卧床休息，不要食用易引起过敏的鱼、虾、牛奶等，多吃蔬菜、水果。

2. D【解析】腹型过敏性紫癜：除皮肤紫癜外，以腹痛为常见表现，呈脐周、下腹或全腹的阵发性绞痛，伴恶心、呕吐、呕血、腹泻和排黏液血便等。

四、X 型题

1. ACDE【解析】根据穿刺部位协助患者采取适宜的体位，若于胸骨、髂前上棘做穿刺者取仰卧位，前者还需用枕头垫于背后，以使胸部稍突出；若于髂后上棘穿刺者取侧卧位或俯卧位；棘突穿刺点则取坐位，尽量弯腰，头俯屈于胸前使棘突暴露。其他选项均正确。

2. ABE【解析】血液病患者预防出血应重点在于避免人为的损伤而导致或加重出血。用软毛牙刷刷牙，忌用牙签剔牙，以防牙龈损伤。忌用手挖鼻痂，用液状石蜡滴鼻软化鼻痂，以防鼻出血。各项护理操作动作轻柔。

3. BCDE【解析】对血液病患者出现颅内出血的护理措施：密切观察病情变化，发现颅内出血征兆时，如头痛、视物模糊等，应立即报告医生，做好抢救配合。立即去枕平卧，头偏向一侧；保持呼吸道通畅，吸氧；体温 39℃以上时，头部置冰袋或戴冰帽；迅速建立 2 条静脉通路，遵医嘱给予脱水剂如 20% 甘露醇或 50% 葡萄糖等降低颅内压，同时进行成分输血；观察并记录生命体征、意识状态、瞳孔、尿量等变化。

4. BCDE【解析】发热是血液病患者的常见症状之一，具有持续时间长、热型不一、一般抗生素治疗效果不理想的特点。关于血液系统疾病患者的发热，控制感染是彻底治愈的主要手段。常可发展为高热，难以控制。常由于成熟粒细胞减少导致感染所致。物理降温为主，必要时可用药物降温。多见于急性白血病、淋巴瘤、再生障碍性贫血等患者。

5. ACD【解析】多柔比星、柔红霉素、三尖杉碱等抗白血病药物对心脏有毒性作用。

6. BE【解析】慢性粒细胞白血病最突出的临床特点是脾脏显著增大（巨脾症）。慢性粒细胞白血病后期主要表现为不明原因低热、体重下降、虚弱、脾迅速增大，骨、关节痛以及逐渐出现的贫血、出血。

7. CDE【解析】由于移植前使用大量环磷酰胺，这些药物对心脏有毒性作用，要注意观察药物不良反应。移植前预处理时大量使用化疗药物，使机体血红蛋白量减少，缺氧状态下机体交感神经活性增强促使心率加快、心搏出量增加、血流加速。严重贫血，心脏超负荷工作且供氧不足，会导致贫血性心脏病。移植过程中大量输液、输血，短时间内输入过多液体，使循环血容量急剧增加，心脏负荷过重。这些都提示骨髓移植后需预防心力衰竭。

甲状腺功能亢进症

糖尿病2

第六章　内分泌代谢性疾病患者的护理

糖尿病1

糖尿病3

一 A1 型题

1. 分泌皮质醇的内分泌器官是
   A. 下丘脑　　B. 腺垂体
   C. 肾上腺　　D. 甲状腺
   E. 甲状旁腺
2. 分泌生长激素的内分泌器官是
   A. 下丘脑　　B. 腺垂体
   C. 肾上腺　　D. 甲状腺
   E. 甲状旁腺
3. 造成原发性心肌损害而导致慢性心力衰竭发生的最常见代谢障碍性疾病是
   A. 糖尿病　　B. Cushing 综合征
   C. 单纯性甲状腺肿　　D. 甲状腺功能亢进症
   E. 甲状腺功能减退症
4. 关于 2 型糖尿病的叙述正确的是
   A. 主要与免疫、环境有关　　B. 主要见于年轻人
   C. 胰岛素绝对缺乏　　D. 有家族性发病倾向
   E. 依赖胰岛素治疗
5. 糖尿病酮症酸中毒患者经注射胰岛素及静脉滴注生理盐水后，血糖降低、失水纠正、尿量增多，此时最应注意防止
   A. 低血压　　B. 低血糖
   C. 低钙血症　　D. 低钠血症
   E. 低钾血症
6. 糖尿病出现多尿的原因是
   A. 饮水量过多　　B. 尿渗透压增高
   C. 药物副作用　　D. 尿路感染
   E. 糖尿病肾病

7. 下列哪项不是糖尿病酮症酸中毒的诱因
   A. 感染　B. 外伤及手术
   C. 妊娠及分娩　D. 饮食不当
   E. 胰岛素过量
8. 下列不属于糖尿病慢性并发症的是
   A. 神经病变　B. 冠心病
   C. 视网膜病变　D. 贫血
   E. 肾病
9. 对可疑糖尿病患者需做的具有确诊意义的检查是
   A. 口服葡萄糖耐量试验　B. 尿糖定性试验
   C. 胰岛素抗体测定　D. 尿糖定量试验
   E. 空腹血糖测定
10. 高渗性昏迷与酮症酸中毒的实验室检查主要区别是
   A. 血糖水平　B. 血钠水平
   C. 血浆渗透压　D. 血尿素氮水平
   E. 血清二氧化碳结合力
11. 下列哪项不是判断糖尿病治疗效果的指标
   A. 餐后血糖　B. 空腹血糖
   C. 尿糖　D. 胰岛素释放试验
   E. 糖化血红蛋白
12. 配制混合胰岛素时，必须先抽吸短效胰岛素是为了防止
   A. 发生中和反应　B. 加速胰岛素降解
   C. 丧失短效胰岛素的速效特性　D. 降低鱼精蛋白锌胰岛素药效
   E. 增加胰岛素的不良反应
13. 磺脲类降糖药主要适合于下列哪种糖尿病患者
   A. 饮食控制无效的 2 型糖尿病　B. 1 型糖尿病伴眼底病变
   C. 糖尿病酮症酸中毒　D. 1 型糖尿病
   E. 肥胖且饮食控制无效的糖尿病
14. 下列哪项属于 2 型糖尿病患者自我护理能力训练的重点
   A. 自行注射胰岛素　B. 上呼吸机
   C. 协调运动　D. 穿衣、如厕
   E. 使用轮椅、助行器
15. 糖尿病患者可达到较好降糖效果且安全的适宜运动时间是
   A. 晨起空腹　B. 餐前半小时

C. 餐后即刻　　D. 餐后 1 小时
E. 睡前

16. 口服葡萄糖耐量试验的采血时间一般为
A. 10 分钟、20 分钟、45 分钟、60 分钟
B. 10 分钟、30 分钟、60 分钟、120 分钟
C. 30 分钟、50 分钟、90 分钟、120 分钟
D. 30 分钟、60 分钟、120 分钟、180 分钟
E. 60 分钟、100 分钟、180 分钟、240 分钟

17. 糖尿病患者按规定进食后，仍感饥饿可以给
A. 蔬菜　　B. 土豆
C. 鸡蛋　　D. 红薯
E. 豆制品

18. 糖尿病患者均应严格采取的治疗措施是
A. 心理护理　　B. 控制饮食
C. 口服降糖药　　D. 运动疗法
E. 胰岛素治疗

19. 下列属于糖尿病急性并发症的是
A. 酮症酸中毒　　B. 糖尿病肾病
C. 动脉粥样硬化　　D. 糖尿病视网膜病变
E. 糖尿病神经病变

20. 下列哪项是引起 1 型糖尿病的诱因
A. 肥胖　　B. 精神刺激
C. 多次妊娠　　D. 缺乏体力活动
E. 腮腺炎病毒感染

21. 1 型糖尿病酸中毒患者，首先应静脉补充
A. 5% 碳酸氢钠溶液　　B. 5% 葡萄糖氯化钠溶液
C. 10% 葡萄糖溶液　　D. 等渗氯化钠溶液
E. 低渗氯化钠溶液

22. 确诊糖尿病首选的检查方法是
A. 尿糖测定　　B. 空腹血糖测定
C. 饭后 2 小时尿糖测定　　D. 口服葡萄糖耐量试验
E. 血胰岛素测定

23. 糖尿病患者常合并眼盲及肾衰竭的原因是
A. 小静脉病变　　B. 大静脉病变

C. 大动脉病变　　D. 小动脉病变

E. 微血管病变

24. 糖尿病患者低血糖发生时应立即采取的措施是

A. 卧床休息　　B. 开放静脉

C. 口服糖果　　D. 向家属交代病情

E. 立即给予吸氧

25. 糖尿病的基本病理生理变化是

A. 糖皮质激素分泌过多　　B. 生长激素分泌过多

C. 甲状腺素分泌过多　　D. 胰岛素绝对或相对不足

E. 胰高血糖素分泌过多

26. 2 型糖尿病患者最常见的死亡原因是

A. 感染　　B. 低血糖

C. 酮症酸中毒　　D. 心脑血管意外

E. 糖尿病肾病

27. 糖尿病最易发生的感染是

A. 肺结核　　B. 败血症

C. 皮肤化脓感染　　D. 肾盂肾炎

E. 支气管炎

28. 糖尿病多尿的原因是

A. 肾小管吸收障碍　　B. 原尿渗透压高

C. 饮水过多　　D. 醛固酮分泌减少

E. 血管升压素分泌不足

29. 下列关于口服降糖药的描述错误的是

A. 阿卡波糖主要用于降低餐后血糖

B. 格列喹酮适合于肾功能不全者或老年人

C. 磺脲类药物可直接刺激胰岛 B 细胞释放胰岛素

D. 双胍类药物可直接刺激胰岛 B 细胞释放胰岛素

E. 磺脲类药物对胰岛素水平较低或分泌延迟的轻度糖尿病有效

30. 下列基础代谢率值属轻度甲状腺功能亢进症的是

A. +15%　　B. +20%

C. +25%　　D. +30%

E. +35%

31. 对甲状腺功能亢进症重度浸润性突眼患者的护理，不妥的是

A. 抗生素眼膏涂眼　　B. 外出时用眼罩

C. 生理盐水纱布局部湿敷　　D. 鼓励多食略咸食品

E. 抬高头部

32. 下列哪种情况可以应用放射性^{131}I治疗甲状腺功能亢进症

A. 年龄在25岁以上，药物治疗无效　　B. 中度甲状腺功能亢进

C. 甲状腺危象　　D. 妊娠哺乳

E. 活动性结核

33. 亚临床型甲状腺功能亢进症的特点为

A. 血T_3、T_4降低，TSH正常　　B. 血T_3、T_4正常，TSH升高

C. 血T_3、T_4升高，TSH正常　　D. 血T_3、T_4正常，TSH降低

E. 血T_3、T_4升高，TSH降低

34. 甲状腺功能亢进患者出现下列哪项表现，护士应警惕甲状腺功能亢进危象发生

A. 高热（T＞39℃）、心率增快（140~240次/分）

B. 甲状腺弥漫性、对称性肿大

C. 情绪不稳，多言好动

D. 怕热，多汗，常有消瘦

E. 食欲亢进，大便次数增多

35. 下列哪项一般不作为甲状腺功能亢进的特殊临床表现

A. 甲状腺皮肤病　　B. 甲状腺危象

C. 甲状腺无肿大　　D. 眼征

E. 淡漠型甲状腺功能亢进

36. 甲状腺功能亢进良性（非浸润性）突眼的眼征，主要是由于

A. 精神紧张　　B. 眼球肿大

C. 眼睑张力增高　　D. 眼球后组织水肿

E. 眼球后组织有细胞浸润

37. 治疗甲状腺功能亢进的各种处理原则中以下哪项是正确的

A. 应给予高热量、高维生素和高碘饮食

B. 甲状腺危象药物治疗可选用丙硫氧嘧啶和碘剂

C. 甲状腺功能亢进伴恶性突眼首选手术治疗

D. 妊娠妇女禁用抗甲状腺药物治疗

E. 18岁女青年，中度甲状腺功能亢进宜用放射性^{131}I治疗

38. 护士为甲状腺功能亢进患者做出院指导，其以下哪项不妥

A. 继续服用甲巯咪唑定期门诊复查，嘱每两周检查白细胞计数

B. 注意生活规律，避免过度劳累

C. 保持良好的心理状态

D. 需高蛋白、高维生素饮食

E. 避免应激性事件

39. 原发性和继发性甲状腺功能亢进的主要区别是

A. 有无消瘦
B. 甲状腺的大小
C. 眼球是否突出
D. 两手指有无震颤
E. 基础代谢率增高情况

40. 甲状腺功能亢进患者最主要的护理诊断是

A. 焦虑
B. 知识缺乏
C. 营养失调
D. 睡眠型态紊乱
E. 食欲亢进

41. 老年甲状腺功能亢进患者不宜用的检查是

A. T_3抑制试验
B. 血清总T_3、T_4测定
C. 促甲状腺素测定
D. 甲状腺自身抗体测定
E. 基础代谢率测定

42. 甲状腺功能亢进患者大便次数多，是因为

A. 高热
B. 饮水过多
C. 进食纤维素过多
D. 肠蠕动过快
E. 甲状腺素过少

43. 甲状腺功能亢进所致甲状腺肿大最有鉴别意义的体征是

A. 表面光滑
B. 质地柔软
C. 有震颤和血管杂音
D. 随吞咽上下移动
E. 弥漫性对称性肿大

44. 甲状腺功能亢进症患者具有特征性的神经系统症状是

A. 烦躁多虑
B. 神经过敏
C. 兴奋性增高
D. 注意力分散
E. 双手平伸时手指细颤

45. 甲状腺功能亢进患者口服普萘洛尔的目的是

A. 安定精神
B. 扩张冠状动脉
C. 扩张大动脉
D. 减轻左心室收缩力
E. 缓解小动脉痉挛

46. 放射性^{131}I治疗甲状腺功能亢进的最主要并发症是

A. 突眼恶化
B. 甲状腺癌变
C. 诱发甲状腺危象
D. 永久性甲状腺功能减退
E. 粒细胞计数减少

47. 引起甲状腺功能亢进最常见的原因是

A. 感染　　B. 遗传
C. 毒性弥漫性甲状腺肿（Graves 病）　　D. 精神刺激
E. 甲状腺素分泌过量

48. 甲状腺功能亢进患者的特征性体征是

A. 神经过敏　　B. 怕热、多汗
C. 注意力不集中　　D. 血管杂音
E. 手指震颤

49. 下列哪项检查用于判断甲状腺功能亢进患者可否停药

A. 基础代谢率（BMR）测定　　B. 血清总胆红素测定
C. 血清蛋白结合碘测定　　D. 血清游离三碘甲状腺原氨酸（FT_3）测定
E. 促甲状腺激素释放激素（TRH）兴奋试验

二 A2 型题

1. 患者，女性，35 岁。患 1 型糖尿病，查餐后 2 小时血糖 15mmol/L。给予胰岛素静脉滴注，静脉滴注时患者自觉多汗、手抖、饥饿，随即意识不清。应考虑其原因是

A. 低血糖　　B. 低血压
C. 精神紧张　　D. 药物过敏
E. 滴速过快

2. 患者，女性，60 岁。患糖尿病、高脂血症。护士对其进行戒烟及减肥训练，这些健康教育的内容属于

A. 心理卫生教育　　B. 健康相关行为干预
C. 一般卫生知识宣传教育　　D. 自我保健知识宣传教育
E. 疾病防治知识宣传教育

3. 患者，女性，19 岁。患 1 型糖尿病 2 年，每日注射胰岛素，平均 40U，近 1 周因胰岛素用完，而停用胰岛素治疗，乏力 3 天，昏迷 4 小时，入院。以下哪种处理是错误的

A. 立即抽血查血糖、血酮体　　B. 立即建立静脉通路
C. 立即做血气分析　　D. 立即输注 10% 葡萄糖溶液
E. 立即测尿糖

4. 患者，男性，47 岁。司机，身高 165cm，体重 90.0kg。1 个月前体检时发现 2 型糖尿病，无“三多一少”症状。餐后 2 小时血糖 11.0mmol/L，HbA1c 为 7.2%。目前除饮食控制外，该患者还应增加

A. 胰岛素治疗　　B. 运动疗法

C. 格列本脲治疗　　D. 格列齐特治疗
E. 格列喹酮治疗

5. 患儿，女，8 岁。因多饮、多尿、多食，体重下降就诊。被诊断为 1 型糖尿病。用胰岛素治疗，最近在运动后出现心悸、出汗等症状。应该调整的治疗是
A. 加大胰岛素用量　　B. 减少胰岛素用量
C. 增加每餐的食量　　D. 运动后加餐
E. 不要运动

6. 患者，女性，15 岁。确诊为 1 型糖尿病 1 年，一直坚持胰岛素治疗。近期出现极度乏力，口渴严重，尿量增加并伴有头痛。此时应警惕发生
A. 脑血管意外　　B. 糖尿病高渗性昏迷
C. 乳酸性酸中毒　　D. 糖尿病酮症酸中毒
E. 低血糖性昏迷

7. 患者，女性，26 岁。身高 160cm，体重 43kg。"三多一少"症状明显，空腹血糖及尿糖均显著增高，诊断为 1 型糖尿病，住院后采用速效胰岛素治疗。其饮食总热量应
A. 按实际体重计算再酌增　　B. 按实际体重计算再酌减
C. 按理想体重计算　　D. 按理想体重计算再酌增
E. 按理想体重计算再酌减

8. 某患者患糖尿病 10 年，2 年来采用胰岛素治疗。近日因上呼吸道感染后出现极度乏力、多尿、食欲缺乏、恶心、呕吐、呼吸深快。该患者可能是发生了
A. 低血糖反应　　B. 急性呼吸衰竭
C. 呼吸性酸中毒　　D. 酮症酸中毒
E. 乳酸性酸中毒

9. 患者，男性，57 岁。健康体检时发现血糖为 7.18mmol/L，餐后 2 小时血糖为 12.00mmol/L，被诊断为 2 型糖尿病。医生开医嘱口服磺脲类降糖药格列齐特治疗。患者问护士为何该药可治疗糖尿病，护士的正确回答是
A. 该药可刺激胰岛素分泌　　B. 促进外周组织摄取葡萄糖
C. 替代胰岛素作用　　D. 延缓糖在肠道吸收
E. 加速无氧糖酵解

10. 患者，女性，64 岁。糖尿病病史 15 年。胰岛素治疗期间突然心悸、饥饿、出汗，随即意识不清。应立即
A. 加大胰岛素剂量　　B. 加用格列本脲
C. 静脉注射 50% 葡萄糖溶液　　D. 静脉滴注碳酸氢钠溶液
E. 应用呼吸兴奋药

11. 患者，男性，40 岁。患糖尿病 5 年，近日出现糖尿病酮症酸中毒。其呼吸特点为

A. 表浅性呼吸　　B. 呼吸浅慢
C. 呼吸音响异常　　D. 叹气样呼吸
E. 深而大的呼吸

12. 某 1 型糖尿病患者，使用速效胰岛素治疗，近来上感后并发肺炎，出现食欲明显缺乏、发热及呕吐。除抗生素治疗外，对糖尿病本身的治疗应

A. 停用胰岛素　　B. 改用磺脲类药物
C. 改用长效胰岛素　　D. 增加速效胰岛素用量
E. 改用双胍类药物

13. 某昏迷患者，被路人送急诊，无法询问病史，但患者呼吸时有烂苹果味，查血糖 33.6mmol/L。可拟诊为

A. 癔症　　B. 酒醉
C. 糖尿病酮症酸中毒　　D. 脑出血
E. 有机磷农药中毒

14. 患者，女性，60 岁。患糖尿病 15 年，每日早餐前 1 小时皮下注射鱼精蛋白锌胰岛素。护士应估计到该患者易发生低血糖的时间是

A. 临睡前　　B. 夜间
C. 晚间　　D. 中餐前
E. 晨间

15. 某糖尿病患者，经常发热、腰痛、尿频、尿痛、尿急，经确诊为糖尿病合并肾盂肾炎。其病情反复发作的原因是

A. 身体衰弱　　B. 会阴部疾病
C. 膀胱结石　　D. 前尿道有损伤
E. 尿中有糖，易于感染

16. 患者，女性，55 岁。糖尿病病史 15 年，伴有白内障。皮下注射胰岛素时，最好选用

A. 胰岛素笔　　B. 1ml 胰岛素注射器
C. 1ml 一次性无菌注射器　　D. 2ml 一次性无菌注射器
E. 3ml 一次性无菌注射器

17. 患者，女性，35 岁。甲状腺功能亢进症病史 1 年，妊娠 3 个月后，甲状腺功能亢进症状加重。治疗宜选

A. 卡比马唑　　B. 甲巯咪唑
C. 普萘洛尔　　D. 甲硫氧嘧啶
E. 丙硫氧嘧啶

18. 患者，女性，32 岁。患甲状腺功能亢进症，患者易激动，烦躁易怒，多虑。此时最主要的护理措施是

A. 心理护理　　B. 突眼护理
C. 对症护理　　D. 加强饮食护理
E. 密切观察病情

19. 患者，男性，35 岁。诊断为甲状腺功能亢进，清晨测脉搏 100 次/分，脉律不齐，脉搏强弱不均。可能发生了

A. 房颤　　B. 室颤
C. 窦性心律不齐　　D. 窦性心动过速
E. 阵发性室上性心动过速

三 A3/A4 型题

(1~3 题共用题干)

患者，男性，60 岁。有 2 型糖尿病病史 8 年，经饮食控制、运动、口服降糖药治疗，效果不理想。今日开始加用胰岛素治疗。

1. 开始治疗时一般选用

A. 胰岛素从小剂量开始
B. 胰岛素从大剂量开始
C. 胰岛素与鱼精蛋白锌胰岛素联合应用
D. 鱼精蛋白锌胰岛素从小剂量开始
E. 鱼精蛋白锌胰岛素从大剂量开始

2. 目前最主要的护理诊断及合作性问题是

A. 执行治疗方案无效　　B. 有感染的危险
C. 潜在并发症：低血糖反应　　D. 营养失调：高于机体需要量
E. 潜在并发症：酮症酸中毒

3. 进行健康教育时，错误的指导是

A. 学会尿糖监测　　B. 多吃新鲜水果
C. 掌握并坚持饮食计划　　D. 适当运动以减轻症状
E. 学会胰岛素注射技术

(4~5 题共用题干)

患者，女性，45 岁。患 2 型糖尿病多年，体态肥胖，“三多一少”症状不明显，血糖偏高。饮食控制、口服降糖药效果均不理想。

4. 宜建议患者

A. 减少主食量　　B. 静脉滴注胰岛素

C. 接受运动疗法　　D. 增加降糖药剂量

E. 测血酮和尿酮

5. 有关患者自我保健措施中哪项错误

A. 定时测血糖、尿糖　　B. 保持情绪稳定

C. 经常温水清洁足部　　D. 少吃粗纤维食物

E. 戒烟、忌酒

(6~9 题共用题干)

患者，男性，46 岁。发现口渴、多饮、消瘦 3 个月，突发昏迷 2 日。血糖 30.0mmol/L，血钠 132.0mmol/L，血钾 4.0mmol/L，尿素氮 9.8mmol/L，CO_2结合力 18.3mmol/L。尿糖、尿酮体强阳性。

6. 该患者最可能的诊断是

A. 高渗性昏迷　　B. 糖尿病酮症酸中毒

C. 糖尿病乳酸性酸中毒　　D. 糖尿病合并脑血管意外

E. 应激性高血糖

7. 护士应首先采取的护理措施是

A. 每 2 小时监测血糖、神志和生命体征

B. 皮肤护理

C. 监测尿量

D. 预防感染

E. 口腔护理

8. 治疗 8 小时后，患者神志渐清，血糖降至 12.8mmol/L，血钾 3.2mmol/L。此时，可采用的治疗是

A. 输入 5% 葡萄糖溶液 + 普通胰岛素　　B. 输入 5% 葡萄糖溶液 + 普通胰岛素 + 适量钾

C. 输入 10% 葡萄糖溶液 + 普通胰岛素　　D. 输入碳酸氢钠溶液 + 普通胰岛素

E. 输入低渗盐水 + 普通胰岛素 + 适量钾

9. 该患者首选治疗为

A. 快速静脉滴注生理盐水 + 小剂量胰岛素

B. 快速静脉滴注高渗盐水 + 小剂量胰岛素

C. 快速静脉滴注低渗盐水 + 小剂量胰岛素

D. 快速静脉滴注生理盐水 + 大剂量胰岛素

E. 快速静脉滴注碳酸氢钠溶液 + 大剂量胰岛素

四 B 型题

（1~4 题共用备选答案）

A. 低热量、低盐、高纤维、易消化饮食
B. 高热量、高蛋白、高维生素、低纤维饮食
C. 高蛋白、高维生素、高热量、易消化饮食
D. 高蛋白、高热量、高维生素、易消化饮食
E. 控制总热量、低糖、低脂、高维生素、适当蛋白质饮食

1. 糖尿病患者的饮食是
2. 慢性心力衰竭患者的饮食是
3. 呼吸衰竭患者的饮食是
4. 慢性粒细胞性白血病患者的饮食是

（5~6 题共用备选答案）

A. 肾衰竭　B. 神经病变
C. 视网膜病变　D. 心脑血管疾病
E. 酮症酸中毒

5. 1 型糖尿病患者主要的死亡原因是
6. 2 型糖尿病患者主要的死亡原因是

（7~9 题共用备选答案）

A. 低血糖反应　B. 2 型糖尿病
C. 酮症酸中毒　D. 胰岛素引起的变态反应
E. 妊娠后期糖尿病

7. 胰岛素剂量不足或中断可致
8. 胰岛素注射过量可致
9. 可不需要胰岛素治疗的是

（10~11 题共用备选答案）

A. 饥饿感，心悸、手颤　B. 向心性肥胖、痤疮、高血压等
C. 呼吸深而大，带烂苹果味　D. 甲状腺肿大、震颤、有杂音
E. 足部疼痛、皮肤溃疡和肢端坏疽

10. 酮症酸中毒患者的特点是
11. 甲状腺功能亢进症患者的特征性体征是

（12～14 题共用备选答案）

A. 口服葡萄糖耐量试验　　B. 尿糖定量测定

C. 糖化血红蛋白测定　　D. 葡萄糖胰岛素释放试验

E. 胰岛细胞抗体测定

12. 有助于判断糖尿病控制程度的是
13. 对诊断 1 型糖尿病最有价值的是
14. 对可疑糖尿病最有确诊意义的是

（15～16 题共用备选答案）

A. 甲状腺素　　B. 睡眠时心率仍快

C. 怕热、多汗、低热、体重锐减　　D. 期前收缩及房颤

E. 肌细胞内磷酸肌酸蛋白质及 ATP 合成少

15. 甲状腺功能亢进患者新陈代谢旺盛表现为
16. 甲状腺功能亢进重症的表现有

五 X 型题

1. 人体主要内分泌腺有

A. 肝脏　　B. 甲状腺

C. 下丘脑　　D. 肾上腺

E. 腺垂体、神经垂体

2. 糖尿病患者进行适当运动的目的有

A. 降低血糖　　B. 有利于减轻体重

C. 提高胰岛素敏感性　　D. 改善脂肪代谢紊乱

E. 诱发低血糖反应

3. 糖尿病的典型临床表现有

A. 高血压　　B. 多饮

C. 多尿　　D. 多食

E. 体重减轻

4. 糖尿病酮症酸中毒的诱因有

A. 手术　　B. 感染

C. 外伤　　D. 定时定量进食

E. 胰岛素治疗中断

5. 下列有关糖尿病患者应用胰岛素的护理注意事项，正确的有

A. 采用 1ml 注射器　　B. 剂量必须准确

C. 注射部位应经常更换　　D. 使用时保存在室温 20℃以下

E. 短效胰岛素在早饭前 1 小时注射

6. 糖尿病酮症酸中毒的主要化验依据有

A. 血胆固醇过多　　B. 血三酰甘油过多

C. 血酮 3. 0mmol/L　　D. 血糖达 16. 7~33. 3mmol/L

E. 尿糖、尿酮体强阳性

7. 下列符合糖尿病饮食治疗要求的有

A. 可吃一些动物内脏　　B. 不要随便吃甜食

C. 告知饮食治疗的重要性　　D. 蛋白质、碳水化合物、脂肪要有一定比例

E. 可根据不同热量交换份内容制订食谱

8. 糖尿病患者运动治疗的原则包括

A. 因人而异　　B. 循序渐进

C. 适可而止　　D. 相对定时、定量

E. 空腹最佳

9. 糖尿病预防感染应采取的措施有

A. 个人卫生　　B. 外阴清洁

C. 长期服用抗生素　　D. 足部卫生

E. 有破损立即就医

10. 胰岛素治疗的不良反应包括

A. 低血糖反应　　B. 变态反应

C. 白细胞计数减少　　D. 注射部位皮下脂肪萎缩

E. 肝功能损害

11. 糖尿病酮症酸中毒的处理原则包括

A. 大量补液　　B. 见尿补钾

C. 酸则补碱　　D. 治疗并发症

E. 给予小剂量持续胰岛素

12. 下列关于胰岛素治疗糖尿病的描述错误的有

A. 胰岛素应放在冰箱冷冻室内保存

B. 1 型糖尿病必须给予外源性胰岛素注射治疗

C. 长效胰岛素注射时间与进餐关系可不严格

D. 混合注射胰岛素时应先抽吸中长效胰岛素

E. 低血糖反应是胰岛素治疗最常见的不良反应

13. 甲状腺术后呼吸困难抢救措施有

A. 用止血药　　B. 立即给予呼吸兴奋药

C. 气管插管或气管切开　　D. 吸痰给氧

E. 拆线、清除血块

14. 下列有关甲状腺功能亢进患者的饮食护理正确的有

A. 控制水分摄入　　B. 禁喝浓茶、咖啡

C. 高蛋白、高热量、高维生素　　D. 避免进食辛辣等刺激性食物

E. 避免吃含碘丰富的食物

15. 下列符合甲状腺功能亢进常见典型表现的有

A. 心动过速　　B. 黏液性水肿

C. 眼球突出　　D. 怕热、多汗

E. 甲状腺弥漫性肿大

16. 甲状腺功能亢进症代谢率增高的表现是

A. 神经过敏、失眠　　B. 甲状腺弥漫性肿大

C. 肠蠕动增快、腹泻　　D. 怕热、多汗、食欲亢进

E. 心动过速、收缩压增高

17. 浸润性突眼患者减轻眼部症状的方法有

A. 给予高枕卧位　　B. 甲基纤维素滴眼

C. 限制钠盐的摄入　　D. 0.5% 氢化可的松溶液滴眼

E. 每日做眼球向上运动，锻炼眼肌

18. 甲状腺危象患者的护理措施有

A. 吸氧　　B. 大量饮水

C. 高热时给予药物降温　　D. 遵医嘱给予丙硫氧嘧啶等药物

E. 高热时行物理降温或人工冬眠

19. 甲状腺功能亢进患者导致脉压增大的原因有

A. 精神紧张　　B. 心率增快

C. 周围血管收缩　　D. 收缩压升高

E. 舒张压降低

六 案例分析题

（1~3 题共用题干）

患者，男性，55 岁。患 1 型糖尿病 30 年。因上呼吸道感染出现发热，体温达 39℃，食欲缺乏、恶心、呕吐及腹痛而入院。

1. 此时抢救的最关键措施有

A. 补液　　B. 积极控制感染

C. 小剂量持续静脉滴注胰岛素　　D. 纠正电解质及酸碱平衡失调

E. 留取 24 小时尿，监测微量清蛋白水平

2. 经积极救治，患者清醒，血糖逐渐下降，尿量逐渐增加。此时应尤其注意监测

A. 血 pH　　B. 血钠水平

C. 血钾水平　　D. 血氧分压

E. 血氯水平

3. 该患者病情逐渐平稳，改为皮下胰岛素注射治疗。患者主诉近半年来，经常感到双足趾针扎样刺痛，足部有穿着袜子的异常感觉。根据患者的病史，应考虑患者出现了何种并发症

A. 低血糖　　B. 周围神经病变

C. 自主神经功能紊乱　　D. 糖尿病肾病

E. 下肢动脉粥样硬化

(4~10 题共用题干)

患者，女性，61 岁。患 2 型糖尿病 6 年，口服降糖药控制血糖不满意，加用皮下注射胰岛素。

4. 关于胰岛素治疗，下列不妥的是

A. 胰岛素剂量须严格个体化

B. 从小剂量开始，逐渐增量

C. 老年人胰岛素治疗时血糖控制标准可适当放宽

D. 开始胰岛素治疗后可以不控制饮食

E. 血糖控制不稳时，可每 3~4 天调整 1 次胰岛素剂量

5. 患者使用短效胰岛素皮下注射治疗，应告知患者最可能发生低血糖反应的时间（胰岛素作用高峰时间）是在注射后

A. 0.5 小时　　B. 1~2 小时

C. 2~4 小时　　D. 4~6 小时

E. 6~8 小时

6. 患者计划在餐后快步行走半小时，餐前应把胰岛素注射在下列哪一部位最佳

A. 上臂外侧　　B. 股外侧

C. 股内侧　　D. 臀部

E. 腹部

7. 皮下注射胰岛素的部位应经常更换，其目的是

A. 防止注射部位组织硬化　　B. 防止注射部位脂肪萎缩

C. 防止胰岛素吸收不良
D. 防止胰岛素变态反应
E. 防止局部血管闭塞

8. 下列哪一部位不可注射胰岛素
A. 上臂外侧
B. 脐周及膀胱区
C. 大腿前及外侧
D. 臀部和腰部
E. 腹部两侧

9. 使用胰岛素治疗过程中应告知患者警惕出现下列哪种情况
A. 低血糖
B. 变态反应
C. 酮症反应
D. 肾功能损害
E. 胃肠道反应

10. 若治疗过程中出现强烈饥饿感、心悸、手颤、出汗，可能是
A. 胃溃疡
B. 低血糖
C. 高血压
D. 低血压
E. 糖尿病加重

（11～15 题共用题干）

患者，男性，45 岁。因“心悸、乏力伴怕热、多汗 2 个月”就诊。查体：体温 37.5℃，心率 100 次/分，血压 140/90mmHg，消瘦，甲状腺弥漫性、对称性Ⅱ度肿大，质软，随吞咽上下活动，伴有震颤，并可闻及血管杂音。

11. 根据患者的症状和体征，首先应考虑的诊断是
A. 甲状腺功能减退症
B. 甲状腺功能亢进症
C. 单纯性甲状腺肿
D. 甲状腺危象
E. 皮质醇增多症

12. 引起 Graves 病发病的主要因素有
A. 自身免疫
B. 病毒感染
C. 遗传因素
D. 过度劳累
E. 理化因素

13. 下列哪项检查结果可以支持 Graves 病的诊断
A. TRAb 阳性
B. TSAb 阳性
C. TSH 水平增高
D. 总 T_3、T_4水平增高
E. 游离 T_3、T_4水平增高

14. 患者服用丙硫氧嘧啶治疗 1 个月后，出现发热、咽痛，此时应首先考虑复查
A. TSH
B. 尿常规

C. 血常规　　D. 游离 T_3、T_4

E. 总 T_3、T_4

15. 下列哪项可以作为 Graves 病治疗停药的重要指标

A. 游离 T_3、T_4增高　　B. 甲状腺摄^{131}I 高峰前移

C. 血清总 T_3、T_4增高　　D. 甲状腺自身抗体 TRAb 阳性

E. 甲状腺摄^{131}I 增高

（16~18 题共用题干）

某患者已有数年怕热、多汗，心率 110 次/分，食量大，但逐渐消瘦，检查发现 FT_4 及 FT_3 增高，昨日体温突然达 40℃，心率 150 次/分，伴恶心、呕吐、腹泻，持续大汗而昏睡，初诊为甲状腺功能亢进症伴甲状腺危象。

16. 甲状腺危象的原因是

A. 下丘脑功能亢进　　B. 甲状腺素大量破坏

C. 机体消耗大量甲状腺素　　D. 腺垂体功能亢进

E. 大量甲状腺素释放入血

17. 处理甲状腺危象时，迅速减少甲状腺激素合成并抑制外周组织中 T_4 转化为 T_3，应首选

A. 丙硫氧嘧啶　　B. 甲巯咪唑

C. 碘化钠　　D. 复方碘溶液

E. 糖皮质激素

18. 下列关于甲状腺危象患者的救治，正确的有

A. 短期给予复方碘溶液　　B. 让患者饮大量热水

C. 口服或胃管灌入丙硫氧嘧啶　　D. 高热患者可给予阿司匹林降温

E. 应将患者放在温度较高的环境中，防止患者受凉

参考答案与解析

一、A1 型题

1. C【解析】皮质醇由肾上腺皮质分泌，参与物质代谢、抑制免疫、抗炎、抗过敏、抗病毒、抗休克。

2. B【解析】生长激素（GH）由腺垂体分泌，促进物质代谢与生长发育。

3. A【解析】本题考查了慢性心力衰竭的基本病因。造成原发性心肌损害的疾病包括：①缺血性心肌损害：冠心病心肌缺血和/或心肌梗死是引起心力衰竭最常见的原因。②心肌

炎和心肌病：病毒性心肌炎和原发性扩张型心肌病最为常见。③心肌代谢障碍性疾病：糖尿病最为常见。

4. D【解析】① 2 型糖尿病多发于成年人，尤其是中老年人居多。流行病学资料表明，2 型糖尿病发病的年龄多在 40～60 岁，从 40 岁开始糖尿病的患病率逐渐增高，在 60 岁老年人中达到高峰。② 2 型糖尿病病情一般比较缓和、隐蔽，病程较长，典型的糖尿病症状（“三多一少”等）较少出现。③ 2 型糖尿病患者多有家族史、个人肥胖史。④ 2 型糖尿病患者往往不需要依靠使用胰岛素来维持生命。但是如果使用口服降糖药血糖控制不满意，或者是因为急性或慢性并发症的出现，也是需要使用胰岛素的。

5. E【解析】糖尿病酮症酸中毒患者体内有不同程度缺钾，但由于失水量大于失盐量，且代谢性酸中毒存在，治疗前的血钾水平不能真实反映体内缺钾程度。经胰岛素治疗和补液后，细胞外钾转入细胞内，血钾常明显下降，最应积极预防。

6. B【解析】糖尿病多尿的原因是出现尿糖，尿液的渗透压增大，在渗透压差的作用下水分大量保存在尿液中，引起渗透性利尿，出现多尿。

7. E【解析】糖尿病酮症酸中毒（DKA）是指在各种诱因影响下胰岛素严重不足，引起糖、脂肪、蛋白质、水、电解质和酸碱平衡失调，以高血糖、高血酮和代谢性酸中毒为主要表现的临床综合征。其诱因：①感染。②外伤及手术。③妊娠及分娩。④饮食不当。

8. D【解析】糖尿病慢性并发症如下。①心血管病变：其中冠心病、脑血管意外是糖尿病患者的主要死亡原因。②肾脏病变：1 型糖尿病患者的首位死因则是肾衰竭。③神经病变：以周围神经病变为常见，后期累及运动神经。④眼部病变：糖尿病视网膜病变是糖尿病患者失明的主要原因之一。

9. A【解析】口服葡萄糖耐量试验（OGTT）：适用于有糖尿病可疑而空腹或餐后血糖未达到糖尿病诊断标准者。试验于清晨进行，禁食 8～10 小时。试验日晨空腹取血后成人口服葡萄糖水（75g 葡萄糖粉溶于 250ml 水中），在 5 分钟内服下，服后 30 分钟、60 分钟、120 分钟和 180 分钟时取静脉血测血糖。

10. C【解析】高渗性昏迷常由高渗性脱水引起，细胞外液渗透压升高，细胞内液脱水，血清 Na^+ 浓度升高到 150mmol/L 以上。实验室检查可有血浆渗透压升高，这是与酮症酸中毒的主要区别。

11. D【解析】判断糖尿病治疗效果的指标是餐后血糖、空腹血糖、尿糖、糖化血红蛋白。①尿糖测定：尿糖阳性可为糖尿病判断提供重要线索。②血糖测定：空腹及餐后 2 小时血糖升高是诊断糖尿病的主要依据，餐后 2 小时血糖≥11. 1mmol/L 和/或空腹血糖≥7. 0mmol/L 即可诊断为糖尿病。③糖化血红蛋白测定：糖化血红蛋白测定可反映糖尿病患者近 2～3 个月内血糖的总体水平，也为糖尿病患者近期病情监测的指标。

12. C【解析】先抽吸短效胰岛素是为了防止中长效胰岛素混入短效胰岛素之中，使之失去速效的特性。

13. A【解析】磺脲类降糖药直接刺激胰岛 B 细胞释放胰岛素，适用于尚有一定残存胰岛功能者。1 型糖尿病患者胰岛素分泌绝对缺乏，不宜使用磺脲类药物。糖尿病酮症酸中毒患者体内胰岛素常严重缺乏，宜采用胰岛素治疗。选项 E 饮食控制无效的糖尿病，未明确是 1 型或 2 型糖尿病患者，亦无从判断。

14. A【解析】2 型糖尿病患者自我护理能力训练的重点是教会患者注射胰岛素的正确方法，并讲解胰岛素和各种降糖药的药理作用、不良反应及注意事项。

15. D【解析】餐后 1 小时运动较好，不易发生低血糖。

16. D【解析】参见 A1 型题第 9 题解析。

17. E【解析】糖尿病患者少食土豆、芋头、奶油、猪油、羊油、黄油、花生及动物内脏等。糖尿病患者宜食粗杂粮（荞麦、豆麦、燕麦片、豆制品等）。

18. B【解析】饮食治疗是糖尿病最基本的治疗措施，是每个糖尿病患者必需的治疗，必须严格执行并长期坚持。其目的在于维持标准体重，保证未成年人的正常生长发育，减轻胰岛负担，降低血糖。

19. A【解析】糖尿病急性并发症：①糖尿病酮症酸中毒（DKA）。②高血糖高渗状态。

20. E【解析】与 1 型糖尿病发病有关的病毒有脑炎、心肌炎病毒，腮腺炎病毒，风疹病毒，柯萨奇 B_4病毒，巨细胞病毒等。

21. D【解析】1 型糖尿病酸中毒患者，首先应静脉补充等渗氯化钠溶液。

22. B【解析】确诊糖尿病首选的检查方法是空腹血糖测定。

23. E【解析】糖尿病微血管病变可引起眼盲及肾衰竭。

24. C【解析】发生低血糖反应时应立即食糖果或饮用含糖饮料。

25. D【解析】糖尿病的基本病理变化是胰岛素绝对或相对不足。

26. D【解析】2 型糖尿病患者的主要死亡原因是并发冠心病、脑血管病，由心脑血管疾病引起的死亡约占 80% 。

27. C【解析】糖尿病患者常反复发生疖、痈等皮肤化脓性感染，严重时可致败血症或脓毒败血症。皮肤真菌感染如足癣、甲癣、体癣也常见，女性还可合并真菌性阴道炎和巴氏腺炎。

28. B【解析】参见 A1 型题第 6 题解析。

29. D【解析】双胍类药物主要作用机制是促进肌肉等外周组织摄取葡萄糖，加速无氧酵解，抑制糖异生及糖原分解。对血糖在正常范围者无降血糖作用，单独用药不引起低血糖，与磺脲类联合使用可增强降血糖作用。

30. C【解析】基础代谢率是指人体在清醒、空腹、安静和无外界环境影响下的能量消耗率，可用来了解甲状腺的功能状态。基础代谢率正常值为 ±10%；增高 20%~30% 为轻度甲状腺功能亢进；30%~60% 为中度甲状腺功能亢进；60% 以上为重度甲状腺功能亢进。基础代谢率因年龄、性别有所差异。但在同一性别、体重和年龄组的正常人中，基础代谢率很接近，其中约 90% 以上的人基础代谢率与平均值相差不超过 15% 。故临床上以此百分值作为正常值的界限，超过这一界限就被认为基础代谢异常。

31. D【解析】甲状腺功能亢进症重度浸润性突眼患者的护理如下。①眼部护理：经常点眼药，防止干燥、外伤及感染，外出戴墨镜或用眼罩以避免强光、风沙及灰尘的刺激，睡前涂抗生素眼膏，并覆盖纱布或眼罩。②高枕卧位和限制钠盐摄入可减轻球后水肿，改善眼部症状。③定期眼科角膜检查以防角膜溃疡造成失明。

32. A【解析】^{131}I 治疗适应证：①成人 Graves 病中甲状腺功能亢进伴甲状腺肿大Ⅱ度以上。②ATD 治疗失败或过敏。③甲状腺功能亢进手术后复发。④甲状腺毒症心脏病或甲状腺功能亢进伴其他病因的心脏病。⑤甲状腺功能亢进合并白细胞和/或血小板减少或全血细胞减少。⑥老年甲状腺功能亢进。⑦甲状腺功能亢进合并糖尿病。⑧多结节毒性甲状腺肿。⑨自主功能性甲状腺结节合并甲状腺功能亢进。相对适应证：①青少年和儿童甲状腺功能亢进，用 ATD 治疗失败、拒绝手术或有手术禁忌证。②甲状腺功能亢进合并肝、肾等脏器功能损害。③Graves 眼病，对轻度和稳定期的中、重度病例可单用^{131}I 治疗甲状腺功能亢进，对病情处于进展期患者，可在^{131}I 治疗前后加用泼尼松。禁忌证：妊娠和哺乳期妇女。

33. D【解析】亚临床型甲状腺功能亢进症（亚甲状腺功能亢进），目前认为是一种或多种基础疾病进展的表现，诊断依赖实验室结果，它是指促甲状腺素（TSH）低于正常参考范围，而血清游离甲状腺素（FT_4）与游离三碘甲状腺原氨酸（FT_3）或三碘甲状腺原氨酸（T_3）水平在正常参考范围内。

34. A【解析】甲状腺危象也称甲状腺危象，是甲状腺毒症急性加重的一个综合征，发生原因可能与循环内甲状腺激素水平增高有关。多发生于较重甲状腺功能亢进未给予治疗或治疗不充分的患者。常见诱因有感染、手术、创伤、精神刺激等。临床表现有高热、大汗、心动过速（140 次/分以上）、烦躁、焦虑不安、谵妄、恶心、呕吐、腹泻，严重患者可有心力衰竭、休克及昏迷等。

35. C【解析】甲状腺功能亢进特殊的临床表现和类型：①甲状腺危象。②甲状腺毒症性心脏病。③淡漠型甲状腺功能亢进。④T_3 型甲状腺功能亢进。⑤妊娠期甲状腺功能亢进症。⑥胫前黏液性水肿。⑦Graves 眼病。

36. C【解析】非浸润性突眼（单纯性突眼征）的特征：①眼球向前突出，突眼度一般小于 18mm。②瞬目减少。③上睑挛缩，睑裂增宽。④双眼向下看时，上睑不能随眼球同时下垂。⑤向上看时，前额皮肤不能皱起。⑥双眼视近物时，辐辏不良。单纯性突眼征因交感神经兴奋和 TH 的 β 肾上腺素能作用于眼外肌群和提上睑肌张力增高所致，不包括视力下降。

37. B【解析】甲状腺功能亢进的治疗要点是考试的重点之一，通常考查治疗方式，防护措施和浸润性突眼防治要点。甲状腺功能亢进患者不宜采用高碘饮食，甲状腺功能亢进伴恶性突眼患者不宜手术治疗，妊娠妇女可使用抗甲状腺药物治疗（首选丙硫氧嘧啶），放射性^{131}I 治疗适用于 25 岁以上、不能用药物或手术治疗以及甲状腺功能亢进复发者。甲状腺危象药物治疗可选用丙硫氧嘧啶和碘剂，丙硫氧嘧啶可抑制甲状腺激素合成及 T_4 转变 T_3，碘剂可抑制已合成的甲状腺激素释放入血。

38. A【解析】向患者解释长期服用药的重要性，指导患者按时服药，定期到医院复查，如服用抗甲状腺药物者应每周查血常规 1 次，每隔 1~2 个月进行甲状腺功能测定。

39. C【解析】原发性和继发性甲状腺功能亢进的主要区别是眼球是否突出。

40. C【解析】营养失调：低于机体需要量，与基础代谢率增高导致代谢需求大于摄入有关，是甲状腺功能亢进患者最主要的护理诊断。

41. A【解析】T_3 抑制试验对伴有冠心病或甲状腺功能亢进性心脏病的老年人易诱发心律不齐或心绞痛。

42. D【解析】甲状腺功能亢进患者肠蠕动加快。

43. C【解析】甲状腺功能亢进所致甲状腺肿大最有鉴别意义的体征是有震颤和血管杂音。

44. E【解析】甲状腺功能亢进症患者具有特征性的神经系统症状是双手平伸时手指细颤。

45. D【解析】甲状腺功能亢进患者口服普萘洛尔的目的是减轻左心室收缩力。

46. D【解析】^{131}I 治疗甲状腺功能亢进后的主要并发症是甲状腺功能减退。

47. C【解析】各种病因引起的甲状腺功能亢进中，以毒性弥漫性甲状腺肿（Graves 病）最多见。

48. D【解析】甲状腺功能亢进患者的特征性体征是血管杂音。

49. E【解析】促甲状腺激素释放激素（TRH）兴奋试验用于判断甲状腺功能亢进患者可否停药。

二、A2 型题

1. A【解析】此题考查了胰岛素最常见的不良反应，即低血糖的临床表现。患者“自觉多汗、手抖、饥饿”符合低血糖反应。

2. B【解析】戒烟及减肥属于促进健康行为中的戒除不良嗜好行为。护士对患者进行戒烟及减肥训练，说明是对患者进行健康相关行为的干预。

3. D【解析】患者可能为糖尿病酮症酸中毒，不能输注 10% 葡萄糖溶液。

4. B【解析】患者肥胖，从事轻体力工作，初诊为 2 型糖尿病，HbA1c 为 7.2%，应在饮食控制基础上首选增加运动疗法，降体重。

5. D【解析】这道题描述的是糖尿病合并低血糖。如运动量过大未及时调整胰岛素常可导致运动后低血糖，尤其当胰岛素注射在运动有关肌肉附近部位时，还可明显促进胰岛素吸收，因此准备运动前胰岛素的注射部位以腹部为宜。饭后加餐也可以控制这种情况的发生。

6. D【解析】酮症酸中毒早期表现为三多一少症状加剧；酸中毒失代偿后，病情迅速恶化，疲乏，食欲缺乏，恶心、呕吐，多尿，口干，头痛，嗜睡，呼吸深快，呼吸中有烂苹果味；后期严重失水，尿量减少，眼眶下陷，皮肤、黏膜干燥，血压下降，心率加快，四肢厥冷；晚期不同程度意识障碍，反射迟钝、消失，昏迷。

7. D【解析】糖尿病患者饮食总热量的计算宜按照理想体重计算。理想体重（kg）＝身高（cm）－105；±10% 均属于理想体重，以理想体重结合患者的年龄、生理需求、劳动强度等进行计算。生长发育期、孕妇、哺乳期妇女、营养不良及消耗性疾病患者热量相应增加10%~20%。本患者属消瘦，因此应酌情增加。

8. D【解析】糖尿病代谢紊乱加重时，脂肪动员和分解加速，大量脂肪酸在肝脏经 β 氧化产生酮体（包括乙酰乙酸、β-羟丁酸、丙酮），引起酮症，当超过体内酸碱平衡的调节能力，则血 pH 下降，出现酮症酸中毒。患者可出现极度乏力、多尿、恶心、呕吐、呼吸深快、头痛、烦躁等症状。此并发症多见于 1 型糖尿病，2 型糖尿病在胰岛素和口服降糖药剂量不足或治疗中断、感染等情况下也可发生。该患者有感染的诱因，同时有典型的酮症酸中毒的表现。

9. A【解析】格列齐特通过刺激胰岛 B 细胞分泌胰岛素降低血糖水平。

10. C【解析】患者在胰岛素治疗期间突然心悸、饥饿、出汗，随即意识不清，首先应考虑低血糖反应。患者已意识不清，宜采取静脉注射葡萄糖溶液。

11. E【解析】糖尿病酮症酸中毒时，其呼吸表现为深而快，呈库斯莫尔呼吸。

12. D【解析】糖尿病患者在急性应激时，容易促使代谢紊乱迅速恶化。此时不论哪一种类型糖尿病，也不论原用哪一类药物，均应按实际需要，使用胰岛素治疗以度过急性期。本患者原来使用速效胰岛素，目前可加大剂量以更快、更稳地控制血糖，如需换长效胰岛素需待病情稳定以后。

13. C【解析】糖尿病酮症酸中毒患者呼吸有烂苹果味，且血糖升高在 16.7~33.3mmol/L。

14. B【解析】该胰岛素为长效胰岛素，经皮下注射后吸收缓慢而均匀，3~4 小时起效，12~24 小时作用达高峰，用于控制夜间高血糖。故易发生低血糖的时间为夜间。

15. E【解析】糖尿病合并肾盂肾炎病情反复发作的原因是尿中有糖，易于感染。

16. A【解析】胰岛素笔使用时，省去用注射器在胰岛素药瓶中抽取胰岛素的过程；剂量控制也更加精确，注射完成后有声音提示，为视力不佳患者带来方便。

17. E【解析】抗甲状腺药物治疗：常用药物包括硫脲类（甲硫氧嘧啶及丙硫氧嘧啶）和咪唑类（甲巯咪唑及卡比马唑）。主要适用于病情轻、甲状腺轻中度肿大以及孕妇或合并严重心、肝、肾病等不宜手术者等。

18. A【解析】甲状腺功能亢进症患者，易激惹，多虑，此时最主要护理措施是心理护理。甲状腺功能亢进症的心理护理措施：协助患者表达其内心感受，观察其情绪和行为改变，提高患者及家属对疾病的认知水平；指导患者学习自我心理调节，增强应对能力；告知甲状腺功能亢进所致突眼、甲状腺肿大等形体改变，经治疗后将会改善；鼓励患者与家人建立良好关系，以期获得良好的社会支持。

19. A【解析】心房颤动常发生于器质性心脏病患者，如风湿性心瓣膜病、冠状动脉性心脏病、高血压性心脏病、甲状腺功能亢进症、心力衰竭、心肌病、感染性心内膜炎、肺源性心脏病等。心脏听诊第一心音强弱不一致，心律绝对不规则。脉搏表现为快慢不均，强弱不等，发生脉搏短绌现象。结合题中患者的表现可判断该患者应该是发生了心房颤动。

三、A3/A4 型题

1. A【解析】开始治疗时一般选用胰岛素从小剂量开始。

2. A【解析】最主要的护理诊断及合作性问题是执行治疗方案无效。

3. B【解析】水果含糖高，应控制。

4. C【解析】糖尿病应采用教育、饮食、运动、监测和药物等综合治疗。本患者未积极采取运动治疗。运动可改善糖尿病患者胰岛素抵抗，促进葡萄糖利用，对2型糖尿病特别是肥胖患者更为有利。该患者目前宜首选增加运动疗法。

5. D【解析】糖尿病患者饮食中要增加粗纤维成分。粗纤维饮食可增加饱腹感，延缓血糖升高。少吃粗纤维食物，不利于其血糖的控制。

6. B【解析】正确答案选择糖尿病酮症酸中毒。糖尿病酮症酸中毒的临床表现和实验室检查：①早期主要表现为多尿、多饮、口渴、疲倦，失代偿后常有恶心、呕吐及严重失水、尿少、糖尿病急腹症（腹痛）或中枢神经受抑制出现的嗜睡、头痛、意识模糊、烦躁、昏迷。②在体征上有皮肤干燥、脱水，呼吸深大、有烂苹果味。③尿液：尿糖、尿酮强阳性，与血糖、血酮不相称。④血糖多为16.7~33.3mmol/L，有时会更高。血酮多在4.8 mmol/L以上。⑤二氧化碳在失代偿期可降低。⑥血钠多数降低，白细胞计数增多。

7. A【解析】答案中只有选项A是首先要采取的措施，其他护理措施都不是首要的。

8. B【解析】糖尿病酮症酸中毒治疗：①应用胰岛素。这是抢救治疗的关键。必须在医院或医生指导下应用。根据病情皮下或静脉注射普通胰岛素。一般可酌情皮下注射12~20U，再给予每小时4~8U静脉滴注，大多在24小时内控制病情，此时应停用其他降糖药。②纠正脱水。能口服的尽量口服饮水。昏迷患者要给予静脉补液，24小时内可输液4000~6000ml，心脏病或肾功能不全的患者酌情减量。血糖高时（大于13.9mmol/L）可用生理盐水或复方氯化钠溶液；血糖降至13.9mmol/L左右可改为5%的葡萄糖溶液或糖盐水。③昏迷患者头侧位，及时清除呕吐物，保持呼吸道通畅和口腔清洁。有缺氧情况者给予吸氧，已发生感染的适当应用抗菌药物。④详细记录患者的出入量，如饮水量、进食量、呕吐量、尿量、便量，报告给医生，提供诊断治疗依据。⑤糖尿病酮症酸中毒病情复杂、严重、发展快，在治疗前后均要进行多种化验检查，以调整胰岛素的用量、输液量及种类。最好将患者送至医院急救，以免造成严重后果。使用葡萄糖补液是为了纠正脱水，补充人体能量，是在血糖下降到一定的水平才开始使用的。补钾：患者总体钾丢失严重，通常达300～1000mmol/L。由于胰岛素的使用和酸中毒纠正后血 pH 升高，可促 K^+ 进入细胞内；血容量补充也能产生利尿排钾，从而加重缺钾。

9. A【解析】对于酮症酸中毒昏迷持续小剂量胰岛素输注纠正酮症及酸中毒尤为重要，而用生理盐水则为了补充电解质。

四、B 型题

1. E【解析】糖尿病患者饮食护理：①计算标准体重［理想体重（kg）＝身高（cm）－105］，制订总热量，合理分配。②定时进食，控制总热量，限制甜食。③监测体重。④保持大便通畅。具体是控制总热量、低糖、低脂、高维生素、适当蛋白质。

2. A【解析】慢性心力衰竭患者应少量多餐，进食清淡、易消化的食物以免加重消化道水肿。告诉患者及家属低盐饮食的重要性。

3. D【解析】呼吸衰竭患者宜高蛋白、高热量、维生素丰富、易消化的饮食，少量多餐。

4. C【解析】慢性粒细胞白血病患者宜高蛋白、高维生素、高热量、营养丰富、易消化的饮食。注意饮食卫生，忌生冷及刺激性食物，防止发生肠道感染。口腔溃疡疼痛明显时可给予利多卡因漱口液含漱（0.9% 生理盐水 250ml＋2% 利多卡因溶液 10～20ml），以减轻疼痛。

5. A【解析】糖尿病肾病是慢性肾脏病变的一种重要类型，是导致终末期肾衰竭的常见原因，是 1 型糖尿病患者的主要死因。

6. D【解析】2 型糖尿病患者的主要死亡原因是并发冠心病、脑血管病，由心脑血管疾病引起的死亡约占 80%。

7. C【解析】胰岛素注射剂量不足或治疗中断时，会引起高血糖症和糖尿病酮症酸中毒（特别是在 1 型糖尿病患者中易发生）。

8. A【解析】胰岛素注射过量，可引起低血糖反应。

9. B【解析】2 型糖尿病可不需要胰岛素治疗，可通过饮食＋运动治疗结合口服降糖药治疗。

10. C【解析】酮症酸中毒患者在体征上有皮肤干燥，脱水，呼吸深大、有烂苹果味。

11. D【解析】甲状腺功能亢进症患者的特征性体征是甲状腺肿大，震颤，有杂音。

12. C【解析】糖化血红蛋白测定可反映糖尿病患者近 2～3 个月内血糖的总体水平，也为糖尿病患者近期病情监测的指标。

13. E【解析】胰岛细胞抗体测定对诊断1型糖尿病最有价值。

14. A【解析】参见A1型题第9题解析。

15. C【解析】甲状腺功能亢进临床常以甲状腺肿大、交感神经功能亢进、高代谢症群、心血管功能改变和眼征为主要表现。怕热、多汗、低热、体重锐减是甲状腺功能亢进患者新陈代谢旺盛的表现。

16. D【解析】甲状腺功能亢进重症有期前收缩及心房颤动。

五、X型题

1. BCDE【解析】人体的内分泌腺主要包括垂体、甲状腺、甲状旁腺、肾上腺、性腺和胸腺等。此外，松果体和分布于胃肠道黏膜中的内分泌细胞，以及下丘脑的某些神经细胞，也具有内分泌的功能。下丘脑是人体最重要的神经内分泌器官。

2. ABCD【解析】适当的运动可以使糖尿病患者减轻体重，增加胰岛素敏感性，促进糖的利用，改善血糖、血脂水平。但是运动量不宜过大。

3. BCDE【解析】糖尿病患者的典型症状：出现糖、蛋白质、脂肪代谢紊乱综合征，以“三多一少”（多饮、多食、多尿和体重下降）为其特征性表现。①多尿、多饮：由于血糖升高引起渗透性利尿作用，患者每日尿量常在2~3L或以上，继而因口渴而多饮。②多食：因失糖、糖分未能充分利用，机体能量缺乏，食欲常亢进，易有饥饿感。③体重下降：由于机体不能利用葡萄糖，蛋白质和脂肪消耗增加，引起体重下降、消瘦、疲乏。④其他症状：四肢酸痛无力、麻木、腰痛、性欲减退、阳痿不育、月经失调、外阴瘙痒、精神萎靡等。

4. ABCE【解析】各种应激常是糖尿病酮症酸中毒的诱因，包括严重感染、手术、创伤、饮食过量、妊娠、分娩、严重躯体疾病（如心肌梗死）等。胰岛素用量不足也会引起酮症酸中毒，但胰岛素过量引起的是低血糖。

5. ABCD【解析】短效胰岛素一般0.5~1.0小时开始生效，2.0~4.0小时作用达高峰，维持时间5.0~8.0小时，餐前30分钟左右注射。

6. CDE【解析】糖尿病酮症酸中毒的主要化验依据：①血糖达16.7~33.3mmol/L。②血酮3.0mmol/L。③尿糖、尿酮体强阳性。

7. BCE【解析】糖尿病患者饮食控制的关键在于控制总热量，要定时定量吃饭。当有饥饿感时，不一定发生低血糖，盲目增加饮食只能导致血糖更加不易控制。

8. ABCD【解析】糖尿病患者运动治疗的原则：因人而异、循序渐进、适可而止、相对定时定量。

9. ABDE【解析】糖尿病预防感染：注意个人卫生、外阴清洁、皮肤护理、口腔护理和足部护理，有破损立即就医。

10. ABD【解析】胰岛素治疗的不良反应包括低血糖反应、变态反应、注射部位皮下脂肪萎缩。

11. ABDE【解析】酮症酸中毒的治疗：大量补液，补充小剂量胰岛素，注意补钾，慎重补碱。

12. AD【解析】混合注射胰岛素时应先抽吸短效胰岛素。胰岛素正确保存需注意的事项：①未开启的胰岛素应保存在2~8℃的冰箱中（注意不要低于2℃，否则容易使其产生结晶），并在保质期前使用。②切记不要把胰岛素放在冰箱的冷冻层，结冰的胰岛素不能使用，只能放在冷藏室内。③开启胰岛素时应注明开启时间。胰岛素一旦开封，就应在室温阴凉处存放，最好不超过25℃，如置于橱柜里或阴凉处，而且最好在4周内用完（开封后的胰岛素不必放入冰箱，否则可能有一个弊端：没有恢复到室温就注射，很容易引起疼痛）。④胰岛素不但怕冷而且怕热。因此千万不要把胰岛素放在窗台上、汽车里、暖气旁等过冷或过热的位置，避免高温和日光直晒。⑤注射前如从冰箱中取出胰岛素，需在室温放置20分钟后注射。⑥安装了胰岛素笔芯的注射笔，请不要在冰箱内保存，放在阴凉处即可。⑦每次使用胰岛素前都应检查有效期，并观察药液是否有结晶或絮状物，一旦发现，马上停用。⑧乘飞机旅行时应将胰岛素随身携带，不要放在寄托的行李中。

13. CDE【解析】甲状腺术后最危急的并发症就是呼吸困难和窒息，多发生于术后48小时内。临床表现：进行性呼吸困难，患者烦躁不安，皮肤黏膜等发绀，甚至窒息，可有颈部肿胀，手术切口渗血等。护理措施如下。①体位：平卧位。②引流：一般持续24~48小时。③饮食：术后6小时进少量温凉流质，禁食热食物。④急救准备：无菌气管切开包和手套、生理盐水等。⑤急救配合：剪开缝线，敞开伤口，去除血块，结扎出血的血管，必要时气管切开，吸氧，手术室准备。对于喉头水肿导致窒息者，可用大剂量激素，如地塞米松30mg静脉滴注。

14. BCDE【解析】每日饮水2000~3000ml以补充出汗、腹泻、呼吸加快等所丢失的水分，并发心脏病者避免大量饮水，以防诱发心力衰竭。

15. ACDE【解析】黏液性水肿不是甲状腺功能亢进常见的典型表现。甲状腺功能亢进的典型表现：①心悸、出汗、进食和排便次数增多、体重减轻。②甲状腺弥漫性、对称性肿大，质软、无压痛，可存在血管杂音或震颤。③突眼征等。

16. D【解析】甲状腺功能亢进症患者由于T_3、T_4分泌过多，促进营养物质代谢，产热与散热明显增多，以致出现怕热、多汗、食欲亢进等代谢率增高的表现，神经过敏、失眠，心动过速、收缩压增高，肠蠕动增快、腹泻等为甲状腺功能亢进症的神经系统、循环系统及消化系统表现，甲状腺弥漫性肿大是甲状腺功能亢进症的典型体征。

17. ABCD【解析】指导患者保护眼睛，外出戴深色眼镜，减少光线、异物的刺激。睡前涂抗生素眼膏，眼睑不能闭合者覆盖纱布或眼罩，眼睛勿向上凝视，以免加剧眼球突出和诱发斜视。指导患者减轻眼部症状的方法：0.5%甲基纤维素或0.5%氢化可的松溶液滴眼，减轻眼睛局部刺激症状；高枕卧位和限制钠盐摄入减轻球后水肿，改善眼部症状；每日做眼球运动以锻炼眼肌，改善眼肌功能。定期眼科角膜检查以防角膜溃疡造成失明。

18. ABDE【解析】甲状腺危象患者高热时行物理降温或人工冬眠。

19. CDE【解析】甲状腺功能亢进患者导致脉压增大的原因是周围血管收缩，收缩压升高和舒张压降低。

六、案例分析题

1. ABCD【解析】抢救时留取24小时尿，监测微量清蛋白水平是在浪费时间。

2. C【解析】血糖逐渐下降，尿量逐渐增加。此时应尤其注意监测血钾水平，因为肾功能不全时容易引起高钾血症，而尿量增多后又容易引起低钾血症。

3. B【解析】周围神经病变是糖尿病早期最多见的神经病变。糖尿病感觉神经损伤表现为各种各样的感觉异常，最常见的为疼痛。周围神经病变主要表现为四肢末端麻木、疼痛，像针刺样、烧灼样或蚂蚁爬等感觉，通常下肢较上肢严重，两侧肢体可同时或先后发生，典型时呈手套或袜套样分布；有时表现为痛觉过敏，很轻微的刺激即感觉到明显疼痛，严重者穿衣服及盖被子亦会觉得疼痛。

4. D【解析】饮食治疗是糖尿病的一项基础治疗，必须严格执行并长期坚持。应用胰岛素治疗后也应坚持。

5. C【解析】短效胰岛素作用的高峰时间为注射后2~4小时，此阶段患者发生低血糖的危险性最大。

6. E【解析】运动可促进局部胰岛素的吸收，因此应选择腹部。

7. ABC【解析】皮下注射胰岛素的部位要经常更换，一个部位连续注射两周后，就应更换部位。因为多次在同一部位注射，可能使局部皮下组织吸收能力下降，影响胰岛素的吸收和利用。应防止注射部位组织硬化，注射部位脂肪萎缩。

8. B【解析】注射胰岛素的部位主要是腹部、手臂前外侧、大腿前外侧和臀部外上1/4等处。

9. A【解析】低血糖反应是糖尿病胰岛素治疗的常见反应。

10. B【解析】强烈饥饿感、心悸、手颤、出汗等属于低血糖反应。

11. B【解析】根据患者的临床表现和体征，可能的诊断是甲状腺功能亢进症。

12. A【解析】引起Graves病的最主要和直接的因素是血中促甲状腺激素受体抗体，其为人类特有的抗体，仅在自身免疫性甲状腺疾病的患者中查出。此外Graves病的病因还包括遗传因素、应激因素等。

13. ABDE【解析】可以支持Graves病诊断的检查结果：①TRAb阳性。②TSAb阳性。③总T_3、T_4水平增高。④游离T_3、T_4水平增高。

14. C【解析】服用甲硫氧嘧啶治疗1个月后，出现发热、咽痛，此时应首先考虑复查血常规。

15. D【解析】甲状腺自身抗体 TRAb 阳性，可以作为 Graves 病治疗停药的重要指标。

16. E【解析】甲状腺危象系甲状腺功能亢进病情恶化时的严重综合征，可危及生命，常因各种诱因所致的大量甲状腺素突然释放入血导致。

17. A【解析】甲状腺危象患者应迅速建立静脉通路，遵医嘱用药。①抑制甲状腺激素合成：首选 PTU，500～1000mg 首次口服或经胃管注入；以后每次 250mg，每 4 小时口服，待症状缓解后减至一般治疗剂量。②抑制甲状腺激素释放：复方碘口服溶液每次 5 滴，每 6 小时 1 次，服用 PTU 1 小时后开始服用，一般使用 3～7 天。

18. AC【解析】甲状腺危象患者紧急处理方法：①立即吸氧。②遵医嘱使用 PTU、复方碘溶液、β 受体阻断药、氢化可的松等药物，准备好抢救药物，如镇静药、血管活性药物、强心药等。③定时测量生命体征，准确记录 24 小时出入量，观察神志的变化。④体温过高者给予冰敷或酒精擦浴降温。

第七章　风湿性疾病患者的护理

一　A1 型题

1. 风湿性疾病有一定特殊性的临床表现是
   A. 发热的类型　　B. 全身肌肉酸痛
   C. 与饮食时间有关　　D. 与饮食内容相关
   E. 疼痛性质与关节活动相关
2. 风湿性疾病最重要的治疗目的是
   A. 康复　　B. 减轻和缓解症状
   C. 心理上的安慰　　D. 控制病情发展，防止并发症
   E. 防止反复发作
3. 关于系统性红斑狼疮（SLE）的叙述，不正确的是
   A. SLE 是累及全身多个系统的自身免疫性疾病
   B. 育龄妇女高发
   C. 典型皮损为面部蝶形红斑
   D. 其筛查试验为血清抗核抗体测定
   E. 多数可自愈
4. 系统性红斑狼疮患者合并肾功能不全时，其饮食应为
   A. 高蛋白饮食　　B. 高钾、高蛋白饮食
   C. 低盐、高蛋白饮食　　D. 低钾、高蛋白饮食
   E. 低盐、低蛋白饮食
5. 系统性红斑狼疮可见
   A. 淡红色环形红斑　　B. 对称性紫红色红斑
   C. 皮肤小动脉末端分支性扩张　　D. 皮下出血直径在 5mm 以上
   E. 鲜红色圆形红斑直径 2~3mm，多见于上腹部
6. 下列关于 SLE 的临床表现说法错误的是
   A. 紫外线照射可使皮损恶化
   B. 妊娠可使病情好转
   C. 一般不引起关节畸形

D. 几乎所有患者都有不同程度蛋白尿、血尿、水肿、高血压等肾受累表现
E. 呼吸系统受累以胸膜炎最多见

7. 以下不符合系统性红斑狼疮的护理要求是
A. 床单应清洁干燥
B. 床上应阳光充足
C. 病室空气流通
D. 病室内温度 18~20℃
E. 病室内湿度 50%~60%

8. 系统性红斑狼疮皮肤损害常见于
A. 胸部
B. 背部
C. 上肢
D. 下肢
E. 暴露部位

9. 下列选项中常提示狼疮活动的指标是
A. 补体 C3 减少
B. γ 球蛋白增多
C. IgG 减少
D. α_2球蛋白减少
E. 总补体增多

10. 系统性红斑狼疮的主要死因是
A. 肺部栓塞
B. 肾衰竭和感染
C. 消化道大出血
D. 弥散性血管内凝血
E. 心脑血管疾病

11. 系统性红斑狼疮患者出现下列哪种表现提示病情危重、预后不良
A. 心包炎
B. 胸膜炎
C. 中枢神经损害
D. 肺部感染
E. 急腹症

12. 系统性红斑狼疮诊断中的标志性抗体是
A. 抗 Sm 抗体
B. 双链 DNA 抗体
C. 抗核抗体
D. 免疫荧光抗体
E. 抗核糖核蛋白抗体

13. 系统性红斑狼疮面部典型皮损的特点是
A. 丘疹状红斑
B. 盘状红斑
C. 环形红斑
D. 蝶形红斑
E. 网状红斑

14. 下列有关系统性红斑狼疮的说法正确的是
A. 游走性四肢大关节肿痛，极少出现畸形
B. 脊柱关节强直性病变，呈弓状畸形
C. 对称性小关节受累，晚期多有畸形

D. 全身关节酸痛伴明显胸骨下端压痛

E. 大小关节均可受累，很少出现畸形及关节脱位

二 A2 型题

1. 患者，女性，20 岁。1 个月前因上呼吸道感染出现咽喉疼痛，在地方诊所用青霉素治疗，症状好转 3 天后，上述症状“复发”，且伴全身肌肉酸痛，鼻梁侧出现红斑，口腔内有一溃疡，10 天后出现咳嗽、发热，四肢疼痛，颜面红斑加重，呈蝶形，边界清楚，双膝关节疼痛，行走困难。入院后确诊为系统性红斑狼疮。下列护理措施不妥的是

A. 卧床休息　　B. 发热时冷敷头部

C. 口腔溃疡处涂抹 1% 碘甘油　　D. 每日 2 次轮椅推送患者晒太阳 30 分钟

E. 颜面红斑涂敷止痒剂

2. 患者，女性，25 岁。因“全身关节肿痛伴发热 4 周”入院。查体：面部可见紫红色蝶形红斑，Hb 80g/L，红细胞沉降率 120mm/h，尿蛋白（++）。该患者最可能的诊断是

A. 类风湿关节炎　　B. 急性风湿病

C. 慢性肾炎　　D. 皮肌炎

E. 系统性红斑狼疮

3. 患者，女性，24 岁。因系统性红斑狼疮入院，使用大剂量甲基泼尼松龙冲击治疗。用药期间，护士应特别注意观察和预防的是

A. 继发感染　　B. 消化道出血

C. 骨质疏松　　D. 高血压

E. 骨髓抑制

4. 患者，女性，25 岁。面部有蝶形红斑，严重关节疼痛，乏力，最近查 Hb 90g/L，Sm 抗体阳性，抗双链 DNA 抗体阳性。需要首先解决的护理问题是

A. 乏力　　B. 疼痛

C. 皮肤完整性受损　　D. 有感染的危险

E. 输营养液

5. 患者，女性，20 岁。1 周前因睡眠不好，服用氯丙嗪，出现乏力、发热，体温 38℃，面部蝶形红斑，Sm 抗体阳性，抗双链 DNA 抗体阳性。查患者口腔有白色点状物质，需进行口腔护理，可选用哪种漱口液

A. 1%~4% 碳酸氢钠溶液　　B. 2%~3% 硼酸溶液

C. 1%~3% 过氧化氢溶液　　D. 0.1% 醋酸溶液

E. 0.08% 甲硝唑溶液

6. 患者，女性，30 岁。面部有蝶形红斑，面部水肿。实验室检查：血沉 65mm/h，尿蛋白（+++），抗核抗体（+），抗 Sm 抗体（+）。血常规正常。诊断为系统性红斑狼疮。针

对患者病情，目前护士应告知患者重点注意

A. 肾功能变化，定期复查　　B. 有无消化道出血
C. 体温变化　　D. 血红蛋白变化
E. 血白细胞变化

7. 患者，女性，33岁。有系统性红斑狼疮5年，一直服用药物治疗，最近主诉视力下降。可能因为服用了

A. 阿司匹林　　B. 吲哚美辛
C. 抗疟药　　D. 布洛芬
E. 地塞米松

8. 患者，女性，35岁。面部有严重的蝶形红斑，关节疼痛，最近查出尿毒症，患者情绪低落，对治疗与护理不配合。当前最重要的护理措施是

A. 禁止日光浴　　B. 清水洗脸
C. 心理疏导，增强战胜疾病信心　　D. 高蛋白饮食
E. 告知患者疾病的诱因

9. 患者，女性，37岁。患系统性红斑狼疮4年。近1个月来，因血压升高口服肼屈嗪降压，1周后血压有所下降，但出现发热、关节肌肉痛、面部红斑加重。经检查属于系统性红斑狼疮复发，护士为患者解释其诱因最可能是

A. 劳累过度　　B. 病毒感染
C. 药物导致　　D. 血压不稳
E. 情绪激动

10. 系统性红斑狼疮患者，女性，病史2年。近日体温升高，关节红肿，有压痛，出现面部红斑、蛋白尿而入院治疗。下列处理哪项不妥

A. 维持激素治疗　　B. 安排在背阳的病室
C. 加强肢体锻炼　　D. 慎用阿司匹林
E. 经常用清水洗脸

三 A3/A4型题

（1~5题共用题干）

患者，女性，21岁。腕、踝关节疼痛及脱发1年，早晨在海边游泳时发现面部出现紫红斑，遂就医。查体：头发稀疏，面颊及颈部均有不规则圆形红斑，口腔有溃疡。化验：血中查出狼疮细胞。

1. 如果从血中查出抗Sm抗体阳性，考虑是什么病

A. 急性风湿病　　B. SLE

C. 类风湿关节炎　　D. 脂溢性皮炎

E. 痛风

2. 如脱发加重，以下护理哪项不妥

A. 温水洗发　　B. 每周洗发 2 次

C. 边洗边按摩　　D. 梅花针刺头皮

E. 烫发可使毛发增生

3. 口腔溃疡如有细菌感染，以下措施正确的是

A. 呋喃西林液漱口　　B. 制霉菌素液漱口

C. 碳酸氢钠液漱口　　D. 生理盐水漱口

E. 无菌蒸馏水漱口

4. 关于患者返家后的健康指导以下哪项不妥

A. 介绍本病基本知识　　B. 告知有关药物知识

C. 病情缓解亦不能怀孕　　D. 避免日晒、过度劳累

E. 保持乐观情绪

5. 若面部红斑加重，护士对其进行健康教育时以下内容不妥的是

A. 多晒日光浴　　B. 外出时打遮阳伞

C. 避免搔抓　　D. 温水洗脸

E. 禁用化妆品

（6~8 题共用题干）

患者，女性，30 岁。全身多关节反复性、游走性疼痛 5 年，时有发热，体温为 38℃左右，并伴头痛，面部有散在分布、边缘清楚的斑块，呈暗红色，口腔黏膜有一小溃疡，入院治疗。实验室检查：类风湿因子（－），狼疮细胞（－），红细胞沉降率 70mm/h，ANA（＋），抗 dsDNA（＋），抗 Sm（＋），尿蛋白定量为 0.27g/24h。

6. 该患者最可能的诊断应是

A. 皮肌炎　　B. 系统性红斑狼疮

C. 风湿性关节炎　　D. 类风湿关节炎

E. 硬皮病

7. 该患者服用泼尼松治疗，对其进行药物治疗的健康教育时，下列正确的是

A. 注意补钙和补充维生素 D

B. 用药物期间给予高盐、低钾饮食

C. 按时、按量服用，不可擅自更改剂量或突然停药

D. 饭后服用药物

E. 预防感染，观察精神情绪、血糖、血压的变化

8. 该患者经住院治疗症状基本缓解。下列对该患者的健康指导，不正确的是
   A. 禁用化妆品
   B. 每日用肥皂水清洗皮损部位
   C. 局部用温水湿敷，每日 3 次
   D. 外出时戴遮阳帽或撑遮阳伞
   E. 远离紫外线，禁止进入紫外线消毒室

(9~12 题共用题干)

患者，女性，30 岁。患系统性红斑狼疮 2 次住院，本次住院面部蝶形红斑明显，且有脱发及糖皮质激素治疗引起的容貌改变。

9. 该患者最主要的护理诊断是
   A. 焦虑
   B. 疼痛
   C. 知识缺乏
   D. 活动无耐力
   E. 自我形象紊乱
10. 该患者皮肤护理的内容不妥的是
   A. 禁忌日光浴
   B. 用清水洗脸
   C. 忌用碱性肥皂
   D. 禁用化妆品
   E. 红斑处用 40~50℃ 热水湿敷
11. 医嘱避免日光直射，病室紫外线消毒时应回避，外出穿长袖上衣及长裤，戴帽或撑伞遮阳。原因是
   A. 紫外线可致雌激素作用增强
   B. 紫外线是本病重要诱因
   C. 紫外线直接破坏细胞
   D. 紫外线加重关节滑膜炎
   E. 紫外线直接损害骨髓
12. 患者经治疗后病情控制可出院回家，对患者做的如下指导中，正确的是
   A. 不生育者可口服雌性避孕药避孕
   B. 一旦怀孕即停服激素并以免疫抑制药替代
   C. 长期用药，定期随访，不可擅自改变药物剂量或突然停药
   D. 怀孕后停服糖皮质激素以外的一切药物，并每日晒太阳 30 分钟以上
   E. 自觉不适，自行增加激素用量，症状缓解后自行减药

(13~15 题共用题干)

患者，女性，28 岁。不规则发热 1 个月，并有全身大多数关节肿痛，面部有红斑，查尿有蛋白及管型。

13. 该患者最可能的诊断是
   A. 类风湿关节炎
   B. SLE 肾性损伤
   C. 慢性肾炎
   D. 急性风湿病
   E. 多发性肌炎

14. 有助于诊断的辅助检查是
   A. 肌电图　B. 红细胞沉降率测定
   C. 肾图　D. 关节 X 线检查
   E. 抗 Sm 抗体检查
15. 治疗本病的主要药物是
   A. 免疫抑制剂　B. 抗生素
   C. 糖皮质激素　D. 非甾体抗炎药
   E. 抗疟药

（16~17 题共用题干）

患者，女性，23 岁，大学生。因患系统性红斑狼疮住院 2 次，本次住院面部红斑明显，伴乏力、食欲缺乏等症状。

16. 护士采取下列哪项措施是不恰当的
   A. 常常和患者沟通，耐心听她的倾诉　B. 尽量不提“狼疮”一词
   C. 让亲属常来看望　D. 鼓励出门时用遮盖霜将红斑遮盖
   E. 保持心情舒畅快
17. 住院期间患者常照镜子叹气，不肯与人接触，对父母流露出害怕将来后果的思想，其心理状态可考虑为
   A. 精神抑郁症　B. 孤僻综合征
   C. 预感性悲哀　D. 恐惧症
   E. 性格脆弱

四 B 型题

（1~2 题共用备选答案）
   A. 肾脏　B. 心血管
   C. 关节、肌肉病变　D. 肺和胸膜
   E. 皮肤、黏膜病变

1. 系统性红斑狼疮最多累及的部位是
2. 系统性红斑狼疮最多出现的临床表现是

五 X 型题

1. 下面有关风湿性疾病的临床特点，叙述正确的有
   A. 多呈慢性过程　B. 以疼痛为主要症状

C. 血清中出现自身抗体　　D. 多有病情发作与缓解交替

E. 同一疾病而其表现大致相同

2. 系统性红斑狼疮的临床表现有

A. 可出现严重贫血　　B. 体温多正常

C. 可表现为偏瘫　　D. 可出现纤维素性心包炎

E. 近端指间关节、腕膝关节常受累

3. 系统性红斑狼疮患者应用糖皮质激素时，用法正确的有

A. 维持用药时间较长　　B. 通常采用泼尼松

C. 病情好转后缓慢逐渐减量　　D. 每日或隔日顿服

E. 用药剂量应逐渐加大

4. 系统性红斑狼疮的发病与下列哪项因素有关

A. 遗传因素　　B. 病毒感染

C. 紫外线　　D. 雌激素

E. 败血症

5. 下列符合系统性红斑狼疮的临床特征有

A. 皮疹　　B. 发热

C. 关节痛　　D. 内脏损害

E. 多呈急性经过

6. 系统性红斑狼疮的诱因有

A. 阳光照射　　B. 精神创伤

C. 过度疲劳　　D. 高蛋白饮食

E. 感染

7. 下列有关系统性红斑狼疮患者脱发的护理，正确的是

A. 戴假发　　B. 避免染发、烫发

C. 每日洗发 2 次　　D. 梅花针轻刺头皮

E. 脱发是永久的

8. 系统性红斑狼疮出现下列哪些情况，反映预后差

A. 血肌酐升高　　B. 高血压

C. 感染　　D. 严重狼疮脑病

E. 心肌损害伴心功能不全

六 案例分析题

（1~3 题共用题干）

患者，女性，29 岁。已婚，经常饮酒、吸烟。近半年来频发不明原因低热，近端指间

关节肿痛，经医院检查疑是 SLE。

1. 女性多患此病的原因是

A. 与吸烟有关　　B. 与饮食有关

C. 与雌激素有关　　D. 与饮酒有关

E. 与婚姻有关

2. 系统性红斑狼疮具有诊断价值的免疫学检查是

A. 抗核抗体　　B. 蛋白质及补体

C. 狼疮细胞　　D. 抗 Sm 抗体

E. 抗双链 DNA 抗体

3. 对系统性红斑狼疮患者的健康教育内容正确的是

A. 常需终身治疗　　B. 定期复查血、尿

C. 外出时尽量避免日光照射　　D. 少去公共场所，防止感染

E. 妊娠对病情无影响

(4~7 题共用题干)

患者，男性，30 岁。间歇性发热、食欲缺乏，体温 37.6~39.2℃，伴腕膝关节酸痛 1 月余。体检：头发稀少，口腔有溃疡灶，左膝及右腕关节局部红肿，压痛明显，但无畸形。实验室检查：尿蛋白（+），血白细胞计数 3.7×10^9/L，ALT 60U/L，红细胞沉降率 45mm/h，狼疮细胞（-），抗 Sm 抗体（+）。

4. 该患者最可能患的是

A. 风湿性关节炎　　B. 类风湿关节炎

C. 病毒性肝炎　　D. 急性肾小球肾炎

E. 系统性红斑狼疮

5. 如对该患者进行进一步实验室检查，可出现以下结果，哪项除外

A. 血小板减少　　B. 抗核抗体阳性

C. 丙球蛋白下降　　D. 补体 C3 下降

E. 抗双链 DNA 抗体阳性

6. 确诊后的首选治疗药物是

A. 青霉素　　B. 糖皮质激素

C. 雷公藤　　D. 吲哚美辛

E. 环磷酰胺

7. 给该患者进行护理措施及保健指导正确的有

A. 卧床休息　　B. 忌食芹菜、香菜

C. 口腔涂珠黄散、碘甘油等　　D. 服用避孕药避孕，防止疾病恶化

E. 安置在没有阳光直射的病室

参考答案与解析

一、A1 型题

1. E【解析】风湿性疾病有一定特殊性的临床表现是疼痛性质与关节活动相关。

2. D【解析】风湿性疾病最重要的治疗目的是控制病情发展，防止并发症。

3. E【解析】系统性红斑狼疮（SLE）是一种自身免疫性结缔组织病，由于体内有大量致病性自身抗体和免疫复合物，造成组织损伤，临床可以出现多个系统和脏器损害的症状，以青年女性多见。

4. E【解析】系统性红斑狼疮患者合并肾功能不全时，其饮食应为低盐、低蛋白饮食。

5. B【解析】系统性红斑狼疮可见对称性紫红色红斑。

6. B【解析】妊娠因不能常规用药可能使病情加重，青年女性在病情平稳、心肾功能正常下可结婚、生育，但应尽可能减少妊娠次数，且不宜服用雌激素类避孕药。妊娠患者应加强随访，停用除肾上腺糖皮质激素外的一切药物，加强围生期母亲和胎儿的观察。哺乳期不宜用大量激素，可选用非甾体抗炎药治疗。

7. B【解析】系统性红斑狼疮患者的护理：避免紫外线照射和日光浴；避免刺激性物质接触皮肤，如碱性肥皂、染发烫发剂、发定型剂等；避免食用可诱发或加重本病的药物和食物。

8. E【解析】80% 的系统性斑狼疮患者有皮肤损害，多位于暴露部位，最有特征性的是面部蝶形红斑，发生率为 10%~50%；受损皮肤可出现红色斑丘疹、丘疹、毛囊丘疹、水疱、血疱、大疱等。

9. A【解析】血清补体测定：SLE 患者血清补体 C3 减少。

10. B【解析】晚期发生肾衰竭，是 SLE 死亡的常见原因。

11. C【解析】系统性红斑狼疮患者出现中枢神经损害提示病情危重、预后不良。

12. A【解析】系统性红斑狼疮诊断中的标志性抗体是抗 Sm 抗体。

13. D【解析】蝶形红斑是系统性红斑狼疮最具特征性的皮肤改变。

14. E【解析】SLE 大小关节均可受累，很少出现畸形及关节脱位。

二、A2 型题

1. D【解析】SLE 患者应避免紫外线照射和日光浴。

2. E【解析】患者面部可见紫红色蝶形红斑等有系统性红斑狼疮表现，检查结果也符合

诊断。

3. A【解析】由于大剂量甲基泼尼松龙抑制机体免疫反应，使机体的抵抗力减弱，易发生感染，故应重点观察。

4. B【解析】此题考查的是系统性红斑狼疮的护理问题。本题干中患者有严重的关节疼痛，所以首要的护理问题就是疼痛。

5. A【解析】根据题干面部蝶形红斑的典型症状，Sm 抗体阳性，抗双链 DNA 抗体阳性，可以判断为系统性红斑狼疮。SLE 口腔细菌感染者，用 1∶5000 呋喃西林液漱口，局部涂以碘甘油，有真菌感染者用 1%~4% 碳酸氢钠液漱口，或用 2. 5% 制霉菌素甘油涂敷患处。所以选项 A 正确。

6. A【解析】几乎所有系统性红斑狼疮患者均有肾脏受累，表现为肾炎或肾病综合征，题干中患者面部水肿、尿蛋白（+++），提示可能已出现肾脏受累，需重点注意肾功能变化。

7. C【解析】抗疟药主要适用于盘状红斑狼疮和系统性红斑狼疮以皮损、关节病变为主要临床表现者，主要有氯喹、羟基氯喹、奎宁。其副作用有食欲不振、恶心呕吐、腹泻等胃肠道症状；皮肤瘙痒、湿疹，皮炎及中枢神经系统症状；该药易沉积于视网膜色素上皮细胞，引起视力下降；有降低白细胞、致畸胎等作用。

8. C【解析】系统性红斑狼疮典型症状是面部出现蝶形红斑，反复发作，迁延不愈，并伴有多脏器受累。几乎所有红斑狼疮患者均有肾脏损害，约半数患者有狼疮性肾炎。一旦发展成尿毒症，则成为患者死亡的常见原因。题干中患者情绪低落，对治疗与护理不配合，说明患者已经有了心理压力，所以当前最重要的护理措施是应加强与患者的沟通，鼓励患者倾诉，适时告知预后，介绍成功病例，增强患者战胜疾病的信心。

9. C【解析】系统性红斑狼疮可能与遗传、病毒、性激素、环境因素（阳光照射）、药物（如氯丙嗪、普鲁卡因胺、肼屈嗪、甲基多巴等）、食物（如芹菜、香菜、无花果、蘑菇及烟熏食物等）和精神刺激等有关。肼屈嗪可使小动脉扩张，属降压药。

10. C【解析】本题考查系统性红斑狼疮的护理措施。根据病史介绍，患者应处于狼疮的活动期，所以应该予激素治疗。日光、紫外线均可诱发或加重狼疮，所以将患者安排在背阳的病室是正确的措施。活动性狼疮的患者会因血小板减少明显而出现各系统出血，病例中虽未给出出血的证据，但是活动期的患者存在出血的可能性，因此要慎用阿司匹林。清水洗脸可以保持皮肤的清洁。病例中可以看出，患者已经出现关节的受累，此时再加强关节的锻炼只会加重关节的肿痛。

三、A3/A4 型题

1. B【解析】血中查出狼疮细胞，抗 Sm 抗体阳性，加上患者有面部出现紫红斑等表现，符合系统性红斑狼疮诊断。

2. E【解析】考查系统性红斑狼疮脱发的护理措施。狼疮性脱发主要是由于皮肤下的小血管炎所致，一般在病情控制后，毛发可以再生。染发、烫发等会直接损害毛发，加重患者的脱发。针灸、温水洗头和按摩可以改善局部的血液循环，且温水对皮肤和毛发也没有刺激性，每周洗发 2 次的频率也较为适宜，所以选项 A、B、C、D 均为正确的护理措施。

3. A【解析】考查系统性红斑狼疮出现口腔溃疡时的护理措施。口腔溃疡有细菌感染者用 1∶5000 呋喃西林液漱口，局部涂以碘甘油；有真菌感染者用 1%~4% 碳酸氢钠液漱口，或用 2.5% 制霉菌素甘油涂敷患处。

4. C【解析】考查系统性红斑狼疮的健康教育。对于没有中枢神经系统、肾或心脏的严重损害，而且病情处于缓解期达到半年以上者，一般能够安全地妊娠，并产出正常的婴儿。非缓解期系统性红斑狼疮患者容易出现流产、早产或死胎，故应该避孕。

5. A【解析】参见 A2 型题第 1 题解析。

6. B【解析】根据患者临床表现和实验室检查，患者最可能的诊断应是系统性红斑狼疮。

7. ACDE【解析】用药期间给予低盐、高蛋白、含钾丰富的食物。长期用药者应补充钙剂及维生素 D，防止骨质疏松及股骨头无菌性坏死。

8. B【解析】应避免诱发因素，如紫外线照射、日光浴、刺激性物质（碱性肥皂、染发烫发剂等）接触皮肤，避免食用可诱发或加重本病的药物和食物。

9. E【解析】患者面部蝶形红斑明显有脱发及糖皮质激素治疗引起的容貌改变，最主要的护理诊断是自我形象紊乱。

10. E【解析】系统性红斑狼疮患者注意个人及皮损部位清洁卫生，忌滥用外用药或化妆品，切忌挤压、搔抓皮疹或皮损部位。系统性红斑狼疮患者特别是有面部红斑的，是病情活动造成的血管炎、毛细血管扩张，如果用热水，血管炎症加上扩张不易恢复，应该用温水，这样能避免过度刺激毛细血管。

11. B【解析】紫外线照射可诱发皮肤损害或使原有的皮损加剧，并能使某些局限性盘状红斑狼疮发展为系统型。

12. C【解析】患者需长期用药、定期随访，不可擅自改变药物剂量或突然停药，避免使用肾毒性药物。

13. B【解析】根据临床表现和检查结果患者最可能的诊断是 SLE 肾性损伤。

14. E【解析】抗核抗体是指一组对细胞核或细胞质内核酸和核蛋白的自身抗体。抗核抗体检查是目前最佳的 SLE 筛选试验，本试验已代替了狼疮细胞检查。

15. C【解析】治疗 SLE 肾性损伤的主要药物是糖皮质激素。

16. D【解析】系统性红斑狼疮患者经常出现情绪和心理上的变化。护士应常常和患者沟通，耐心听她的倾诉，宣教正确认识疾病，消除恐惧心理，保持心态乐观，对疾病治疗树立信心。狼疮患者皮肤易过敏，不宜使用遮盖霜。

17. C【解析】患者因病情反复发作、疗效不佳等原因，常表现出情绪低落、忧虑、孤独，对生活失去信心。这种心理状态称为预感性悲哀。

四、B 型题

1. A【解析】系统性红斑狼疮最多累及的部位是肾脏。几乎所有患者均有肾脏受累，表现为肾炎或肾病综合征。晚期发生肾衰竭，是 SLE 死亡的常见原因。

2. C【解析】90% 患者在病程中伴关节痛，多为对称性、游走性，一般不引起关节畸形，最常受累的关节为近端指间关节、腕关节、膝关节及踝关节，部分病例可发生无菌性缺血性骨坏死，股骨头最常累及，其次为肱骨头、胫骨头等。

五、X 型题

1. ABCD【解析】风湿性疾病中不同疾病关节疼痛的部位和性质有所不同。

2. ACDE【解析】系统性红斑狼疮全身症状：80% 的患者有发热、全身不适、乏力、食欲缺乏、体重减轻，少数有无痛性淋巴结肿大。

3. ABCD【解析】待病情控制后逐渐减量，多数患者需长期服用维持量。

4. ABCD【解析】本题考查系统性红斑狼疮的病因学。关于系统性红斑狼疮的病因，目前主要有 3 个：①遗传因素。②环境因素，包括阳光、紫外线、药物、病原体等。③雌激素。所以选项 A、B、C、D 均正确。败血症与狼疮的发病无关。

5. ABCD【解析】系统性红斑狼疮临床多呈慢性经过。其他选项均正确。

6. ABCE【解析】日光、感染以及进食含有补骨脂素食物等因素与 SLE 有关，同时要避免过度疲劳。

7. ABD【解析】系统性红斑狼疮的患者由于免疫抑制剂的应用可出现脱发，此时应该以保护头发、减少脱发为重点。对脱发患者，耐心解释脱发与用药的关系，应说明脱发不是永久的，可让其选择假发套或戴帽以增强自尊。避免染发、烫发、卷发，梅花针针刺头皮可取，但无须每日洗头 2 次。脱发是由于免疫抑制剂的应用而暂时出现的，并非永久性的。

8. ABDE【解析】感染不是系统性红斑狼疮严重表现，系统性红斑狼疮出现血肌酐升高、高血压、严重狼疮脑病、心肌损害伴心功能不全反映预后差。

六、案例分析题

1. C【解析】女性多患系统性红斑狼疮的原因是可能与下列性激素异常有关：①雌激素水平及其代谢异常。②雌激素受体的含量。③催乳素和生长激素的含量。

2. DE【解析】系统统性红斑狼疮以存在多种抗核抗体为特点，检查该抗体对系统性红斑狼疮诊断的敏感性为 95%，是目前最佳的系统性红斑狼疮筛选试验，但其特异性并不理想，抗双链 DNA 抗体、抗 Sm 抗体对系统性红斑狼疮的诊断特异性较高。

3. ABCD【解析】无中枢神经系统、肾脏或其他脏器严重损害，病情处于缓解期达半年以上者，一般能安全地妊娠，并分娩出正常胎儿。非缓解期的 SLE 患者易出现流产、早产和死胎，故应避孕。病情活动伴有心、肺、肾功能不全者属妊娠禁忌。

4. E【解析】患者有发热、食欲缺乏、脱发、腕关节、膝关节酸痛、口腔有溃疡等系统性红斑狼疮的临床表现。

5. C【解析】系统性红斑狼疮患者实验室检查可见血小板减少，抗核抗体阳性，抗双链DNA抗体阳性，补体C3下降，但丙球蛋白下降对诊断此病无意义。

6. B【解析】系统性红斑狼疮合理治疗后可以缓解，尤其是早期患者。治疗原则是活动且病情重者，予以强有力的药物控制，主要的药物是糖皮质激素，一般选用泼尼松、泼尼松龙或甲泼尼龙。

7. ABCE【解析】指导患者避免一切可能诱发或加重病情的因素，如日光浴、妊娠、分娩、口服避孕药、手术、劳累、上呼吸道感染及精神刺激等，避免接受各种预防接种。

第八章　理化因素所致疾病患者的护理

急性一氧化碳中毒

一　A1 型题

1. 一氧化碳中毒时，常最先受损的脏器是
   A. 肝　　B. 脑
   C. 肾　　D. 胃
   E. 肺
2. 一氧化碳中毒的首选抢救措施为
   A. 应用利尿药　　B. 使用高压氧舱
   C. 应用脱水药　　D. 应用呼吸中枢兴奋药
   E. 迅速脱离中毒环境
3. 一氧化碳中毒，口唇黏膜可出现
   A. 潮红　　B. 发绀
   C. 苍白　　D. 樱桃红色
   E. 黄疸
4. 对一氧化碳中毒的患者应采取的护理措施不妥的是
   A. 分秒必争地抢救患者
   B. 采用物理降温使体温保持在 32℃左右
   C. 给予高流量吸氧，有条件时尽快采用高压氧舱治疗
   D. 患者绝对卧床休息，床头宜抬高 15°~30°
   E. 频繁抽搐者遵医嘱首选地西泮 10~20mg 静脉注射
5. 有机磷农药中毒禁用油类泻药的原因是
   A. 增加腹痛　　B. 可致肠痉挛
   C. 毒物更易被吸收　　D. 可致幽门梗阻
   E. 减少腹泻速度
6. 有机磷农药中毒的死因主要是
   A. 休克　　B. 脑水肿
   C. 心搏骤停　　D. 呼吸衰竭
   E. 电解质紊乱

7. 有机磷农药中毒烟碱样症状是
A. 流涎
B. 肌肉抽搐
C. 血压升高
D. 肌纤维颤动
E. 呼吸肌麻痹

8. 解磷定或双解磷类可以根本治疗有机磷农药中毒的原理是
A. 使锥体束兴奋
B. 直接兴奋大脑
C. 解除交感神经兴奋
D. 解除迷走神经兴奋
E. 恢复胆碱酯酶活性

9. 有机磷农药中毒时最首要的处理是
A. 对症治疗
B. 使用抗生素
C. 使用特效解毒药
D. 立即终止接触毒物
E. 清除进入人体的毒物

10. 胆碱酯酶复活剂能缓解的有机磷农药中毒症状是
A. 全身紧缩感
B. 肺水肿
C. 恶心、呕吐
D. 大汗及流涎
E. 视物模糊

11. 抢救急性有机磷农药中毒清洗皮肤时用
A. 乙醇
B. 热水
C. 苏打水
D. 肥皂水
E. 温水

12. 误食有机磷农药而中毒患者出现症状的时间一般是在接触毒物后
A. 3~5 分钟
B. 5~10 分钟
C. 10 分钟至 2 小时
D. 1~3 小时
E. 3~6 小时

13. 护理有机磷农药中毒患者时，护士发现患者阿托品中毒，其依据哪项不妥
A. 狂躁不安，意识模糊
B. 谵妄、抽搐
C. 瞳孔明显扩大
D. 尿潴留
E. 心律失常多见室颤

14. 急性有机磷农药中毒，瞳孔变化是
A. 可略扩大
B. 明显缩小
C. 扩大
D. 大小不等
E. 无变化

15. 有机磷农药的毒理作用是
A. 抑制呼吸中枢
B. 抑制胆碱酯酶活性

C. 使乙酰胆碱在体内分解　　D. 增加胆碱酯酶活性

E. 直接作用于呼吸中枢

16. 下列哪项物质中毒后呼吸有大蒜味

A. 氰化物　　B. 巴比妥

C. 乙醇　　D. 有机磷农药

E. 甲醇

17. 有机磷农药中毒时出现呼吸循环衰竭的首要治疗措施是

A. 吸氧　　B. 阿托品静脉注射

C. 强心药静脉注射　　D. 胆碱酯酶复活剂静脉注射

E. 呼吸中枢兴奋剂静脉注射

18. 护士为有机磷农药中毒患者注射碘解磷定时，患者出现了暂时性呼吸抑制，其原因是

A. 剂量过大　　B. 注射速度过快

C. 药物浓度过高　　D. 药物的副作用

E. 药物中毒

19. 有机磷农药中毒患者的主要死因是

A. 呼吸衰竭　　B. 心力衰竭

C. 肾衰竭　　D. 肝衰竭

E. DIC

20. 有机磷农药中毒首要的护理措施是

A. 维持营养　　B. 防止压疮

C. 保持情绪稳定　　D. 维护呼吸功能

E. 清除已入血的毒物

21. 对于口服中毒的患者，每次洗胃的液体量宜

A. 100~150ml　　B. 150~200ml

C. 200~300ml　　D. 300~350ml

E. 400~500ml

22. 长期接触有机磷农药者应定期做下列哪种检查

A. 血肌酐　　B. 转氨酶

C. 磷酸肌酸激酶　　D. 血胆碱酯酶活性

E. 甲胎蛋白

二 A2 型题

1. 患者，女性，32 岁。室内用煤火炉取暖，一天家人发现其昏迷，呼之不应，同时伴有大小便失禁。查体：口唇呈樱桃红色，脉搏和呼吸增快，伴阵发性惊厥。护士首先应采取

的措施是

A. 给予更换衣服，然后予以保暖
B. 迅速将患者搬至室外空气流通处
C. 给予催吐、洗胃
D. 继续煤炉取暖以提高室内温度
E. 取半卧位，有利于膈肌活动

2. 患者，女性，24 岁。急性一氧化碳中毒后被送入医院。最妥当的用氧原则是

A. 高压氧舱治疗
B. 高流量间断吸氧
C. 低流量间断吸氧
D. 高流量持续吸氧
E. 低流量持续吸氧

3. 患者，女性，50 岁。因在家燃烧煤气取暖突然晕倒。患者面色潮红，口唇呈樱桃红色，脉快，多汗，神志不清伴发热。确诊的首选检查是

A. 胸部 CT
B. 胸部 MRI
C. 血液碳氧血红蛋白测定
D. 全血胆碱酯酶活性测定
E. 脑电图

4. 患者，男性，30 岁。因煤气中毒，经过积极抢救后苏醒，2 天后出现神志不清，右侧肢体偏瘫，体温、血压正常，两肺呼吸音粗。进一步治疗应首选

A. 地塞米松输注
B. 高压氧舱治疗
C. 甘露醇输注
D. 维生素 C 输注
E. 脑营养物质输注

5. 对有机磷农药中毒患者，使用阿托品、解磷定治疗中，患者神志变清醒、呼吸困难减轻、肺部湿啰音减少。约半小时，患者突然出现意识模糊、躁动、抽搐，体温高达 39.5℃。护士判断可能发生的是

A. 阿托品中毒
B. 阿托品用量不足，中毒症状加重
C. 脑水肿
D. 脑出血
E. 解磷定中毒

6. 患者，女性，30 岁。因误服有机磷农药中毒，给予抗胆碱药后出现瞳孔较前扩大，颜面潮红，口干，皮肤干燥，心率加快。此时出现的症状称为

A. 阿托品中毒
B. 阿托品化
C. 中间型综合征
D. 烟碱样症状
E. 毒蕈碱样症状

7. 患者，男性，22 岁。因失恋而服毒自杀，家属在卧室发现患者时，其表现为恶心、呕吐、腹痛、流涎、口鼻大量分泌物伴呼吸困难等症状。由急诊入院治疗，体格检查发现呼吸有浓烈蒜味，瞳孔缩小。最可能的诊断是

A. 煤气中毒
B. 有机磷农药中毒

C. 镇静类药物过量中毒　　D. 亚硝酸盐中毒
E. 一氧化碳中毒

8. 患者，男性，40 岁。在喷洒农药时出现恶心、呕吐，胸闷，大小便失禁，瞳孔缩小，流泪，面部肌肉抽搐。对诊断最有意义的检查是
A. 心肌酶学测定　　B. 碱性磷酸酶测定
C. 胆碱酯酶活性测定　　D. CO_2结合力测定
E. 碳氧血红蛋白测定

三 A3/A4 型题

（1~4 题共用题干）

患者，女性，70 岁。独居，屋里生有煤炉。清晨邻居发现其神志不清，面色潮红，口唇呈樱桃红色。

1. 对该患者首要的处理措施是
A. 吸氧　　B. 人工呼吸
C. 就地抢救　　D. 静脉补液
E. 迅速将患者抬到通风良好的地方

2. 该患者可能出现了
A. 敌敌畏中毒　　B. 一氧化碳中毒
C. 不明物中毒　　D. 有机磷农药中毒
E. 美曲膦酯中毒

3. 有助于对该患者做出正确诊断的检查是
A. 碳氧血红蛋白测定　　B. 碱性磷酸酶测定
C. CO_2结合力测定　　D. 胆碱酯酶活性测定
E. 心肌酶学测定

4. 对该患者最有效的治疗方法是
A. 静脉补液　　B. 高压氧舱治疗
C. 治疗脑水肿　　D. 保持呼吸道通畅
E. 纠正水、电解质紊乱

（5~7 题共用题干）

患者，女性，36 岁。平时体健，体检时未发现任何心脑血管疾病。1 天其丈夫下班回家后发现其晕倒在浴室，面色呈樱桃红色，瞳孔散大，呼吸、心脏停搏。

5. 根据以上介绍，患者最有可能发生了
A. 铅中毒　　B. 一氧化碳中毒

C. 氰化物中毒
D. 安眠药中毒
E. 食物中毒

6. 抢救者首先应采取的措施是
A. 立即催吐
B. 立即开放气道
C. 立即行心肺复苏
D. 立即彻底冲洗体表
E. 立即移至通风、空气清新处

7. 救护人员应在抢救后几分钟再次评估呼吸、脉搏
A. 每隔 1 分钟检查
B. 每隔 2 分钟检查
C. 每隔 5 分钟检查
D. 第 1 次 1 分钟后检查，以后每 3~4 分钟检查 1 次
E. 第 1 次 2 分钟后检查，以后每 5 分钟检查 1 次

（8~9 题共用题干）

患者，男性，64 岁。在田间喷洒农药时出现咳嗽、呼吸困难，随后全身肌肉痉挛，伴头晕、头痛，继而出现昏迷，现场人员将患者急送医院。查体：血压 90/60mmHg，呼吸 24 次/分，角膜反射消失，瞳孔缩小如针尖大，两肺满布湿啰音。

8. 对明确诊断最有价值的检查是
A. 头颅 X 线检查
B. 头颅 CT 或 MRI 检查
C. 直立倾斜试验
D. 全血胆碱酯酶活性测定
E. 碳氧血红蛋白测定

9. 护士对该患者的处理不妥的是
A. 立即脱去患者的外衣
B. 反复用肥皂水清洗皮肤、头发和指甲缝隙
C. 立即用清水反复洗胃
D. 持续鼻导管给氧
E. 根据医嘱给予阿托品和氯解磷定

（10~13 题共用题干）

患儿，男，12 岁。因误服“对硫磷”被家人送来急诊，当时测定胆碱酯酶活性为 54%。

10. 患者急诊洗胃，下列洗胃液中错误的是
A. 温水
B. 生理盐水
C. 茶叶水
D. 2% 碳酸氢钠
E. 1∶5000 高锰酸钾

11. 有机磷农药中毒洗净胃后要保留胃管 12 小时是为了
A. 防洗胃不彻底
B. 进一步抽十二指肠液

C. 可进入泻药　　D. 以后可喂流食
E. 使患者得到休息

12. 重症有机磷农药中毒患者血清胆碱酯酶活性应为
A. $<30\%$　　B. $<40\%$
C. $<50\%$　　D. $<60\%$
E. $<70\%$

13. 对该患者应用氯解磷定静脉滴注治疗的目的是为了
A. 减少毒物吸收　　B. 预防脑水肿
C. 解除呼吸中枢抑制　　D. 对抗毒碱样症状
E. 恢复胆碱酯酶活性

（14~16 题共用题干）

患者，男性，22 岁。被发现时已昏迷在床上。送入医院后，口吐白沫，并有大蒜样气味。查体：双侧瞳孔如针尖样大小。

14. 该患者最可能的诊断是
A. 有机磷农药中毒　　B. 亚硝酸盐中毒
C. 巴比妥盐类中毒　　D. 一氧化碳中毒
E. 糖尿病酮症酸中毒

15. 为明确诊断，应首先做的辅助检查是
A. 脑电图　　B. 呕吐物鉴定
C. 头颅超声波　　D. 脑脊液测定
E. 颅脑 CT

16. 该患者不宜进行
A. 灌肠　　B. 洗胃
C. 催吐　　D. 导泻
E. 应用解毒药

四 B 型题

（1~2 题共用备选答案）

A. 肝　　B. 胆管
C. 肾　　D. 肺
E. 大肠

1. 毒物在体内代谢转化的主要场所是
2. 毒物排泄的主要途径是

（3~4 题共用备选答案）

A. 碳氧血红蛋白蓄积　　B. 迷走神经过度兴奋
C. 高铁血红蛋白蓄积　　D. 抑制胆碱酯酶活性
E. 交感神经过度兴奋

3. 一氧化碳中毒的发病机制是
4. 有机磷农药中毒的发病机制是

（5~6 题共用备选答案）

A. 淀粉酶测定　　B. 心肌酶测定
C. 碱性磷酸酶测定　　D. 胆碱酯酶活性测定
E. 碳氧血红蛋白测定

5. 对 CO 中毒有诊断价值的是
6. 对有机磷农药中毒有诊断价值的是

（7~10 题共用备选答案）

A. 口苦、咽痛、恶心　　B. 暂时性呼吸抑制
C. 室性期前收缩、室颤或传导阻滞　　D. 面色潮红、搏动性头痛
E. 昏迷和尿潴留

7. 阿托品中毒时可表现出
8. 碘解磷定剂量过大时可出现
9. 双复磷用量过大可引起
10. 碘解磷定注射速度过快可出现

五 X 型题

1. 预防一氧化碳中毒的做法有
A. 多开门窗　　B. 煤气淋浴器安装在浴室外
C. 定期检查管道安全　　D. 使用带有自动熄火装置的煤灶
E. 燃气阀门可长期开放
2. 禁用 1∶5000 高锰酸钾溶液洗胃的毒物有
A. 乐果　　B. 内吸磷
C. 毒蕈　　D. 有机毒物
E. 生物碱
3. 中毒患者洗胃时的体位宜取
A. 左侧　　B. 右侧

C. 平躺　　D. 头低位

E. 头高足低位

4. 急性中毒的发病时间与下列哪些因素有关

A. 剂量　　B. 侵入途径

C. 患者年龄　　D. 患者体质

E. 毒物毒性大小

5. 能缓解烟碱样作用的解毒剂有

A. 解磷定　　B. 阿托品

C. 亚甲蓝　　D. 双复磷

E. 氯解磷定

6. 下列有关一氧化碳中毒患者的护理措施说法正确的有

A. 高热者物理降温　　B. 昏迷患者注意保持呼吸道通畅

C. 鼻导管给予高浓度吸氧　　D. 定时监测生命体征和意识状态

E. 患者清醒后停止给氧，以防氧中毒

7. 下列有关一氧化碳中毒的毒理说法正确的有

A. 脑血管先扩张后痉挛而致脑水肿

B. CO 与血红蛋白的亲和力比氧大

C. CO 浓度过高时可直接抑制细胞内呼吸

D. 还原血红蛋白增多加重了组织缺氧

E. 碳氧血红蛋白的解离度比氧合血红蛋白慢

8. 轻度有机磷农药中毒的临床表现有

A. 瞳孔缩小　　B. 出汗、无力

C. 呼吸肌麻痹　　D. 肌纤维颤动

E. 呼气有大蒜样臭味

9. 有机磷杀虫药的吸收途径有

A. 黏膜　　B. 皮肤

C. 呼吸道　　D. 胃肠道

E. 泌尿系统

10. 有机磷农药中毒的护理正确的是

A. 观察病情　　B. 迅速洗胃

C. 促进有毒物质的排泄　　D. 迅速终止接触毒物

E. 给喷洒农药的患者脱去外衣，无须清洗皮肤

11. 有机磷农药中毒的早期症状以下列哪些系统为主

A. 神经系统　　B. 呼吸系统

C. 循环系统　　D. 消化系统

E. 泌尿系统

12. 有机磷农药中毒的毒蕈碱样症状表现为

A. 流涎　　B. 肌细颤

C. 肺水肿　　D. 瞳孔缩小

E. 血压升高

13. 有机磷农药中毒时进行辅助检查可采集的标本有

A. 血　　B. 唾液

C. 大便　　D. 小便

E. 胃内容物

六 案例分析题

（1~4 题共用题干）

患者，女性，60 岁。独居，清晨被邻居发现晕倒在地上，室内有煤气味，急送医院就诊。查体：血压 160/100mmHg，心率 50 次/分，昏迷状态，颈有抵抗，口唇呈樱桃红色，受压部位皮肤红肿，有多个水疱，眼底检查示视神经盘水肿。初步诊断"急性一氧化碳中毒，并发脑水肿"。

1. 纠正一氧化碳中毒缺氧的最有效措施是

A. 低流量吸氧　　B. 输血

C. 静脉输注阿托品　　D. 静脉输注普鲁卡因

E. 高压氧舱治疗

2. 有助于脑水肿治疗的措施是

A. 戴冰帽　　B. 20% 甘露醇快速静脉注射

C. 静脉注射阿托品　　D. 静脉注射呋塞米

E. 静脉注射地塞米松

3. 不正确的护理诊断是

A. 气体交换受阻　　B. 皮肤完整性受损

C. 潜在并发症：呼吸衰竭　　D. 有感染的危险

E. 脑水肿

4. 护士对患者的下列护理措施正确的有

A. 局部水疱加压包扎　　B. 定时翻身，预防压疮

C. 床头抬高 15°~30°　　D. 鼻导管持续给氧，氧流量 10L/min

E. 严密观察生命体征、神志、瞳孔的变化

(5~8 题共用题干)

患者，男性，41 岁。误服灭鼠药物（磷化锌）后被送至医院抢救，护士立即给予洗胃。

5. 洗胃过程中若有血性液体流出，应采取的护理措施是
   A. 立即停止操作并通知医生
   B. 减少灌洗量，继续洗胃观察
   C. 减低吸引压力
   D. 灌入止血药，以止血
   E. 灌入蛋清水，保护胃黏膜
6. 电动吸引洗胃压力应保持在
   A. 5.5kPa
   B. 7.5kPa
   C. 9.5kPa
   D. 11.3kPa
   E. 13.3kPa
7. 禁忌采用的洗胃溶液是
   A. 1∶15000 高锰酸钾溶液
   B. 清水
   C. 1% 氯化钠溶液
   D. 牛奶
   E. 0.1% 硫酸铜溶液
8. 应选择的洗胃液是
   A. 蛋清水
   B. 1% 氯化钠溶液
   C. 5% 醋酸溶液
   D. 2%~4% 碳酸氢钠溶液
   E. 硫酸铜溶液

参考答案与解析

一、A1 型题

1. B【解析】CO 中毒时，脑、心对缺氧最敏感，常最先受损。

2. E【解析】立即脱离中毒环境将患者转移到空气新鲜处，注意保暖，保持呼吸道通畅。

3. D【解析】患者面色潮红、口唇呈樱桃红色、脉快、多汗。

4. A【解析】呼吸道侵入有毒气体或蒸气、雾气，要立即终止接触毒物，将病员转移到空气新鲜的地方。注意保暖，氧气吸入。

5. C【解析】有机磷农药中毒禁用油类泻药的原因是毒物更易被吸收。

6. D【解析】急性有机磷农药中毒重度者除发生昏迷外，主要是使支气管痉挛和分泌物增加，引起急性肺水肿，甚至呼吸麻痹，最主要死因是呼吸衰竭死亡。

7. D【解析】烟碱样症状：主要是横纹肌运动神经兴奋，表现为肌纤维颤动，常先自小肌群，如眼睑、面部、舌肌开始，逐渐发展至四肢、全身肌肉抽搐，患者常有全身紧缩或压

迫感，后期出现肌力减退和瘫痪，如发生呼吸肌麻痹可诱发呼吸衰竭。

8. E【解析】胆碱酯酶复活剂：常用有解磷定、氯解磷定和双复磷。此类药物能夺取磷酰化胆碱酯酶中的磷酸基团，使胆碱酯酶恢复活性，解除烟碱样症状。

9. D【解析】参见 A1 型题第 2 题解析。

10. A【解析】胆碱酯酶复活剂能缓解的有机磷农药中毒症状是全身紧缩感。

11. D【解析】立即脱离现场、脱去污染衣物，用肥皂水反复清洗污染皮肤、头发和指甲缝隙部位，禁用热水或酒精擦洗，以防皮肤血管扩张促进毒物吸收。

12. C【解析】急性中毒发病时间与杀虫药毒性大小、剂量及侵入时间密切相关。一般经皮肤吸收，症状常在接触 2~6 小时内出现。自呼吸道吸入和口服者症状发生较快，可在 10 分钟至 2 小时内出现症状。通常发病愈早，病情愈重。

13. E【解析】考查阿托品中毒的表现。阿托品中毒表现：瞳孔扩大、烦躁不安、意识模糊、谵妄、抽搐、昏迷和尿潴留等。

14. B【解析】瞳孔缩小。有机磷农药中毒严重者可出现心动过速、血压升高、瞳孔如针尖大小、呼吸困难、肺水肿、大小便失禁、呼吸抑制、意识不清甚至深昏迷。

15. B【解析】有机磷农药的中毒机制：有机磷进入体内，迅速与胆碱酯酶结合，形成稳定的磷酰化胆碱酯酶，抑制胆碱酯酶活性，导致乙酰胆碱大量蓄积，从而引起一系列以乙酰胆碱为传导介质的神经包括交感和副交感神经过度兴奋的临床表现。

16. D【解析】有机磷农药中毒后呼吸有大蒜味。

17. B【解析】有机磷农药中毒时出现呼吸循环衰竭的首要治疗措施是阿托品静脉注射，阿托品能阻断乙酰胆碱对副交感神经和中枢神经系统毒蕈碱受体的作用，对减轻、消除毒蕈碱样症状和对抗呼吸中枢抑制有效。

18. B【解析】有机磷中毒患者注射碘解磷定时，患者出现了暂时性呼吸抑制，其原因是注射速度过快。

19. A【解析】有机磷农药在短期内大量进入体内，引起患者出现烟碱样症状、中枢神经系统症状等，烟碱样症状主要是横纹肌运动神经末梢过度兴奋所致，表现为肌束震颤，而后发展为呼吸肌麻痹引起周围性呼吸衰竭。

20. D【解析】有机磷农药中毒首要的护理措施是维护呼吸功能。

21. C【解析】对于口服中毒的患者，每次洗胃的液体量宜 200~300ml。

22. D【解析】有机磷农药中毒者全血胆碱酯酶活性测定：胆碱酯酶活性降至正常人的 70% 以下。长期接触有机磷农药者应定期检查血胆碱酯酶活性。

二、A2 型题

1. B【解析】参见 A1 型题第 2 题解析。

2. A【解析】急性一氧化碳中毒严重者给予高压氧舱治疗，增加血液中溶解氧，提高动脉血氧分压，迅速纠正组织缺氧。

3. C【解析】血液碳氧血红蛋白测定：是重要的诊断和分度指标，但注意采血后及时送检，否则数小时后碳氧血红蛋白会逐渐消失。结果判定：轻度中毒时为 10%~20%，中度中毒时可高于 30%，重度中毒时可高于 50%。

4. B【解析】参见 A2 型题第 2 题解析。

5. A【解析】患者有机磷农药中毒史和使用阿托品、解磷定治疗史，且根据患者临床表现患者可能为阿托品中毒。

6. B【解析】阿托品化表现：瞳孔较前扩大；口干，皮肤干燥；颜面潮红；肺部啰音减少或消失；心率加快等。

7. B【解析】根据患者恶心、呕吐、腹痛、流涎、口鼻大量分泌物伴呼吸困难等表现和大蒜味、瞳孔缩小可诊断有机磷农药中毒。

8. C【解析】患者在喷洒农药时出现恶心、呕吐，胸闷，大小便失禁，瞳孔缩小，流泪，面部肌肉抽搐，可能是有机磷农药中毒，有机磷农药中毒时胆碱酯酶活性降至正常人的 70% 以下。

三、A3/A4 型题

1~2 E、B【解析】患者独居，生有煤炉，清晨邻居发现其神志不清，面色潮红，口唇呈樱桃红色，由此判断是一氧化碳中毒。对该患者首要的处理措施是立即脱离中毒环境将患者转移到空气新鲜处，注意保暖，保持呼吸道通畅。

3. A【解析】血液碳氧血红蛋白测定是一氧化碳中毒重要的诊断和分度指标。

4. B【解析】参见 A2 型题第 2 题解析。

5. B【解析】本题考查了一氧化碳中毒的诊断。患者晕倒在浴室，且口唇出现典型的一氧化碳中毒后樱桃红色据此可基本明确为急性一氧化碳中毒。

6. E【解析】参见 A1 型题第 4 题解析。

7. B【解析】本题考查了心肺复苏术的操作技术。在心肺复苏期间，每 2 分钟（5 个循环）检查呼吸、脉搏 1 次，注意检查时间不要超过 10 秒。

8. D【解析】有机磷农药中毒对明确诊断最有价值的检查是全血胆碱酯酶活力测定，其活性常降至正常人的 70% 以下。

9. C【解析】施药人员喷洒农药时污染皮肤或吸入空气中杀虫药导致中毒时，需迅速清除毒物：立即脱离现场、脱去污染衣物，用肥皂水反复清洗污染皮肤、头发和指甲缝隙部位，禁用热水或酒精擦洗，以防皮肤血管扩张促进毒物吸收。该患者是接触中毒，口服中毒才反复洗胃。

10. E【解析】对硫磷忌用 1∶5000 高锰酸钾溶液反复洗胃。

11. A【解析】口服中毒药物早期清除毒物可使病情明显改善，越早越彻底预后好。对口服中毒抢救是否成功关键在于洗胃是否彻底，有机磷农药中毒洗净胃后要保留胃管 12 小时，以防止洗胃不彻底。

12. A【解析】重症有机磷农药中毒患者血清胆碱酯酶活性应<30%。

13. E【解析】对该患者应用氯解磷定静脉滴注治疗的目的是为了恢复胆碱酯酶活性。

14. A【解析】参见A2型题第7题解析。

15. B【解析】据患者症状，疑似有机磷中毒。呕吐物鉴定可辅助查明病因。

16. C【解析】患者已昏迷，不宜进行催吐。

四、B型题

1. A【解析】毒物在体内代谢转化的主要场所是肝。

2. C【解析】毒物排泄的主要途径为肾，其次可经胆道、大肠的黏液排泄。大多数气体和易挥发的毒物吸收后，以原形经呼吸道排出。

3. A【解析】CO经呼吸道进入血液，与红细胞内血红蛋白结合形成碳氧血红蛋白。由于CO与血红蛋白的亲和力比氧与血红蛋白亲和力大240倍，同时碳氧血红蛋白的解离较氧合血红蛋白的解离速度慢3600倍，易造成碳氧血红蛋白在体内蓄积。碳氧血红蛋白不能携氧，从而导致组织和细胞的缺氧。此外CO还可抑制细胞色素氧化酶，影响细胞呼吸。CO中毒时，脑、心对缺氧最敏感，常最先受损。

4. D【解析】有机磷中毒机制：有机磷进入体内，迅速与胆碱酯酶结合，形成稳定的磷酰化胆碱酯酶，抑制胆碱酯酶活性，导致乙酰胆碱大量蓄积，从而引起一系列以乙酰胆碱为传导介质的神经包括交感和副交感神经过度兴奋的临床表现。

5. E【解析】参见A2型题第3题解析。

6. D【解析】参见A1型题第22题解析。

7~10 E、A、C、B【解析】出现瞳孔扩大、神志模糊、狂躁不安、抽搐、昏迷和尿潴留等，提示阿托品中毒，应停用阿托品。碘解磷定剂量过大时可出现口苦、咽痛、恶心；碘解磷定注射速度过快可出现暂时性呼吸抑制。双复磷用量过大可引起室性期前收缩、室颤或传导阻滞。

五、X型题

1. ABCD【解析】家庭一氧化碳中毒的主要原因是煤气泄漏，预防措施：使用完毕及时关闭开关和阀门；燃气热水器安装在厨房或阳台，禁止安装在浴室，且需要开窗通风；使用自动熄火的燃气灶和报警装置；定期检查管道安全，严防漏气。

2. AB【解析】禁用1∶5000高锰酸钾溶液洗胃的毒物有乐果、内吸磷。

3. AE【解析】中毒患者洗胃时的体位宜取左侧、头高足低位。

4. ABE【解析】急性中毒的发病时间与剂量、侵入途径、毒物毒性大小有关。

5. ADE【解析】胆碱酯酶复活剂：常用有解磷定、氯解磷定和双复磷。此类药物能夺取磷酰化胆碱酯酶中的磷酸基团，使胆碱酯酶恢复活性，解除烟碱样症状。

6. ABCD【解析】一氧化碳中毒患者清醒后仍要休息2周，并向患者及家属解释可能发生迟发性脑病及其病因，使之主动配合。不可过早停止治疗尤其是高压氧舱治疗。

7. BCE【解析】参见 B 型题第 3 题解析。

8. ABE【解析】有机磷中毒严重时发生肺水肿。其余选项都是轻度有机磷中毒的表现。

9. ABCD【解析】有机磷类属脂溶性物质，可经消化道、皮肤黏膜及呼吸道被机体所吸收。

10. ABCD【解析】喷洒农药中毒者除脱去衣物用肥皂清洗皮肤外，注意指甲缝隙、头发是否清洗过，若未做需再补做，否则可引起病情反复。

11. AB【解析】有机磷农药中毒的早期症状以神经系统、呼吸系统为主。

12. ACD【解析】毒蕈碱样症状：出现最早，主要是副交感神经末梢兴奋所致，表现为腺体分泌增加及平滑肌痉挛。消化道和呼吸道症状比较突出，如恶心、呕吐、腹痛、腹泻、流涎、支气管痉挛及分泌物增多、胸闷、咳嗽、呼吸困难、发绀等。严重时发生肺水肿，还可引起大小便失禁、心率减慢、瞳孔缩小、视物模糊、流泪、流涕及流涎，严重者口吐白沫，大汗淋漓。

13. ACDE【解析】血、胃内容物、大小便中有机磷测定。

六、案例分析题

1. E【解析】纠正一氧化碳中毒缺氧的最有效措施是高压氧舱治疗。

2. ABDE【解析】积极纠正缺氧同时应给予脱水疗法，遵医嘱给予 20% 甘露醇、呋塞米以及地塞米松，“选择性脑部亚低温”治疗，使用冰帽。

3. E【解析】脑水肿不是急性一氧化碳中毒并发脑水肿的护理诊断。

4. BCDE【解析】局部水疱不应加压包扎。

5. A【解析】洗胃过程中护士应密切监测患者面色、呼吸、脉搏、血压、抽出液的性质及有无腹痛等。如患者感到腹痛，灌洗出的液体呈血性或出现休克现象，应立即停止洗胃并与医生联系，采取相应急救措施。

6. E【解析】电动吸引洗胃压力应保持在 13. 3kPa。

7. D【解析】磷化锌易溶于油类物质，忌用鸡蛋、牛奶、脂肪及其他油类食物，以免促进磷的溶解、吸收。

8. E【解析】磷化锌中毒时，口服硫酸铜可使其成为无毒的磷化铜沉淀，阻止吸收，并促使其排出体外。

第九章　传染病患者的护理

一　A1 型题

1. 保护易感人群最重要的免疫措施是

A. 口服中草药　　B. 注射高效价免疫球蛋白

C. 注射丙种球蛋白　　D. 接种疫苗、菌苗、类毒素

E. 接种抗毒素

2. 目前对提高人群免疫力起关键作用的是

A. 预防接种　　B. 加强营养

C. 锻炼身体　　D. 预防服药

E. 注射丙种球蛋白

3. 传染病在较小范围短时间突然出现大批同类病例，称为

A. 流行　　B. 大流行

C. 散发　　D. 暴发流行

E. 小范围流行

4. 下列疾病中，应采取虫媒隔离的是

A. 细菌性痢疾　　B. 霍乱

C. 流行性脑脊髓膜炎　　D. 麻疹

E. 流行性乙型脑炎

5. 我国法定传染病分为

A. 甲类 2 种、乙类 27 种、丙类 11 种　　B. 甲类 2 种、乙类 20 种、丙类 15 种

C. 甲类 3 种、乙类 25 种、丙类 12 种　　D. 甲类 3 种、乙类 25 种、丙类 10 种

E. 甲类 3 种、乙类 22 种、丙类 15 种

6. 确定一种传染病的检疫期的重要依据是

A. 前驱期　　B. 潜伏期

C. 传染期　　D. 症状明显期

E. 恢复期

7. 对于大多数传染病来说，最多见的表现是

A. 隐性感染　　B. 潜伏性感染

C. 显性感染　　D. 病原携带状态
E. 病原体被清除（一过性感染）

8. 熟悉不同传染病潜伏期的目的是为了
A. 预测疫情　　B. 判断传播途径
C. 确定传染期　　D. 确定检疫期
E. 有助于明确诊断

9. 传染病的基本特征是
A. 有传染性、传播途径、免疫性
B. 有病原体、流行性、传染性
C. 有病原体、传染性、免疫性
D. 有传染性、免疫性、流行性、地方性、季节性
E. 有病原体、传染性、流行性、地方性、季节性、免疫性

10. 潜伏期是指
A. 自接触传染源至典型症状出现　　B. 自病原体侵入机体至典型症状出现前
C. 自病原体侵入机体至排出体外　　D. 自病原体侵入机体至临床症状开始出现
E. 自接触传染源至患者开始出现症状

11. 下列选项中属于被动免疫的是
A. 加强营养　　B. 预防服药
C. 接种疫苗　　D. 接种类毒素
E. 接种抗毒素

12. 传染病感染后最易识别的是
A. 显性感染　　B. 潜在性感染
C. 慢性病原携带者　　D. 隐性感染
E. 亚临床感染

13. 人体能对抗再感染的主要原因是
A. 特异性免疫功能　　B. 非特异性免疫功能
C. 预防用药　　D. 注射疫苗
E. 增强体质

14. 甲型病毒性肝炎暴发流行的主要传播途径是
A. 医源性传播　　B. 体液传播
C. 血液传播　　D. 母婴传播
E. 饮食传播

15. 乙肝疫苗初次免疫接种的时间是
A. 生后 1~2 天　　B. 生后 1 个月以上

C. 生后2个月以上　　D. 生后3个月以上

E. 1岁以上

16. 乙型病毒性肝炎最主要的传播途径是

A. 粪-口传播　　B. 血液传播

C. 母婴传播　　D. 呼吸道传播

E. 蚊虫叮咬

17. 下列哪项检查结果阳性，表明乙型肝炎患者有较强的传染性

A. 抗-HBe　　B. 抗-HBc

C. 抗-HBs　　D. HBeAg

E. HBsAg

18. 甲型病毒性肝炎患者传染性最强的时期是

A. 发病后3周内　　B. 发病后2周内

C. 发病前1周至发病后1周　　D. 发病前2周至发病后1周

E. 发病前1周至发病后3周

19. 以下哪一项不是急性病毒性肝炎的主要临床表现

A. 食欲缺乏、恶心　　B. 肝大及肝功能损害

C. 消瘦　　D. 乏力

E. 部分病例出现黄疸

20. HBeAg阳性母亲所生的新生儿要预防HBV感染最有效的措施是接种

A. 丙种球蛋白　　B. 高效价乙肝免疫球蛋白

C. 乙肝疫苗　　D. 乙肝疫苗加丙种球蛋白

E. 高效价乙肝免疫球蛋白加乙肝疫苗

21. 急性病毒性肝炎早期最主要的治疗措施是

A. 维生素类药物　　B. 免疫制剂

C. 卧床休息　　D. 抗病毒药物

E. 保肝药物

22. 病毒性肝炎急性期患者最恰当的饮食是

A. 高蛋白质、高糖饮食　　B. 高热量、低脂饮食

C. 高蛋白质、低脂饮食　　D. 高糖、高维生素饮食

E. 清淡、易消化的饮食

23. 不仅用于HBV感染的诊断，还可作为疗效监测指标的是

A. 抗-HBe　　B. HBsAg

C. 抗-HBs　　D. HBV-DNA

E. 抗HBc -IgG

24. 急性甲型病毒性肝炎治疗最主要的是
A. 保肝
B. 抗病毒
C. 休息
D. 降酶
E. 调节免疫

25. 甲型肝炎病毒感染中，最常见的是
A. 隐性感染
B. 潜伏性感染
C. 显性感染
D. 病原携带状态
E. 病原体被清除（一过性感染）

26. 下列有关病毒性肝炎诊断说法错误的是
A. HCV-RNA 阳性时可诊断为 HCV 现症感染
B. 抗 HEV-IgM 阳性可诊断为 HEV 近期感染
C. 抗 HAV-IgM 阳性可诊断为 HAV 近期感染
D. 单项抗-HBc 阳性时，可诊断为 HBV 现症感染
E. HBsAg 和 HDAg 均呈阳性，可诊断为 HBV 及 HDV 联合感染

27. 预防伤寒病最关键的环节是
A. 控制传染源
B. 切断传播途径
C. 提高人群免疫力
D. 做好传染病调查
E. 执行传染病报告

28. 伤寒杆菌的主要致病因素是
A. 肠毒素
B. 外毒素
C. 内毒素
D. 细胞毒素
E. 神经毒素

29. 伤寒典型的临床表现是
A. 持续发热、脾大、玫瑰疹、相对缓脉、白细胞计数减少
B. 弛张热、脾大、玫瑰疹、相对缓脉、白细胞计数减少
C. 不规则发热、脾大、玫瑰疹、相对缓脉、白细胞计数减少
D. 持续发热、脾大、瘀点、重脉、白细胞计数减少
E. 不规则发热、脾大、出血疹、相对缓脉、白细胞计数减少

30. 伤寒患者退热 1 ~3 周后，临床症状再次出现称为
A. 再燃
B. 复发
C. 二重感染
D. 再感染
E. 重复感染

31. 以下属于伤寒的基本病理特征，除外的是
A. 持续毒血症
B. 回肠小溃疡

C. 回肠远端微小脓肿　　D. 单核-吞噬细胞系统受损
E. 结肠黏膜化脓性溃疡性炎症

32. 对伤寒腹胀患者的护理，不正确的是
A. 用松节油热敷腹部　　B. 协助轻轻翻身
C. 可轻轻按摩腹部　　D. 肛管排气
E. 可进食糖类饮食

33. 伤寒的皮疹特点为
A. 斑丘疹　　B. 玫瑰疹
C. 荨麻疹　　D. 疱疹
E. 出血疹

34. 伤寒患者出现的最严重的并发症是
A. 肠炎　　B. 肠套叠
C. 肠痉挛　　D. 肠出血
E. 肠穿孔

35. 伤寒患者的玫瑰疹常出现在病程的
A. 第3~7天　　B. 第7~13天
C. 第13~15天　　D. 7天以内
E. 14天以后

36. 伤寒患者的饮食护理，下列措施错误的是
A. 退热1周后可吃低渣半流质饮食
B. 给予易消化、少纤维、营养丰富饮食
C. 发热期间给予富含维生素和清淡流质饮食
D. 发热期间尽量少吃易产气的食物
E. 疾病恢复期常有饥饿感，可不限制饮食量

37. 人类免疫缺陷病毒侵入人体后破坏人的
A. 呼吸功能　　B. 免疫功能
C. 循环功能　　D. 内分泌功能
E. 组织再生功能

38. 当手部被大量HIV阳性血液污染时，应
A. 反复洗手　　B. 采用外科洗手消毒法
C. 用肥皂水浸泡双手　　D. 先洗手，再用0.5%碘伏溶液搓洗5分钟
E. 先用0.5%碘伏溶液搓洗5分钟，再洗手

39. 下列各种细胞中HIV主要感染的是
A. 白细胞　　B. B淋巴细胞

C. 神经胶质细胞　　D. $CD4^+T$ 淋巴细胞

E. NK 细胞

40. 对于无症状 HIV 携带者进行免疫学检查的建议是

A. 每 3 个月检查 1 次　　B. 每 6 个月检查 1 次

C. 每年检查 1 次　　D. 每 3~6 个月检查 1 次

E. 每 6~12 个月检查 1 次

41. AIDS 患者肺部继发感染的常见病原体是

A. 肺炎链球菌　　B. 葡萄球菌

C. 肺孢子菌　　D. 军团菌

E. 支原体

二 A2 型题

1. 患者，男性，36 岁。主诉“发热、尿黄 3 天”。门诊以“病毒性肝炎（甲型）”收治入院。对于该患者应采取的隔离是

A. 严密隔离　　B. 消化道隔离

C. 体液隔离　　D. 虫媒隔离

E. 接触隔离

2. 某重型肝炎患者，烦躁，24 小时尿量少于 300ml，尿常规正常。血生化：尿素氮、肌酐升高。该患者可能为

A. 慢性活动性肝炎　　B. 急性重型肝炎

C. 肝肾综合征　　D. 亚急性重型肝炎

E. 肝性脑病

3. 患者，女性，33 岁。4 天前出现发热、乏力、恶心、食欲缺乏。查巩膜轻度黄染，肝肋下 1cm，质软。血常规示 RBC $4.5\times10^{12}/L$，WBC $6.5\times10^{9}/L$；肝功能示 ALT 760U/L，总胆红素 54μmol/L。该患者的诊断首先应考虑为

A. 伤寒　　B. 急性食物中毒

C. 病毒性肝炎　　D. 肝硬化

E. 钩端螺旋体病

4. 患者，女性，43 岁。近来感上腹不适、恶心、呕吐、厌油腻。经检查发现 ALT 158U/L，HBsAg（+）。初步诊断为慢性乙型病毒性肝炎。此型肝炎最主要的传播途径是

A. 性传播　　B. 母乳传播

C. 血液传播　　D. 消化道传播

E. 呼吸道传播

5. 患者，男性，25 岁。3 天前出现发热，伴乏力、食欲缺乏、尿黄而入院。查体：皮肤、

巩膜轻度黄染，肝功能异常。诊断为“急性黄疸型肝炎”。此时该患者最恰当的饮食措施是

A. 高蛋白质、高糖饮食　　B. 高热量、低脂饮食

C. 高蛋白质、低脂饮食　　D. 高糖、高维生素饮食

E. 清淡、易消化的饮食

6. 患者，女性，30岁。因发热3天，伴乏力、尿黄就诊。实验室检查：ALT 1120U/L，总胆红素70μmol/L，抗HAV-IgM（+）。诊断为“急性黄疸型肝炎”。该患者目前最主要的治疗措施是

A. 免疫治疗　　B. 补充维生素

C. 抗病毒治疗　　D. 卧床休息

E. 保肝药物治疗

7. 患者，女性，28岁。诊断为重型肝炎，近日该患者睡眠规律倒错，记忆力、定向力、计算力下降，扑翼征可疑。该患者可能为

A. 肝性脑病　　B. 急性重型肝炎

C. 亚急性重型肝炎　　D. 肝肾综合征

E. 慢性活动性肝炎

8. 某伤寒患者突发右下腹剧痛。查体：腹部压痛、反跳痛明显。考虑最大可能是

A. 肠炎　　B. 阑尾炎

C. 肠穿孔　　D. 肠出血

E. 肠痉挛

9. 某患者，发热1周，胸部有少量散在淡红色皮疹。最可能的诊断是

A. 伤寒　　B. 流脑

C. 猩红热　　D. 药物疹

E. 流行性出血热

10. 某伤寒患者，在其病程的第12天，便常规：潜血（++）。最可能的原因是

A. 肠出血　　B. 上消化道出血

C. 肠穿孔　　D. 应激性溃疡

E. 结肠炎

11. 患者，男性，31岁。因“反复发热，伴消瘦、腹泻1个多月”入院。入院诊断为艾滋病。护士在护理这位患者的过程中不慎被该患者使用过的注射器针头扎了一下，以下处理措施中正确的是

A. 不用处理

B. 立即去检测HIV

C. 尽量挤出损伤处的血液，然后进行伤口的清洁、消毒

D. 上报医院，等待医院处理

E. 立即检测患者的病毒载量

12. 患者，男性，32 岁。10 年前发现 HIV 抗体（+），40 余天前无明显诱因出现发热，体温波动在 38.0~38.5℃，伴咳嗽、咳痰。入院诊断为“卡氏肺孢子菌肺炎”。目前该患者的艾滋病分期最可能的是

A. 潜伏期
B. 典型艾滋病期
C. 急性感染期
D. 无症状感染期
E. 持续性全身淋巴结肿大综合征

13. 患者，女性，25 岁。有性接触史。近 2 个月来发热、咳嗽、喘憋，疑为肺炎，经多种抗生素治疗无效，全身状况日渐衰竭，全身淋巴结肿大。为确诊首先考虑的检查是

A. 痰培养
B. 肺功能检查
C. 胸部 CT
D. HIV 抗体检测
E. 胸部 X 线检查

三 A3/A4 型题

（1~3 题共用题干）

患者，男性，40 岁。7 天前出现发热、乏力、恶心、食欲缺乏。查体：巩膜轻度黄染，肝肋下 1cm，质软。实验室检查：ALT 760U/L，总胆红素 54μmol/L。考虑该患者为“病毒性肝炎”。

1. 为进一步明确诊断，下列检查中意义最大的是

A. 血培养
B. 腹部 B 超
C. 肝功能检查
D. 肝炎病毒标志物检测
E. 凝血功能检查

2. 该患者目前最主要的治疗措施是

A. 保肝药物治疗
B. 免疫治疗
C. 卧床休息
D. 抗病毒治疗
E. 补充维生素

3. 该患者入院后查抗 HAV-IgM（+），乙肝五项检查中，抗-HBs（+），余均为（-）。对于该检查结果的解释，下列说法正确的是

A. 目前感染的是甲型肝炎
B. 既往曾经感染过甲型肝炎
C. 为乙型肝炎携带者
D. 目前感染的是乙型肝炎
E. 可除外甲型、乙型肝炎感染

（4~6 题共用题干）

患者，女性，32 岁。因全身乏力、厌油、恶心、腹泻，皮肤、巩膜黄染，无明显腹痛

就诊。否认有肝炎病史。拟诊断为病毒性肝炎。

4. 对肝炎病毒最可靠的消毒剂是
   A. 甲酚　　B. 75% 乙醇
   C. 过氧乙酸　　D. 37%~40% 甲醛熏蒸
   E. 苯扎溴铵
5. 哪项不是病毒性肝炎患者的护理诊断
   A. 便秘　　B. 营养失调
   C. 知识缺乏　　D. 有皮肤完整性受损的危险
   E. 活动无耐力
6. 病毒性肝炎患者卧床休息的目的应除外
   A. 卧床休息能使全身及肝脏分解代谢降低
   B. 只有卧床才能使体温下降
   C. 减少肝脏功能的负荷
   D. 增强肝脏的血液供应量
   E. 缓解肝脏淤血，促进肝脏病损的恢复

四 B型题

（1~2 题共用备选答案）
   A. 肝性脑病昏睡期　　B. 肝性脑病昏迷期
   C. 肝性脑病前驱期　　D. 肝性脑病昏迷前期
   E. 亚临床肝性脑病患者
1. 有轻度性格改变和行为异常的是
2. 睡眠障碍、意识模糊突出表现在

（3~5 题共用备选答案）
   A. HBeAg　　B. HBsAg
   C. HBcAg　　D. 抗-HBe
   E. 抗-HBs
3. 能保护人体，防止乙肝病毒感染的是
4. 存在于受感染的肝细胞核内，不游离于血清中的是
5. 游离于血清中，说明病毒复制活跃，具有传染性的是

（6~7 题共用备选答案）
   A. 恐水　　B. 相对缓脉

C. 卡波西肉瘤　　D. 皮肤瘀点、瘀斑

E. 头痛、腰痛、眼眶痛

6. 艾滋病的典型表现是

7. 伤寒的典型表现是

五 X型题

1. 传染病分期通常可分为
   A. 前驱期　　B. 潜伏期
   C. 出疹期　　D. 恢复期
   E. 症状明显期
2. 传染病的流行性按其程度可以分为
   A. 暴发　　B. 散发
   C. 流行　　D. 大流行
   E. 水平流行
3. 病原体的致病力表现为
   A. 毒力　　B. 传染性
   C. 侵袭力　　D. 变异性
   E. 特异性定位
4. 饮水污染可引起的传染病有
   A. 甲型肝炎　　B. 乙型肝炎
   C. 霍乱　　D. 伤寒
   E. 钩端螺旋体病
5. 传染病消毒的种类有
   A. 饮水消毒　　B. 食物消毒
   C. 终末消毒　　D. 疫源地消毒
   E. 预防性消毒
6. 对传染病患者进行发热评估的内容有
   A. 热型　　B. 发热部位
   C. 持续时间　　D. 伴随症状
   E. 发热过程
7. 急性、慢性肝炎的治疗原则有
   A. 忌酒　　B. 应加强锻炼增强体质
   C. 足够休息　　D. 不要服用肝损伤药物
   E. 适当服用保肝药物

8. 临床上甲型肝炎可分为

A. 淤胆型　　B. 急性重型

C. 慢性型　　D. 急性黄疸型

E. 急性无黄疸型

9. 关于甲型肝炎，下列说法正确的是

A. 病死率较高　　B. 病程迁延，常转为慢性

C. 可通过注射疫苗来预防　　D. 可通过血液传播

E. 患者的粪便和排泄物应严格消毒

10. 乙型肝炎的诱发因素主要有

A. 药物　　B. 劳累

C. 感染　　D. 吸烟

E. 嗜酒

11. 下列有关乙肝传染源的管理，说法正确的是

A. 密切接触者应接种乙肝疫苗

B. 对患者进行登记及统计

C. 患者的食具、洗漱用具要与健康人分开

D. 病毒携带者，如无明显症状可以从事饮食业工作

E. 对患者和家属进行消毒、隔离和预防的指导

12. 下列关于重型肝炎患者的饮食护理不妥的是

A. 低盐　　B. 低糖

C. 低脂　　D. 高维生素

E. 高蛋白质

13. 下列有关病毒性肝炎患者护理措施正确的有

A. 休息　　B. 药酒护肝

C. 合理营养　　D. 保持情绪乐观

E. 中草药抗病毒

14. 下列关于伤寒杆菌的病原学描述正确的是

A. 有荚膜　　B. 属沙门菌属

C. 革兰染色阴性　　D. Vi 抗原抗原性强，并产生 Vi 抗体

E. 有菌体（O）抗原、鞭毛（H）抗原

15. 对于伤寒患者，为减轻其腹胀，下列做法正确的是

A. 补充钾盐　　B. 松节油腹部热敷

C. 经肛管排气　　D. 停食牛奶及糖类食物

E. 给予新斯的明，以促进肠蠕动

16. 关于 HIV 无症状感染期的描述，下列哪项是正确的

A. 具有传染性
B. 持续时间较长，可达数年或更长
C. 抗-HIV 阴性
D. 血清中能检测出 HIV 和 HIV 抗体
E. 常出现蛋白尿

17. 目前认为艾滋病的传播途径有

A. 性传播
B. 输血及血制品
C. 静脉滥用毒品
D. 母婴垂直传播
E. 昆虫叮咬传播

18. HIV 感染的高危人群有

A. 同性恋或性乱交者
B. 血友病
C. 输血 1 次后
D. 静脉药瘾者
E. HIV 感染的母亲所生的婴儿

六 案例分析题

(1~5 题共用题干)

患者，男性，30 岁。因“发热、食欲缺乏 5 天”入院。查体：T 39.5℃，P 70 次/分，肝肋下 2cm，脾肋下 2.5cm。血常规示 WBC 3.2×10^9/L，中性粒细胞 0.45，淋巴细胞 0.55。诊断考虑为伤寒。

1. 该患者病原治疗首选下列哪类抗菌药物

A. 喹诺酮类
B. β-内酰胺类
C. 四环素类
D. 氨基糖苷类
E. 大环内酯类

2. 目前该患者正处于病程的

A. 初期
B. 极期
C. 缓解期
D. 反应期
E. 恢复期

3. 此期伤寒患者不会出现的是

A. 表情淡漠
B. 听力减退
C. 玫瑰疹
D. 稽留热
E. 再燃

4. 对该患者高热的护理，正确的有

A. 严密监测生命体征
B. 用大剂量退热药降温
C. 记录 24 小时出入量
D. 做好皮肤、口腔护理
E. 补充足够营养及水分

5. 指导伤寒患者卧床休息至何时方可逐渐增加活动量

A. 发热后 1 周　　B. 发热后 2 周

C. 退热后第 1 天　　D. 退热后 1 周

E. 退热后 2 周

(6~9 题共用题干)

患者，女性，25 岁。5 天前开始出现高热，持续不退，伴食欲缺乏，大便干燥，轻度腹胀。查体：T 39.2℃，P 80 次/分，肝肋下 2cm，脾肋下 1cm。血常规示 WBC 2.4×10^9/L，中性粒细胞 0.43，淋巴细胞 0.57。肥达反应："O" 1∶160，"H" 1∶320。诊断为伤寒。

6. 目前该患者正处于病程的

A. 初期　　B. 极期

C. 缓解期　　D. 反应期

E. 恢复期

7. 此时该患者宜采取的饮食护理措施是

A. 禁食

B. 减少餐饮

C. 少量多餐

D. 可进食牛奶、豆浆等营养丰富的流质饮食

E. 进食易消化、富含纤维素的饮食

8. 可引起伤寒暴发流行的重要传播途径不包括

A. 母婴传播　　B. 血液传播

C. 接触传播　　D. 医源性传播

E. 水源传播

9. 患者入院 14 天，体温开始下降，食欲较前明显改善，无腹胀等不适。查体：T 38.4℃，P 84 次/分。对于此时的患者来讲，下列做法正确的是

A. 给予少渣、少纤维素的饮食

B. 由软饭逐渐过渡到正常饮食

C. 给予高热量、高蛋白、富含维生素的半流质饮食

D. 避免过饱

E. 避免进食生冷、不易消化的食物

(10~13 题共用题干)

患者，男性，32 岁。持续发热 9 天，伴腹胀、便秘、食欲缺乏。查体：心率 68 次/分，腹软，肝肋下 2cm。白细胞正常，嗜酸性粒细胞为零，血培养有伤寒杆菌生长。

10. 该病的首要处理是

A. 应用脱水剂 B. 抗病原治疗

C. 应用呼吸兴奋药 D. 应用镇静解痉药

E. 纠正水代谢紊乱

11. 伤寒的肠道并发症多出现在病程的

A. 第1周内 B. 第2~3周

C. 第4~5周 D. 第6周

E. 整个病程

12. 伤寒患者便秘可采用下列哪些护理措施

A. 开塞露通便 B. 用力排便

C. 高压大量盐水灌肠 D. 低压温盐水灌肠

E. 保证每日或间日大便1次

13. 下列治疗伤寒的药物中首选

A. 诺氟沙星 B. 氯霉素

C. 氨苄西林 D. 头孢拉定

E. 青霉胺

参考答案与解析

一、A1型题

1. D【解析】保护易感人群，提高人群免疫力可以从两个方面进行，改善营养、锻炼身体等措施可以提高机体非特异性免疫力，但起关键作用的还是通过预防接种提高人群的主动或被动特异性免疫力。接种疫苗、菌苗、类毒素等之后可使机体具有对抗病毒、细菌、毒素的特异性主动免疫，此种免疫力出现较慢，但免疫持续时间长，有时具终生性；接种抗毒素、丙种球蛋白或高滴度免疫球蛋白，可使机体具有特异性被动免疫，由于这些免疫物质不是患者自身产生的，所有免疫作用虽快，但通常免疫时间较短，为一过性，被动免疫常用于紧急预防和治疗。

2. A【解析】疫苗接种是控制传染病发生和流行的最有效措施。

3. D【解析】传染病的发病率显著高于一般水平，称为流行。如流行范围超过国界或州界称为大流行。如多数病例的发病时间高度集中于一个短时间之内，则为暴发流行。

4. E【解析】①经呼吸道传播的传染病有麻疹、水痘、腮腺炎、流脑、白喉、百日咳等。②经消化道传播的传染病有细菌性痢疾、脊髓灰质炎、肝炎等。③经虫媒传播的传染病有流行性乙型脑炎等。

5. A【解析】我国法定传染病分为甲类 2 种、乙类 27 种、丙类 11 种。

6. B【解析】确定一种传染病的检疫期的重要依据是潜伏期。检疫期限是从最后接触之日算起，相当于该病的最长潜伏期。

7. A【解析】病原体通过各种途径进入人体后，就开始了感染过程。感染后的表现大体可分为病原体被清除（又称：一过性感染）、隐性感染、显性感染、病原携带状态及潜伏性感染。对于大多数传染病来讲，以隐性感染最常见，病原携带者次之，显性感染最低。

8. D【解析】熟悉不同传染病潜伏期的目的是为了确定检疫期。

9. E【解析】传染病的基本特征是有病原体、传染性、流行性、地方性、季节性、免疫性。

10. D【解析】潜伏期是指自病原体侵入机体至临床症状出现前。

11. E【解析】接种抗毒素属于被动免疫。

12. A【解析】传染病感染后最易识别的是显性感染。显性感染又称临床感染，指病原体进入人体后，不但引起机体发生免疫应答，而且通过病原体的致病作用或机体的变态反应，使机体发生组织损伤，导致病理改变，出现临床特有的症状、体征。少数传染病（如麻疹）以显性感染多见。显性感染后的结局各异，多数感染者机体内病原体可被完全清除，机体获得特异性免疫力，不易再受感染；也有部分感染者由于病后免疫不牢固，可再次发生感染；还有小部分感染者可成为慢性病原携带者。

13. A【解析】特异性免疫是指由于对抗原特异性识别而产生的免疫。感染和免疫接种均能产生特异性免疫，而且是主动免疫。

14. E【解析】甲型和戊型肝炎都以粪-口传播为主要传播途径。日常生活接触传播是散发性发病的主要传播方式。水和食物的传播，特别是水生贝类，如毛蚶等，是甲型肝炎暴发流行的主要传播方式。饮用水污染则是戊型肝炎暴发流行的主要传播方式。

15. A【解析】乙肝疫苗初次免疫接种的时间是生后 1~2 天。

16. B【解析】主要经血源传播，包括乙型肝炎、丙型肝炎、丁型肝炎。乙型肝炎主要通过血液和血制品传播，如输入污染的血液、血浆、白蛋白和凝血因子等血制品，或使用不洁的注射器、针头、采血器械、针灸针、剃须刀等，或经血液透析、体外循环、内镜检查、牙科治疗等医疗性措施等，均可感染乙肝病毒。乙肝病毒也可通过性接触传播。乙肝病毒还存在于唾液、尿液等体液或排泄物中，如牙龈炎、消化道溃疡等损伤，在日常生活接触中可经消化道传播。乙肝也可发生于母婴垂直传播，一般有 3 种方式，即宫内传播、分娩过程中传播和婴儿出生后抚养，如哺乳过程中传播。

17. D【解析】HBeAg 在急性乙肝潜伏期的后期出现，随 HBsAg 消失而消失，其意义如下：①可作为急性乙型肝炎辅助诊断和判断预后的指标。②有助于确定乙肝患者、乙肝病毒携带者及孕妇感染乙肝的传染性强弱。③反映 HBV 复制。

18. D【解析】在甲型肝炎病程中黄疸前期传染性最强。甲型病毒性肝炎患者自发病前

2 周至发病后 1 周，从粪便中排出的病毒数量最多，传染性最强。

19. C【解析】急性病毒性肝炎大部分不出现黄疸，仅有少部分病例会出现。急性黄疸型肝炎分黄疸前期、黄疸期及恢复期。黄疸前期常见症状为显著乏力、食欲缺乏、厌油、恶心、呕吐、腹胀、右季肋部疼痛等。黄疸期会出现黄疸、肝多增大，一般肋下 1~3cm，有压痛及叩击痛，肝功能检查，ALT 和胆红素升高，尿胆红素阳性。由于急性病毒性肝炎起病较急，病程不超过半年，如能早期卧床休息，注意合理饮食，戒酒，不滥用药物，保持乐观情绪，则预后较好，机体消耗小，不容易出现消瘦。

20. E【解析】HBeAg/HBsAg 阳性母亲所生的新生儿，乙肝疫苗与乙肝免疫球蛋白联合使用可提高保护率。

21. C【解析】急性病毒性肝炎早期最主要的治疗措施是卧床休息。肝炎治疗原则以适当休息、合理营养为主，辅以适当药物，避免饮酒、过劳和使用损害肝脏药物。各类型肝炎的治疗根据发病的特点，侧重点有所不同。

22. E【解析】急性期肝炎患者消化道症状较明显，因此应给予易消化、清淡饮食，但应保证有足够的热量、蛋白质、维生素 C，蛋白质每日 1.0~1.5g/kg，并多进食水果、蔬菜等含维生素 C 丰富的食物。随着病情好转，食欲改善，食量增加则应防止营养过剩，对于体重增加较快的患者，应适当控制饮食，最好能维持体重在病前水平。

23. D【解析】HBV-DNA 不仅用于 HBV 感染的诊断，还可作为疗效监测指标。

24. C【解析】急性甲型肝炎治疗最主要的是休息。

25. A【解析】甲型肝炎病毒、流行性乙型脑炎病毒、脑膜炎双球菌感染均以隐性感染为主；流行性出血热病毒感染中，感染了病毒的非人灵长类动物和患者是主要传染源，患者发病后，再传染给其他健康人，故属于显性感染。

26. D【解析】单项抗-HBc 阳性时，不足以诊断为 HBV 现症感染。

27. B【解析】预防伤寒病最关键的环节是切断传播途径。

28. C【解析】伤寒杆菌的主要致病因素是内毒素。

29. A【解析】典型伤寒的自然病程可分为 4 期。①初期：病程第 1 周，缓慢起病。发热是最早出现的症状，体温呈梯形上升。②极期：病程第 2~3 周，常有伤寒的典型表现。本期易出现肠出血、肠穿孔等并发症，其中以肠穿孔最为严重。a. 发热：持续高热，多数呈稽留热型；b. 消化系统症状：可有食欲缺乏、腹胀、便秘或腹泻；c. 神经系统症状：可有表情淡漠、反应迟钝、听力减退等；d. 循环系统症状：常有相对缓脉；e. 玫瑰疹；f. 肝脾大。③缓解期：病程第 3~4 周。体温逐日下降，各种症状逐渐减轻，仍可能出现并发症。④恢复期：病程第 5 周。体温恢复正常。

30. B【解析】伤寒患者退热 1~3 周后，临床症状再次出现称为复发。

31. E【解析】伤寒的主要病理特点是全身单核-吞噬细胞系统的增生反应，以回肠下段的集合淋巴结及孤立淋巴滤泡的病变最具特征性。细菌可先后两次引起菌血症，同时释放内毒素，产生临床症状。

32. E【解析】伤寒腹胀的护理：腹胀时停食牛奶及糖类食物，并注意钾盐的补充。可用松节油热敷及肛管排气。禁用新斯的明。

33. B【解析】伤寒的皮疹为玫瑰疹。

34. E【解析】伤寒极期易出现肠出血、肠穿孔等并发症，其中以肠穿孔最为严重。

35. B【解析】玫瑰疹：病程 7~14 天，部分患者皮肤出现直径 2~4mm 淡红色小斑丘疹，压之褪色，多在 10 个以下，分批出现，常见于胸腹部，2~4 天消退。

36. E【解析】伤寒患者的饮食护理：发热期应给予营养丰富、清淡、流质饮食，保证每日有足够的液体量 2500~3000ml。缓解期间给予高热量、无渣或少渣、少纤维素、不易产生肠胀气的半流质饮食。恢复期可进软食，然后逐渐恢复至正常饮食。但饮食量一定要逐渐增加，切忌饮食不节制及食用生冷、粗糙、不易消化的食物。

37. B【解析】人类免疫缺陷病毒侵入人体后破坏人的免疫功能。

38. E【解析】当手部被大量微生物或强致病微生物污染时，应用消毒液揉搓消毒后，再用肥皂和流动水洗手。

39. D【解析】人类免疫缺陷病毒（HIV）为单链 RNA 病毒，属于反转录病毒科。本病毒既有嗜淋巴细胞性又有嗜神经性，主要感染 $CD4^+$ T 淋巴细胞，也能感染单核-巨噬细胞等。

40. D【解析】为及时发现病情变化，及早治疗，对无症状的病毒携带者应每 3~6 个月作一次临床及免疫学检查。

41. C【解析】肺孢子虫是一种机会性致病病原体。肺孢子虫常与 HIV 合并感染，也是造成 AIDS 患者死亡的主要原因。卡氏肺孢子菌肺炎是艾滋病患者最常见的并发症，其中艾滋病成人患者感染率为 59%，儿童患者为 81%，是艾滋病患者主要死亡原因之一。

二、A2 型题

1. B【解析】甲型和戊型肝炎都以粪-口传播为主要传播途径。甲型、戊型肝炎进行消化道隔离 3~4 周。

2. C【解析】该重型肝炎患者，烦躁，24 小时尿量少于 300ml，尿素氮、肌酐升高，可能的诊断是肝肾综合征。肝肾综合征是重症肝炎患者死亡的重要原因之一。肝肾综合征：恶心、呕吐、表情淡漠、昏睡、尿量减少或无尿；血尿素氮、肌酐增高。

3. C【解析】该患者有发热、乏力、食欲缺乏，同时有黄疸、肝大，辅助检查提示转氨酶及总胆红素增高，应首先考虑病毒性肝炎的可能性。为进一步明确诊断，应做肝炎病毒标志物的检查。

4. C【解析】参见 A1 型题第 16 题解析。

5. E【解析】急性黄疸型肝炎应进清淡、易消化的饮食。

6. D【解析】急性黄疸型肝炎最主要的治疗措施是卧床休息。急性肝炎、慢性肝炎活动期、重症肝炎的患者应绝对卧床休息，减少体力消耗，减轻肝脏的生理负担，促进身体的恢复。

7. A【解析】重型肝炎病史，根据患者临床表现可能为肝性脑病。

8. C【解析】伤寒患者突发右下腹剧痛，腹部压痛、反跳痛明显，考虑最大可能是肠穿孔。肠穿孔是伤寒严重并发症之一。

9. A【解析】患者胸部有少量散在淡红色皮疹，属于伤寒表现。玫瑰疹表现参见 A1 型题第 35 题解析。

10. A【解析】该患者处于病程的第 12 天，尚处于伤寒的极期，此期患者易并发肠出血、肠穿孔等并发症。所给资料只提及患者便潜血（++），而未提及患者出现肠穿孔及应有的急性腹膜炎等表现。因此，最可能的原因应该是肠出血。

11. C【解析】艾滋病可以通过血液传播，接触 HIV 感染者血液可被感染，所以首先尽量挤出损伤处的血液，然后进行伤口的清洁、消毒。选项 D 中，“上报医院”是正确的处理措施，但是“等待医院处理”不是正确的处理措施。

12. B【解析】典型艾滋病期临床表现如下。①体质性疾病：即出现发热、乏力、食欲缺乏、体重下降、慢性腹泻和上呼吸道感染症状。除全身淋巴结肿大外，可有肝脾大。②神经系统症状：约有 60% 艾滋病患者可表现为亚急性脑炎、脊髓炎和神经炎。③机会性感染：由于严重的细胞免疫缺陷而出现多种条件致病性微生物感染，其中以卡氏肺孢子菌肺炎最为常见，且是引起艾滋病患者的主要死亡原因。④肿瘤：最多见的为卡波西肉瘤及淋巴瘤。

13. D【解析】患者青年女性，有性接触史，发热、咳嗽、喘憋 3 个月余，经多种抗生素治疗无效，全身状况日渐衰竭，全身淋巴结肿大符合艾滋病临床表现特点，应考虑行 HIV 抗体检测。

三、A3/A4 型题

1. D【解析】该患者有发热、乏力、食欲缺乏，同时有黄疸、肝大，辅助检查提示转氨酶及总胆红素增高，应首先考虑病毒性肝炎的可能性，为进一步明确诊断，应做肝炎病毒标志物的检查。

2. C【解析】参见 A1 型题第 21 题解析。

3. A【解析】血清抗 HAV-IgM 阳性见于 HAV 感染者。抗 HBs 抗体阳性主要见于预防接种乙型肝炎疫苗后或过去感染 HBV 并产生免疫力的恢复者。

4. C【解析】对肝炎病毒最可靠的消毒剂是过氧乙酸。

5. A【解析】病毒性肝炎的护理诊断如下。①活动无耐力：与肝功能受损、能量代谢障碍有关。②营养失调：低于机体需要量，与食欲缺乏、呕吐、腹泻、消化和吸收功能障碍有关。③焦虑：与隔离治疗、久治不愈、担心预后等有关。④有皮肤完整性受损的危险：与胆盐刺激皮肤神经末梢引起瘙痒搔抓、组织受压有关。⑤有继发性感染的危险：与患者机体抵抗力下降、长期应用抗生素易合并院内交叉感染有关。⑥知识缺乏：缺乏肝炎防治和护理知识。⑦潜在并发症：肝性脑病、出血、感染、肝肾综合征。

6. B【解析】卧床休息的目的，不仅是能减少体力和热量的消耗，还可以减轻因活动后糖原过多分解、蛋白质分解及乳酸形成而增加的肝脏负担。同时卧床时肝血流量明显增加，提高了对肝脏的供氧和营养，利于肝组织损伤的修复。

四、B 型题

1~2 C、B【解析】肝性脑病临床分期见表 1-9-1。

表 1-9-1　肝性脑病临床分期

分期	临床表现及检测
0 期（潜伏期）	无行为、性格的异常，无神经系统病理征，脑电图正常，只在心理测试或智力测试时有轻微异常
1 期（前驱期）	轻度性格改变和精神异常，如焦虑、欣快激动、淡漠、睡眠倒错、健忘等，可有扑翼样震颤。脑电图多数正常。此期临床表现不明显，易被忽略
2 期（昏迷前期）	嗜睡、行为异常（如衣冠不整或随地大小便）、言语不清、书写障碍及定向力障碍。有腱反射亢进、肌张力增高、踝阵挛及 Babinski 征阳性等神经体征，有扑翼样震颤，脑电图有特征性异常
3 期（昏睡期）	昏睡，但可唤醒，醒时尚能应答，常有神志不清或幻觉，各种神经体征持续或加重，有扑翼样震颤，肌张力高，腱反射亢进，锥体束征常阳性。脑电图有异常波形
4 期（昏迷期）	昏迷，不能唤醒。患者不能合作而无法引出扑翼样震颤。浅昏迷时，腱反射和肌张力仍亢进；深昏迷时，各种反射消失，肌张力降低。脑电图明显异常

3. E【解析】抗-HBs 能保护人体，防止乙肝病毒感染。HBV 感染后 6~23 周开始出现抗-HBs，其意义如下：①以往感染过 HBV。②乙肝疫苗或特异性高效价免疫球蛋白注射后产生主动、被动免疫效果。

4. C【解析】HBcAg 存在于受感染的肝细胞核内，不游离于血清中。

5. A【解析】HBeAg 在急性乙肝潜伏期的后期出现，随 HBsAg 消失而消失。其意义如下：①可作为急性乙型肝炎辅助诊断和判断预后的指标。②有助于确定乙肝患者、乙肝病毒携带者及孕妇感染乙肝的传染性强弱。③反映 HBV 复制。

6. C【解析】参见 A2 型题第 12 题解析。

7. B【解析】参见 A1 型题第 29 题解析。

五、X 型题

1. ABDE【解析】传染病通常可分为前驱期、潜伏期、症状明显期、恢复期。

2. ABCD【解析】传染病的流行性按其程度可以分为暴发、散发、流行、大流行。

3. ACD【解析】病原体的致病性受下列因素影响。①侵袭力：指病原体侵入机体并在体内扩散的能力。有些病原体可直接侵入机体或借其分泌的酶类破坏机体组织，有些细菌的表面成分可抑制机体的吞噬作用而促使病原体扩散，如侵袭能力、溶组织能力、穿透能力等。②毒力：毒力是病原体在机体内生长、繁殖、蔓延和扩散的能力。毒力由毒素和其他毒力因子组成。毒素包括内毒素和外毒素；毒力因子包括穿透能力、侵袭能力及溶组织能力等。③数量：在同一种传染病中，入侵病原体的数量一般与致病能力成正比。在不同的传染病中，能引起疾病的最低病原体数量可有较大差异。④变异：病原体在长期进化过程中，受各种环境的影响，当外环境改变影响遗传信息时，引起一系列代谢上的变化，其结构形态、生理特性均发生改变。

4. ACD【解析】饮水污染可引起的传染病有甲型肝炎、霍乱、伤寒。

5. CDE【解析】传染病消毒的种类有终末消毒、疫源地消毒、预防性消毒。

6. ACDE【解析】感染性发热是多数传染病所共有的最常见、突出的症状。发热过程可分为体温上升期、极期、体温下降期。评估的内容：①评估热型。②评估发热过程及持续时间。③评估伴随的症状。

7. ACDE【解析】参见 A1 型题第 21 题解析。

8. ABDE【解析】临床上甲型肝炎可分为淤胆型、急性重型、急性黄疸型、急性无黄疸型。

9. CDE【解析】甲型肝炎可通过注射疫苗来预防，可通过血液传播，患者的粪便和排泄物应严格消毒。

10. ABCE【解析】药物、劳累、感染、嗜酒等都属于乙型肝炎的诱发因素。

11. ABCE【解析】医务人员、保育员以及 HBsAg 阳性者密切接触者，应考虑给予乙型肝炎疫苗接种。在意外接触 HBV 感染者的血液和体液后，应立即检测 HBV-DNA、HBsAg、抗 HBs、HBeAg、抗 Bc、ALT 和 AST，并在 3 个月和 6 个月后复查。如已接种过乙型肝炎疫苗，且已知抗 HBs≥10 IU/L 者，可不进行特殊处理。如未接种过乙型肝炎疫苗，或虽接种过乙型肝炎疫苗，但抗 HBs＜10 mU/ml 或抗 HBs 水平不详，应立即注射 HBIG 200～400IU，并同时在不同部位接种一针乙型肝炎疫苗（20μg），于 1 个月和 6 个月后分别接种第 2 针和第 3 针乙型肝炎疫苗（20μg）（选项 A 正确）。对患者进行登记及统计（选项 B 正确）。应向患者及家属宣传乙肝的家庭护理和自我保健知识，进行消毒、隔离和预防的指导（选项 E 正确）。患者的食具、用具和洗漱用品应专用，家中密切接触者可行预防接种（选项 C 正确）。HBsAg 携带者需要随诊，可以工作，但禁止献血，不应从事托幼、餐饮工作（选项 D 错误）。

12. BE【解析】重型肝炎患者，应给予低脂、低盐、高糖、高维生素、易消化的流质或半流质饮食，限制蛋白质摄入量，每日蛋白质应少于 0.5mg/kg，但随病情好转逐渐增加蛋白质饮食；昏迷不能进食者应鼻饲。变换食物品种，促进患者食欲，鼓励患者多进食。进食量不足者应输入 10%～25% 葡萄糖溶液加适量胰岛素或更高浓度葡萄糖溶液，总液量为 1500～2000ml/d。

13. ACDE【解析】病毒性肝炎目前尚缺乏理想、可靠的治疗方法。治疗原则以适当休息、合理营养为主，辅以适当药物，避免饮酒、过劳和使用损害肝脏药物。各类型肝炎的治疗根据发病的特点，侧重点有所不同。因此，病毒性肝炎患者忌烟酒。

14. BCDE【解析】伤寒的病原学：①伤寒杆菌属于沙门菌属中的 D 群，伤寒杆菌具有菌体（O）抗原、鞭毛（H）抗原和表面（Vi）抗原，3 种抗原可刺激机体产生相应的抗体，有助于本病的临床诊断。②菌体裂解产生的内毒素，在发病过程中起重要作用。③伤寒杆菌生命力较强，但对热及一般消毒剂敏感。

15. ABCD【解析】参见 A1 型题第 32 题解析。

16. ABD【解析】无症状感染期临床上没有任何症状，但血清中能检出 HIV 和 HIV 抗体，具有传染性。此期可持续 2~10 年或更长。

17. ABCD【解析】艾滋病的传播途径如下。①性接触传播：为本病的主要传播途径。②经注射、输血和应用血制品传播：亦为本病重要传播途径。③母婴传播。④其他：移植病毒携带者的器官或人工授精，被污染的针头刺伤或破损皮肤受污染而感染。

18. ABDE【解析】HIV 感染的易感人群：人群普遍易感，但多发生于青壮年。高危人群：①同性恋或性乱交者。②静脉药瘾者。③血友病患者及血制品使用者。④HIV 感染者母亲所生婴儿。

六、案例分析题

1. A【解析】伤寒病原治疗：喹诺酮类为首选药物，其次可用氯霉素。

2. B【解析】参见 A1 型题第 29 题解析。

3. E【解析】伤寒极期患者不会出现再燃。

4. ACDE【解析】伤寒发热的护理：高热时可用物理降温，不宜用大剂量退热药，以免大量出汗后引起虚脱。注意口腔及皮肤清洁，预防继发感染和压疮。

5. D【解析】患者应绝对卧床休息至热退后一周才能逐渐增加活动量。

6. B【解析】该患者正处于病程的极期。

7. C【解析】伤寒极期患者宜采取的饮食护理措施是少量多餐。

8. ABCD【解析】伤寒传播途径：通过消化道传播。伤寒杆菌随粪便排出体外，通过污水、污染的食物、日常生活接触和苍蝇、蟑螂等机械性携带而传播。其中食物被污染是主要的传播途径。水和食物污染是暴发流行的主要原因。散发病例的主要传播方式是以日常生活接触、苍蝇和蟑螂为媒介的传播。

9. ACDE【解析】患者处于病程第 3 周，体温逐渐下降，食欲较前明显改变，无腹胀等不适，各种症状逐渐减轻，属于伤寒缓解期。缓解期间给予高热量、高蛋白、富含维生素、无渣或少渣、少纤维素、不易产生肠胀气的半流质饮食。恢复期可进软饭，然后逐渐恢复至正常饮食（选项 B 错误）。但饮食量一定要逐渐增加，切忌饮食不节制及食用生冷、粗糙不易消化的食物。

10. B【解析】患者临床表现和查体符合伤寒表现，血培养有伤寒杆菌生长，符合伤寒诊断，应采取病原治疗。

11. B【解析】伤寒可并发肠出血、肠穿孔，多出现于病程第 2~3 周。

12. ADE【解析】伤寒便秘的护理：伤寒患者应保证至少间日大便 1 次，也可用开塞露或温生理盐水低压灌肠。忌用泻药，并避免大便时过度用力。

13. A【解析】治疗伤寒的药物中首选喹诺酮类药物，因此诺氟沙星是正确的。

第二篇

外科护理学

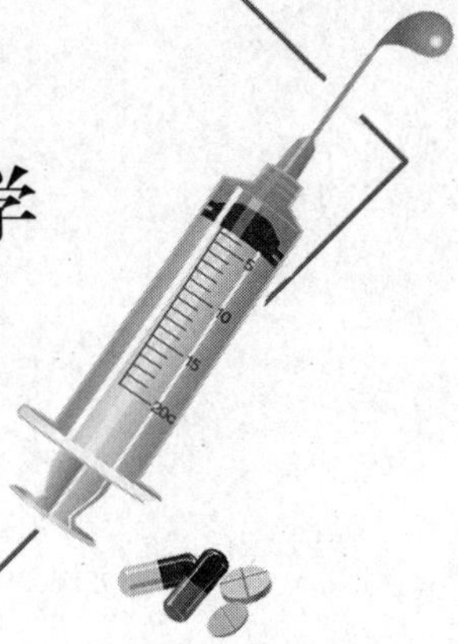

第一章　尿路结石患者的护理

一　A1 型题

1. 引起输尿管梗阻最常见的病因是
   A. 结石　　B. 肿瘤
   C. 炎症　　D. 结核
   E. 先天性肾盂输尿管狭窄
2. 碱化尿液治疗尿石症效果最好的是
   A. 草酸钙、磷酸钙结石　　B. 尿酸、胱氨酸结石
   C. 磷酸镁铵、尿酸结石　　D. 草酸钙、尿酸结石
   E. 胱氨酸、草酸钙结石
3. 发生排尿疼痛时结石的部位在
   A. 膀胱　　B. 尿道
   C. 输尿管　　D. 肾盏
   E. 肾盂
4. 临床上肾绞痛最常见的病因是
   A. 肾肿瘤　　B. 肾结核
   C. 肾积水　　D. 输尿管结石
   E. 肾下垂
5. 泌尿系统结石最有效的预防方法是
   A. 控制感染　　B. 调整饮食
   C. 调节尿液 pH　　D. 大量饮水
   E. 中医中药
6. 结石引起肾绞痛，应首先采用
   A. 抗感染治疗　　B. 手术取石
   C. 中西医排石治疗　　D. 解痉治疗
   E. 给予镇静药治疗
7. 泌尿系统梗阻最危险的是
   A. 肾小球滤过率降低，尿量减少　　B. 肾血管受压，血流量减少

C. 尿浓缩能力下降　　D. 尿的酸化能力受损害

E. 细菌直接进入血循环

8. 肾实质切开取石术后应

A. 鼓励早期下床活动　　B. 卧床 24 小时

C. 卧床 3 天　　D. 卧床 2 周

E. 卧床 1 个月以上

9. 关于 B 超检查在诊断尿路结石方面的价值，下列选项中说法错误的是

A. 能发现尿路 X 线片不能显示的小结石和透射结石

B. 能发现结石所致的肾脏结构改变

C. 可直接显示双肾功能改变

D. 可用于无尿、慢性肾衰竭患者

E. 可用于对碘剂过敏或孕妇合并结石患者

10. 下列哪种表现不是肾、输尿管结石常见的

A. 腰痛和镜下血尿　　B. 肾绞痛时伴恶心、呕吐

C. 尿中有红细胞、白细胞　　D. 无痛性肉眼可见的血尿伴有条状血块

E. 肾绞痛时向下肢、外阴部和大腿内侧放射

11. 下列哪项内容与避免结石再发无关

A. 养成多饮水的习惯　　B. 积极治疗尿路感染

C. 碱化尿液，口服别嘌醇　　D. 鼓励多活动

E. 去除尿路梗阻因素

12. 输尿管结石患者绞痛发作时，最重要的处理方法是

A. 大量饮水　　B. 跳跃运动

C. 应用抗菌药　　D. 给予解痉药物

E. 嘱卧床休息

13. 上尿路结石中最常见的类型是

A. 尿酸结石　　B. 碳酸钙结石

C. 草酸钙结石　　D. 磷酸镁铵结石

E. 胱氨酸结石

14. 上尿路结石形成的因素与（　　）无关

A. 饮食结构中肉类过多　　B. 长期卧床不起

C. 尿中枸橼酸增多　　D. 肾小管酸中毒

E. 饮食结构中纤维素过少

15. 输尿管末端结石常伴有的症状是

A. 无痛性全程肉眼血尿　　B. 肾绞痛 + 镜下血尿

C. 膀胱刺激征　　D. 排尿困难

E. 腰痛、尿急、尿失禁

16. 肾结石患者的主要症状是

A. 活动后镜下血尿　　B. 排尿困难

C. 尿频、尿急　　D. 尿失禁

E. 无痛性血尿

17. 膀胱结石的典型症状是

A. 血尿伴腰部绞痛　　B. 脓尿

C. 夜尿增多，排尿困难进行性加重　　D. 尿频、尿急及尿痛

E. 排尿困难，尿流中断，改变体位又可排尿

18. 上尿路结石的主要症状为

A. 无痛性全程血尿　　B. 肾绞痛 + 镜下血尿

C. 尿痛、尿频　　D. 排尿困难

E. 尿失禁

二 A2 型题

1. 患者，男性，51 岁。排尿过程中突然尿流中断，疼痛剧烈，改变体位后又可排尿。应考虑

A. 肾结石　　B. 输尿管结石

C. 膀胱结石　　D. 后尿道结石

E. 前尿道结石

2. 患者，男性，45 岁。经常发生肾绞痛、血尿，疑为肾结石，需做静脉肾盂造影。造影前准备下列哪项正确

A. 清洁灌肠　　B. 2 天前禁食

C. 检查前憋尿　　D. 鼓励饮水

E. 需做碘过敏试验

3. 患者，女性，40 岁。因左侧肾盏结石住院行肾实质切开取石。术后卧床时间为

A. 7 天　　B. 14 天

C. 20 天　　D. 30 天

E. 鼓励早期下床

4. 患者，男性，45 岁。发现右肾多发结石，左肾盂结石直径 1.2cm。当发生肾绞痛时，护士可准备哪些药物

A. 复方阿司匹林（APC）　　B. 吗啡

C. 安痛定　　D. 苯巴比妥钠

E. 盐酸哌替啶 + 山莨菪碱

三 A3/A4 型题

(1~3 题共用题干)

患者，男性，40 岁。反复上腹剧烈疼痛伴镜下血尿 1 年。右肾叩击痛，双肾肾功能良好。

1. 该患者首先应考虑诊断为

A. 前列腺增生　　B. 右肾结石

C. 膀胱结石　　D. 上尿路结石

E. 下尿路结石

2. 拟行造影，患者造影前应做哪项准备

A. 禁食 1 天　　B. 做碘过敏试验

C. 多饮水　　D. 清洁灌肠

E. 检查前憋尿

3. 若检查发现结石小于 2.5cm，首先考虑的治疗方案是

A. 保守治疗　　B. 右肾切开取石术

C. 开放手术　　D. 左输尿管切开取石术

E. 体外冲击波碎石术

(4~8 题共用题干)

患者，男性，35 岁。运动后突然出现右上腹部剧痛，疼痛放射至右侧中下腹部，伴恶心、呕吐，尿液呈浓茶色。查体：腹软，右下腹部深压痛，右肾区叩击痛。

4. 该患者最可能的诊断是

A. 十二指肠溃疡　　B. 急性胆囊炎

C. 右输尿管结石　　D. 急性阑尾炎

E. 右肾结石

5. 患者来就诊时，应首先做的检查是

A. 血常规　　B. 尿常规

C. 肝功能检查　　D. 肾功能检查

E. 腹部 B 超

6. 为了确诊，应做的检查是

A. 尿常规　　B. 血常规

C. 腹部 CT　　D. KUB X 线平片
E. 腹部 B 超

7. 急诊治疗的重点是
A. 胃肠减压　　B. 药物镇痛
C. 立即手术　　D. 体外碎石
E. 应用抗生素

8. 若 X 线检查发现结石大小约 0.4cm，则该患者较适宜的治疗方法是
A. 保守治疗　　B. 输尿管切开取石
C. 输尿管肾镜取石　　D. 体外冲击波碎石（ESWL）
E. 经皮肾镜取石

（9~13 题共用备选答案）

患者，男性，60 岁。上腹部隐痛 2 月余，伴肾区叩击痛，镜下血尿。B 超示双肾各有一结石，直径约 0.8cm×0.9cm。静脉肾盂造影（IVP）示肾功能正常，双侧输尿管通畅。

9. 目前适宜的治疗方法是
A. 中药排石　　B. 多饮水
C. 体外冲击波碎石　　D. 经皮肾镜取石
E. 肾切开取石

10. 术后患者应取的体位是
A. 平卧位　　B. 俯卧位
C. 患侧卧位　　D. 半坐卧位
E. 头低足高位

11. 治疗后当天出现血尿，且有碎石排出，次日出现肾绞痛，发热，尿闭。考虑患者出现了
A. 肾挫伤　　B. 急性肾盂肾炎
C. 输尿管碎石梗阻　　D. 急性肾小管坏死
E. 血块梗阻

12. 目前的处理方法是
A. 补液，保证尿量　　B. 应用利尿药利尿
C. 中药排石　　D. 解痉镇痛
E. 手术治疗

13. 若病需再次接受 ESWL 治疗，间隔时间至少为
A. 3 天　　B. 5 天
C. 7 天　　D. 10 天
E. 2 周

四 B型题

（1~2题共用备选答案）

A. 草酸盐结石　　B. 磷酸盐结石

C. 尿酸结石　　D. 黄嘌呤结石

E. 碳酸盐结石

1. 易在酸性尿液中形成的结石是
2. 易在碱性尿液中形成的结石是

（3~4题共用备选答案）

A. 镜下血尿　　B. 肉眼血尿

C. 全程血尿　　D. 初期血尿

E. 血红蛋白尿

3. 输尿管结石，肾绞痛发作时多见
4. 前尿道损伤后多见

（5~9题共用备选答案）

A. 预防尿酸结石　　B. 酸化尿液，预防感染性结石

C. 解除肾绞痛　　D. 预防草酸结石

E. 排石作用尿石症患者保守治疗中

5. 服用别嘌醇的作用是
6. 服用氯化铵的作用是
7. 应用孕酮的作用是
8. 口服维生素 B_6 的作用是
9. 口服枸橼酸合剂的作用是

五 X型题

1. 预防上尿路结石的措施正确的有

A. 少饮用牛奶　　B. 少食用富含草酸的食物

C. 少吃动物蛋白　　D. 多饮浓茶，以起到利尿作用

E. 足够的饮水，保持尿量在2000ml以上

2. 下列有关尿路结石的叙述，正确的有

A. 贫困国家或地区的人群中，以上尿路结石为多见

B. 尿路结石不论用什么方法治疗，复发的概率都很大

C. 尿路结石发病多在 20~50 岁

D. 尿路感染、梗阻及异物是结石发生的重要诱因

E. 水质的软硬及其中所含微量元素的多少不是影响结石形成的重要因素

3. 尿石症的病理改变是

A. 尿道黏膜的损伤　　B. 出现全身黄疸

C. 引起尿道感染　　D. 导致尿路梗阻

E. 诱发鳞状上皮癌

4. 肾与输尿管结石的治疗方法是

A. 对症治疗　　B. 多饮水

C. 留置尿管　　D. 保护肾功能

E. 尽量清除结石

5. 肾绞痛的急诊护理要点是

A. 督促快速跑步，促进结石排出　　B. 监测尿量，警惕反射性无尿

C. 测量体温，注意尿路并发感染　　D. 监视腹部情况，注意病情变化

E. 防止虚脱及疼痛性休克

6. 尿路结石会引起

A. 尿路梗阻　　B. 尿路感染

C. 肾功能不全　　D. 尿失禁

E. 癌变

参考答案与解析

一、A1 型题

1. A【解析】引起输尿管梗阻的原因很多，有先天性的（如重复输尿管伴狭窄），后天性的（结石、结核感染等），泌尿系统外的疾病（如子宫癌），以及医源性的原因（如盆腔手术伤及输尿管）。所有选项均能引起输尿管梗阻，但最常见的原因是结石。

2. B【解析】尿酸结石和胱氨酸结石在酸性尿中形成，治疗应碱化尿液。小苏打及枸橼酸合剂可碱化尿液。

3. A【解析】结石刺激膀胱黏膜或者并发感染所致，疼痛放射到远端尿道。

4. D【解析】输尿管结石可以出现典型的肾绞痛（患侧腰腹部阵发性剧烈绞痛，辗转不安、大汗、恶心、呕吐、腹胀），典型肾绞痛可以引起强迫体位。

5. D【解析】上尿路结石的治疗原则：大量饮水，保持每天尿量在 2000ml 以上，是预

防最有效的方法。

6. D【解析】肾绞痛的处理原则：解痉镇痛，必要时抗感染治疗。①疼痛能耐受或肾绞痛后余痛，可选择口服镇痛药和解痉药物。②疼痛难以耐受就应肌内注射阿托品（解痉药物），一般 15~20 分钟起效。③疼痛剧烈或肌内注射阿托品 20 分钟后疼痛仍未缓解者，通常需要注射毒麻类药物如哌替啶或吗啡。因此肾绞痛时应首先解痉镇痛。

7. E【解析】尿路梗阻最危险的是细菌可直接进入血循环。进入的途径是肾盏穹隆部小裂隙和变得极薄的尿路上皮层。

8. D【解析】肾切开取石患者至少需要卧床 2 周。

9. C【解析】B 超检查能发现 X 线平片不能显示的小结石和透 X 线结石，还能显示肾结构改变和肾积水等。B 超能直接观察到结石的位置、大小，肾脏、肾盂的大小，但是不能显示肾功能的情况。排泄性尿路造影可显示结石所致的尿路形态和肾功能改变，有无结石形成的局都因素。

10. D【解析】血尿是肾结石的另一常见临床表现，约 80% 的患者可出现血尿，但大多数只表现为镜下血尿，部分患者可以只出现无痛性肉眼血尿。结石梗阻合并感染以及结石物理刺激引起黏膜下血管损伤出血，多为镜下血尿，也可形成全程肉眼血尿，严重出血者甚至形成蚯蚓状条形血块。

11. D【解析】多活动可以促进较小的结石排出，但是不能避免结石再发。

12. D【解析】参见 A1 型题第 6 题解析。

13. C【解析】尿路结石中，草酸钙结石最常见。

14. C【解析】枸橼酸不是构成结石的成分，因此尿中枸橼酸增多与结石形成无关。上尿路结石主要表现是与活动有关的疼痛和血尿。其程度与结石的部位、大小、活动与否及有无损伤、感染、梗阻等有关。所以长期卧床不起也是上尿感染形成的因素。

15. C【解析】输尿管末端结石最典型的症状就是膀胱刺激征，因为结石在膀胱壁内向下移动时，就会刺激膀胱三角区出现不停地痉挛和收缩，出现尿频、尿急、尿痛的症状。

16. A【解析】肾结石患者的主要症状是活动后的镜下血尿，有时活动后镜下血尿是上尿路结石患者唯一的临床表现。

17. E【解析】排尿突然中断：膀胱结石的典型症状，改变体位尿可继续排出。

18. B【解析】上尿路结石典型临床表现为疼痛、血尿、恶心、呕吐、腹胀、感染、尿闭等，部分可出现膀胱刺激征，严重者可导致尿路梗阻和肾功能损伤。有时活动后镜下血尿是上尿路结石的唯一临床表现。

二、A2 型题

1. C【解析】根据患者排尿过程中突然尿流中断，疼痛剧烈，改变体位后又可排尿可诊断为膀胱结石。

2. E【解析】静脉肾盂造影前必须做碘过敏试验。检查前需排空膀胱内的尿液。静脉肾盂造影前患者应适当限水，目的是减少肾脏排泄，从而使造影剂的浓度在肾内相对增高而达到造影效果。造影检查后为促进造影剂排泄，应增加饮水量。

3. B【解析】肾切开取石患者至少需要卧床2周。

4. E【解析】治疗肾绞痛常用镇痛药物如下：非甾体抗炎药，如双氯芬酸、吲哚美辛；阿片类镇痛药，如哌替啶、曲马多等；解痉药物主要有阿托品、钙离子通道阻滞药、孕酮等。

三、A3/A4 型题

1. D【解析】根据患者表现和体征可诊断上尿路结石。

2. B【解析】参见 A2 型题第2题解析。

3. E【解析】结石小于2.5cm 考虑的治疗方案是体外冲击波碎石术。

4. C【解析】该患者运动后出现血尿，同时伴有肾绞痛、右下腹部深压痛，因此考虑右侧输尿管结石。

5~6 B、D【解析】一般先进行尿常规检查，之后再拍 KUB X 线平片以明确诊断。

7. B【解析】急诊治疗的重点是镇痛。

8. A【解析】小于1cm 可保守治疗。

9. C【解析】体外冲击波碎石：现在的碎石是在监视器下进行的，能准确击碎结石，对直径超过0.6cm 小于2.5cm 的结石，采取碎石后，再服用药物可以促进结石排出。

10. C【解析】手术前后护理，患侧卧位有利于减慢碎石屑的排出速度，可有效减少长段石街的形成。

11. C【解析】题干给出，出现血尿，且有碎石排出，次日出现肾绞痛、发热、尿闭。输尿管梗阻时一般都会伴有肾绞痛、发热等症状，由于结石刺激输尿管或引起输尿管梗阻而产生肾绞痛症状，患者除表现为患侧腰腹部剧烈绞痛外，还可能伴恶心、呕吐等消化道症状。

12. E【解析】梗阻是碎石术后最常见的也是最严重的并发症之一，如果梗阻得不到及时解除可能会造成肾脏的不可逆损害，严重者会导致患肾功能部分或全部丧失。所以此时选择手术解除梗阻。

13. D【解析】体外冲击波碎石不会对肾脏产生严重的器质性损害，但为了不给肾功能造成一定影响，在两次体外冲击波碎石之间必须有一个间歇期，以使肾脏的损失得到一定恢复，两次治疗间隔时间大于7天。所以选项 D，10 天最合适。

四、B 型题

1~2 C、B【解析】尿酸结石和胱氨酸结石在酸性尿中形成，磷酸镁铵结石和磷酸钙结石在碱性尿中形成。

3. A【解析】输尿管结石，肾绞痛发作时多见镜下血尿。

4. D【解析】前尿道损伤后多见初期血尿。

5. A【解析】别嘌醇是属于抑制尿酸合成的一种药物，预防尿酸结石。

6. B【解析】口服氯化铵能酸化尿液。

7. C【解析】肾绞痛治疗：阿托品、哌替啶、吲哚美辛、孕酮等均能解痉镇痛。

8. D【解析】维生素 B_6有减少草酸钙结晶的作用。

9. A【解析】口服枸橼酸合剂的作用是预防尿酸结石。

五、X 型题

1. ABCE【解析】培养良好的饮食习惯，不食辛辣刺激性食物，禁烟酒，少饮咖啡、浓茶，多饮凉开水，多选择高纤维植物和植物性蛋白，多食新鲜蔬菜、水果、粗粮、大豆、蜂蜜等。

2. BCDE【解析】选项 A 没有理论依据。

3. ACDE【解析】尿路结石的病理改变如下。①梗阻：尿路结石可造成梗阻，结石在各个部位都能造成梗阻以上系统的积水。②局部损伤：较大的结石或局部粗糙的结石易造成移行上皮的水肿、增生、溃疡，最终可诱发恶性变。③感染：最常见的是大肠埃希菌感染。

4. ABDE【解析】肾与输尿管结石的治疗是采取病因治疗、非手术治疗、手术治疗等对症治疗方法，嘱其多饮水，最大限度保护肾功能，尽量清除结石。

5. BCDE【解析】肾绞痛的护急诊理要点：发作期患者应卧床休息，遵医嘱立即用药物镇痛，病情较重者应输液治疗。鼓励患者大量饮水，尽可能维持每日尿量在 2~3L，适当改变体位，促进结石排出。观察尿液内是否有结石排出；结石并发感染，应注意体温和全身情况的检查。

6. ABCE【解析】一般尿路结石不会导致尿失禁，但如果肾结石引起泌尿道的感染就会间接地导致尿失禁。

第二章　前列腺增生患者的护理

一　A1 型题

1. 前列腺增生排尿困难的程度主要决定于
   A. 是否钙化　　B. 增生的部位
   C. 前列腺的大小　　D. 患者年龄
   E. 是否癌变
2. 前列腺增生症护理哪项正确
   A. 应进食易消化粗纤维食品　　B. 少量饮酒有助于扩张尿道
   C. 少饮水　　D. 无须心理护理
   E. 留置尿管者预防感染
3. 前列腺增生理想的治疗方法是
   A. 药物治疗　　B. 前列腺切除术
   C. 前列腺尿道支架　　D. 经尿道气囊扩张术
   E. 经尿道高温热疗
4. 行前列腺电切手术的体位是
   A. 俯卧位　　B. 仰卧位
   C. 侧卧位　　D. 截石位
   E. 平卧位
5. 良性前列腺增生当残余尿量超过多少即应手术治疗
   A. 30ml　　B. 40ml
   C. 50ml　　D. 60ml
   E. 70ml
6. 诊断前列腺增生首选的检查是
   A. 直肠指诊　　B. 膀胱造影
   C. 膀胱镜检查　　D. 前列腺 B 超
   E. 残余尿测定
7. 前列腺增生患者，尿液不断自尿道口滴出，这是
   A. 遗尿　　B. 真性尿失禁

C. 压力性尿失禁
D. 充盈性尿失禁
E. 急迫性尿失禁

8. 前列腺手术的备皮范围是
A. 上至乳头平线，下至耻骨联合，两侧至腋中线，剃去阴毛
B. 上至脐平线，下至大腿上 1/3，两侧至腋中线，剃去阴毛
C. 上至剑突，下至耻骨联合，两侧至腋中线，剃去阴毛
D. 上至脐平线，下至耻骨联合，两侧至腋前线，剃去阴毛
E. 上至剑突，下至大腿上 1/3，两侧至腋后线，剃去阴毛

9. 前列腺增生最主要的症状是
A. 排尿痛
B. 血尿
C. 进行性排尿困难
D. 尿流中断
E. 会阴疼痛和便秘

10. 前列腺摘除术后，前列腺窝出血的护理，下列哪项是最重要的
A. 静脉滴注对氨甲基苯甲酸
B. 低温等渗盐水膀胱冲洗
C. 膀胱冲洗液内加凝血药
D. 避免肛管排气，禁忌灌肠
E. 气囊导尿管充水并固定在大腿内侧

11. 下列哪一项是前列腺增生最早出现的症状
A. 尿线变细
B. 尿频及夜尿次数增多
C. 尿滴沥
D. 急性尿潴留
E. 尿失禁

12. 目前最常用的治疗前列腺增生的手术方式是
A. 耻骨上经膀胱前列腺摘除术
B. 耻骨后前列腺摘除术
C. 经尿道前列腺电切术
D. 经会阴前列腺切除术
E. 前列腺激光切除术

二 A2 型题

1. 患者，男性，65 岁。前列腺增生切除术后，短期内禁止肛管排气和灌肠，是为防止
A. 出血
B. 大便失禁
C. 疼痛
D. 肠穿孔
E. 感染

2. 患者，男性，63 岁。5 年来进行性排尿困难，无尿痛，无血尿。查体：肛诊前列腺增大、质韧、表面光滑。初步诊断为
A. 膀胱肿瘤
B. 膀胱结石
C. 膀胱结核
D. 前列腺增生
E. 前列腺癌

3. 患者，男性，62 岁。饮酒史 15 年，糖尿病史 6 年。良性前列腺增生 4 年，保守治疗无效，住院要求手术治疗。假设该患者 B 超检查后提示有残余尿，当残余尿大于（　），需留置导尿

A. 50ml　　B. 80ml
C. 100ml　　D. 150ml
E. 200ml

4. 患者，男性，67 岁。良性前列腺增生，一般状况良好，残余尿量达 60ml。首选的治疗方法是

A. 射频治疗　　B. 手术治疗
C. 微波治疗　　D. 激素治疗
E. α 受体阻断药治疗

5. 患者，男性，71 岁。因前列腺增生造成排尿困难、尿潴留，已 15 小时未排尿。目前正确的护理措施是

A. 让患者坐起排尿　　B. 让患者听流水声
C. 用温水冲洗会阴部　　D. 热敷下腹部
E. 行导尿术

6. 患者，男性，75 岁。患阿尔茨海默病多年。行前列腺电切术后 3 小时，强烈要求下床解大便。下列护理措施中正确的是

A. 满足患者要求　　B. 协助患者在床上排便
C. 开塞露塞肛，促进排便　　D. 放出导尿管气囊内的气体或液体
E. 向患者家属说明便意是由于导尿管气囊压迫前列腺窝引起，可适当给予镇静药

7. 患者，男性，60 岁。近来出现进行性排尿困难，尿后滴沥。其最可能的原因为

A. 前列腺癌　　B. 前列腺增生
C. 尿道狭窄　　D. 膀胱结石
E. 输尿管结石

8. 患者，男性，65 岁。患前列腺增生症并发尿潴留。做膀胱造影术时，护士应提供

A. 普通橡胶导尿管　　B. 前列腺导尿管
C. 气囊导尿管　　D. 蕈状导尿管
E. 金属导尿管

9. 患者，男性，70 岁。排尿犹豫，夜尿增多，与家人饮烈性酒后，小便不能自解。体检发现膀胱区明显膨隆。最可能的诊断是

A. 尿道结石　　B. 尿道狭窄
C. 膀胱结石　　D. 肾衰竭
E. 前列腺增生

三 A3/A4 型题

（1～3 题共用题干）

患者，男性，65 岁。因渐进性排尿困难，夜尿增多就诊。医生询问病史后给患者做相应的检查。

1. 下列关于直肠指诊的说法错误的是
   A. 直肠指诊前列腺越大梗阻症状越重
   B. 了解肛管括约肌功能
   C. 前列腺位于直肠前壁外
   D. 了解前列腺大小、质地、有无结节及中间沟情况
   E. 直肠指诊在排尿后进行
2. 下列测量残余尿的方法中，损伤最小、最简单并反复测定的有
   A. 膀胱镜检查　　B. 膀胱造影
   C. 排尿后膀胱 B 超　　D. 排尿后导尿
   E. 排尿性尿路造影
3. 下列适合该患者的治疗方法有
   A. 药物治疗为主　　B. 经尿道前列腺电切术
   C. 激光等热疗治疗　　D. 手术并连同前列腺包膜一同切除
   E. 根据全身情况、梗阻程度及前列腺增生部位选择治疗方法

四 B 型题

（1～3 题共用备选答案）

A. 7 天内　　B. 10 天
C. 14 天　　D. 1～3 天
E. 20 天

1. 良性前列腺增生，术后气囊导尿管的拔除时间是术后的
2. 良性前列腺增生术后禁止灌肠的时间是
3. 良性前列腺增生术后耻骨上膀胱造口管拔除时间是术后

五 X 型题

1. 诊断前列腺增生症的方法有
   A. 前列腺 B 超　　B. 腹部 X 线平片

C. 直肠指诊　　D. 尿常规
E. 尿动力学检查

2. 下列有关前列腺手术后护理，正确的有
A. 密切观察出血情况，防止失血性休克发生
B. 保持导尿管通畅，防止血块阻塞
C. 术后 2 周内严禁翻身，以免出血
D. 保持大便通畅，忌用力排便以免出血
E. 若便秘可适当使用缓泻剂

3. 前列腺术后护理的要点有
A. 预防感染　　B. 注意出血量的观察
C. 持续进行膀胱冲洗　　D. 防止尿管脱落
E. 术后 1 周内进行灌肠

4. 良性前列腺增生的护理问题有
A. 有感染的危险　　B. 体液不足
C. 焦虑　　D. 排尿异常
E. 排便异常

六 案例分析题

(1~4 题共用题干)

患者，男性，60 岁。尿频、夜尿多、排尿不畅 5 年，7 小时前饮酒后突然出现小便不能自解，急诊就诊，主诉下腹部胀痛。查体：下腹膨隆，叩诊浊音，轻度压痛，直肠指诊可触及前列腺增大、光滑、质韧、中央沟消失。

1. 该患者的可能诊断为
A. 膀胱炎　　B. 前列腺增生症
C. 前列腺癌　　D. 膀胱结石
E. 前列腺结核

2. 目前首先应为患者进行的处理是
A. 留置导尿　　B. 注射解痉剂
C. 耻骨上膀胱穿刺造瘘　　D. 急诊手术
E. 口服 α 受体阻断药

3. 为进一步了解患者的病情，还应进行的检查有
A. B 超检查　　B. 残余尿测定
C. 血清癌胚抗原（CEA）测定　　D. 前列腺特异性抗原（PSA）测定
E. 尿动力学检查

4. 医生决定为患者进行 TURP 术，下列术前护理措施中，正确的是

A. 限制患者水分摄入　　B. 忌饮酒及辛辣食物

C. 每日询问患者排尿情况　　D. 保证良好的睡眠

E. 给予粗纤维、易消化的食物

参考答案与解析

一、A1 型题

1. B【解析】前列腺增生所引起的临床表现，主要是由于尿道前列腺部受到增生前列腺的压迫而引起尿路梗阻所产生。排尿困难症状的出现主要决定于梗阻的程度、病变发展的速度，以及是否合并感染和结石，与前列腺本身的增生程度以及是否癌变、钙化无关。

2. E【解析】前列腺增生患者在生活和饮食方面都需做好护理工作，应进食易消化粗纤维食品，多饮水，忌酒及辛辣刺激食物。向患者宣讲有关知识，使其情绪稳定，主动配合治疗。对留置导尿管或膀胱造瘘的患者，每日冲洗 1~2 次，预防感染。

3. B【解析】目前治疗前列腺增生较理想的方法是前列腺切除术，可明显缓解尿路梗阻症状。

4. D【解析】行前列腺电切手术的体位是截石位。

5. C【解析】良性前列腺增生一般未引起梗阻者无须治疗；梗阻较轻或不能耐受手术者可采用药物治疗或姑息性手术；膀胱残余尿量超过 50ml 或既往出现过急性尿潴留的，全身状况能够耐受手术者，应争取早日手术治疗。

6. A【解析】诊断良性前列腺增生，简单易行的方法是直肠指诊。直肠指诊应在膀胱排空后进行，可保证检查的准确性。

7. D【解析】充盈性尿失禁，又称为假性尿失禁，是指膀胱里面充满了大量尿液不能排出，从而导致小便自行流出。这种情况是相对于真性尿失禁而言的。

8. B【解析】前列腺手术的备皮范围是上至脐平线，下至大腿上 1/3，两侧至腋中线，剃去会阴部毛。

9. C【解析】排尿困难是前列腺增生最重要的症状，可表现为排尿踌躇、尿流中断、终末滴尿、尿线细而无力、排尿时间延长、排尿不尽感、尿潴留和充盈性尿失禁等。

10. E【解析】前列腺窝出血常采用压迫止血方法。

11. B【解析】尿频是前列腺增生患者最初出现的症状。早期仅表现为夜尿次数明显增多，随梗阻加重，白天也可出现尿频。

12. C【解析】经尿道前列腺电切术（TURP）是目前良性前列腺增生（BPH）最常用的手术方式。

二、A2 型题

1. A【解析】前列腺增生切除术后，平卧 2 天后，改半卧位，以防出血，手术 1 周后，逐渐离床活动，避免用力及便秘，禁止灌肠或肛管排气，以免刺激前列腺窝引起迟发性出血。

2. D【解析】患者有进行性排尿困难，无尿痛、无血尿等前列腺增生表现，且肛诊前列腺增大符合前列腺增生诊断。

3. A【解析】残余尿量超过 50ml 说明梗阻存在，应导尿。

4. B【解析】良性前列腺增生一般未引起梗阻者无须治疗；梗阻较轻或不能耐受手术者可采用药物治疗或姑息性手术；膀胱残余尿量超过 50ml 或既往出现过急性尿潴留的，全身状况能够耐受手术者，应争取早日手术治疗。该患者残余尿量达 60ml，一般状况良好，首选的治疗方法是手术治疗。

5. E【解析】该患者因前列腺增生造成排尿困难、尿潴留时间较长，目前应紧急行导尿术解除梗阻。

6. E【解析】应向患者家属说明便意是由于导尿管气囊压迫前列腺窝引起，可适当给予镇静药。

7. B【解析】参见 A1 型题第 9 题解析。

8. D【解析】做膀胱造影术应用伞状或蕈状导尿管。

9. E【解析】尿频是前列腺增生患者最初出现的症状。早期表现为夜尿次数增多，进行性排尿困难是前列腺增生患者的典型表现。体检发现膀胱区明显膨隆，说明已有尿潴留，前列腺增生的任何阶段，可因受凉、劳累、饮酒等使前列腺突然充血、水肿，发生尿潴留。根据题干描述，此患者的诊断应该是前列腺增生。

三、A3/A4 型题

1. A【解析】直肠指诊是诊断良性前列腺增生最简单易行的方法。直肠指检可以对前列腺大小、突入直肠的程度、中央沟是否存在以及前列腺之硬度、有无压痛、是否存在结节、腺体是否固定等做客观的了解。直肠指诊应在膀胱排空后进行，可保证检查的准确性。一般说来，前列腺越大，造成尿道压迫的可能性就越大。然而前列腺的大小与尿道梗阻程度并不完全成比例，而与增生的部位有着更为密切的关系。

2. C【解析】排尿后膀胱 B 超是测量残余尿的方法中，损伤最小、最简单并能反复测定。

3. E【解析】根据患者全身情况及梗阻程度及前列腺增生部位选择治疗方法。

四、B 型题

1. B【解析】术后需常规留置三腔气囊尿管，牵引固定，既能保证尿液流出，又可以通过水囊压迫前列腺窝，起到止血的作用。一般来说，气囊导尿管拔出时间是术后 10 天。

2. A【解析】良性前列腺增生术后 7 天内禁止灌肠，以免刺激创面渗血。

3. C【解析】良性前列腺增生术后耻骨上膀胱造口管拔除时间是术后 14 天。

五、X 型题

1. ACE【解析】前列腺 B 超、直肠指诊、尿流动力学检查可诊断前列腺增生。

2. ABDE【解析】平卧 2 天后改半卧位，固定或牵拉气囊尿管，防止患者坐起或肢体活动时气囊移位而失去压迫膀胱颈口的作用，导致出血。

3. ABCD【解析】术后 1 周内禁止灌肠。

4. ACD【解析】前列腺增生的护理诊断如下。①焦虑：与患者对手术的惧怕、担心预后有关。②睡眠型态紊乱：与尿频、夜尿增加有关。③排尿型态紊乱：与安置保留尿管有关。④舒适度改变：与安置保留尿管及手术的打击有关。⑤潜在并发症：出血、感染、尿道穿孔、尿外渗、尿道狭窄、尿失禁、逆行射精。

六、案例分析题

1. B【解析】患者有尿频、夜尿多、排尿不畅 5 年史，直肠指诊可触及前列腺增大符合前列腺增生症诊断。

2. A【解析】患者 7 小时前饮酒后突然出现小便不能自解，目前首要的问题是留置导尿，解除梗阻。

3. ABDE【解析】前列腺增生的辅助检查：①残余尿测定。②尿动力学检查。③影像学检查：B 超检查、X 线检查、CT 及 MRI 检查。④实验室检查。⑤直肠指诊。⑥前列腺特异性抗原测定（PSA）。⑦膀胱镜检查。CEA 测定，对该患者没有意义。

4. BCDE【解析】指导术前留置尿管的患者多饮水，达到自我冲洗的作用，防止尿路感染，教会患者膀胱功能锻炼。

第三章　气胸患者的护理

气胸1

气胸2

一　A1 型题

1. 开放性气胸的紧急处理首先要
   A. 充分给氧　　B. 清创缝合
   C. 胸腔闭式引流　　D. 用厚敷料封闭伤口
   E. 气管插管辅助呼吸
2. 引起胸腔内压力不断增加的是
   A. 脓胸　　B. 张力性气胸
   C. 闭合性气胸　　D. 开放性气胸
   E. 多根多处肋骨骨折
3. 下列属于开放性气胸的主要病理生理变化的是
   A. 纵隔摆动　　B. 血氧分压下降
   C. 进行性伤侧肺压缩　　D. 呼吸无效腔增加
   E. 反常呼吸运动
4. 自发性气胸的治疗应首选
   A. 镇静镇痛　　B. 鼻塞给氧
   C. 排气减压　　D. 手术治疗
   E. 镇咳祛痰
5. 下列有关开放性气胸的概念，叙述正确的是
   A. 空气只能进入胸膜腔而不能排出
   B. 胸壁软化出现反常呼吸
   C. 胸壁伤口与胸膜腔相通，空气自由进出胸膜腔
   D. 空气进入胸膜腔后异常通道闭合
   E. 纵隔移向健侧，呼吸极度困难
6. 拔除胸腔闭式引流管时应
   A. 深吸气后屏气　　B. 深呼气后屏气
   C. 正常呼吸　　D. 浅呼气后屏气
   E. 浅吸气后屏气

7. 张力性气胸的最主要病理生理变化为

A. 反常呼吸运动
B. 纵隔摆动
C. 进行性伤侧肺压缩
D. 呼吸无效腔增加
E. 血氧分压下降

8. 通常情况下引流管水封瓶长管内水柱波动的范围是

A. 1~2cm
B. 2~3cm
C. 3~4cm
D. 4~6cm
E. 6~8cm

9. 张力性气胸致死的主要原因是

A. 极度疼痛
B. 气管移位
C. 反常呼吸
D. 皮下气肿
E. 严重缺氧

10. 胸腔闭式引流有别于其他引流的特点是

A. 保持通畅
B. 妥善固定
C. 引流观察
D. 注意体位
E. 管道密闭

11. 胸腔闭式引流的最确切的拔管指征之一是

A. 置管 24 小时后
B. 水柱停止波动
C. 患者无呼吸困难
D. 皮下气肿完全消失
E. X 线片显示肺膨胀良好

12. 胸腔闭式引流导管自胸部伤口脱出应首先

A. 捏紧导管
B. 更换引流导管
C. 立即缝合引流口
D. 将引流导管重新放入伤口
E. 双手捏紧引流导管处的皮肤切口

13. 自发性气胸最常见的症状是

A. 呕吐
B. 心悸
C. 发热
D. 胸痛
E. 咳嗽

14. 开放性气胸现场急救正确的是

A. 立即清创
B. 迅速封闭伤口
C. 给予抗生素
D. 注射破伤风抗毒素
E. 吸氧

15. 张力性气胸的临床表现有

A. 低血容量性休克
B. Beck 三联征

C. 纵隔摆动　　D. 广泛性皮下气肿
E. 反常呼吸

16. 张力性气胸的急救处理首先应该
A. 气管内插管辅助呼吸　　B. 输血、输液治疗休克
C. 立即排气解除胸膜腔的高压状态　　D. 剖胸探查
E. 气管切开

17. 胸膜腔保持的压力为
A. $-8\sim-6cmH_2O$　　B. $6\sim8cmH_2O$
C. $-10\sim-8cmH_2O$　　D. $8\sim10cmH_2O$
E. $-12\sim-10cmH_2O$

18. 确诊开放性气胸最有意义的体征是
A. 伤侧胸部饱满　　B. 气管移向健侧
C. 伤侧叩诊鼓音　　D. 听诊呼吸音消失
E. 呼吸时可听到空气出入胸膜腔声

二 A2 型题

1. 患者，女性，60 岁。有慢性支气管炎、肺气肿病史多年。于阵咳后突然出现呼吸困难、右胸刺痛，并逐渐加重。该患者最可能的诊断是
A. 呼吸衰竭　　B. 急性心肌梗死
C. 气胸　　D. 支气管哮喘
E. 慢支急性发作

2. 患者，女性，35 岁。因车祸引起左胸部损伤，极度呼吸困难，发绀，肺呼吸音消失，并有严重的皮下气肿。判断为张力性气胸。急救应立即
A. 输血　　B. 吸氧
C. 气管切开　　D. 胸腔穿刺排气
E. 快速静脉输液

3. 患者，男性，30 岁。胸外伤后呼吸困难，发绀，脉快。体检时见胸壁有一约 3cm 长开放性伤口，呼吸时伤口处发出嗞嗞声，伤侧呼吸音消失，叩诊呈鼓音。首先考虑为
A. 开放性气胸　　B. 闭合性气胸
C. 张力性气胸　　D. 损伤性血胸
E. 机化性血胸

三 A3/A4 型题

（1~3 题共用题干）

患者，男性，25 岁。1 小时前不慎自 10m 高处坠下，右胸部首先撞至砖墙上，即感气

短、呼吸困难，无昏迷、头痛及呕吐，无腹痛及小便失禁。查体：脉搏110次/分，血压90/68mmHg，胸部专科检查见气管左移明显，右侧胸部饱满，肋间隙饱满、增宽，未见局部软化、浮动现象，右侧触觉语颤及呼吸动度消失，呼吸音消失，左胸未见明显异常。

1. 本病例初步诊断为
   A. 闭合性气胸　　B. 开放性气胸
   C. 张力性气胸　　D. 少量血胸
   E. 多根多处肋骨骨折
2. 对协助诊断最有意义的辅助检查是
   A. 胸部B超　　B. 胸部CT
   C. 胸部MRI　　D. 胸部X线
   E. 血常规
3. 最主要的治疗措施是
   A. 吸氧　　B. 静脉输液
   C. 输血　　D. 排气减压
   E. 剖胸探查手术

（4~8题共用题干）

患者，男性，29岁。胸部外伤致右侧第5肋骨骨折并发气胸，呼吸极度困难，发绀，出冷汗。查体：血压80/60mmHg，气管向左侧移位，右胸廓饱满，叩诊呈鼓音，呼吸音消失，颈胸部有广泛皮下气肿等。医师采用闭式胸膜腔引流治疗。

4. 造成患者极度呼吸困难、发绀的主要原因是
   A. 健侧肺受压迫　　B. 广泛皮下气肿
   C. 纵隔向健侧移位　　D. 静脉血液回流受阻
   E. 伤侧胸腔压力不断升高
5. 护士在巡视病房时，发现引流管衔接处脱节，应立即做出的处理是
   A. 更换胸腔引流管　　B. 引流管重新连接
   C. 钳闭引流管近端　　D. 拔除胸腔引流管
   E. 通知医生，等待处理
6. 护士判断胸腔引流管是否通畅的最简单方法是
   A. 检查引流管是否扭曲　　B. 看引流管是否有液体引出
   C. 检查引流瓶中是否有引流液　　D. 检查患者的呼吸音是否正常
   E. 观察水封瓶中长管内水柱的波动
7. 搬动此患者时应
   A. 保持引流通畅　　B. 保持引流瓶直立

C. 嘱患者屏住呼吸　　D. 用 2 把止血钳夹闭引流管
E. 注意观察引流液排出情况

8. 该患者目前最适宜的体位是
A. 侧卧位　　B. 半卧位
C. 平卧位　　D. 头低足高位
E. 仰卧中凹位

（9~10 题共用题干）

患者，男性，40 岁。因交通事故胸部外伤致开放性气胸，出现呼吸困难和发绀。给予立即封闭胸壁伤口，行闭式胸膜腔引流术。

9. 行闭式胸膜腔引流时，导管安放位置应是患侧的
A. 第 2 肋间锁骨中线处　　B. 第 7、8 肋间腋中线处
C. 第 6、7 肋间腋前线处　　D. 第 5、6 肋间腋中线处
E. 第 9、10 肋间腋后线处

10. 该患者闭式胸膜腔引流护理中，促使胸内气体排出的措施是
A. 取半卧位　　B. 水封瓶低于引流口 60cm
C. 保持长玻璃管在水面下 3cm　　D. 鼓励患者咳嗽和深呼吸
E. 定时挤捏引流管

四 B 型题

（1~2 题共用备选答案）
A. 穿刺排气减压　　B. 抗感染
C. 剖胸检查　　D. 固定胸壁
E. 迅速封闭胸壁伤口

1. 开放性气胸的紧急处理应
2. 张力性气胸的紧急处理应

（3~4 题共用备选答案）
A. 开放性气胸　　B. 张力性气胸
C. 闭合性气胸　　D. 多根多处肋骨骨折
E. 血胸

3. 存在纵隔扑动的胸部损伤是
4. 出现皮下气肿的是

五 X 型题

1. 下列有关闭式胸膜腔引流的护理正确的是
   A. 妥善固定　　B. 注意无菌操作
   C. 注意水柱波动　　D. 确保管道密封
   E. 搬运患者时水封瓶应高于胸腔引流口
2. 气胸患者行胸腔闭式引流术后护理措施正确的有
   A. 引流瓶，橡胶管必须无菌　　B. 连续观察排气情况
   C. 观察水柱有无波动　　D. 减少患者咳嗽及深呼吸
   E. 患者采取舒适体位，鼓励患者经常翻身
3. 拔除胸腔闭式引流管 24 小时内应注意观察
   A. 有无胸闷和呼吸困难　　B. 局部有无渗血、渗液
   C. 有无疼痛　　D. 局部有无漏气或皮下气肿
   E. 有无咳嗽、咳痰
4. 胸腔闭式引流的主要目的有
   A. 将胸膜腔内的气体或液体排出　　B. 重建胸膜腔内负压
   C. 平衡胸腔两侧压力　　D. 预防纵隔摆动
   E. 预防感染

六 案例分析题

(1~5 题共用题干)

患者，女性，65 岁。慢性咳嗽、咳痰 20 余年，每年持续 3~4 个月。晨起突感左上胸针刺样疼痛，与呼吸有关，继之出现呼吸困难、大汗、不能平卧，来院就诊。

1. 询问该患者病史时应重点询问
   A. 饮酒史　　B. 冠心病、心绞痛病史
   C. 近期胸部 X 线检查情况　　D. 胸痛的部位、性质及伴随症状
   E. 近期心电图检查情况
2. 该患者查体重点应是
   A. 心脏听诊　　B. 肺部啰音
   C. 肺下界位置　　D. 胸膜摩擦音
   E. 胸部叩诊音及呼吸音双侧对比
3. 以下检查中最有诊断价值的是
   A. 心电图　　B. 胸部 X 线检查

C. 血气分析　　D. 超声波检查

E. 外周血象检查

4. 该患者诊断为自发性气胸，左肺萎缩 70%，此时最重要的治疗方法是

A. 卧床休息　　B. 吸氧

C. 使用支气管扩张药　　D. 排气治疗

E. 使用抗生素

5. 该患者进行胸腔闭式引流，下列护理措施不妥的是

A. 防止引流瓶被踢倒或打破

B. 若引流管不慎滑出胸腔时，嘱患者吸气，并立即通知医生

C. 引流瓶位置略高于胸腔

D. 嘱患者绝对卧床休息

E. 引流瓶内注入适量生理盐水

参考答案与解析

一、A1 型题

1. D【解析】需尽快封闭胸壁伤口，变开放性气胸为闭合性气胸。可用多层清洁布块或凡士林纱布，在患者深呼气末敷盖伤口并使用胶布或绷带包扎固定。要求封闭敷料够厚以避免漏气，但不能往伤口内填塞；范围应超过创缘 5cm 以上，包扎固定牢固。

2. B【解析】张力性气胸：其裂口与胸膜腔相通，形成活瓣。吸气时，空气从裂口进入胸膜腔；呼气时，活瓣关闭，空气不能排出，胸膜腔内积气不断增多，压力不断增高，压迫伤侧肺完全萎缩，将纵隔推向健侧，挤压健侧肺，产生呼吸和循环功能的严重障碍。

3. A【解析】吸气时，健侧胸膜腔内负压升高，与伤侧压力差增大，纵隔向健侧移位；呼气时，两侧胸膜腔内压力差减少，纵隔移回伤侧，导致纵隔随呼吸左右摆动。

4. C【解析】气胸患者因空气进入胸膜腔造成胸膜腔内压力升高，肺脏被压缩影响气体交换，静脉回心血流受阻，影响心、肺功能，严重者可导致呼吸、循环衰竭，甚至死亡。故首先应排气减压，去除病因。鼻塞给氧、镇静镇痛、镇咳祛痰只是对症治疗。排气减压只需胸腔穿刺即可，只有慢性气胸、反复发作的气胸及肺大疱才考虑手术治疗。

5. C【解析】开放性气胸是指胸壁破口持续开启，患者在吸气和呼气时，空气自由进出胸膜腔。

6. A【解析】在拔管时先嘱患者深吸一口气，在吸气末迅速拔管，并立即用凡士林纱布和厚敷料封闭胸壁伤口。

7. C【解析】参见 A1 型题第 2 题解析。

8. D【解析】定期观察引流管内的水柱波动情况，正常的水柱上下波动4~6cm，若引流管内的水柱随呼吸上下移动，或在深呼吸或咳嗽时有气泡逸出或液体流出，则表明管道通畅。

9. E【解析】张力性气胸致死的主要原因是严重缺氧。

10. E【解析】胸腔闭式引流有别于其他引流的特点是管道密闭。

11. E【解析】留置胸腔引流管的目的是引流积气、积液，恢复胸腔内的负压，促进肺复张，故最重要的拔管指征是胸部X线检查示肺复张。

12. E【解析】胸腔闭式引流导管自胸部伤口脱出，应该预防开放性气胸发生，捏紧引流管处皮肤或用敷料包扎都是可选择措施。

13. D【解析】自发性气胸最常见的症状是胸痛，表现为突然发生胸痛、呼吸困难、胸闷，严重者烦躁不安、大汗、发绀、呼吸加快、脉搏细速，甚至休克。

14. B【解析】开放性气胸易于诊断，一经发现，必须立刻急救。根据患者当时所处现场的条件，自救或互救，尽快封闭胸壁创口，变开放性气胸为闭合性气胸。然后给予输血、补液和吸氧等治疗，纠正呼吸和循环功能紊乱，同时行进一步检查。

15. D【解析】张力性气胸的临床表现：呼吸困难、发绀、大汗、烦躁、昏迷。气管向健侧移位，伤侧肋间隙增宽、呼吸幅度减低、皮下气肿。伤侧的胸部叩诊呈鼓音，呼吸音渐弱或消失。胸膜腔穿刺有高压气体，抽气后症状好转。

16. C【解析】张力性气胸，应迅速降压以避免发生严重并发症。需立即胸腔穿刺排气。

17. C【解析】正常胸膜腔内保持 $-10\sim-8cmH_2O$ 的压力，吸气时负压增大，呼气时减小；稳定的负压对维持正常的呼吸至关重要，且能防止肺萎缩。

18. E【解析】开放性气胸时明显的吮吸性胸部伤口，气体通过创口发出有特征性的漏气声，诊断并不困难。

二、A2 型题

1. C【解析】患者有慢性支气管炎、肺气肿病史多年，于阵咳后突然出现呼吸困难、右胸刺痛，并逐渐加重，可诊断为气胸。

2. D【解析】张力性气胸最首要的急救在于迅速行胸腔排气解压。患者因胸部损伤导致张力性气胸，由于病情危急，必需紧急进行减压处理，应及时排气减压。

3. A【解析】开放性气胸临床表现：气促、呼吸困难、发绀。胸部可见吸吮性伤口，随呼吸气体出入伤口嘶嘶声。伤侧的胸部叩诊呈鼓音，呼吸音减弱或消失。出现颈、面和胸部皮下气肿和纵隔气肿，并压迫心脏、大血管危及生命。

三、A3/A4 型题

1. C【解析】患者因损伤导致气短、呼吸困难，无昏迷、头痛及呕吐，无腹痛及小便失禁等，且气管左移明显，右侧胸部饱满，右侧触觉语颤及呼吸动度消失，呼吸音消失等符合张力性气胸诊断。张力性气胸的临床表现参见 A1 型题第 15 题解析。

2. D【解析】胸部 X 线检查是诊断气胸的主要方法，可以显示肺萎缩的程度，肺内病变情况以及有无胸膜粘连、胸腔积液和纵隔移位等。

3. D【解析】张力性气胸最首要的急救在于迅速行胸腔排气解压。可用大号针头在锁骨中线第 2 肋间刺入胸膜腔，即刻排气减压。

4. E【解析】该患者因胸部损伤导致气胸，目前胸膜腔内压力增高，严重影响患者的呼吸和循环功能，血压偏低、脉压减小、皮下气肿，并出现发绀，符合张力性气胸的特点。由于胸膜腔内压过高，且伤侧胸腔压力不断升高造成呼吸和循环功能障碍，出现呼吸困难及发绀。

5. C【解析】若引流管连接处脱节，管道系统失去密闭性，形成开放性气胸，应及时钳闭引流管近端，恢复系统的密闭性，后进一步处理。

6. E【解析】水封瓶中长管与患者的胸腔内引流管相通，若胸腔引流管通畅，随着患者的呼吸，因胸腔内压力的变化，长管内的水柱也可出现波动。

7. D【解析】搬运患者的过程中，可能出现连接处脱节、引流瓶破损或高于引流管引出处等情况，为防止意外发生，应用两把止血钳夹闭引流管。

8. B【解析】一般情况下气胸患者可以选择半卧位。

9. A【解析】引流气体时，一般选在锁骨中线第 2 肋间或腋中线第 3 肋间插管；引流液体时，选在腋中线和腋后线之间的第 6~8 肋间。

10. D【解析】鼓励患者经常深呼吸与咳嗽，以促进肺膨胀，促使胸膜气体与液体的排除。

四、B 型题

1. E【解析】需尽快封闭胸壁伤口，变开放性气胸为闭合性气胸。

2. A【解析】张力性气胸最首要的急救在于迅速行胸腔排气解压。

3. A【解析】参见 A1 型题第 3 题解析。

4. B【解析】参见 A1 型题第 15 题解析。

五、X 型题

1. ABCD【解析】选项 A、D 可防止气胸发生，选项 B 可预防感染，选项 C 可以观察引流是否通畅；而搬运患者时水封瓶高于胸腔引流口，会导致水封瓶中液体倒流入胸腔内，造成感染，所以应该低于胸腔引流口。

2. ABCE【解析】气胸患者行胸腔闭式引流术后鼓励患者进行深呼吸、咳嗽等自主活动，每日可训练 3~4 次。其余选项均正确。

3. ABCD【解析】拔除胸腔闭式引流管 24 小时内应注意观察有无胸闷和呼吸困难，局部有无渗血、渗液，有无疼痛，局部有无漏气或皮下气肿等。气胸患者行胸腔闭式引流术后鼓励患者进行深呼吸、咳嗽等自主活动。观察有无咳嗽、咳痰无意义。

4. ABCD【解析】预防感染不是胸腔闭式引流的目的。

六、案例分析题

1. D【解析】重点评估胸痛的性质、部位和呼吸困难的程度等。

2. E【解析】查体应重点关注胸部叩诊音及呼吸音双侧对比。

3. B【解析】胸部X线检查是诊断气胸的主要方法，可以显示肺萎缩的程度，肺内病变情况以及有无胸膜粘连、胸腔积液和纵隔移位等。气胸线以外透亮度增高，无肺纹可见。大量气胸时，肺向肺门回缩，外缘呈弧形或分叶状。纵隔旁出现透光带提示有纵隔气肿。

4. D【解析】自发性气胸左肺萎缩70%，此时最重要的治疗方法是排气治疗。

5. BCDE【解析】①若引流管从胸腔滑出，立即用手捏闭胸壁伤口处皮肤，消毒处理后，以凡士林纱布封闭伤口，并协助医生进一步处理。②引流瓶位置低于胸壁引流口平面60~100cm，依靠重力引流，以防瓶内液体逆流入胸腔，造成逆行感染。③患者取半坐卧位，经常改变体位，保持引流通畅。④水封瓶内装有无菌生理盐水。

第四章 颅脑损伤患者的护理

一 A1 型题

1. 硬脑膜外血肿，瞳孔变化的特征是
   A. 双侧瞳孔多变，大小不定
   B. 血肿侧散大，对光反射消失
   C. 血肿侧缩小，对光反射消失
   D. 双侧均散大，对光反射消失
   E. 双侧均缩小，对光反射消失
2. 下列神志障碍表现中与颅内血肿关系最为密切的是
   A. 嗜睡
   B. 浅昏迷
   C. 深昏迷
   D. 反应迟钝
   E. 中间清醒期
3. 外耳流血和脑脊液耳漏表示颅底骨折的部位是
   A. 颅前窝
   B. 颅前窝和颅中窝
   C. 颅中窝
   D. 颅中窝和颅后窝
   E. 颅后窝
4. 颅脑外伤患者临终状态的瞳孔表现是
   A. 一侧瞳孔缩小，对光反射迟钝
   B. 一侧瞳孔散大，对光反射迟钝
   C. 一侧瞳孔散大，对光反射消失
   D. 双侧瞳孔散大，对光反射消失
   E. 双侧瞳孔大小多变，对光反射迟钝
5. 急性硬脑膜外血肿患者中间清醒期的长短决定于
   A. 原发性脑损伤的轻重
   B. 出血的来源
   C. 血肿的部位
   D. 血肿形成的速度
   E. 血肿量的大小
6. 开颅手术最危险的并发症是
   A. 颅内出血
   B. 颅内感染
   C. 中枢性高热
   D. 尿崩症
   E. 癫痫发作
7. 诊断颅底骨折最可靠的临床表现是
   A. 意识障碍
   B. 头皮皮下出血

C. 脑脊液漏　　D. 颅底骨凹陷
E. 脑脊液含血

8. 为保证颅脑损伤深昏迷患者呼吸道通畅，最可靠的措施是
A. 及时吸痰　　B. 气管插管
C. 气管切开　　D. 用舌钳牵舌
E. 放置口咽通气道

9. 硬脑膜外血肿患者意识变化特点是
A. 昏迷　　B. 昏迷→清醒
C. 昏迷→清醒→昏迷　　D. 清醒→昏迷
E. 清醒→昏迷→清醒

10. "熊猫眼征"提示
A. 颅中窝骨折　　B. 颅前窝骨折
C. 颅盖骨折　　D. 颅后窝骨折
E. 颅盖线性骨折

11. 为预防颅脑损伤患者出现脑水肿，其每日水总入量为
A. 500~1000ml　　B. 1000~1500ml
C. 1500~2000ml　　D. 2000~3000ml
E. 2500~3000ml

12. 促进脑脊液外漏通道早日闭合的正确措施是
A. 神志清醒者应取头低足高位　　B. 昏迷者应取俯卧位
C. 昏迷者平卧位，头偏向一侧　　D. 脑脊液一旦停止外漏即给予平卧位
E. 昏迷者床头抬高30°，患侧卧位

13. 下列关于颅中窝骨折患者的护理错误的是
A. 禁止腰椎穿刺　　B. 枕部垫无菌巾
C. 禁忌堵塞鼻腔　　D. 床头抬高15°~30°
E. 用抗菌药溶液冲洗鼻腔

14. 颅底骨折属于
A. 闭合性骨折　　B. 开放性骨折
C. 青枝骨折　　D. 凹陷骨折
E. 螺旋形骨折

15. 颅内压增高患者床头抬高15°~30°的主要目的是
A. 有利于鼻饲　　B. 有利于改善呼吸功能
C. 有利于改善心脏功能　　D. 有利于颅内静脉回流
E. 防止呕吐物误入呼吸道

16. 重症脑损伤未休克患者的最适宜的体位是

A. 平卧位　　B. 仰卧中凹位

C. 侧卧位　　D. 侧俯卧位

E. 床头抬高 15°~30°

17. 区分开放性颅骨骨折和闭合性颅骨骨折是根据

A. 硬脑膜破裂　　B. 颅骨、硬脑膜同时破裂

C. 骨折部位是否与外界相通　　D. 头皮、硬脑膜同时破裂

E. 头皮、颅骨同时破裂

18. 开放性脑损伤的主要表现不包括

A. 硬脑膜破裂　　B. 头皮裂伤

C. 脑积水　　D. 脑脊液漏

E. 颅骨骨折

19. 颅脑术后的患者头转向健侧，是为了

A. 防止脑疝的形成　　B. 减轻疼痛

C. 便于观察伤口情况　　D. 防止呕吐

E. 减少伤口的压力

20. 应立即手术的颅脑损伤是

A. 脑震荡　　B. 脑挫裂伤

C. 硬脑膜外血肿　　D. 蛛网膜下腔出血

E. 颅底骨折伴脑脊液漏

21. 下列选项中符合脑震荡表现的是

A. 进行性健忘　　B. 颅内压增高

C. 神经系统检查有阳性体征　　D. 意识障碍不超过 30 分钟

E. 脑脊液检查有红细胞

22. 观察颅脑损伤患者病情时，为避免患者躁动影响准确性，宜首先观察

A. 瞳孔　　B. 呼吸

C. 脉搏　　D. 血压

E. 神志

23. 意识丧失患者的卧位常为

A. 仰卧位　　B. 自动体位

C. 被动体位　　D. 患侧卧位

E. 端坐位

24. 小脑幕切迹疝出现意识障碍，其损害部位是

A. 大脑皮层　　B. 中脑

C. 丘脑　　D. 脑桥

E. 延髓

25. 颅内血肿按症状出现的时间分为急性血肿、亚急性血肿、慢性血肿，其中亚急性血肿的症状出现在

A. 3 天内　　B. 3 天至 1 周

C. 3 天至 3 周　　D. 1 周后

E. 3 周后

26. 颅脑损伤患者的病情观察中，提示出现小脑幕切迹疝的瞳孔表现是

A. 伤后立即出现一侧瞳孔散大　　B. 伤侧瞳孔缩小

C. 一侧瞳孔先缩小继之进行性散大　　D. 双侧瞳孔散大

E. 双侧瞳孔时大时小，变化不定

27. 脑复苏中首选的脱水剂为

A. 20% 甘露醇　　B. 25% 葡萄糖溶液

C. 50% 葡萄糖溶液　　D. 呋塞米

E. 尿素

28. 观察颅脑损伤患者时，提示为急性颅内压增高早期表现是

A. 脉快，呼吸急促　　B. 脉快，血压降低

C. 脉快，血压升高　　D. 脉慢，血压降低

E. 脉慢，呼吸慢，血压升高

29. 小脑幕切迹疝患者瞳孔变化及肢体瘫痪的特点是

A. 双侧瞳孔变化及对侧肢体瘫痪　　B. 病变同侧瞳孔变化及同侧肢体瘫痪

C. 病变对侧瞳孔变化及同侧肢体瘫痪　　D. 病变同侧瞳孔变化及对侧肢体瘫痪

E. 病变对侧瞳孔变化及对侧肢体瘫痪

30. 头部外伤后，缓慢出现的乳突后、枕下区皮下淤血，提示

A. 颅前窝骨折　　B. 颅中窝骨折

C. 颅后窝骨折　　D. 颅内血肿

E. 枕部挫伤

31. 脑室外引流拔管正确的是

A. 开颅手术后脑室引流 4~7 天

B. 拔管前行头颅 CT 检查，并夹闭引流管 3 天

C. 夹管期间注意患者神志、瞳孔及生命体征变化

D. 有颅内压增高症状也可拔管

E. 拔管时可不夹闭引流管

32. 颅脑手术后脑水肿高峰期是

A. 术后 1~3 天　　B. 术后 3~5 天

C. 术后 5~7 天　　D. 术后 3~7 天

E. 术后 5~10 天

33. 颅底骨折引起的脑脊液漏，多能自愈，时间为

A. 2 周内　　B. 2~3 周

C. 3~4 周　　D. 3 周内

E. 2~4 周

34. 判断颅脑损伤患者有无颅底骨折，最有价值的临床表现是

A. 眼睑淤血　　B. 球结膜下出血

C. 呕吐　　D. 脑脊液漏

E. 严重头痛

35. 有脑脊液漏的患者禁做腰穿和冲洗外耳道的原因是

A. 防止脑疝　　B. 防止颅压增高

C. 防止压力降低后头痛　　D. 防止脑脊液外流更多

E. 防止颅内感染

二 A2 型题

1. 患者，男性，35 岁。头部损伤后，球结膜下出血，鼻孔出血且有脑脊液从口和鼻流出。可能为

A. 颅前窝骨折　　B. 颅盖骨骨折

C. 颅中窝骨折　　D. 颅后窝骨折

E. 鼻骨骨折

2. 患者，男性，31 岁。患有单纯急性硬膜外血肿，术后 3 天出现躁动不安症状。此时最合适的处理是

A. 给予镇静药　　B. 观察病情变化

C. 加用脱水剂　　D. 急诊复查头颅 CT

E. 加用地塞米松

3. 患者，男性，40 岁。上班路上发生交通事故，头部受重伤。右顶颞部和枕部头皮都有裂口，口腔变形，送入医院。入院体检：伤员呈深昏迷，两侧瞳孔缩小如针尖，颈项后仰，四肢伸直且肌肉紧张，时有全身抽搐。有两侧锥体束征。下颌骨骨折，分泌物常堵塞呼吸道。呼吸显著减慢，最少可到 5 次/分。体温 38.0~39.5℃，脉搏 105 次/分，血压 130/100mmHg。颅骨 X 线平片见下颌骨两侧均有骨折，胸片见右侧第 6、7 肋骨骨折，

胸部透视见右膈运动减弱。请问可能的诊断是

A. 脑震荡　　B. 脑挫伤

C. 脑干损伤　　D. 颅内血肿

E. 脑水肿

4. 患者，女性，62 岁。站立中突然短暂意识丧失，头部着地，枕部出血，继之出现喷射状呕吐、进行性意识障碍。诊断颅内压增高原因待查。该患者合适的输液计划应该为

A. 1000ml　　B. 1500~2000ml

C. 2000~2500ml　　D. 2500~3000ml

E. 快速输注以补充身体所需

5. 患者，男性，33 岁。骑摩托车时不慎跌倒，当时昏迷约 2 分钟后苏醒（旁人估计），回家后由亲友护送入院就诊。入院时诉头晕、恶心，神疲懒言，对翻车当时情形记忆不清。查体：头部无创口、皮下无血肿，左额部有压痛，两侧瞳孔等大等圆，对光反射灵敏。测血压、呼吸、脉搏、体温均正常，血液化验无异常改变。可能的诊断为

A. 脑震荡　　B. 脑挫伤

C. 脑干损伤　　D. 颅内血肿

E. 脑水肿

6. 患者，男性，45 岁。车祸中头部受撞击，头痛剧烈，躁动不安，曾呕吐 2 次，呈喷射性。下列处理措施错误的是

A. 给予吸氧　　B. 肌内注射吗啡

C. 快速静脉输注甘露醇　　D. 抬高床头 15°~30°

E. 去枕，头偏向一侧

7. 患者，男性，30 岁。因外伤致颅内血肿。昏迷，并呕吐数次。手术前预防脑疝形成的主要措施是

A. 保持呼吸道通畅　　B. 头部冰帽降温

C. 静脉注射地塞米松　　D. 快速静脉输注甘露醇

E. 限制液体输入量

8. 患者，男性，33 岁。头部摔伤，昏迷不醒 7 小时。查体：浅昏迷状态，偶能睁眼，右侧瞳孔散大。光反射消失，右眼眶周围肿胀，皮下有淤血，左上肢不能活动，左侧锥体束阳性。腰穿压力 1.86kPa，呈均匀血性脑脊液，颅骨 X 线平片示右眼眶骨折，CT 扫描右额颞部有低密度区。可能的诊断是

A. 脑震荡　　B. 脑挫伤

C. 脑干损伤　　D. 脑挫裂伤

E. 颅内血肿

9. 患者，男性，40 岁。因脑外伤住院。住院后患者出现脑疝征兆，立即输入 200ml 甘露醇治疗，其目的是

A. 降低血压　　B. 升高血压
C. 降低颅内压　　D. 升高颅内压
E. 增加血容量

10. 患者，女性，60 岁。突然出现剧烈头痛，伴喷射性呕吐，很快出现意识模糊，且脑膜刺激征阳性。此患者可能的诊断是

A. 脑出血　　B. 脑栓塞
C. 蛛网膜下腔出血　　D. 脑血栓形成
E. 脑梗死

11. 患者，男性，38 岁。车祸致颅中窝骨折，第 4 天出现高热、头痛、意识障碍，脑膜刺激征阳性。应考虑

A. 颅内压过高　　B. 颅内血肿
C. 颅内感染　　D. 伤口感染
E. 脑水肿

12. 患者，男性，70 岁。因车祸致头部受伤，伤后当即昏迷 1 小时，清醒后诉头痛，有呕吐。入院 8 小时仍未排尿，主诉下腹胀痛。查体见下腹膀胱区隆起，耻骨联合上叩诊呈实音。其主要护理问题是

A. 下腹疼痛　　B. 潜在呼吸道感染
C. 体液过多　　D. 尿潴留
E. 有皮肤完整性受损的危险

三 A3/A4 型题

（1~2 题共用题干）

患者，男性，50 岁。洗澡时意外摔倒，头部触地，当即昏迷。急诊入院时患者神志昏迷，呼之不应，瞳孔无明显改变，对光反射存在，血压在正常范围内。约 20 分钟醒来，神志恢复正常，诉头痛、头晕，对创伤相关经过没有记忆，神经系统检查基本正常。

1. 该患者初步诊断为

A. 脑震荡　　B. 脑挫裂伤
C. 脑干损伤　　D. 硬脑膜外血肿
E. 硬脑膜下血肿

2. 观察过程中特别警惕出现

A. 血压下降　　B. 全身抽搐

C. 再现昏迷　　D. 瞳孔双侧散大

E. 呼吸骤停

(3~4 题共用题干)

患者，女性，42 岁。从高处跌下，头部着地，当时昏迷约 10 分钟后清醒，左耳道流出血性液体，被家属送来急诊。

3. 经过急救后，患者意识清楚，拟采取进一步治疗。患者因认为医院过度治疗，所以拒绝治疗。正确的处理措施是

A. 强迫治疗　　B. 请医生处理

C. 请护士长处理　　D. 与家属共同劝慰

E. 冷处理，待患者平静后进行劝说

4. 提示合并颅内血肿的症状是

A. 高热　　B. 寒战

C. 失语　　D. 胸闷

E. 气短

(5~7 题共用题干)

患者，男性，23 岁，因车祸致头部受伤，伤后当即昏迷 1 小时，清醒后诉头痛，有呕吐。右上肢肌力 2 级，脑脊液检查有红细胞，CT 扫描见左额顶叶低密度灶，其中有散在点状高密度影。

5. 目前患者病情观察的重点在于及时发现

A. 呼吸道梗阻　　B. 颅内压增高

C. 压疮　　D. 水、电解质紊乱

E. 感染

6. 目前的关键处理措施是

A. 静卧　　B. 床头抬高 15°~30°

C. 营养支持　　D. 应用抗生素

E. 防止脑水肿

7. 患者目前的表现符合

A. 脑震荡　　B. 弥散性轴索损伤

C. 脑挫裂伤　　D. 脑干损伤

E. 颅内血肿

（8~10 题共用题干）

患者，女性，56 岁。头部外伤 10 小时，急诊入院。查体：呼唤能睁眼，对问题答非所问，疼痛定位存在，双侧瞳孔等大等圆，直径 3mm，对光反射灵敏。

8. 若患者躁动不安，护士为其采取的护理措施应除外

A. 立即给予镇静药
B. 发现并消除引起躁动的原因
C. 不强加约束，以免引起颅压升高
D. 勤剪指甲，以防抓伤
E. 做好引流管护理，防止脱出

9. 若护士巡视发现患者一侧瞳孔先缩小后散大，对光反射减弱或消失，则考虑患者可能发生的情况是

A. 角回损伤
B. 小脑幕切迹疝
C. 枕骨大孔疝
D. 小脑损伤
E. 中央后沟损伤

10. 护士计算该患者的 GCS 评分是

A. 14 分
B. 10 分
C. 12 分
D. 11 分
E. 8 分

四 B 型题

（1~2 题共用备选答案）

A. 脑挫伤
B. 脑震荡
C. 脑裂伤
D. 急性硬脑膜外血肿
E. 急性硬膜下血肿

1. 暴力作用于头部后，脑组织遭受破坏较轻，软脑膜尚完整，为
2. 头部受到撞击后，立即发生一过性神经功能障碍，无肉眼可见的神经病理改变，为

（3~5 题共用备选答案）

A. 脑震荡
B. 脑挫裂伤
C. 颅底骨折
D. 颅盖骨折
E. 硬脑膜外血肿

3. 易出现脑脊液漏的是
4. 易出现逆行性遗忘的是
5. 小脑幕切迹疝的最常见的原因是

（6~13 题共用备选答案）

A. 3 分　　　　B. 8 分

C. 15 分　　　　D. 0 分

E. 4 分

6. 在格拉斯哥昏迷量表中，极度昏迷计

7. 在格拉斯哥昏迷量表中，完全清醒计

8. 在格拉斯哥昏迷量表中，(　　) 以下为昏迷

9. 在格拉斯哥昏迷量表中，患者能回答问题，但不正确，计

10. 在格拉斯哥昏迷量表中，听到呼唤能睁眼计

11. 在格拉斯哥昏迷量表中，患者能自动睁眼计

12. 在格拉斯哥昏迷量表中，患者下肢刺痛屈曲计

13. 在格拉斯哥昏迷量表中，患者语无伦次计

五 X 型题

1. 下列属于原发性脑损伤的是

A. 脑挫伤　　　　B. 脑裂伤

C. 脑疝　　　　D. 脑震荡

E. 脑干损伤

2. 下列关于颅底骨折伴脑脊液漏的护理措施，说法正确的是

A. 禁忌做腰椎穿刺

B. 每天 2 次清洁、消毒鼻前庭或外耳道

C. 避免用力咳嗽、打喷嚏

D. 脑脊液鼻漏者，可经鼻腔置胃管、吸痰及鼻导管给氧

E. 在外耳道口或鼻前庭疏松放置干棉球，棉球浸湿及时更换

3. 脑脊液漏的患者要禁止

A. 堵塞漏出　　　　B. 冲洗漏出

C. 消毒漏出　　　　D. 腰椎穿刺

E. 屏气

4. 颅底骨折有脑脊液耳、鼻外漏时，下列正确的有

A. 应用抗生素　　　　B. 忌腰椎穿刺

C. 禁擤鼻涕　　　　D. 床头抬高 15°

E. 冲洗消毒后用棉球堵塞

5. 头皮撕脱伤，下述处理正确的是

A. 彻底清创　　　　B. 抗休克

C. 用抗生素　D. 撕下头皮过大，只能弃掉，待以后植皮

E. 用破伤风抗毒素（TAT）

6. 下列有关颅中窝骨折患者的护理正确的是

A. 禁止腰椎穿刺　B. 枕部垫无菌巾

C. 禁忌堵塞鼻腔　D. 床头抬高 15°~30°

E. 用抗生素溶液冲洗鼻腔

7. 下列有关脑挫裂伤的意识障碍，说法正确的是

A. 受伤当时立即出现

B. 绝对多数持续在半小时以上

C. 重症者可长期昏迷

D. 意识障碍的程度和时间与挫裂伤程度无直接关系

E. 少数局限的脑挫裂伤可不出现早期的意识障碍

8. 颅脑损伤患者的护理诊断有

A. 窒息危险　B. 损伤危险

C. 感染危险　D. 应急性灌肠

E. 体温过高

9. 下列哪项属于颅脑损伤患者的病情观察项

A. 按格拉斯哥昏迷量表评估意识　B. 监测瞳孔变化

C. 测生命体征　D. 有无查科（Charcot）三联征出现

E. 锥体束征

10. 脑震荡的临床特征是

A. 逆行性遗忘　B. 昏迷不超过半小时

C. 头痛、头晕　D. 神经系统检查无其他异常

E. 中间清醒期

11. 下列有关格拉斯哥昏迷量表的叙述，正确的是

A. 总分最高 15 分，最低 3 分　B. 总分越低表明意识障碍越重

C. 15 分为意识清醒　D. 总分在 8 分以上表示已有昏迷

E. 总分由低分向高分转化说明病情在好转中

12. 采用格拉斯哥昏迷量表判断患者的意识状态时应了解的内容包括

A. 睁眼反应　B. 言语反应

C. 运动反应　D. 肌肉张力

E. 瞳孔对光反射

六 案例分析题

（1~3 题共用题干）

患者，男性，42 岁。因高空作业时不慎从 6 米多高处坠落，当即昏迷，约 30 分钟后清醒。主诉头痛、恶心，呕吐 2 次，右侧外耳道有血性液体流出，双侧瞳孔等大，对光反射存在，除右上肢因骨折制动外肢体活动尚可，约 2 小时后，头痛、恶心、呕吐加重，进而昏迷，右侧瞳孔散大，对光反射差，左侧肢体瘫痪、腱反射亢进，巴宾斯基征阳性。

1. 该患者的主要病变是
   A. 颅底骨折及硬脑膜外血肿
   B. 脑震荡、颅底骨折及脑脊液耳漏
   C. 脑挫裂伤及颅内高压
   D. 颅内高压并发脑疝
   E. 脑干损伤及颅内高压
2. 该患者应采取的首要救治措施是
   A. 脱水疗法
   B. 紧急手术
   C. 正确处理脑脊液漏
   D. 严密观察瞳孔及生命体征变化
   E. 保持呼吸道通畅
3. 对该患者施行的下列护理措施中，正确的是
   A. 昏迷常规护理
   B. 预防感染并注射 TAT
   C. 禁食并给予常规补液量
   D. 取头高位，头偏向一侧
   E. 注意观察瞳孔及生命体征变化

（4~7 题共用题干）

患者，女性，30 岁。被人用铁棍击伤头部，立即出现昏迷，送医院途中清醒，并可与家人谈话，但头痛、呕吐明显。入院查体时呈昏迷状态，左瞳孔直径 0.5cm，右侧 0.2cm，右侧肢体无自主运动。

4. 与该患者的临床表现特点最符合的是
   A. 脑挫裂伤
   B. 原发性脑干损伤
   C. 急性硬脑膜下血肿
   D. 急性脑内血肿
   E. 急性硬脑膜外血肿
5. 应立即给患者使用的最主要急救药物是
   A. 氨苯蝶啶
   B. 20% 甘露醇
   C. 地塞米松
   D. 苯巴比妥
   E. 氢氯噻嗪
6. 目前适宜的处理方法有
   A. 腰椎穿刺测定颅内压
   B. 开颅探查

C. 应用地塞米松　　D. 脑室引流

E. 20% 甘露醇快速静脉滴注

7. 下列有关颅底骨折脑脊液耳漏，护理措施正确的有

A. 保持耳道清洁　　B. 禁止腰椎穿刺

C. 避免腹压增加　　D. 冲洗耳道使之通畅

E. 将干棉球放置于外耳道口

参考答案与解析

一、A1 型题

1. B【解析】硬脑膜外血肿瞳孔变化的特征是血肿侧散大，对光反射消失。

2. E【解析】当原发性脑损伤很轻时，最初的昏迷时间很短，而血肿的形成又不是太迅速时，则在最初的昏迷与脑疝的昏迷之间有一段意识清楚时间，大多为数小时或稍长，超过24 小时者甚少，称为“中间清醒期”。当血肿增大，颅内压增高可出现再次昏迷。颅内血肿患者意识变化的典型特征是：昏迷→清醒→再昏迷。其余选项均不是颅内血肿的特征性表现。

3. C【解析】颅中窝骨折：可有外耳流血和脑脊液耳漏，面神经和听神经可能受损，乳突部皮下淤血比较常见。

4. D【解析】正常瞳孔等大、圆形，直接、间接对光反射灵敏。伤后一侧瞳孔进行性散大，对侧肢体瘫痪伴意识障碍加重，提示脑受压或脑疝；伤侧瞳孔先短暂缩小继之散大，伴对侧肢体运动障碍，提示伤侧颅内血肿；双侧瞳孔散大、对光反射消失、眼球固定伴深昏迷或去大脑强直，多为原发性脑干损伤或临终表现。

5. D【解析】当原发性脑损伤很轻，最初的昏迷时间很短，而血肿的形成又不是太迅速时，则在最初的昏迷和脑疝的昏迷之间有一段意识清楚时间，称为“中间清醒期”。所以血肿形成的速度决定了“中间清醒期”的长短。急性硬脑膜外血肿的出血来源以脑膜中动脉最常见，其主干或前支的出血速度快，可在 6~12 小时或更短时间内出现症状。少数由静脉窦或板障出血形成的血肿，出现症状可较迟。

6. A【解析】开颅手术最危险的并发症是颅内出血。

7. C【解析】颅底骨折常因出现脑脊液耳漏、鼻漏而确诊。

8. C【解析】题中选项均可用来保证呼吸道通常，相比而言，气管切开的效果最可靠，最便于后期护理。气管切开主要是解除呼吸道梗阻症状。气管插管术是院前抢救危重症患者的急救措施之一，及时有效的建立呼吸通道是抢救成功的关键。适应证：喉阻塞，下呼吸道阻塞，如昏迷、颅脑病变、神经麻痹、颈部外伤等。抢救性气管插管指征：①呼吸、心搏停

止。②急性呼吸衰竭。③大量呼吸道分泌物需要气管插管气管内吸引。④中枢性或周围性呼吸衰竭。

9. C【解析】参见 A1 型题第 2 题解析。

10. B【解析】颅前窝骨折：出现脑脊液鼻漏，眶周及球结膜下淤血，呈“熊猫眼”征，嗅神经和视神经可能损伤。

11. B【解析】限制水入量：水入量过大可诱发脑水肿，故在最初几日，应保持轻度脱水状态，使水出量略多于水入量。每日总入量为 1000~1500ml，一般情况下水入量可按前一日尿量加 500ml 计算。

12. E【解析】促进脑脊液外漏通道早日闭合：颅底骨折患者神志清醒者，取半坐卧位，昏迷者床头抬高 30°，患侧卧位。维持半坐卧位体位至停止脑脊液漏 3~5 天，目的是借助重力作用使脑组织移向颅底，使脑膜逐渐形成粘连而封闭脑膜破口。

13. E【解析】颅中窝骨折：可有外耳流血和脑脊液耳漏，面神经和听神经可能受损，乳突部皮下淤血比较常见。禁忌鼻腔、耳道的堵塞、冲洗和滴药，脑脊液鼻漏者，严禁经鼻腔置胃管、吸痰及鼻导管给氧。

14. B【解析】颅底骨折属于开放性骨折。

15. D【解析】床头抬高 15°~30°的主要目的是有利于颅内静脉回流，使颅内压下降。

16. E【解析】重症脑损伤患者若无休克，应取头高位，将床头抬高 15°~30°，以利于静脉回流，便于颅内压的控制，减轻脑水肿。若伴休克或术后麻醉未清醒应取平卧位。深昏迷者取侧卧或侧俯卧位。

17. C【解析】区分开放性颅骨骨折和闭合性颅骨骨折是根据骨折部位是否与外界相通。

18. C【解析】根据受伤后脑组织是否与外界相通将脑损伤分为开放性脑损伤和闭合性脑损伤。头颅损伤后脑组织与外界相通称为开放性脑损伤，伴有头皮裂伤、颅骨骨折、硬脑膜破裂和脑脊液漏，可发生失血性休克和颅内感染。

19. A【解析】颅脑术后的患者头转向健侧，是为了防止脑疝的形成。

20. C【解析】硬脑膜外血肿患者可因颅内压升高导致脑疝死亡，故应及时手术治疗。

21. D【解析】脑震荡是最常见的轻度原发性脑损伤，伤后立即出现一过性意识障碍，一般不超过半小时，同时出现短暂的面色苍白、出冷汗、脉搏和呼吸微弱、肌张力降低、生理反射迟钝或消失等表现，清醒后无神经系统阳性体征，脑脊液中无红细胞，伴逆行性遗忘，头痛、头晕，活动后可有眩晕、呕吐，多数患者休息 2 周左右可望完全恢复。

22. B【解析】观察生命体征是为了避免患者躁动影响准确性，应先测呼吸，再测脉搏，最后测血压。

23. C【解析】意识丧失患者的卧位常为被动体位。

24. B【解析】小脑幕切迹疝出现意识障碍，其损害部位是中脑。本题考察小脑幕切迹疝的病理特点。颅腔被大脑镰、小脑幕分隔为 3 彼此相通的分腔。小脑幕以上为幕上腔，幕上腔又分左右两个分腔，容纳大脑左右半球。小脑幕以下为幕下腔，容纳小脑、脑桥和延髓。中脑在小脑幕切迹裂孔中通过，紧邻海马回和钩回。小脑幕切迹疝是因一侧幕上压力增高，使位于该侧小脑幕切迹缘颞叶的海马回、钩回疝入小脑幕切裂孔下方，最后使中脑受压。

25. C【解析】颅内血肿按症状出现的时间分为急性血肿（3 天内出现症状）、亚急性血肿（3 天至 3 周出现症状）、慢性血肿（3 周以上才出现症状）。

26. C【解析】伤后瞳孔正常，以后一侧瞳孔先缩小继之进行性散大，并且对光反射减弱或消失，是小脑幕切迹疝的眼征。

27. A【解析】脑复苏中首选的脱水剂为 20% 甘露醇，其次为呋塞米。

28. E【解析】颅内压增高患者可伴有典型的生命体征变化，出现 Cushing 综合征，即血压升高，尤其是收缩压增高，脉压增大；脉搏缓慢，宏大有力；呼吸深慢等。

29. D【解析】小脑幕切迹疝患者因动眼神经受累及中脑受压，表现为病变同侧瞳孔变化及对侧肢体瘫痪。

30. C【解析】颅后窝骨折较少见，枕后皮下或咽后壁黏膜下淤血，可有后组（第Ⅸ~Ⅻ）脑神经受损症状。

31. C【解析】引流时间一般为 1~2 周，开颅手术后脑室引流 5~7 天，拔管前应行头颅 CT 检查，并夹住引流管 24 小时，夹管期间应注意患者神志、瞳孔及生命体征变化，以了解脑脊液循环是否通畅，是否有颅内压升高的表现。若观察无颅内压增高症状可以拔管，拔管时先夹闭引流管，以免管内液体逆流入颅内引起感染。拔管后要注意观察有无脑脊液漏出。

32. D【解析】颅脑手术后脑水肿高峰期是术后 3~7 天。

33. A【解析】颅底骨折本身无特殊处理，重点是预防颅内感染，脑脊液漏一般在 2 周内愈合。脑脊液漏 4 周不自行愈合者，可考虑做硬脑膜修补术。

34. D【解析】颅底部硬脑膜与颅底粘连较紧，容易随骨折撕破。颅底与鼻窦及中耳鼓室相邻近。所以颅底骨折会出现脑脊液鼻漏或耳漏。

35. E【解析】脑脊液漏的患者预防逆行性颅内感染，具体措施：①每天 2 次清洁、消毒鼻前庭或外耳道，避免棉球过湿导致液体逆流颅内。②在外耳道口或鼻前庭疏松放置干棉球，棉球渗湿及时更换，并记录 24 小时浸湿的棉球数，以此估计漏出液量。③禁忌鼻腔、堵塞耳道、冲洗和滴药，严禁经鼻腔置胃管、吸痰及鼻导管给氧。④避免用力咳嗽、打喷嚏、擤鼻涕及用力排便，以免颅内压骤然升降导致气颅。⑤禁忌做腰椎穿刺。⑥按医嘱应用抗生素和破伤风抗毒素，预防颅内感染。

二、A2 型题

1. A【解析】颅前窝骨折累及眶顶和筛骨，可有鼻出血、眶周（“熊猫眼”征）及球结膜下瘀斑。若脑膜、骨膜均破裂，则出现脑脊液鼻漏，即脑脊液经额窦或筛窦由鼻孔流出。若筛板或视神经管骨折，可出现嗅神经或视神经损伤。

2. D【解析】单纯急性硬膜外血肿术后不使用强力脱水药，亦不严格限制水分摄入，以免颅内压过低影响脑膨出。术后 3 天出现躁动不安症状，此时最合适的处理是急诊复查头颅 CT。

3. C【解析】根据患者临床表现、体征和检查结果可诊断为脑干损伤。

4. B【解析】颅内压增高患者每天静脉输液量为 1500 ~ 2000ml，其中等渗性盐水不超过 500ml，并且应控制输液速度，防止短时间内输入大量液体，加重脑水肿。

5. A【解析】参见 A1 型题第 21 题解析。

6. B【解析】吗啡肌内注射可抑制呼吸，是不正确的处理措施。

7. D【解析】甘露醇可明显降低脑水肿，减轻颅内高压，预防脑疝形成。

8. D【解析】脑挫裂伤一般伤后立即出现意识障碍，其深度及时间取决于损伤的范围和程度，数小时至数月不等。主要表现为生命体征紊乱及神经系统阳性体征。

9. C【解析】甘露醇可以快速脱水，降低颅内压。

10. C【解析】蛛网膜下腔出血是指脑底部或脑表面的血管破裂后，血液流入蛛网膜下腔引起相应临床症状的一种脑卒中，又称为原发性蛛网膜下腔出血，病因多为颅内动脉瘤、脑血管畸形。主要临床表现为突然发生剧烈头痛，呈胀痛或爆裂样疼痛，难以忍受，伴恶心、喷射状呕吐，脑膜刺激征阳性。

11. B【解析】颅内血肿是颅脑损伤中最常见的继发性脑损伤，多因脑挫伤导致脑实质内血管破裂引起。

12. D【解析】当尿潴留时，膀胱容积可增至 3000 ~ 4000ml，膀胱高度膨胀，可至脐部。体检可见耻骨上膨隆，扪及囊样包块，叩诊呈实音。

三、A3/A4 型题

1. A【解析】参见 A1 型题第 21 题解析。

2. C【解析】患者初次昏迷为脑震荡，但应警惕硬膜外血肿，会再现昏迷。

3. D【解析】脑疾病的情况较为复杂，意识恢复并清醒后并不能代表疾病已治愈，许多潜在的并发症等均可危及生命，因此还需进一步的观察和治疗。对于不配合治疗的患者，护士应首先与家属共同劝慰患者，使其配合治疗。

4. C【解析】颅内血肿是颅脑损伤中最多见、最严重、可逆性的继发性病变。颅内血肿按血肿所在部位可分为硬脑膜外血肿、硬脑膜下血肿及脑内血肿。其中硬脑膜下血肿是颅内血肿中最常见的类型，慢性硬脑膜下血肿患者可表现为偏瘫、失语和局限性癫痫等血肿压迫所致的局灶症状和体征。高热对于诊断颅内血肿并没有特异性，很多颅内疾病都存在高热现象。

5. B【解析】头痛、呕吐、视神经盘水肿是颅内压增高的典型表现，头痛是颅内压增高的最常见症状，根据题干患者主诉头痛，并伴呕吐。首要注意的问题就是颅内压增高。

6. E【解析】目前的关键处理措施是防止脑水肿。

7. C【解析】题干所述符合脑挫裂伤的诊断，首先患者伤后昏迷 1 小时，一般常以伤后昏迷时间超过 30 分钟为判定脑挫裂伤的参考时限。头痛、呕吐是脑挫裂伤后患者颅内压增高的表现，但题干并没有叙述是否有视神经盘水肿的表现。关键点主要在 CT 扫描见左额顶叶低密度灶，其中有散在点状高密度影。片状稍低密度影应该是脑水肿，高密度影可能是点状的脑出血。CT 在诊断脑挫裂伤中具有重要地位，它可以明确诊断脑挫裂伤。

8. A【解析】此患者给予镇静药容易抑制呼吸。

9. B【解析】一侧瞳孔先缩小继之进行性散大，并且对光反射减弱或消失，是小脑幕切迹疝的眼征。双侧瞳孔时大时小，变化不定，对光反射消失，伴眼球运动障碍（如眼球分离、同向凝视），常是脑干损伤的表现。

10. C【解析】本患者 GCS 评分：呼唤睁眼 3 分，回答问题不确切 4 分，对疼痛能定位 5 分。总分 12 分。

四、B 型题

1. A【解析】脑挫裂伤是外力造成的原发性脑器质性损伤，既可发生于着力部位，也可在对冲部位，包括脑挫伤和脑裂伤，前者脑组织破坏较轻，软脑膜完整；后者软脑膜、血管和脑组织都有破裂，伴有外伤性蛛网膜下腔出血。由于两者常同时存在，合称为脑挫裂伤。

2. B【解析】参见 A1 型题第 21 题解析。

3. C【解析】颅底骨折表现为脑脊液鼻漏或耳漏，以及脑神经受累的不同表现。

4. A【解析】参见 A1 型题第 21 题解析。

5. E【解析】硬脑膜外血肿患者在昏迷前或中间清醒期常有头痛、呕吐等颅内压增高症状，幕上血肿大多有典型的小脑幕切迹疝表现。

6. A【解析】格拉斯哥昏迷量表（GCS），见表 2-4-1。

表 2-4-1　格拉斯哥昏迷量表（GCS）

睁眼反应	计分	言语反应	计分	运动反应	计分
自动睁眼	4	回答正确	5	遵嘱活动	6
呼唤睁眼	3	回答错误	4	刺痛定位	5
刺痛睁眼	2	语无伦次	3	躲避刺痛	4
不能睁眼	1	只能发声	2	刺痛肢屈	3
		不能发声	1	刺痛肢伸	2
				不能活动	1

7~13 C、B、E、A、E、A、A【解析】参见 B 型题第 6 题解析。

五、X 型题

1. ABDE【解析】脑疝不属于原发性脑损伤。根据脑损伤病理改变的先后分为原发性脑损伤和继发性脑损伤，前者指暴力作用于头部时立即发生的脑损伤，如脑震荡、脑挫裂伤；后者指受伤一定时间后发生的脑水肿和颅内血肿，压迫脑组织引起的损伤。

2~4 ABCE、ABDE、ABCD【解析】参见 A1 型题第 35 题解析。

5. ABCE【解析】头皮撕脱伤治疗上应在压迫止血、防治休克、清创、抗感染的前提下，行中厚皮瓣植皮术，条件允许时，应采用显微外科技术行小血管吻合，头皮原位缝合，不应将撕下头皮弃掉。

6. ABCD【解析】参见 A1 型题第 13 题解析。

7. ABCE【解析】脑挫裂伤一般伤后立即出现意识障碍，其深度及时间取决于损伤的范围和程度，数小时至数月不等。

8. ABCE【解析】颅脑损伤患者的护理诊断：①窒息危险。②损伤危险。③感染危险。④体温过高。

9. ABCE【解析】查科（Charcot）三联征即腹痛、寒战高热、黄疸，是急性胆管炎的表现，不是颅脑损伤的观察项。

10. ABCD【解析】“中间清醒期”不是脑震荡临床特征。硬脑膜外血肿多见于颞部，典型表现是意识障碍有“中间清醒期”。

11. ABCE【解析】格拉斯哥昏迷量表总分最高 15 分，最低 3 分。总分越低表明意识障碍越重。

12. ABC【解析】采用格拉斯哥昏迷量表判断患者的意识状态时应了解的内容包括睁眼反应、言语反应、运动反应。

六、案例分析题

1. A【解析】颅底骨折多为间接暴力引起，常伴有硬脑膜破裂，引起脑脊液外漏或颅内积气，该患者“右侧外耳道有血性液体流出”可知有颅底骨折。该患者伤后昏迷有“中间清醒期”，这是硬脑膜外血肿典型的意识障碍。

2. B【解析】颅内血肿一经确诊原则上手术治疗，清除血肿，并彻底止血。

3. ABDE【解析】该患者右侧外耳道有血性液体流出，可知有颅底骨折，为预防感染应及时应用抗生素及 TAT。创伤后的应激反应使代谢增强，血糖增高，乳糖堆积，因此必须及时、有效补充能量和蛋白质以补充机体损耗。因此给予常规补液量说法不准确。

4. E【解析】患者头部损伤后，出现典型的“中间清醒期”，符合急性硬膜外血肿特点。

5. B【解析】患者目前出现颅内压增高危象，表现出瞳孔变化、意识障碍、肢体瘫痪，考虑患者出现左侧颞叶疝，首先应给予脱水治疗，争取时间准备手术。

6. BCDE【解析】对于急性颅内压增高患者禁忌采用腰椎穿刺，因可诱发或加重脑疝。

7. ABCE【解析】禁忌鼻腔、耳道的堵塞、冲洗和滴药，脑脊液鼻漏者，严禁经鼻腔置胃管、吸痰及鼻导管给氧。

第五章　脾破裂患者的护理

一 A1 型题

1. 腹部内脏中最容易受损的器官为
   A. 肝　B. 脾
   C. 肺　D. 胃
   E. 小肠
2. 脾破裂时，首选诊断方法是
   A. 血常规　B. 腹部 X 线平片
   C. 腹部 CT　D. 腹部 B 超
   E. 尿常规

二 A2 型题

患者，女性，35 岁。因外伤导致脾破裂，除立即手术后还要进行输血。目的是补充
   A. 蛋白质　B. 抗体
   C. 血红蛋白　D. 血容量
   E. 凝血因子

三 A3/A4 型题

（1~2 题共用题干）

患者，男性，40 岁。因车祸发生脾破裂、失血性休克，准备手术。

1. 在下列抗休克措施中，错误的是
   A. 吸氧，输液　B. 置热水袋加温
   C. 平卧位　D. 测每小时尿量
   E. 测中心静脉压
2. 该患者表现为
   A. 腹膜刺激征明显　B. 可有黑便或呕血
   C. 腹腔抽出不凝血液　D. 直肠指检骶前扪及捻发音
   E. 疼痛向右肩放射

四 X 型题

下列关于脾破裂的叙述，说法正确的是

A. 对于被膜下损伤患者无须治疗　　B. 真性破裂最多见

C. 可出现内出血征象　　D. 一旦损伤即出现休克症状

E. 脾切除是唯一治疗手段

参考答案与解析

一、A1 型题

1. B【解析】脾是腹部内脏中最容易受损伤的器官，脾破裂的发生率占各种腹部损伤的20%~40%。已有病理改变（门静脉高压、血吸虫病、疟疾、淋巴瘤等）的脾更易破裂。

2. D【解析】B 超检查是诊断脾破裂的首选方法。

二、A2 型题

D【解析】脾破裂，出血量往往很大，进行输血是为了扩充血容量，维持有效循环，防止失血性休克。

三、A3/A4 型题

1. B【解析】应用热水袋进行体表加温，可使末梢血管扩张，从而使重要器官的血流灌注进一步减少。且可增加局部组织耗氧量，加重缺氧，不利于休克的纠正。

2. C【解析】肝、脾破裂者主要表现为腹腔内出血和失血性休克。脾破裂时血性腹膜炎所致的腹膜刺激征多不明显，但肝破裂后可能有胆汁进入腹腔，因此，腹痛和腹膜刺激征常更为明显。肝破裂后，血液有时通过胆管进入十二指肠，患者出现黑便或呕血。十二指肠损伤发生在腹膜后，早期症状和体征不明显，临床逐渐出现持续且进行性的右上腹和腰背部疼痛（可向右肩和右睾丸放射），但并无腹膜刺激征，部分患者可有血性呕吐物。血清淀粉酶升高，直肠指检有时可在骶前扪及捻发音，提示气体已达到盆腔腹膜后组织。腹腔抽出不凝血液提示腹内实质性脏器破裂出血。

四、X 型题

BC【解析】按病理解剖脾破裂可分为中央型破裂（破在脾实质深部）、被膜下破裂（在脾实质周边部）和真性破裂（破损累及被膜），以真性破裂多见，约占 85%。脾破裂主要临床表现为腹腔内出血和失血性休克。脾破裂可根据病情，采用生物胶黏合止血、物理凝固止血、单纯缝合修补、脾切除术等方法。

胃癌1

胃癌2

第六章　胃、十二指肠疾病患者的护理

一　A1 型题

1. 下列选项中可以抑制胃酸分泌的因素是
   A. 副交感神经兴奋　B. 碱性食物
   C. 低渗液　D. 脂肪
   E. 饱食
2. 胃的静脉汇入处为
   A. 上腔静脉　B. 下腔静脉
   C. 门静脉　D. 肝静脉
   E. 腹壁静脉丛
3. 胃壁的淋巴液最后会汇入
   A. 腋窝淋巴管　B. 胸导管
   C. 锁骨下淋巴结　D. 腹腔淋巴丛
   E. 毛细淋巴管
4. 消化性溃疡最常见的并发症是
   A. 穿孔　B. 出血
   C. 癌变　D. 电解质紊乱
   E. 幽门梗阻
5. 排柏油样便见于
   A. 胃穿孔　B. 痢疾
   C. 结肠癌　D. 溃疡性结肠炎
   E. 十二指肠溃疡出血
6. 消化性溃疡患者饮食宜少量多餐的目的是
   A. 促进消化　B. 减轻腹痛
   C. 中和胃酸　D. 减少对胃刺激
   E. 避免胃窦部过度扩张
7. 有幽门梗阻者行胃镜检查前 2~3 天应给予
   A. 少渣饮食　B. 免奶饮食

C. 半流食　　D. 流食
E. 低脂半流食

8. 下列哪一项是十二指肠溃疡的主要病因
A. 幽门螺杆菌感染　　B. 胃酸分泌过多
C. 应激和心理因素　　D. 遗传因素
E. 吸烟

9. 胃溃疡患者典型的疼痛节律是
A. 疼痛→禁食→疼痛　　B. 疼痛→进食→缓解
C. 进食→疼痛→缓解　　D. 便意→疼痛→便后缓解
E. 疼痛→便意→便后缓解

10. 胃溃疡的主要病因是
A. 幽门螺杆菌感染　　B. 过度疲劳引起胃瘫
C. 长期服用制酸类药物　　D. 胃酸分泌过多与黏膜屏障受损
E. 酗酒

11. 幽门梗阻患者长期呕吐可引起的水电解质酸碱失衡的类型是
A. 低氯低钾代谢性碱中毒　　B. 低氯高钾代谢性碱中毒
C. 低氯低钾代谢性酸中毒　　D. 高氯低钾代谢性酸中毒
E. 高氯高钾代谢性碱中毒

12. 消化性溃疡最突出的临床症状为
A. 反酸　　B. 上腹痛
C. 缺铁性贫血　　D. 营养不良
E. 出血

13. 对于胃、十二指肠溃疡并发出血的患者，应采取的措施是
A. 半卧位　　B. 进少渣饮食
C. 输血　　D. 术前按急性腹膜炎处理
E. 术前每晚用温盐水洗胃

14. 消化性溃疡患者饮食护理错误的一项是
A. 少量多餐　　B. 面食为主
C. 忌酸辣、油煎食物　　D. 少量出血时可进食热流质饮食
E. 定时进餐，可进食低脂肪饮食

15. 胃、十二指肠溃疡患者出现顽固、定时呕吐，呕吐物量大，提示患者可能发生
A. 急性穿孔　　B. 肠壁破裂
C. 溃疡出血　　D. 幽门梗阻
E. 癌变

16. 消化性溃疡患者服用制酸剂宜在

A. 饭前 1~2 小时　　B. 饭后 1~2 小时

C. 两餐之间　　D. 每日清晨 1 次

E. 进餐时与食物同服

17. 胃大部切除术后，若有输入段吻合口完全梗阻，呕吐物常是

A. 食物和胆汁　　B. 胆汁，无食物

C. 粪臭性呕吐物　　D. 血性呕吐物

E. 食物，无胆汁

18. 服用胃黏膜保护剂硫糖铝后最常见的不良反应是

A. 头晕　　B. 皮疹

C. 乏力　　D. 便秘

E. 口干

19. 胃溃疡合并幽门梗阻患者的术前准备中可减轻胃黏膜水肿的是

A. 术前晚灌肠　　B. 纠正脱水

C. 纠正碱中毒　　D. 术前给予流质

E. 术前数日每晚用温等渗盐水洗胃

20. 消化性溃疡伴幽门梗阻的主要临床特征是

A. 阵发性腹痛　　B. 消瘦

C. 腹胀伴肠型　　D. 夜间或下午呕吐大量宿食

E. 食量减少

21. 胃、十二指肠溃疡患者出现呕血、黑便，提示患者可能发生下列哪一种并发症

A. 溃疡出血　　B. 幽门梗阻

C. 急性穿孔　　D. 肠壁破裂

E. 癌变

22. 胃溃疡首选手术方式是

A. 毕Ⅰ式胃大部切除术　　B. 毕Ⅱ式胃大部切除术

C. 胃空肠吻合术　　D. 迷走神经切断术

E. 分流术

23. 有胃、十二指肠溃疡病史的患者出现急性弥漫性腹膜炎表现，提示患者可能发生

A. 幽门梗阻　　B. 急性穿孔

C. 溃疡出血　　D. 肠壁破裂

E. 癌变

24. 胃、十二指肠溃疡引起大出血的原因是

A. 胃、十二指肠壁微血管不断渗血　　B. 溃疡侵及胰腺引起大出血

C. 溃疡基底的动脉被侵蚀破裂　　D. 胃窦部黏膜炎性糜烂、渗血
E. 胃酸作用使渗血不易凝固

25. 瘢痕性幽门梗阻的典型表现是
A. 恶心、嗳气、食欲缺乏　　B. 上腹部疼痛
C. 经常呕吐　　D. 代谢性酸中毒
E. 上腹部闷胀感

26. 提高胃癌根治率的关键在于
A. 早期诊断　　B. 彻底手术
C. 积极放疗　　D. 早期化疗
E. 综合治疗

27. 下列哪种并发症是胃大部切除术后患者的远期并发症
A. 术后出血　　B. 十二指肠残端破裂
C. 胃肠吻合口破裂　　D. 胆汁反流性胃炎
E. 倾倒综合征

28. 胃癌治疗主要的手段是
A. 化疗　　B. 放射治疗
C. 免疫治疗　　D. 根治性胃切除术
E. 中药治疗

29. 下列哪项并发症是胃大部切除术后患者死亡的主要原因
A. 术后出血　　B. 胃肠吻合口破裂
C. 十二指肠残端破裂　　D. 倾倒综合征
E. 胆汁反流性胃炎

30. 胃癌最常见的发生部位是
A. 胃小弯　　B. 贲门部
C. 胃窦部　　D. 胃底部
E. 胃体部

31. 持续胃肠减压时间较长时，应加强的护理措施是
A. 预防压疮发生　　B. 及时更换收集瓶
C. 注意口腔卫生　　D. 记录吸出液的量和质
E. 保持引流通畅

32. 胃大部切除后，最早出现的并发症是
A. 吻合口瘘　　B. 倾倒综合征
C. 胃出血　　D. 低血糖综合征
E. 十二指肠残端破裂

33. 胃癌的主要转移途径是

A. 淋巴转移　　B. 直接蔓延
C. 血行转移　　D. 腹腔种植
E. 胃内转移

34. 胃大部切除术后 2 天内除生命体征外，应重点观察的是

A. 神志　　B. 伤口敷料
C. 肠鸣音　　D. 腹胀
E. 胃管引流液

35. 毕 I 式胃大部切除术患者，术后发生胃肠吻合口出血，护士能观察到患者最主要的表现是

A. 脉搏细速、血压下降　　B. 烦躁不安、面色苍白
C. 尿量减少、四肢湿冷　　D. 头晕、心悸、出冷汗
E. 胃管内吸出大量血液

36. 如果胃大部切除术后患者进流质饮食过快，会发生下列哪项并发症

A. 倾倒综合征　　B. 术后出血
C. 胃肠吻合口破裂　　D. 十二指肠残端破裂
E. 胆汁反流性胃炎

二 A2 型题

1. 患者，男性，55 岁。患消化性溃疡 2 年多。饮酒半个小时后出现剧烈上腹部疼痛。诊断为急性胃穿孔。此时首要的护理措施为

A. 立即补液　　B. 立即输血
C. 立即应用镇痛药　　D. 禁食和胃肠减压
E. 安慰、陪伴患者

2. 患者，男性，50 岁。消化性溃疡术后，每当进食 10~20 分钟后出现上腹胀痛、心悸、出汗、头晕、恶心、呕吐，平卧几分钟后即可缓解。提示该患者可能发生了

A. 吻合口梗阻　　B. 输入段肠袢梗阻
C. 输出段肠袢梗阻　　D. 吻合口出血
E. 倾倒综合征

3. 患者，男性，36 岁。既往有消化性溃疡病史。近 2 周来常感上腹部不适，4 小时前突发上腹部剧烈疼痛，伴恶心、呕吐。查体：腹部压痛，肌紧张，肝浊音界缩小。X 线检查可见膈下游离气体。最可能的诊断是

A. 急性肠梗阻　　B. 胆管结石

C. 急性胰腺炎
D. 溃疡穿孔
E. 肾结石

4. 患者，男性，40 岁。十二指肠溃疡病史 15 年，经多次内科治疗，久治不愈，拟行手术治疗。该患者不宜选择的手术方式是
A. 毕Ⅰ式胃大部切除术
B. 毕Ⅱ式胃大部切除术
C. 迷走神经干切断术
D. 选择性迷走神经切断术
E. 高选择性迷走神经切断术

5. 患者，男性，40 岁。行毕Ⅱ式胃大部切除术后第 1 天，护士查房时见胃管内吸出咖啡色胃液约 280ml。正确的处理方式是
A. 胃管内灌注冰盐水
B. 输血
C. 应用止血药物
D. 继续观察，不需特殊处理
E. 马上做好手术止血的准备

6. 患者，女性，51 岁。胃大部切除术后 2 周，患者进食后约 15 分钟出现上腹饱胀、恶心、呕吐、头晕、心悸、出汗、腹泻等。应考虑并发了
A. 吻合口炎症
B. 吻合口梗阻
C. 倾倒综合征
D. 吻合口破裂
E. 消化道出血

7. 患者，女性，45 岁。左上腹不适、嗳气，消化不良 3 个月，经检查确诊为早期胃癌。首选的治疗方案是
A. 根治术
B. 姑息手术
C. 放疗
D. 化疗
E. 根治术加化疗

8. 患者，男性，40 岁。毕Ⅱ式胃大部切除手术后第 3 天，突发右上腹剧痛，并伴有腹膜刺激征。应考虑并发了
A. 胃出血
B. 十二指肠残端破裂
C. 吻合口梗阻
D. 吻合口近侧空肠段梗阻
E. 吻合口远侧空肠段

9. 患者，男性，50 岁。毕Ⅱ式胃大部切除术后第 5 天，进半流食后呕吐，呕吐物为食物和胆汁。首先考虑患者出现
A. 吻合口梗阻
B. 输出袢梗阻
C. 倾倒综合征
D. 输入袢完全性梗阻
E. 输入袢不完全性梗阻

三 A3/A4 型题

（1~3 题共用题干）

患者，女性，60 岁。胃溃疡病史 10 年。最近 1 个月腹胀、食欲缺乏、体重下降 3kg，大便潜血试验持续阳性，应用抗酸药治疗效果不好。

1. 该患者最可能的诊断是
   A. 穿透性胃溃疡　　B. 胃溃疡恶变
   C. 复合溃疡　　D. 顽固性溃疡
   E. 胃后溃疡
2. 该患者首选的检查方法是
   A. 腹部 CT　　B. 腹部 B 超
   C. 腹部 MRI　　D. 纤维胃镜活检
   E. 腹部立位 X 线平片
3. 该患者首选的治疗方法应是
   A. 手术治疗　　B. 化疗、放疗
   C. 免疫治疗　　D. 中医中药治疗
   E. 输血、输液等支持治疗

（4~6 题共用题干）

患者，女性，50 岁。胃溃疡多年，经内科系统治疗无效，近日入院手术治疗。

4. 该患者术前禁食和禁水的时间是
   A. 禁食 6 小时、禁水 3~4 小时　　B. 禁食 7 小时、禁水 3~4 小时
   C. 禁食 8 小时、禁水 4~6 小时　　D. 禁食 10 小时、禁水 6~8 小时
   E. 禁食 12 小时、禁水 4~6 小时
5. 该患者术前备皮范围上下界分别是
   A. 上起锁骨下平脐　　B. 上起乳头连线下平脐
   C. 上起剑突下至耻骨联合　　D. 上起乳头连线下至耻骨联合
   E. 上起锁骨下至耻骨联合
6. 今日上午在硬膜外麻醉下，行毕Ⅰ式胃大部切除术，手术顺利，一般情况好。返回病房的卧位首先是
   A. 半卧　　B. 侧卧
   C. 中凹卧　　D. 去枕平卧
   E. 平卧，不去枕

(7~9 题共用题干)

患者，女性，45 岁。典型的夜间腹痛 1 年，近 2 个月疼痛节律性消失，变为餐后腹痛伴严重频繁呕吐，吐出大量隔夜食物，消瘦，皮肤干燥、弹性差。

7. 该患者应考虑为
   A. 十二指肠穿孔　　B. 胃溃疡穿孔
   C. 胃溃疡病癌变　　D. 胃溃疡并发幽门梗阻
   E. 十二指肠溃疡并发幽门梗阻
8. 该患者入院前主要护理问题是
   A. 知识缺乏　　B. 活动无耐力
   C. 心排血量减少　　D. 组织灌注量改变
   E. 体液不足
9. 术前护理中的特殊准备是
   A. 术前用药　　B. 心理护理
   C. 皮肤护理　　D. 每晚用温盐水洗胃
   E. 备血、皮试

(10~12 题共用题干)

患者，女性，25 岁。3 个月以来每日发生空腹痛，进食后疼痛缓解。平时伴有恶心、呃逆、反酸。查体：剑突右侧有局限压痛，无反跳痛。

10. 该患者可能的诊断为
    A. 食管憩室　　B. 十二指肠溃疡
    C. 胃溃疡　　D. 急性胃炎
    E. 慢性胃窦炎
11. 做何种检查可以确诊
    A. 胃镜　　B. B 超
    C. CT　　D. 化验胃酸
    E. 血常规
12. 目前认为是何种细菌感染
    A. 化脓球菌　　B. 链球菌
    C. 幽门螺杆菌　　D. 铜绿假单胞菌
    E. 肺炎链球菌

(13~15 题共用题干)

患者，女性，35 岁。进食后突发上腹痛、呈撕裂样，迅速波及全腹，3 小时后于急诊就治。既往有溃疡病史。腹肌紧张，肠鸣音弱，WBC $10.1\times10^9/L$。

13. 该患者最可能的诊断是

A. 肠蛔虫症
B. 急性胰腺炎
C. 急性胃肠炎
D. 胃、十二指肠溃疡穿孔
E. 急性胆囊炎

14. 此时最有意义的检查是

A. 血常规和血生化检查
B. 立位腹部 X 线平片
C. 腹部叩诊
D. 腹部 B 超
E. 腹部 CT

15. 目前最适宜的处置方式是

A. 单纯修补病灶
B. 胃大部切除
C. 迷走神经切断术
D. 高选择性迷走神经切断术
E. 胃肠减压，抗炎抑酸补液

(16~18 题共用题干)

患者，女性，41 岁。诊断为消化性溃疡 2 年。近日感上腹饱胀不适，疼痛于餐后加重，并伴恶心、呕吐，大量呕吐后症状可以缓解，呕吐物含有发酵酸性宿食。

16. 该患者最可能发生的并发症是

A. 上消化道大量出血
B. 幽门梗阻
C. 溃疡穿孔
D. 溃疡癌变
E. 肝性脑病

17. 在护理时措施不正确的是

A. 禁食
B. 限制液体的入量
C. 胃肠减压
D. 观察呕吐物的量、性质和气味
E. 准确记录液体出入量

18. 此类患者可出现的典型体征为

A. 移动性浊音阳性
B. 胃型及蠕动波
C. 蛙状腹
D. 板状腹
E. 墨菲征阳性

(19~20 题共用题干)

患者，女性，35 岁。因排黑色稀便 3 日入院。3 日来，每日解黑色稀便两次，每次约

200ml。病前有多年上腹部隐痛史，常有夜间痛、饥饿痛，进食可缓解。查体：贫血貌，皮肤无黄染，肝脾肋下未触及。

19. 入院后为了明确诊断，首先要进行的检查应是

A. 消化道 X 线钡餐检查　　B. 胃镜检查

C. 血常规　　D. 选择性动脉造影

E. 胃液分析

20. 该患者最可能的诊断是

A. 十二指肠溃疡并出血　　B. 胃溃疡并出血

C. 食管-胃底静脉曲张破裂出血　　D. 胃癌并出血

E. 急性胃黏膜损害所致的出血

(21~25 题共用题干)

患者，男性，42 岁。十二指肠溃疡病史 5 年，3 天前出现恶心、呕吐、腹胀，不伴腹泻，呕吐量较大，为隔日宿食，不含胆汁，呕吐后腹胀减轻。曾肌内注射山莨菪碱，效果不明显。查体发现腹部膨隆，有胃蠕动波，手拍上腹可闻及振水音，无移动性浊音，肠鸣音 3 次/分。

21. 该患者最可能的诊断是

A. 急性肠梗阻　　B. 活动性溃疡所致的幽门痉挛

C. 十二指肠溃疡瘢痕性梗阻　　D. 胃癌致幽门梗阻

E. 胃癌致贲门梗阻

22. 该患者血生化检查最可能的结果是

A. 钾离子 3. 8mmol/L，氯离子 95mmol/L，二氧化碳结合力 22mmol/L

B. 钾离子 4. 0mmol/L，氯离子 115mmol/L，二氧化碳结合力 17mmol/L

C. 钾离子 5. 0mmol/L，氯离子 100mmol/L，二氧化碳结合力 33mmol/L

D. 钾离子 3. 2mmol/L，氯离子 85mmol/L，二氧化碳结合力 17mmol/L

E. 钾离子 3. 0mmol/L，氯离子 89mmol/L，二氧化碳结合力 33mmol/L

23. 该患者所采取的术前护理措施包括胃肠减压、纠正营养失调、代谢失衡及

A. 清洁灌肠　　B. 局部理疗

C. 用温生理盐水洗胃 2~3 天　　D. 用冰生理盐水洗胃 2~3 天

E. 用温蒸馏水洗胃 2~3 天

24. 该患者手术治疗后正确的措施是

A. 禁食、禁饮 1 周　　B. 持续胃肠减压 24 小时

C. 绝对卧床休息，避免早期活动　　D. 血压平稳后宜低半卧位

E. 术后 3 天给予少量米汤或饮水

25. 该患者手术后第 1 个 24 小时内重点需观察的并发症是

A. 倾倒综合征　　B. 吻合口瘘
C. 切口感染　　D. 吻合口梗阻
E. 出血

四 B 型题

（1~2 题共用备选答案）

A. 吻合口梗阻　　B. 吻合口出血
C. 十二指肠残端破裂　　D. 倾倒综合征
E. 空肠输出段梗阻

1. 患者，男性，50 岁。胃大部切除术后，进食后 20 分钟出现乏力、心悸、出汗，平卧后缓解。该患者最可能并发了
2. 患者，女性，55 岁。胃大部切除术后 3 天，出现上腹痛、高热和腹肌紧张。该患者最可能并发了

（3~4 题共用备选答案）

A. 节律性上腹疼痛　　B. 转移性疼痛
C. 腹饱胀　　D. 剑突下可及结节性肿块
E. 恶心，呕吐

3. 胃、十二指肠溃疡可表现为
4. 进行期胃癌临床表现为

五 X 型题

1. 下列符合胃、十二指肠溃疡手术治疗适应证的有

A. 癌变　　B. 急性穿孔
C. 并发大出血　　D. 经常反酸
E. 并发瘢痕性幽门梗阻

2. 下列选项中与胃酸分泌过多有关的因素有

A. 交感神经兴奋　　B. 壁细胞增多
C. 迷走神经亢进　　D. 幽门螺杆菌感染
E. 剧烈活动

3. 下列有关胃肠钡餐检查前的准备，说法正确的是

A. 检查前 1 天做碘过敏试验
B. 忌服含铋、镁、钙等重金属的药物 3 天
C. 检查前晚 10 时后禁食至检查毕
D. 停用一切影响胃肠蠕动的药物 3 天
E. 有幽门梗阻者，于检查前先抽尽胃内潴留液

4. 消化性溃疡的主要并发症是

A. 癌变
B. 穿孔
C. 出血
D. 幽门梗阻
E. 吸收不良

5. 胃、十二指肠溃疡急性大出血的护理措施包括

A. 禁食
B. 监测生命体征
C. 输液、输血
D. 使用止血药物
E. 用三腔二囊管压迫止血

6. 某消化性溃疡患者，大量出血停止后护士对其进行饮食指导。以下说法不妥的是

A. 可以喝豆浆
B. 可以喝肉汤
C. 可以吃馒头、软饭
D. 可以吃煮鸡蛋
E. 继续禁食 24 小时

7. 十二指肠溃疡合并瘢痕性幽门梗阻常引起

A. 高钾血症
B. 代谢性碱中毒
C. 脱水
D. 营养不良
E. 代谢性酸中毒

8. 下列关于胃、十二指肠溃疡手术患者术前护理的叙述中，正确的是

A. 做好心理护理，消除患者紧张情绪
B. 等待手术期间继续内科药物治疗
C. 改善营养状况，必要时静脉补充营养
D. 术前置胃管以吸净胃内容物
E. 入院后即开始少渣饮食

9. 以下属于胃癌病因的是

A. 胃下垂
B. 萎缩性胃炎
C. 胃息肉
D. 胃溃疡
E. 幽门螺杆菌感染

10. 胃癌的中晚期临床特征是

A. 锁骨上淋巴结肿大
B. 上腹部肿块
C. 腹水
D. 上腹部压痛
E. 胸腔积液

11. 胃肠减压的护理要点有
   A. 保持减压持续通畅
   B. 使用胃肠减压时可给患者饮水
   C. 每天用等渗盐水 50~100ml 冲洗胃管两次
   D. 观察并准确记录引流液的色、质、量
   E. 若吸出引流液含少量鲜血则立刻停止吸引

六 案例分析题

（1~3 题共用题干）

患者，男性，45 岁。胃溃疡史 8 年。近 1 个月来上腹不适、疼痛、反酸、嗳气等症状明显加重，体重下降 3kg。经胃镜检查确诊为胃癌，拟行胃大部切除术。

1. 关于胃管的护理，下列正确的是
   A. 妥善固定和防止滑脱　　B. 保持胃管通畅
   C. 观察引流液的颜色、性质和量　　D. 若胃管堵塞可用大量生理盐水冲洗
   E. 胃肠蠕动恢复后可拔胃管
2. 若行手术治疗，术前不予洗胃的原因是
   A. 避免引起胃出血　　B. 避免引起急性胃扩张
   C. 避免引起胃穿孔　　D. 避免洗胃造成癌细胞的脱落种植
   E. 避免患者出现虚脱
3. 胃癌的早期体征是
   A. 无明显症状　　B. 上腹部深压痛
   C. 黑便　　D. 呕血
   E. 体重明显下降

（4~7 题共用题干）

患者，男性，60 岁。因胃溃疡并发多次大出血，拟行胃大部切除术。

4. 该患者手术前正确的护理措施是
   A. 禁食 24 小时　　B. 术前 1 日置胃管行胃肠减压
   C. 术前晚清洁灌肠　　D. 术前用阿托品以减少分泌物
   E. 术前晚温盐水洗胃
5. 该患者手术后 5 天出现黑便，最可能的原因是
   A. 术中止血不确切　　B. 吻合口缝线感染
   C. 吻合口部分黏膜坏死脱落　　D. 应激性溃疡
   E. 术后胃内残余血

6. 患者手术后10天已进流质饮食，突然出现呕吐，禁食后症状好转。钡餐检查见吻合口延及输出段有较长狭窄，形似漏斗和一细线形的漏斗尾。该患者可选择的治疗措施有

A. 胃肠减压　　B. 输液，补充容量

C. 应用糖皮质激素　　D. 肌内注射新斯的明

E. 再次手术

7. 该患者手术后可能出现的营养性并发症有

A. 体重减轻　　B. 溶血性贫血

C. 腹泻　　D. 骨质疏松

E. 营养不良

(8~12题共用题干)

患者，男性，35岁。因胃溃疡穿孔，在全麻下行毕Ⅰ式胃大部切除、腹腔引流术。术后返回病室，患者已清醒，生命体征稳定，切口敷料干燥，胃肠减压吸出暗红色血性液体50ml。

8. 胃大部切除术治疗消化性溃疡的理论依据有

A. 切除胃大部胃体，减少胃酸和胃蛋白酶分泌

B. 切除溃疡好发部位

C. 切除胃窦部消除促胃液素调节

D. 阻断迷走神经刺激

E. 预防十二指肠溃疡恶变

9. 判断患者全麻已完全清醒的依据是

A. 能正确回答问题　　B. 睫毛反射恢复

C. 呼之能睁眼看人　　D. 四肢有自主活动

E. 针刺有痛苦表情

10. 胃大部切除术后24小时内应特别注意

A. 体温情况　　B. 出血情况

C. 腹痛情况　　D. 切口情况

E. 呼吸道分泌物情况

11. 该患者术后拔除胃管的指征是

A. 术后2~3天　　B. 生命体征平稳

C. 肛门排气　　D. 无腹胀

E. 有饥饿感

12. 该患者术后容易发生的并发症是

A. 十二指肠残端瘘　　B. 胃肠吻合口出血

C. 输入袢梗阻　　　　D. 输出袢梗阻

E. 倾倒综合征

参考答案与解析

一、A1 型题

1. D【解析】抑制胃酸分泌的因素除精神、情绪因素外，还有盐酸、脂肪和高张溶液。当脂肪进入十二指肠，可促进分泌肠抑胃激素，从而减少胃酸分泌及延缓胃排空。

2. C【解析】胃的静脉与各同名动脉伴行，均汇入门静脉系统。

3. B【解析】胃的淋巴回流有 4 组，最后均经腹主动脉周围淋巴结流至胸导管。胸导管是全身最大的淋巴管，胸导管主要引流下肢、盆部、腹部、左上肢、左胸部和左头颈部的淋巴，是收集淋巴液进入淋巴循环的重要器官。

4. B【解析】出血是消化性溃疡最常见的并发症。症状包括呕血（呕鲜血或"咖啡样"物）、解血样或柏油样黑便（分别称便血或黑便）和因失血所致的虚弱、直立性低血压、晕厥、口渴和出汗。穿孔是最严重的并发症。

5. E【解析】当患有消化性溃疡、出血性胃炎、糜烂性胃炎、食管癌、胃癌、肝硬化等消化道疾病或再生障碍性贫血、白血病、血友病等血液病时，就会出现上消化道出血而使大便发黑呈柏油样。幽门以上部位出血多有呕血伴柏油样便；胃内出血较少或幽门以下部位出血则常只有柏油样便而无呕血。胃溃疡、胃炎大出血时可呕血伴柏油便，而十二指肠溃疡出血常单纯有柏油样便，少有呕血。溃疡病中十二指肠球部溃疡最多见。

6. E【解析】消化性溃疡患者溃疡活动期每日进 4 ~ 5 餐，每餐量不宜多。饮食不宜过饱，以免胃窦部过度扩张而增加促胃液素的分泌，极易损害胃的自我保护机制，从而加重溃疡。

7. D【解析】有幽门梗阻者，在检查前 2~3 天应进流食，检查前一晚应洗胃。

8. A【解析】十二指肠溃疡与遗传、环境、饮食、药物、细菌以及过度饮酒有关，其主要致病因素为：①急性胃炎后胃黏膜损伤持久不愈。②幽门螺杆菌感染。③有吃辛辣、粗糙食物、吸烟等习惯。④经常服用糖皮质激素、抗肿瘤药物等。⑤一些慢性疾病，可导致胃酸过度分泌而破坏胃、十二指肠的保护层，从而产生溃疡。幽门螺杆菌是引发胃病的主要原因。在十二指肠溃疡的发病机制中，胃酸过度分泌起重要作用，胃体本身和食物都可以刺激胃酸分泌，但幽门螺杆菌能在酸性胃液中存活是导致胃、十二指肠溃疡的主要原因。

9. C【解析】腹痛节律与饮食明显相关。胃溃疡的腹痛常在餐后 30 分钟至 1 小时发生，经1 ~2 小时后逐渐缓解，至下次进食后再出现，称为餐后痛。

10. D【解析】胃、十二指肠溃疡并非单一致病因素所致，是多个因素综合作用的结果，其中最主要的致病因素是胃酸分泌过多与胃黏膜屏障受损。

11. A【解析】幽门梗阻患者长期呕吐可引起低氯低钾代谢性碱中毒。

12. B【解析】上腹痛是主要症状，性质为钝痛、灼痛、胀痛或饥饿样不适感，多位于中上腹部，一般为较轻或中度持续性疼痛。

13. C【解析】对于胃、十二指肠溃疡并发出血的患者，应采取的措施是输血。

14. D【解析】进食温度过高食物可加重出血，所以选项 D 错误。

15. D【解析】胃、十二指肠溃疡发生幽门梗阻主要表现为腹痛和反复发作的呕吐，呕吐是最为突出的症状，常发生在下午或晚间，呕吐量大，呕吐物为宿食，伴有腐败酸臭味，但不含胆汁。

16. B【解析】制酸剂如氢氧化铝凝胶等，应在饭后 1 小时和睡前服用，服用片剂时应嚼服。H_2受体阻断药应在餐中或餐后即刻服用，也可把 1 天的剂量在睡前服用。硫糖铝片宜在进餐前 1 小时服用。易错选选项 C，认为制酸药宜在两餐之间服用。制酸药能有效中和胃酸，降低胃蛋白酶的活性，缓解疼痛，因此宜在饭后 1~2 小时或睡前服用，如在疼痛时临时加服，效果更好。本题主要考查消化性溃疡的药物治疗，只有选项 B 正确。

17. E【解析】输入段梗阻多因近侧空肠在吻合口处形成锐角或输入袢过长曲折引起，完全梗阻表现为上腹部剧烈疼痛，呕吐物量少、不含胆汁。

18. D【解析】服用硫糖铝后，抑制肠道运动，增加水分吸收，引起便秘，所以选项 D 正确。

19. E【解析】胃溃疡合并幽门梗阻患者因食物排空受阻，胃扩张、胃黏膜水肿，术前数日每晚用温等渗盐水洗胃可以减轻黏膜水肿。

20. D【解析】消化性溃疡伴幽门梗阻的临床表现：上腹持续性胀痛、嗳气、反酸，且餐后加重，呕吐大量呈酸腐味的宿食，呕吐后腹部症状减轻，严重及频繁呕吐者可致脱水或低氯、低钾性碱中毒、营养不良和体重下降等。其中最主要的是特征是晚间或下午呕吐大量宿食。

21. A【解析】胃、十二指肠溃疡大出血主要症状是突然大量呕血或排柏油样便，常有头晕、目眩、无力、心悸，甚至晕厥。

22. A【解析】毕Ⅰ式胃大部切除术。胃大部切除后，将残胃与十二指肠吻合。优点是重建后的胃肠道接近正常解剖生理状态，多适用于治疗胃溃疡。

23. B【解析】胃、十二指肠溃疡急性穿孔是胃、十二指肠溃疡的常见严重并发症，穿孔又以十二指肠溃疡为多。急性穿孔时，胃、十二指肠内大量内容物突然流入腹腔，首先引起化学性腹膜炎，数小时后，流入腹腔的胃肠道细菌开始滋长，又逐渐形成细菌性腹膜炎，病情严重者可并发休克。

24. C【解析】胃、十二指肠溃疡大出血：溃疡侵蚀基底血管致破裂出血后，因血容量减少、血压降低、血管破裂处血块形成等原因，出血多能自行停止；部分病例可发生再次出血。

25. C【解析】胃、十二指肠溃疡瘢痕性幽门梗阻主要表现为腹痛和反复发作的呕吐。最初患者进食后上腹不适、饱胀感及阵发性胃收缩痛，随之出现食欲缺乏、嗳气、恶心与呕吐。呕吐是最为突出的症状，常发生在下午或晚间，呕吐量大，呕吐物为宿食，伴有腐败酸臭味，但不含胆汁。呕吐后自觉胃部舒适，故患者自行诱发呕吐，以期缓解症状。

26. A【解析】早期发现、早期诊断和早期治疗是提高胃癌疗效的关键。手术治疗是首选，辅以化疗、放疗及免疫治疗等以提高疗效。

27. D【解析】术后出血、十二指肠残端破裂、胃肠吻合口破裂、倾倒综合征属于早期并发症，而胆汁反流性胃炎属于后期并发症。

28. D【解析】手术治疗是胃癌首选的方法，辅以化疗、放疗及免疫治疗等以提高疗效。根治性手术是整块切除胃的全部或大部、大小网膜和区域淋巴结，并重建消化道。

29. C【解析】十二指肠残端破裂是毕Ⅱ式胃大部切除术后的严重并发症，也是术后死亡的主要原因。

30. C【解析】胃癌是人类最常见的恶性肿瘤之一，病死率居恶性肿瘤首位，好发于胃窦部，其次是胃体小弯和贲门，发病年龄以40~60岁为多见。

31. C【解析】胃肠减压的同时需要患者禁食，对长期禁食胃肠减压者应注意做好口腔护理。

32. C【解析】胃大部切除术后最早出现的并发症是胃出血，即术后短期内从胃管内引流出大量鲜血，甚至呕血和黑便。术后6小时内应每15~30分钟测生命体征1次，待病情平稳后可改为4~6小时测1次。如患者出现烦躁不安、脸色苍白、大汗淋漓、生命体征不稳、胃管内引流出鲜红色的胃液，甚至呕血或黑便持续不止，需警惕胃内大出血，应立即报告医师，做好紧急处理的准备。

33. B【解析】胃癌直接蔓延侵袭至相邻器官，是主要转移方式之一；淋巴转移是主要的远处转移途径，发生较早；血行转移一般发生在晚期，最常见的转移部位是肝，其次是肺、脑、肾、骨等；癌细胞脱落种植于肠壁和盆壁。

34. E【解析】胃大部切除术后2天内，观察患者的生命体征以及胃肠减压和引流管吸出液的量和性质，若术后短期内从胃管引流出大量鲜血，甚至呕血和黑便，说明患者发生了胃出血，要及时处理。

35. E【解析】患者出现烦躁不安、脸色苍白、大汗淋漓、生命体征不稳、胃管内引流出鲜红色的胃液，甚至呕血或黑便持续不止，须警惕胃内大出血，其中胃管内吸出大量血液是最主要表现。

36. A【解析】倾倒综合征：表现为上腹饱胀不适，恶心、呕吐，肠鸣频繁，可有腹痛、腹泻，全身无力、头晕、面色苍白、大汗淋漓、心悸等，症状持续1小时后自行缓解。术后患者早期应少量多餐，避免进甜食、过热流食，进食后平卧30分钟，多数患者在半年到1

年内逐渐自愈。

二、A2 型题

1. D【解析】穿孔为消化性溃疡较常见的并发症。应早期发现，立即禁食，置胃管给予胃肠减压，输血，补液，迅速做好术前准备，争取 6~12 小时内紧急手术。在诸多急救措施中，首要护理措施为禁食和胃肠减压。

2. E【解析】参见 A1 型题第 36 题解析。

3. D【解析】溃疡病灶向深部发展穿透浆膜层则并发穿孔，是临床常见的并发症，患者剧烈腹痛，多自上腹开始迅速蔓延至全腹，腹肌强直，有明显压痛和反跳痛，肝浊音区消失，肠鸣音减弱或消失，部分患者出现休克。本题患者的表现符合消化性溃疡合并穿孔的临床表现。

4. A【解析】毕Ⅰ式胃大部切除术适用于胃溃疡，而该患者是十二指肠溃疡，不符合。

5. D【解析】胃大部切除术后第 1 天，若胃管内吸出咖啡色胃液不超过 300ml，属手术时残留的少量血，无须特殊处理。

6. C【解析】参见 A1 型题第 36 题解析。

7. E【解析】参见 A1 型题第 26 题解析。

8. B【解析】毕Ⅱ式胃大部切除是胃大部切除后将十二指肠残端缝闭，胃残端与上段空肠吻合。十二指肠残端破裂是毕Ⅱ式胃大部切除术后近期的严重并发症，一般多发生在术后 3~6 天，表现为右上腹突发剧痛和局部明显压痛、腹肌紧张等急性弥漫性腹膜炎表现。

9. B【解析】输出袢梗阻：见于毕Ⅱ式胃大部切除术后，多因粘连、大网膜炎性肿块压迫等所致。表现为上腹饱胀，呕吐食物和胆汁。若非手术治疗不能自行缓解，应手术解除梗阻。输入袢完全性梗阻典型症状是突然发生上腹部剧痛、频繁呕吐，呕吐物量少，不含胆汁，呕吐后症状不缓解。输入袢不完全性梗阻出现喷射状呕吐，吐出大量不含食物的胆汁样液体，呕吐后症状消失。吻合口梗阻呕吐物为食物，不含胆汁。

三、A3/A4 型题

1. B【解析】食欲缺乏、消瘦、乏力是常见而又非特异的胃癌症状。大便潜血试验持续阳性，应用抗酸剂治疗效果不好，可辅助诊断胃溃疡恶变。

2. D【解析】胃镜检查可明确溃疡部位，并可经活检做病理及幽门螺杆菌检查（HP 检查）。

3. A【解析】胃、十二指肠溃疡经内科正规治疗无效或出现并发症者，可考虑手术治疗。手术适应证：①内科治疗无效的顽固性溃疡。②溃疡急性穿孔。③溃疡大出血者。④溃疡瘢痕狭窄性幽门梗阻。⑤溃疡恶变。

4. E【解析】该患者术前准备，对禁食和禁水的时间要求是禁食 12 小时、禁水 4~6 小时。

5. D【解析】上腹部手术备皮范围是上至乳头，下至耻骨联合，两侧至腋中线；下腹部手术备皮范围是上至剑突，下至大腿上 1/3，两侧至腋中线。

6. D【解析】为防止误吸，硬膜外麻醉术后去枕平卧 6 小时后改为半卧位。

7. E【解析】消化性溃疡伴幽门梗阻的临床表现：上腹持续性胀痛、嗳气、反酸，且餐后加重，呕吐大量呈酸腐味的宿食，呕吐后腹部症状减轻，严重及频繁呕吐者可致脱水或低氯、低钾性碱中毒，水和电解质紊乱，营养不良和体重下降等。

8. E【解析】十二指肠溃疡并发幽门梗阻患者入院前主要护理问题是因频繁呕吐导致体液不足。

9. D【解析】十二指肠溃疡合并幽门梗阻患者的护理：补液，改善营养，完全性梗阻的患者应禁食，持续胃肠减压，术前 3 天每晚用温盐水洗胃。

10. B【解析】患者为青年，疼痛规律为疼痛→进食→缓解，伴恶心、呃逆、反酸，结合查体所见，患者可能患十二指肠溃疡。

11. A【解析】该患者需进一步做胃镜以确诊。纤维胃镜下可见溃疡呈圆形或椭圆形，底部平整，边缘整齐，深浅不一，早期病变限于黏膜下层，晚期可深达肌层。

12. C【解析】目前认为幽门螺杆菌感染为消化性溃疡的一个重要发病原因。幽门螺杆菌感染破坏了胃的黏膜屏障，使氢离子和胃蛋白酶渗入黏膜，发生自身消化作用，形成溃疡。

13. D【解析】胃、十二指肠溃疡急性穿孔表现为突然的持续性上腹刀割样剧痛，很快扩散至全腹，常伴恶心、呕吐，面色苍白，出冷汗，四肢厥冷。查体：腹式呼吸减弱或消失，全腹压痛、反跳痛，腹肌紧张呈“板样”强直，肝浊音界缩小或消失，肠鸣音减弱或消失。

14. B【解析】立位腹部 X 线透视多数有膈下游离气体，可明确诊断。

15. B【解析】手术是胃、十二指肠溃疡急性穿孔的主要治疗方法，根据患者情况和手术条件选择单纯穿孔修补、穿孔缝合术加高选择性迷走神经切断或选择性迷走神经切除术加围兜切除术。胃大部切除术的方式包括毕Ⅰ式、毕Ⅱ式。该患者进食后突发上腹痛（饱餐后），3 小时后于急诊就治，患者一般情况良好，穿孔在 8 小时内，腹腔污染不重，可采取胃大部切除术，彻底性溃疡手术能同时解决穿孔和溃疡两个问题，可免除再次手术。

16. B【解析】呕吐是胃、十二指肠溃疡幽门梗阻患者最为突出的症状，常发生在下午或晚间，呕吐量大，呕吐物为宿食，伴有腐败酸臭味，但不含胆汁。呕吐后自觉胃部舒适，故患者自行诱发呕吐，以期缓解症状。

17. B【解析】胃、十二指肠溃疡幽门梗阻严重呕吐可致脱水和低氯低钾性碱中毒，患者常发生营养不良和体重减轻。故需补充液体，而不是限制液体的入量。

18. B【解析】胃、十二指肠溃疡腹部检查上腹可见胃型和胃蠕动波，叩击上腹部可闻及振水声。

19. B【解析】患者每日解黑色稀便两次，可能是胃、十二指肠溃疡出血，纤维胃镜检查可鉴别出血的原因和部位。

20. A【解析】胃、十二指肠溃疡大出血主要症状是突然大量呕血或排柏油样便，腹部体征可有轻度压痛，肠鸣音亢进。

21. C【解析】根据患者表现和症状可诊断胃、十二指肠溃疡瘢痕性幽门梗阻。胃、十二指肠溃疡瘢痕性幽门梗阻有长期的溃疡病史，主要表现为腹痛和反复发作的呕吐。最初患者进食后上腹不适、饱胀感及阵发性胃收缩痛，随之出现食欲缺乏、嗳气，恶心与呕吐。呕吐是最为突出的症状，常发生在下午或晚间，呕吐量大，呕吐物为宿食，伴有腐败酸臭味，但不含胆汁。呕吐后自觉胃部舒适，故患者自行诱发呕吐，以期缓解症状。腹部检查上腹可见胃型和胃蠕动波，叩击上腹部可闻及振水声。

22. E【解析】该患者3天前出现呕吐且量大，有十二指肠溃疡病史，容易造成水电解质紊乱，常表现为代谢性碱中毒，会导致钾离子和氯离子低于正常值，而二氧化碳结合力高于正常值。钾离子正常值范围是3.5~5.5mmol/L，氯离子正常值95~105mmol/L，二氧化碳结合率20~29mmol/L。所以选项E正确。

23. C【解析】参见A1型题第19题解析。

24. D【解析】胃、十二指肠溃疡手术后：血压平稳后取低半卧位，禁食、胃肠减压、输液及应用抗生素。观察生命体征以及胃肠减压和引流管吸出液的量和性质。肠蠕动恢复后，拔出胃管后当日可少量饮水或米汤，第2日进半量流质饮食，鼓励患者术后早期活动。

25. E【解析】患者手术后第1个24小时内重点需观察的并发症是出血，重点关注引流液的量和性质。

四、B型题

1. D【解析】参见A1型题第36题解析。

2. C【解析】十二指肠残端破裂是毕Ⅱ式胃大部切除术后早期的严重并发症。表现为右上腹突发剧痛、发热、腹膜炎体征和血白细胞计数增多。

3. A【解析】胃、十二指肠溃疡表现如下。①主要特点：慢性过程、周期性发作、节律性疼痛。②疼痛部位：上腹痛，主要位于剑突下，可有放射痛。③疼痛性质：烧灼痛、钝痛或胀痛。④常见的并发症：溃疡出血、溃疡急性穿孔、幽门梗阻。

4. D【解析】进行期胃癌临床表现为腹剑突下可及结节性肿块。

五、X型题

1. ABCE【解析】参见A3/A4型题第3题解析。

2. BCD【解析】可致胃酸分泌过多的因素如下。①壁细胞的反应性增多或总数增多。即使壁细胞总数正常，也可因高胃酸分泌损伤黏膜。②十二指肠黏膜释放某些激素的功能减退时，也可导致胃酸及促胃液素的分泌增多。③与遗传有关的体质因素。④胃黏膜壁细胞长期遭受刺激、兴奋：a. 副交感神经长时间兴奋而持续产生乙酰胆碱；b. G细胞分泌促胃液素过多，如G细胞对H^+的抑制作用反应迟钝；胃窦部黏膜接触蛋白质分解产物，胃窦部膨胀等所致的促胃液素增多。

3. BCDE【解析】胃肠钡餐检查前的准备：①忌服含铋、镁、钙等重金属的药物3天。②检查前晚10时后禁食至检查毕。③停用一切影响胃肠蠕动的药物3天。④有幽门梗阻者，于检查前先抽尽胃内潴留液。

4. ABCD【解析】吸收不良不是胃、十二指肠溃疡并发症。

5. ABCD【解析】三腔二囊管压迫止血适用于门静脉高压引起的食管静脉或胃底静脉曲张破裂大出血。

6. BCDE【解析】出血停止后，无须禁食，但也不应立即进食普通饮食，应先选择流质饮食，避免刺激性过强的食物或油腻食物，如浓肉汤。

7. BCD【解析】消化性溃疡并发瘢痕性幽门梗阻者可因胃内容物潴留引起呕吐，水电解质丢失，导致脱水、低钾低氯性碱中毒。长期慢性不完全性幽门梗阻者因摄入减少、消化吸收不良可出现贫血和营养障碍。

8. ABCD【解析】胃、十二指肠溃疡手术患者术前应禁食。

9. BCDE【解析】目前认为胃癌与胃溃疡、萎缩性胃炎、胃息肉恶变有关。幽门螺旋杆菌也是重要因素之一。

10. ABCD【解析】一般胃癌尤其是早期胃癌无明显的体征，上腹部深压痛，有时伴有轻度肌抵抗感，常是唯一值得注意的体征。上腹部肿块，直肠前触及肿物，脐部肿块，锁骨上淋巴结肿大等，均是胃癌晚期或已出现转移的体征。

11. ADE【解析】胃肠减压：中度或重度腹胀者，在禁食同时须行胃肠减压，要保持胃肠减压管通畅，准确记录引流物的性质、颜色及量，以供补液参考。若吸出引流液含少量鲜血则立刻停止吸引。

六、案例分析题

1. ABCE【解析】胃癌患者术后胃管护理应注意：妥善固定，防止滑脱、移动、扭曲和受压；保持胃管的通畅，防止营养液沉积堵塞导管。所以要在每次输入营养液后用生理盐水或温开水20~30ml冲管。肠蠕动恢复后可拔除胃管。术后可有少量暗红色或咖啡色液体从胃管引出，一般在100~300ml，所以要加强观察引流液的颜色、性质和量。

2. D【解析】为避免洗胃造成癌细胞的脱落种植，对无梗阻的患者，术前不给予洗胃。

3. B【解析】胃癌患者早期体征仅有上腹部深压痛，晚期患者可扪及上腹部肿块。

4. D【解析】胃溃疡患者术前应禁食水12小时。有完全性梗阻应留置胃管持续胃肠减压，并于术前3日，每晚用300~500ml温生理盐水洗胃，如有大出血症状应遵医嘱应用止血药或冰生理盐水洗胃。无明显症状，应术日晨留置胃管。术前不需要清洁灌肠。术前应用阿托品可减少唾液分泌及胃蠕动，所以选项D正确。

5. C【解析】胃大部切除后并发症主要是术后胃出血，主要为吻合口出血，若发生于术后24小时内，多系术中止血不彻底；若发生于术后4~6天，多由于吻合口黏膜坏死；若发生于术后10~20天，多由缝线处感染，侵蚀血管所致。绝大多数非手术疗法即可止血，保守疗法无效的猛烈大出血需再次手术止血。

6. ABCD【解析】患者术后 10 天进食后出现呕吐，禁食后症状好转，提示术后出现肠梗阻，而钡餐检查见输出段有较长狭窄形似漏斗，提示为输出袢肠梗阻。此时患者应行保守治疗，如胃肠减压，禁食水，通过补液补充营养和容量，应用糖皮质激素对抗应激反应，也可应用新斯的明增强胃动力。保守治疗无效应行手术治疗。题干中并无手术指征，所以选项 E 错误。

7. ACDE【解析】胃切除术后出现的营养并发症如下。①体重减轻：主要是长期摄入能量不足造成的。②腹泻：主要与食物排空过快有关，会导致营养不良。③骨质疏松：与钙吸收减弱有关。④缺铁性贫血或巨幼红细胞贫血：与食物中铁吸收障碍及维生素 B_{12} 吸收不良有关，但不会导致溶血性贫血。

8. ABC【解析】胃大部切除术是最常用的方法。手术切除胃的远侧 2/3~3/4，包括胃体的远侧部分、胃窦部、幽门和十二指肠球部的近侧。胃大部切除术治疗溃疡的依据：①切除了胃窦部，消除了由 G 细胞分泌促胃液素引起的胃酸分泌。②切除大部分胃体，减少了胃酸分泌、胃蛋白酶的壁细胞和主细胞的数量。③切除了溃疡的好发部位。④切除了溃疡本身。

9. A【解析】本题难度较大，应结合神经系统意识水平的判断。睫毛反射恢复、针刺有痛苦表情在患者浅昏迷状况下均存在；嗜睡状态呼之能睁眼；谵妄等状态存在躁动不安等自主活动。因此需排除上述选项，而能正确回答问题为全麻已清醒的依据。

10. BD【解析】胃大部切除术后 24 小时内应特别注意出血情况和切口情况。

11. C【解析】通常在术后 48~72 小时，肠鸣音恢复，肛门排气、排便后方可拔除胃管。

12. B【解析】术后易并发胃肠吻合口出血。

第七章　食管癌患者的护理

一 A1型题

1. 食管癌好发于

A. 颈部食管　　B. 胸部食管上段
C. 胸部食管中段　　D. 胸部食管下段
E. 腹部食管

2. 食管癌主要转移途径为

A. 直接扩散　　B. 血行转移
C. 淋巴转移　　D. 种植转移
E. 血行转移和种植转移

3. 早期食管癌的病变范围是

A. 限于黏膜层　　B. 侵入或浸透肌层
C. 远处淋巴结转移　　D. 其他器官转移
E. 病变长度超过5cm

4. 食管癌患者出现大量呕血，常提示肿瘤侵入

A. 喉返神经　　B. 气管
C. 主动脉　　D. 肺
E. 肝

5. 食管癌主要诊断方法是

A. 纤维食管镜　　B. 气管镜
C. 食管拉网脱落细胞学检查　　D. 食管X线钡餐检查
E. 食管B超

6. 食管癌术后并发吻合口瘘常发生于术后

A. 1~2天　　B. 3~4天
C. 5~6天　　D. 5~10天
E. 15天以后

7. 食管癌切除术后，最严重的并发症是

A. 脓胸　　B. 乳糜胸

C. 吻合口瘘
D. 吻合口狭窄
E. 反流性食管炎

8. 食管癌致食管明显梗阻的患者术前减轻食管黏膜水肿的措施是
A. 术前禁食
B. 营养支持
C. 纠正水电解质酸碱失衡
D. 加强口腔卫生
E. 术前 3 天温盐水洗胃

9. 可用于食管癌普查筛选的方法是
A. 食管 CT
B. 食管 MRI
C. 食管镜检查
D. 食管脱落细胞学检查
E. 食管吞钡 X 线检查

10. 食管癌患者典型临床表现为
A. 进食哽噎感
B. 胸骨后针刺样痛
C. 胸痛，声音嘶哑
D. 进行性吞咽困难
E. 营养不良

11. 下列符合晚期食管癌特点的是
A. 食管黏膜呈串珠样改变，食管蠕动良好
B. 充盈缺损，管腔狭窄梗阻
C. 食管下端呈光滑的鸟嘴状狭窄、断裂
D. 局限性黏膜皱襞增粗、断裂
E. 食管腔外压迫，黏膜常完整光滑

12. 食管癌术后易发生吻合口瘘的原因不包括
A. 营养不良
B. 感染
C. 吻合口张力大
D. 食管切除过多
E. 食管本身的解剖特点

13. 食管部分切除、食管-胃吻合患者术前护理措施中与吻合口瘘预防无关的护理措施是
A. 指导患者练习深呼吸
B. 口腔清洁
C. 营养支持
D. 经鼻胃管冲洗食管及胃
E. 给予患者口服抗生素溶液

14. 晚期食管癌应选用
A. 根治性手术
B. 胃造瘘术
C. 横结肠造瘘术
D. 肿瘤彻底切除术
E. 暂不治疗观察

二、A2 型题

1. 患者，女性，50 岁。行食管癌根治术后胃管堵塞的护理，正确的是
   A. 向上拉动胃管　　B. 拔除更换胃管
   C. 向下推送胃管　　D. 少量生理盐水低压冲洗
   E. 大量生理盐水高压冲洗
2. 患者，女性，52 岁。进食后出现胸骨后针刺样疼痛和停滞感 3 个月，饮水后可缓解，锁骨上未触及淋巴结。食管吞钡 X 线造影可见食管下段约 3cm 黏膜皱襞紊乱、充盈缺损。考虑诊断为
   A. 早期食管癌　　B. 晚期食管癌
   C. 食管息肉　　D. 贲门失弛缓症
   E. 食管憩室
3. 患者，男性，50 岁。吞咽困难 2 个月，现可进面汤、稀饭，锁骨上未触及淋巴结。经食管吞钡 X 线造影可见食管上段约 2cm 狭窄。考虑主要实行
   A. 食管癌切除术　　B. 放射治疗
   C. 胃造瘘术　　D. 中医治疗
   E. 免疫治疗
4. 患者，女性，55 岁。患食管癌，拟手术治疗。术前护理措施错误的是
   A. 心理护理，减轻患者焦虑　　B. 保持口腔清洁
   C. 进行咳嗽和腹式呼吸训练　　D. 术前 2 日开始禁食
   E. 术日晨留置胃管
5. 患者，男性，45 岁。食管中段癌，进行性吞咽困难 6 个月，完全不能进食 2 个月。查体：消瘦，脱水，左锁骨上有直径 2cm 坚硬淋巴结、不能活动。治疗应采取
   A. 放射治疗　　B. 争取手术治疗
   C. 化学治疗　　D. 输血、输液、保守治疗
   E. 胃造瘘术或食管胃转流术
6. 患者，女性，55 岁。食管癌切除、食管–胃吻合术后第 5 天，进食后突然出现高热、寒战、呼吸困难、胸痛，白细胞 20×10^9/L。高度怀疑发生了
   A. 肺炎、肺不张　　B. 吻合口瘘
   C. 吻合口狭窄　　D. 乳糜胸
   E. 出血
7. 患者，男性，65 岁。食管部分切除、食管–胃吻合术后第 5 天，进食时出现胸痛、呼吸困难。正确的处理方法是
   A. 休息片刻后继续进食　　B. 使用镇痛药物

C. 立即嘱患者禁食　　D. 吸氧后再进食
E. 雾化吸入后吸痰

8. 患者，男性，60 岁。以往进食时偶发哽噎感，胸骨后刺痛，餐后症状消失。近来自觉吞咽困难，明显消瘦，乏力。首先考虑
A. 食管炎　　B. 食管息肉
C. 胃癌　　D. 食管癌
E. 胃、十二指肠溃疡

三 A3/A4 型题

（1~2 题共用题干）

患者，女性，55 岁。进行性吞咽困难 6 个月，诊断为食管癌，行食管癌切除胃代食管术。

1. 术后第 7 天，患者出现呼吸困难，T 38.8℃，血白细胞计数为 $5\times10^9/L$，左侧胸腔积液，考虑为吻合口瘘。与以下因素无关的是
A. 食管无浆膜覆盖　　B. 吻合口张力过大
C. 营养不良　　D. 感染
E. 输入液量过多

2. 此时主要护理措施是
A. 静脉输入抗生素　　B. 胸腔闭式引流护理
C. 保持胃肠减压通畅　　D. 协助咳痰，必要时行纤维支气管镜吸痰
E. 物理降温

（3~5 题共用题干）

患者，男性，50 岁。进行性吞咽困难半年，X 线钡餐透视诊断为食管癌。

3. 该患者手术后护理错误的是
A. 术后 48 小时内吸氧　　B. 适当止痛
C. 尽量避免咳嗽　　D. 病情平稳后取半卧位
E. 拔除胸腔引流管后尽早下床

4. 为了解肿瘤向外扩散情况，该患者还需行的检查是
A. 胸腹部 B 超　　B. 拍胸部正侧位片
C. 胸腹部 CT　　D. 食管纤维镜检
E. 食管拉网

5. 此患者最初期症状应是
A. 食管内异物感　　B. 吞咽困难

C. 持续性胸背部痛　　D. 声音嘶哑

E. 喝水时呛咳

(6~8 题共用题干)

患者，女性，48 岁。吞咽困难 3 个月，现尚能进半流质饮食。查体：锁骨上未触及肿大的淋巴结。

6. 该并发症的处理方法应除外

A. 保证胃肠减压管通畅　　B. 常规胸腔闭式引流

C. 加强患者饮食监控　　D. 纠正低蛋白血症

E. 立即手术

7. 对确诊最具价值的辅助检查是

A. 食管镜检查　　B. 胸部磁共振

C. 食管 X 线钡剂检查　　D. 血常规

E. 腹部 B 超

8. 患者行部分食管切除术，术后第 8 天，出现呼吸困难、胸腔积液、高热、血白细胞计数增多。护士应首先考虑出现的并发症是

A. 肺不张　　B. 吻合口狭窄

C. 吻合口瘘　　D. 乳糜胸

E. 主动脉破裂

(9~10 题共用题干)

患者，男性，67 岁。渐进性吞咽困难 4 个月入院就诊。行食管吞钡 X 线片示中段食管有 3cm 长的环状狭窄，食管镜活检报告鳞癌Ⅱ级，锁骨上无肿大淋巴结，无声嘶，胸部 X 线正常。

9. 患者手术后的护理措施错误的是

A. 术后禁食期间不可吞咽唾液　　B. 避免进食生、冷、硬食物

C. 术后 3~4 日禁饮、禁食　　D. 禁食期间持续胃肠减压

E. 如出现胸闷、进食后呼吸困难，应立即通知医生准备剖胸探查

10. 护士评估病情后，认为该患者应首选下列哪种治疗方法

A. 食管癌切除术　　B. 胃造瘘术

C. 放射疗法　　D. 化学疗法

E. 中医中药治疗

四 X 型题

1. 食管癌患者出现进食呛咳常提示
   A. 食管-气管瘘
   B. 肿瘤侵犯喉返神经
   C. 高度梗阻，误吸
   D. 肿瘤侵犯气管隆嵴
   E. 肿瘤累及肺脏层胸膜
2. 食管癌患者早期临床表现是
   A. 进食哽噎感
   B. 进行性吞咽困难
   C. 胸痛，声音嘶哑
   D. 胸骨后针刺样痛
   E. 进行性营养不良

参考答案与解析

一、A1 型题

1. C【解析】临床上胸部中段食管癌比较多见，下段的食管癌比较少见，上段更少见。

2. C【解析】淋巴转移为食管癌主要转移途径，一般血行转移发生较晚。

3. A【解析】早期食管癌病变多数限于黏膜表面（原位癌），然后向黏膜下层扩散，再向下及全层浸润，很容易穿过疏松的外膜侵入邻近器官，癌转移主要经淋巴途径转至相应区域的淋巴结，也可发生远处淋巴结转移，血行转移发生较晚。

4. C【解析】食管癌侵犯喉返神经，出现声音嘶哑；侵犯气道，可形成食管气管瘘；侵犯主动脉，出现呕血；侵犯食管外组织可出现胸痛或背痛；肝转移者可出现肝肿块和腹水等症状。

5. D【解析】食管 X 线钡餐检查是诊断食管癌最主要的方法之一。主要表现为食管有充盈缺损、黏膜纹理破坏、管腔狭窄、不规则。

6~7 D、C【解析】吻合口瘘是术后最严重的并发症，发生在术后 5~10 日，死亡率高达 50%。

8. E【解析】食管梗阻患者术前 3~4 日温盐水清洗食管，以减轻食管黏膜水肿。

9. D【解析】食管脱落细胞学检查：主要用于食管癌高发区无症状人群的普查，结合细胞涂片检查，可使诊断阳性率增加 10%。

10. D【解析】食管癌患者典型临床表现是进行性吞咽困难。早期表现：无明显吞咽困难，主要为进食物时通过食管缓慢，吞咽时胸骨后隐痛，长期有哽噎或异物感，大部分患者有轻度刺痛感。中、晚期表现：症状逐渐加重，有进行性吞咽困难，食物开始尚可伴随饮汤送下，随后发展为仅能进半流食、流食，终至滴水不进。

11. B【解析】晚期食管癌特点是充盈缺损，管腔狭窄梗阻。

12. D【解析】食管癌术后易发生吻合口瘘的原因是多方面的：食管有其本身的解剖特点，如无浆膜覆盖、肌纤维呈纵形走向，易发生撕裂；食管血液供应呈节段性，游离太长易致吻合口缺血；手术缝合时吻合口张力太大；感染、营养不良、贫血、低蛋白血症等。

13. A【解析】术前指导患者练习深呼吸主要目的是预防呼吸道并发症。

14. B【解析】胃造瘘术是晚期食管癌姑息治疗措施的一种，常用于既不能手术切除又不能放疗的晚期食管癌患者。

二、A2 型题

1. D【解析】食管癌根治术后胃管堵塞时用少量生理盐水低压冲洗并及时回抽，避免胃扩张增加吻合张力而并发吻合瘘。

2. A【解析】该患者有进食后胸骨后刺痛并有停滞感，考虑可能存在食管病变，X 线检查示食管下段约 3cm 黏膜皱襞紊乱，充盈缺损，故考虑早期食管癌。

3. A【解析】患者吞咽困难 2 个月，锁骨上未触及淋巴结，说明还没转移，经食管吞钡 X 线造影可见食管上段约 2cm 狭窄，可考虑是早期食管癌，应行食管癌切除术。该患者发病时间不长，钡餐检查显示病变仅 2cm，可以考虑行根治性食管癌切除手术。

4. D【解析】食管癌术前应加强对患者的心理护理，减轻其焦虑。口腔是食管的门户，口腔内的细菌可随食物或唾液进入食管，在梗阻或狭窄部位停留、繁殖，易造成局部感染，影响术后吻合口愈合，故应保持口腔清洁。术前应指导并训练患者有效咳痰和腹式深呼吸，以利于术后减轻伤口疼痛，主动排痰，达到增加肺部通气量、改善缺氧、预防术后肺炎和肺不张的目的。大多数食管癌患者因不同程度的吞咽困难而出现营养不良、水电解质失衡，使机体对手术的耐受力下降，故术前应保证患者的营养摄入，术日晨留置胃管，术前应禁食 12 小时。

5. D【解析】患者食管中段癌，进行性吞咽困难 6 个月，完全不能进食 2 个月。查体：消瘦，脱水，左锁骨上直径 2cm 坚硬淋巴结，不能活动。提示食管癌已转移，属晚期，应采取输血、输液、保守治疗。

6. B【解析】胸部吻合口瘘主要表现为高热、心率增快、胸闷、胸痛、呼吸困难等全身中毒症状。该患者食管癌切除、食管-胃吻合术后第 5 天，进食后突然出现高热、寒战、呼吸困难、胸痛，白细胞 $20 \times 10^9/L$，应是吻合口瘘。高龄、术前全身营养状况差、免疫功能较差者是发生吻合口瘘的高危人群。

7. C【解析】食管手术患者可出现吻合口瘘，发生在术后 5~10 日，表现为呼吸困难、胸腔积液、全身中毒症状。此患者表现高度怀疑出现吻合口瘘，应先嘱患者停止进食，并通知医师进一步处理。

8. D【解析】根据患者临床表现患者应该是食管癌。

三、A3/A4 型题

1. E【解析】参见 A1 型题第 12 题解析。

2. B【解析】食管癌手术完毕后，发现患者出现吻合口瘘时应立即行胸腔闭式引流术，保持引流的持续性畅通，并密切关注水柱波动的情况和引流液的颜色、性质和量。水柱的波动幅度为 3~5cm，水柱波动过大有可能是肺复张不佳，水柱停止波动则有可能是引流管变形或堵塞，在发生如上情况应立即呼叫医生。

3. C【解析】食管癌患者术后第 1 天就要每 1~2 小时鼓励患者深呼吸、吹气球、有效咳嗽，促使肺膨胀，而不应避免咳嗽；病情平稳后半卧位和下床活动有利于呼吸和术后恢复。

4. C【解析】选项 A 对食管癌进一步诊断无意义；选项 B 不能清晰地判断肿瘤向外扩展的情况；选项 D 只能了解食管内病变；选项 E 适用于普查。CT 可以通过图像重建，判断食管肿瘤的浸润层次、向外扩展程度。

5. A【解析】选项 B、C、D、E 为食管癌的晚期症状，可排除。食管癌患者最早期有不同程度的不适感觉，食物通过缓慢，有停滞感或异物感。

6. E【解析】该并发症处理应立即禁食禁饮、胃肠减压、胸腔闭式引流、抗感染治疗和营养支持等。

7. A【解析】食管纤维内镜能在直视下观察病变形态，并可钳取活组织做病理学检查。

8. C【解析】吻合口瘘是食管癌手术后最严重的并发症，多发生在术后 5~7 天。消化道内容物的漏出，导致胸膜腔感染，表现为持续高热、呼吸困难、胸痛、患侧胸膜腔积气积液，全身中毒症状明显，重者可发生感染性休克，应立即禁食禁饮、胃肠减压、胸腔闭式引流、抗感染治疗和营养支持等。

9. E【解析】食管癌术后 3~4 日应严格禁饮禁食，甚至不可吞咽唾液，禁食期间持续胃肠减压，术后拔除胃管后开始经口进水、进食，避免进食生、冷、硬食物，所以选项 A、B、C、D 均正确。如出现胸闷、进食后呼吸困难，可能提示发生了吻合口瘘，应立即禁食禁水、胃肠减压、胸腔闭式引流、抗感染治疗和营养支持等，一般不需剖胸探查，所以选项 E 错误。

10. A【解析】题干信息提示患者为食管癌，食管癌以手术治疗为主，可配合放、化疗等综合治疗，所以选项 A 正确。

四、X 型题

1. AC【解析】当食管癌细胞侵及气管、支气管或肺组织，发生食管、气管、支气管瘘，或高梗阻致食物反流入呼吸道时，可引起呛咳、咯血及肺部感染。

2. AD【解析】参见 A1 型题第 10 题解析。

第八章　急性阑尾炎患者的护理

一、A1 型题

1. 急性阑尾炎的主要临床症状是
   A. 食欲缺乏　　B. 腹泻或便秘
   C. 畏寒、发热　　D. 转移性右下腹痛
   E. 恶心、呕吐
2. 急性阑尾炎腹痛起始于脐周或上腹是由于
   A. 胃肠功能紊乱　　B. 内脏神经反射
   C. 躯体神经反射　　D. 合并急性胃肠炎
   E. 阑尾管壁痉挛
3. 急性坏疽性阑尾炎的病理表现是
   A. 浆膜充血，失去正常光泽　　B. 有纤维渗出物
   C. 阑尾显著肿胀，高度充血　　D. 有脓性渗出物
   E. 阑尾部分或全部坏死，呈暗红色或黑色
4. 急性阑尾炎有诊断意义的体征是
   A. 腹肌紧张　　B. 腰大肌试验阳性
   C. 结肠充气试验阳性　　D. 闭孔肌试验阳性
   E. 阑尾点固定性压痛
5. 急性化脓性阑尾炎，阑尾切除术后最常见的并发症是
   A. 出血　　B. 切口感染
   C. 粪瘘　　D. 肺部感染
   E. 粘连性肠梗阻
6. 急性阑尾炎非手术治疗的适应证是
   A. 化脓性或坏疽性阑尾炎　　B. 阑尾穿孔并发腹膜炎
   C. 小儿急性阑尾炎　　D. 慢性阑尾炎急性发作
   E. 阑尾周围脓肿
7. 急性阑尾炎易发生坏死、穿孔的主要原因是
   A. 阑尾开口小　　B. 阑尾淋巴丰富

C. 阑尾蠕动慢而弱
D. 阑尾动脉为终末动脉
E. 阑尾系膜短

8. 急性化脓性阑尾炎，主要的病理改变是指
A. 炎症限于阑尾黏膜下层
B. 炎症限于阑尾黏膜层
C. 炎症限于浆膜层
D. 腹腔内有脓性液体
E. 阑尾管壁各层有小脓肿形成

9. 急性阑尾炎临床症状发生的顺序一般是
A. 没有明确的顺序
B. 先恶心，后低热，再右下腹痛
C. 先呕吐，随即发热，腹痛
D. 先低热，几小时后右下腹痛、呕吐
E. 先上腹痛，然后恶心或呕吐，右下腹痛

10. 下列关于急性阑尾炎穿孔局限性腹膜炎的手术治疗要点，说法错误的是
A. 腹腔一般不放引流管
B. 注意保护切口，防止感染
C. 大量盐水冲洗腹腔，防止感染扩散
D. 阑尾残端妥善处理，防止感染扩散
E. 缝合切口前手术人员应用消毒液洗手

11. 阑尾切除术后 4 天开始排气，此时应给予
A. 禁食
B. 流食
C. 半流食
D. 无渣饮食
E. 低脂饮食

12. 大多数急性阑尾炎腹痛的最初部位是
A. 右下腹
B. 右上腹
C. 右腰部
D. 上腹部或脐周围
E. 耻骨上部

13. 极易发生穿孔的阑尾炎是
A. 化脓性阑尾炎
B. 坏疽性阑尾炎
C. 妊娠并发阑尾炎
D. 单纯性阑尾炎
E. 慢性阑尾炎

14. 对于急性阑尾炎行阑尾切除术患者，术后鼓励患者早期下床活动的目的是
A. 防止术后出血
B. 减轻术后疼痛
C. 防止肠瘘
D. 防止切口感染
E. 预防肠粘连

15. 麦氏点位于
A. 左髂前上棘与脐连线中外 1/3 交界处
B. 右髂前上棘与脐连线中外 1/3 交界处
C. 左髂前上棘与脐连线中内 1/3 交界处

D. 右髂前上棘与脐连线中内 1/3 交界处

E. 右髂前上棘与脐连线中外 2/3 交界处

16. 阑尾手术切口的标志点为

A. 麦氏点　　B. 华氏点

C. 墨氏点　　D. 雷氏点

E. 左下腹

17. 阑尾炎症时可引起

A. 小肠脓肿　　B. 结肠脓肿

C. 胰腺脓肿　　D. 门静脉炎和肝脓肿

E. 脾脓肿

二 A2 型题

1. 患者，女性，35 岁。急性阑尾炎发病已 3 天，腹痛稍减轻但仍发热，右下腹可触及有压痛的肿块。应

A. 立即手术，切除阑尾　　B. 立即手术，切除肿块

C. 立即手术，腹腔引流　　D. 暂不手术，用广谱抗生素治疗

E. 无须手术，用广谱抗生素治疗

2. 患者，女性，45 岁。转移性右下腹痛 3 天，诊断为急性阑尾炎，现出现畏寒、高热、黄疸。该患者有可能发生了

A. 门静脉炎　　B. 胆囊炎

C. 胆管炎　　D. 脓毒血症

E. 肝炎

3. 患者，男性，25 岁。患急性阑尾炎。当腹痛尚未转移至右下腹前，在诊断上具有重要意义的是

A. 已出现发热　　B. 已有白细胞显著增多

C. 脐区压痛及反跳痛　　D. 脐区及右下腹均有压痛、反跳痛

E. 压痛已固定在右下腹

4. 患者，女性，25 岁。恶心、呕吐，上腹部疼痛数小时后转为右下腹痛，体温 38℃，右下腹有固定压痛点、腹肌紧张及反跳痛，白细胞 $15 \times 10^9/L$。首先考虑诊断是

A. 急性阑尾炎　　B. 急性胆囊炎

C. 胃、十二指肠穿孔　　D. 急性化脓性胆管炎

E. 弥漫性腹膜炎

5. 患者，男性，30 岁。急性阑尾炎穿孔致腹膜炎。手术后第 4 天体温高达 39℃，伴大便次

数增多、里急后重、排黏液便，伤口不痛，无咳嗽。考虑最可能的是

A. 切口感染　　B. 细菌性痢疾

C. 肠炎　　D. 盆腔脓肿

E. 肺炎、肺不张

6. 患者，女性，28 岁。阑尾切除术后第 3 天，体温升高，大便次数增多、排黏液便、里急后重，考虑并发了盆腔脓肿。首选的检查方法是

A. 腹部 B 超　　B. 腹腔穿刺

C. 大便细菌培养　　D. 直肠指检

E. 腹部 X 线透视

7. 患者，男性，25 岁。因急性阑尾炎行手术治疗，术中发现阑尾穿孔。手术应注意

A. 腹腔放置引流管　　B. 冲洗腹腔

C. 探查末端回肠　　D. 探查腹腔

E. 局部用抗生素

8. 患者，男性，35 岁。因阑尾穿孔行阑尾切除术，腹腔置引流管。术后的体位应为

A. 平卧位　　B. 头低足高位

C. 头高足低位　　D. 侧卧位

E. 高坡卧位

9. 患者，女性，28 岁。出现剧烈腹痛、恶心、呕吐，诊断为急性阑尾炎穿孔。急性阑尾炎穿孔的腹腔穿刺液是

A. 黄色、混浊、无臭味，可有食物残渣

B. 不凝血液

C. 血性脓液臭味明显

D. 稀脓性略带臭味

E. 血性，胰淀粉酶含量高

10. 患者，男性，40 岁。阑尾切除术后第 6 天，体温又升至 38.5℃，下腹痛，护士观察腹壁伤口时发现有少量粪性内容物从腹壁伤口流出。护士应考虑到发生了

A. 肠瘘　　B. 尿路感染

C. 盆腔脓肿　　D. 肠间脓肿

E. 急性肠炎

11. 患者，男性，35 岁。饱食后突然感到中上腹胀痛，3 小时后伴右下腹痛。查体：右下腹麦氏点有明显压痛、肌紧张和反跳痛。患者可能是

A. 急性阑尾炎　　B. 急性胆囊炎

C. 急性胰腺炎　　D. 麻痹性肠梗阻

E. 嵌顿性斜疝

三 A3/A4 型题

（1~4 题共用题干）

患者，男性，22 岁。转移性右下腹痛 8 小时，右下腹有固定的压痛点，临床诊断为急性阑尾炎，准备手术治疗。

1. 提示急性炎症阑尾后位的特殊体征是
   A. 右下腹有触痛的包块　　B. 闭孔内肌试验阳性
   C. 腰大肌试验阳性　　D. 直肠指检右上方有触痛
   E. 结肠充气试验阳性
2. 急性阑尾炎急症手术术前护理，不正确的是
   A. 禁食 12 小时，禁饮 4 小时　　B. 半卧位，应用抗生素
   C. 肌内注射哌替啶镇痛　　D. 肥皂水灌肠通便
   E. 右下腹皮肤准备
3. 该患者术后第 2 天体温升高至 38.2℃，最可能的原因是
   A. 切口感染　　B. 肺部感染
   C. 尿路感染　　D. 血栓性静脉炎
   E. 外科手术热
4. 该患者术后 5 天，自腹腔引流管有粪便样液体流出。应如何处理
   A. 手术　　B. 禁食
   C. 胃肠减压　　D. 保持引流通畅，观察
   E. 穿刺

四 B 型题

（1~3 题共用备选答案）

A. 大网膜不易包裹，穿孔率高　　B. 症状、体征与病理改变往往不一致
C. 麦氏点压痛位置高　　D. 阵发性腹痛、间歇期不痛，无局部体征
E. 压痛可在任何部位

1. 妊娠后期合并阑尾炎时的特点是
2. 小儿阑尾炎的特点是
3. 老年人患阑尾炎时的特点是

五 X 型题

1. 急性阑尾炎术后采用半坐位的目的包括
   A. 减轻腹胀　　B. 减轻疼痛

C. 减少术后出血　　D. 减轻伤口缝合处的张力
E. 有利于腹腔引流使感染局限化

2. 下列检查中可做阑尾炎辅助诊断的方法是
A. 结肠充气试验　　B. 结肠镜检查
C. 直肠指诊　　D. 腰大肌试验
E. 血常规

3. 提示阑尾炎的体格检查是
A. 结肠充气试验阳性　　B. 腰大肌试验阳性
C. 麦氏点压痛　　D. 阑尾压痛
E. 墨菲征阳性

参考答案与解析

一、A1 型题

1. D【解析】急性阑尾炎的临床症状如下。①腹痛：典型的转移性右下腹痛。②胃肠道症状：早期可有轻度食欲缺乏、恶心、呕吐；盆位阑尾炎，炎症刺激引起排便次数增多的直肠刺激症状。③全身症状：早期乏力，炎症加重出现脉速、发热，体温明显升高。④体征：a. 右下腹固定压痛通常位于麦氏（McBurney）点，是急性阑尾炎最常见的重要体征；b. 腹膜刺激征：反跳痛、腹肌紧张、肠鸣音减弱或消失等；c. 右下腹包块：固定，多见于阑尾穿孔或阑尾周围脓肿形成；d. 辅助诊断体征：结肠充气试验、腰大肌试验阳性。

2. B【解析】当炎症波及阑尾的浆膜及其系膜时，受体神经支配的右下腹壁腹膜受到刺激，疼痛的定位比较准确，所以急性阑尾炎腹痛起始于脐周或上腹的机制是内脏神经反射。

3. E【解析】坏疽性阑尾炎是阑尾已局部或全部因血供障碍导致阑尾管壁坏死或部分坏死的急性阑尾炎。坏死部分呈暗红色或紫黑色，易发生穿孔，形成弥漫性腹膜炎。

4. E【解析】急性阑尾炎最重要的体征：右下腹固定的压痛，压痛部位常在麦氏点，即右髂前上棘与脐连线中外 1/3 交界处。

5. B【解析】切口感染是急性阑尾炎术后最常见的并发症。表现为术后 3~5 天体温升高，切口疼痛且局部有红肿、压痛或波动感。应给予抗生素、理疗等治疗，如已化脓应拆线引流。

6. E【解析】阑尾周围脓肿：应用抗生素联合中药治疗促进脓肿吸收，3 个月后再行阑尾切除术。

7. D【解析】因为阑尾的血供为回结动脉的终末分支动脉，没有侧支循环，一旦受压就容易缺血→坏死→穿孔，肠道的坏死病理学上为坏疽（湿性坏疽）。

8. E【解析】急性化脓性阑尾炎时，阑尾肿胀明显，浆膜高度充血，表面覆以纤维素性渗出物。镜下，阑尾黏膜的溃疡面加大，并深达肌层和浆膜层，管壁各层有小脓肿形成，腔内有脓液。

9. E【解析】考查阑尾炎的临床表现。大多数患者具有典型的转移性右下腹疼痛，腹痛多始于脐周或上腹部，数小时后疼痛转移并局限于右下腹部。少数病例开始即出现右下腹疼痛。发病早期有轻度恶心、呕吐、腹泻等胃肠道症状。发生弥漫性腹膜炎后可出现麻痹性肠梗阻症状。

10. A【解析】急性阑尾炎穿孔局限性腹膜炎，手术治疗中应切除阑尾，清除腹腔脓液，并放置引流管，为防止感染扩散，应注意保护切口，妥善处理阑尾残端，大量盐水冲洗腹腔，并在缝合切口前，手术人员用消毒液洗手。

11. B【解析】肛门排气后进食，应先进流食，禁引起腹胀食物如牛奶。

12. D【解析】参见 A1 型题第 9 题解析。

13. B【解析】坏疽性阑尾炎最易发生穿孔。

14. E【解析】术后早期活动，可能引起术后出血、加重疼痛，所以选项 A、B 错误；选项 C、D 主要与患者体质、手术操作、围手术期管理等有关，可通过与患者术后活动与否无直接联系，故可排除。术后肠粘连是阑尾切除术后较常见的并发症，与局部炎症重、手术损伤及术后卧床等有关，可通过鼓励患者早期床上或下床活动，促进肠蠕动恢复，防止发生肠粘连。所以选项 E 正确。

15~16 B、A【解析】阑尾的体表投影在脐与右髂前上棘连线中外 1/3 交界处，称为麦氏点。该点是选择阑尾手术切口的标志点。

17. D【解析】急性阑尾炎时，阑尾静脉中的感染性血栓可沿肠系膜上静脉至门静脉，导致门静脉炎症。临床表现为寒战、高热、轻度黄疸、肝大、剑突下压痛等。如病情加重会导致全身性感染，治疗延误可发展为细菌性肝脓肿。治疗上除应用大剂量抗生素外，应及时手术处理阑尾及其他感染灶。

二、A2 型题

1. D【解析】急性阑尾炎发病超过 72 小时或者局部形成炎性肿块是阑尾炎手术的禁忌证，此时局部水肿严重，无法缝合，即使勉强缝合后，也易出现各种手术并发症，此时以抗感染及补液治疗为主。所以选项 D 正确。

2. A【解析】参见 A1 型题第 17 题解析。

3. E【解析】右下腹压痛是急性阑尾炎最常见的重要体征，当腹痛尚未转移至右下腹前，右下腹已有固定压痛，对诊断具有重要意义。这也是诊断阑尾炎的重要方法。其他选项都无特异性。

4. A【解析】参见 A1 型题第 1 题解析。

5. D【解析】腹腔脓肿常发生于术后 5~7 天，表现为体温升高或下降后反复升高，伴有腹痛、腹胀、腹部包块及直肠膀胱刺激征。

6. D【解析】盆腔阑尾炎症时，直肠指诊在右前壁有压痛。

7. A【解析】急性阑尾炎术中发现阑尾穿孔，腹腔应放置引流管。

8. E【解析】阑尾穿孔行阑尾切除术置腹腔引流管，术后的体位应取高坡卧位。

9. D【解析】急性阑尾炎穿孔的腹腔穿刺液稀脓性略带臭味。

10. A【解析】有少量粪性内容物从腹壁伤口流出应该是肠瘘。

11. A【解析】参见 A1 型题第 1 题解析。

三、A3/A4 型题

1. C【解析】腰大肌试验阳性，提示阑尾位置较深。急性阑尾炎时阑尾处于后位时，与腰大肌比较接近，当做腰大肌试验时会挤压发炎的阑尾引起疼痛。

2. D【解析】急性阑尾炎急症手术术前应禁食 12 小时、禁饮 4 小时。协助患者取舒适体位，如半卧位，可放松腹肌、减轻腹部压力，缓解疼痛。应用抗生素消炎镇痛。拟急诊手术者应紧急下腹部备皮。明确诊断或已决定手术者疼痛剧烈时，遵医嘱给予镇痛或镇静、解痉药。不可肥皂水灌肠以防肠蠕动加快，增高肠内压力，刺激阑尾引起穿孔或炎症扩散。

3. E【解析】手术后患者的体温可略升高，一般不超过 38.5℃，称为外科手术热。该患者为术后第 2 天体温升高至 38.2℃，最可能的原因是外科手术热。

4. D【解析】一般经切口敞开引流、使用抗生素、积极换药等非手术治疗多可自行闭合，但应该注意加强对患者的心理疏导。

四、B 型题

1. C【解析】妊娠期盲肠和阑尾被增大的子宫推挤，向右上腹移位，压痛点随之上移。

2. A【解析】小儿大网膜发育不全，难以通过大网膜移动达到包裹阑尾局限炎症的作用，穿孔率高达 50%~85%。

3. B【解析】老年人主诉不强烈，体征不典型，体温升高和血白细胞计数增多不明显，临床表现轻而病理改变重。

五、X 型题

1. BDE【解析】急性阑尾炎术后给予半卧位或斜坡卧位的目的是减轻腹壁张力，有助于缓解疼痛。半卧位时，膈肌会下降，故利于呼吸。腹水会积聚于盆腔，利于腹腔引流。但不能预防肠粘连。

2. ACD【解析】急性阑尾炎时结肠充气试验（Rovsing 征）阳性；盆腔阑尾炎症时，直肠指诊在右前壁有压痛；腰大肌试验阳性，提示阑尾位置较深。

3. ABCD【解析】墨菲征：患者在检查时平卧，医生站在患者右侧，左手拇指放在胆囊部位，其余四指放在右胸前下方，嘱患者做深呼吸动作，借肝脏下移之时，使发炎的胆囊与拇指接触后，患者如感觉疼痛加剧而突然屏气，即可诊断为墨菲征阳性。本题题干问的是阑尾炎，所以选项 ABCD 正确。

第九章　腹外疝患者的护理

一 A1 型题

1. 嵌顿性疝手法复位后，护士应特别注意观察

A. 腹部有无肿块　　B. 腹部皮肤有无破溃

C. 有无腹痛　　D. 腹部症状、体征

E. 生命体征

2. 疝修补术后切口部位放置沙袋的目的是为了

A. 减轻切口疼痛　　B. 减少切口张力

C. 固定伤口敷料　　D. 防止切口裂开

E. 防止伤口出血

3. 疝手术后取平卧位，膝下垫一软枕的主要目的是

A. 防止疝的复发和感染　　B. 减轻硬膜外麻醉后头痛

C. 减少阴囊血肿发生的机会　　D. 防止腹内压增高及渗血

E. 髋关节微屈，缓解缝合张力，以利于愈合

4. 腹外疝疝环是指

A. 疝内容物突出的部分　　B. 疝外被盖组织

C. 壁腹膜的一部分　　D. 腹壁缺损或薄弱处

E. 疝囊颈部

5. 下列有关疝的术前护理错误的是

A. 排尿困难可暂不处理

B. 纠正水、电解质失衡

C. 术前患者应戒烟，注意保暖，防止受凉

D. 术前灌肠

E. 皮肤准备

6. 疝术后什么时候能床上活动

A. 手术当日　　B. 术后次日

C. 术后隔日　　D. 术后 3 日

E. 术后 1 周

7. 腹外疝术后阴囊托起的目的是

A. 镇痛　　B. 舒适

C. 防治伤口裂开　　D. 防止阴囊血肿

E. 防治疝复发

8. 腹外疝内容物最常见的是

A. 小肠　　B. 横结肠

C. 大网膜　　D. 阑尾

E. 乙状结肠

9. 最容易发生嵌顿性和绞窄性的疝是

A. 脐疝　　B. 股疝

C. 白线疝　　D. 腹股沟斜疝

E. 腹股沟直疝

10. 绞窄性疝的处理原则是

A. 手法复位　　B. 紧急手术

C. 对症治疗　　D. 抗感染

E. 支持治疗

11. 绞窄性疝与嵌顿性疝的主要区别是

A. 疝块的大小　　B. 疝块有无压痛

C. 是否出现肠梗阻　　D. 疝内容物能否回纳

E. 疝内容物有无血运障碍

12. 必须紧急手术治疗的腹外疝是

A. 绞窄性疝　　B. 难复性疝

C. 滑动性疝　　D. 嵌顿性疝

E. 易复性疝

13. 脐疝的好发年龄特征是

A. 小儿　　B. 青年人

C. 经产妇　　D. 老年人

E. 多次腹部手术中年女性

14. 切口疝最主要的发病原因是

A. 营养不良　　B. 切口感染

C. 切口血肿　　D. 术后咳嗽、腹胀

E. 放置引流物时间过长

15. 咳嗽患者接受疝手术的主要危害是

A. 伤口疼痛　　B. 术后复发

C. 影响休养　　D. 术后出血

E. 术后伤口感染

16. 腹外疝最重要的发病原因是

A. 慢性咳嗽　　B. 长期便秘

C. 排尿困难　　D. 腹壁有薄弱点或腹部缺损

E. 经常从事导致腹腔内压增高的工作

17. 疝术前嘱患者排尽尿液的目的是

A. 防止尿在手术台上　　B. 防止尿多患者躁动

C. 防止术后尿潴留　　D. 例行公事

E. 防止术中损伤膀胱

二 A2 型题

1. 患者，男性，68 岁。多年排尿不畅、呈滴沥状。近 2 年双侧腹股沟区出现半圆形肿块，站立时明显，平卧后消失，体检时压迫内环肿块仍出现。诊断为

A. 腹股沟直疝　　B. 股疝

C. 腹股沟斜疝　　D. 切口疝

E. 巨大疝

2. 患者，男性，58 岁。腹股沟斜疝嵌顿 2 小时，肿物红肿压痛，并有呕吐、腹胀、腹痛，体温 39℃。其处理是

A. 手法复位　　B. 局部热敷

C. 用退热药　　D. 胃肠减压

E. 紧急手术

3. 患者，男性，37 岁。搬运工人，诊断为腹股沟斜疝。疝修补术后恢复工作的时间是

A. 术后至少 2 周　　B. 术后至少 4 周

C. 术后至少 2 个月　　D. 术后至少 3 个月

E. 术后至少 6 个月

4. 患者，男，25 岁。在硬膜外麻醉下行左腹股沟斜疝修补术。恰当的术后饮食护理是

A. 术后应禁食 48 小时　　B. 术后即进普通饮食

C. 术后应胃肠减压　　D. 术后应静脉供给营养 3 天

E. 若术后 6 小时无恶心即可进流质饮食

5. 患者，男性，50 岁。5 小时前负重物时右侧斜疝被嵌顿，哪项临床表现说明疝内容物已发生缺血坏死，应做好急诊手术前准备

A. 疝块增大，不能回纳　　B. 局部有剧烈疼痛

C. 疝块紧张发硬，有触痛　　D. 阵发性腹痛伴呕吐
E. 全腹有压痛、肌紧张

6. 患者，男性，50岁。因腹股沟直疝疝块嵌顿，行手法复位后应重点观察的内容是
A. 生命体征　　B. 是否有肠梗阻表现
C. 是否有肠破裂表现　　D. 疝块是否再次脱出
E. 有无全身感染症状

7. 患者，男性，55岁。发现腹股沟肿块3年，来院检查。医生作诊断时应注意腹股沟直疝与斜疝鉴别之处在于
A. 疝块的形状
B. 发病的年龄
C. 嵌顿的程度
D. 回纳疝块后压迫内环，增加腹压时是否再出现
E. 包块的位置

8. 患者，男性，55岁。左腹股沟肿物8年，走路时出现，平卧后消失。2小时前突感肿物疼痛，用手压迫亦不能回纳，伴恶心，未呕吐，无发热，白细胞 $8 \times 10^9/L$。考虑为
A. 可复性疝　　B. 难复性疝
C. 嵌顿性疝　　D. 绞窄性疝
E. 滑疝

9. 患者，男性，65岁。24小时前剧烈咳嗽后突然右侧阴囊出现一肿块，平卧后不能消失。既往有腹股沟可复性肿块病史。患者可能是
A. 急性阑尾炎　　B. 急性胆囊炎
C. 急性胰腺炎　　D. 麻痹性肠梗阻
E. 嵌顿性斜疝

10. 患者，男性，25岁。肩抬重物，突感下腹坠痛，发现右腹股沟有直径3cm团块、质硬、有触痛、不能推动。最可能诊断为
A. 腹股沟直疝嵌顿　　B. 股疝嵌顿
C. 滑疝嵌顿　　D. 腹股沟斜疝嵌顿
E. 腹股沟淋巴结炎

11. 患儿，男，3个月。因哭闹时脐部隆起就医，诊断为脐疝。患儿家长很担心。护士对家长进行健康教育，不妥的是
A. 解释脐疝的发病原因及临床特点
B. 嘱其保持患儿大便通畅，防止便秘
C. 疝块回纳后局部可用大于脐环并外包纱布的硬币压迫

D. 建议尽早手术治疗

E. 定期来院复查

12. 患者，男性，65 岁。发现右腹股沟内侧包块 3 年余。3 天前腹股沟包块增大变硬，不能回纳，伴剧烈疼痛，8 小时前疼痛有所缓解，但出现发热。患者最可能出现了

A. 易复性疝　　B. 难复性疝

C. 嵌顿性疝　　D. 绞窄性疝

E. 急性阑尾炎

13. 患者，男性，60 岁。搬举重物时严重腹痛，呕吐数次，伴腹胀不适。既往有右腹股沟斜疝病史。患者目前最合适的护理问题是

A. 恐惧：与突发严重腹痛有关

B. 潜在并发症：休克

C. 营养失调：低于机体需要量，与呕吐有关

D. 体液不足：与呕吐有关

E. 疼痛：与腹股沟斜疝嵌顿有关

三 A3/A4 型题

（1~4 题共用题干）

患者，男性，40 岁。左腹股沟肿块 10 余年，站立时明显，平卧后消失，有时可降入阴囊，可回纳。查体：左腹股沟肿块，拳头大小，回纳腹腔，外环容 3 指，压迫内环后肿块不再出现。

1. 该患者最可能的诊断为

A. 精索鞘膜积液　　B. 腹股沟易复性斜疝

C. 腹股沟直疝　　D. 股疝

E. 先天性鞘膜积液

2. 该患者最佳手术方式为

A. 疝囊高位结扎

B. 紧缩内环

C. 疝囊高位结扎 + 紧缩内环 + 疝后壁修补术

D. 疝后壁修补术

E. 疝前壁修补术

3. 该患者最容易出现的并发症为

A. 嵌顿疝并绞窄性肠梗阻　　B. 逆行性嵌顿

C. 急性肠梗阻　　D. 感染性休克

E. 嵌顿疝

4. 针对此患者的术后护理措施错误的有
   A. 术后避免增加腹压的因素
   B. 术后用丁字带托起阴囊
   C. 术后取平卧位，膝下垫一软枕，使髋关节微屈
   D. 术后注意保暖
   E. 早期下床活动

(5~7 题共用题干)

患者，男性，70 岁。发现右侧腹股沟可复性肿物 3 年。8 小时前用力咳嗽后突感疝块明显增大，腹痛剧烈，伴呕吐、发热、全身不适。查体：右腹股沟及阴囊可扪及肿块，张力高，明显触痛。全腹有压痛、肌紧张。白细胞计数 12×10^9/L。目前准备急诊手术治疗。

5. 该患者的临床诊断为
   A. 腹股沟直疝，嵌顿性疝　　B. 腹股沟斜疝，嵌顿性疝
   C. 腹股沟直疝，绞窄性疝　　D. 腹股沟斜疝，绞窄性疝
   E. 股疝，绞窄性疝
6. 下列术前护理措施中，不正确的是
   A. 禁饮食　　B. 备皮
   C. 排空膀胱　　D. 灌肠
   E. 给麻醉前药物
7. 下列术后护理措施中，不正确的是
   A. 仰卧位　　B. 术后 6~12 小时开始进流食
   C. 用丁字带托起阴囊　　D. 及时处理尿潴留
   E. 鼓励患者早期下床活动

(8~12 题共用题干)

患者，男性，60 岁。有慢性便秘多年。近半年来发现，站立时阴囊部位出现肿块，呈梨形，平卧时可回纳。体检发现外环扩大，嘱患者咳嗽，指尖有冲击感，平卧回纳肿块后手指压迫内环处，站立咳嗽肿块不再出现。拟诊腹外疝，准备手术治疗。

8. 此患者诊断为
   A. 腹股沟斜疝　　B. 腹股沟直疝
   C. 股疝　　D. 脐疝
   E. 切口疝
9. 为避免术后疝的复发，术前准备中最重要的是
   A. 治疗便秘　　B. 备皮

C. 排尿　　D. 灌肠
E. 麻醉前用药

10. 正常情况下，此患者术后第 2 天的饮食为
A. 禁食禁水　　B. 禁食，可进水
C. 流食　　D. 半流食
E. 普食

11. 术后第 2 天患者宜采用的体位是
A. 半卧位　　B. 平卧位，膝、髋关节微屈
C. 头低足高位　　D. 斜坡卧位
E. 端坐位

12. 术后为预防血肿应采取的措施是
A. 仰卧位　　B. 保持敷料清洁、干燥
C. 托起阴囊、伤口用沙袋压迫　　D. 应用抗生素
E. 不可过早下床活动

四 B 型题

（1~5 题共用备选答案）
A. 紧急手术　　B. 尽早手术
C. 择期手术　　D. 暂不手术
E. 戴疝带

1. 嵌顿疝
2. 股疝
3. 切口疝
4. 婴儿腹股沟斜疝
5. 老年体弱患腹股沟斜疝

（6~9 题共用备选答案）
A. 难复性疝　　B. 嵌顿性疝
C. 绞窄性疝　　D. 易复性疝
E. 滑动性疝

6. 嵌顿若未能及时解除，肠管及其系膜受压程度不断加重可使动脉血流减少，最后导致完全阻断称为
7. 凡疝内容物很容易回纳入腹腔的称为
8. 疝内容物不能或不能完全回纳入腹腔内称为

9. 疝环较小而腹内压突然增高时，疝内容物可强行扩张囊颈而进入疝囊，随后因疝囊颈的弹性收缩将内容物卡住，使其不能回纳称为

五 X 型题

1. 疝修补术后护理正确的有
   A. 注意保暖，避免受凉　　B. 术后平卧，膝下垫枕，使髋关节微屈
   C. 术后不宜过早下床活动　　D. 注意观察有无伤口渗血
   E. 血压平稳后改半卧位
2. 成人常见的腹疝有
   A. 腹股沟疝　　B. 脐疝
   C. 切口疝　　D. 闭孔疝
   E. 股疝
3. 腹股沟斜疝与直疝相鉴别的项目有
   A. 疝环压迫试验　　B. 疝块能否进入阴囊
   C. 疝块外形　　D. 疝囊颈与腹壁下动脉的关系
   E. 透光试验
4. 下列叙述中，符合腹股沟斜疝的特点是
   A. 嵌顿机会较多　　B. 疝块半球形
   C. 好发于儿童及青少年　　D. 疝囊颈在腹壁下动脉内侧
   E. 腹内脏经腹股沟管突出，可入阴囊
5. 腹外疝术后护理中正确的是
   A. 平卧 3 天，膝下垫一软枕
   B. 术后 6~12 小时若无恶心、呕吐可进水及流食
   C. 预防切口感染
   D. 预防术后出血
   E. 早期下床活动
6. 下列有关脐疝的叙述说法正确的是
   A. 多见于婴儿及中年以上妇女
   B. 多因脐环闭合不全或脐部瘢痕组织薄弱所致
   C. 婴儿脐疝可自行痊愈
   D. 成人脐疝极少嵌顿
   E. 婴儿脐疝多为易复性疝
7. 腹股沟传统的疝修补术后的护理措施中，正确的是
   A. 用提睾带托起阴囊　　B. 避免增高腹压的因素

C. 早期离床活动　　D. 3 个月内避免重体力劳动

E. 切口压沙袋

六 案例分析题

(1~3 题共用题干)

患者，男性，55 岁。右侧腹股沟区肿块，站立过久肿块出现，平卧消失，无痛，有时肿块可入阴囊。查体：右侧 8cm 大小，可回纳，压内环腹压增加，肿物不出现，透光试验阴性。

1. 该患者初步诊断是

A. 可复性腹股沟直疝　　B. 可复性腹股沟斜疝

C. 难复性腹股沟直疝　　D. 难复性腹股沟斜疝

E. 右侧睾丸鞘膜积液

2. 治疗的措施是

A. 疝成形术　　B. 手术疝囊高位结扎

C. 手术修补　　D. 手术疝囊高位结扎及修补

E. 鞘膜切除反转术

3. 出院时康复指导正确的有

A. 出院后注意休息　　B. 防止感冒

C. 多饮水、多吃蔬菜，防止便秘　　D. 1 个月后方可从事重体力劳动

E. 随诊

参考答案与解析

一、A1 型题

1. D【解析】嵌顿性和绞窄性疝的处理原则：嵌顿时间在 3~4 小时，局部压痛不明显，也无腹部压痛或腹肌紧张等腹膜刺激征者可试用手法复位。手法复位后，必须严密观察腹部体征，一旦出现腹膜炎或肠梗阻的表现，应尽早手术探查。除上述情况外，嵌顿性疝原则上需要紧急手术治疗，以防疝内容物坏死，并解除伴发的肠梗阻。绞窄性疝的内容物已坏死，更需手术治疗。

2~3 E、E【解析】疝修补术后取平卧位，膝下垫一软枕，使髋关节微屈，以松弛腹股沟切口的张力和减少腹腔内压力。减少切口张力目的是防止伤口出血。所以切口部位放置沙袋的主要作用是防止伤口出血。

4. D【解析】腹外疝疝环是指腹壁缺损或薄弱处。

5. A【解析】除紧急手术者外，凡术前有咳嗽、便秘、排尿困难等腹压升高因素者，均应做相应处理，待症状控制后再择期手术。

6. B【解析】疝术后次日能床上活动。传统的疝修补术后早期避免下床活动，采用无张力疝修补术的患者可以早期离床活动。

7. D【解析】预防阴囊水肿：由于阴囊比较松弛、位置较低，渗血、渗液易积聚于阴囊。为避免阴囊内积血、积液和促进淋巴回流，术后可用丁字带将阴囊托起，并密切观察阴囊肿胀情况。

8. A【解析】疝内容物是进入疝囊的腹内脏器或组织，以小肠最为多见，大网膜次之，盲肠、阑尾、乙状结肠、横结肠、膀胱等均可作为疝内容物进入疝囊，但较少见。

9. B【解析】由于股管几乎是垂直的，疝块在卵圆窝处向前转折时形成一锐角，且股环较小，周围多有坚韧的韧带，故在腹外疝中，股疝嵌顿者最多。

10. B【解析】参见 A1 型题第 1 题解析。

11. E【解析】绞窄性疝与嵌顿性疝的主要区别是疝内容物有无血运障碍。嵌顿性疝：疝环较小而腹内压突然增高时，疝内容物可强行扩张囊颈而进入疝囊，随后因疝囊颈的弹性收缩，将内容物卡住，使其不能回纳，此为嵌顿性疝。绞窄性疝：嵌顿若未能及时解除，肠管及其系膜受压程度不断加重可使动脉血流减少，最后导致完全阻断，即为绞窄性疝。

12. A【解析】参见 A1 型题第 1 题解析。

13. A【解析】脐疝是疝囊通过脐环突出形成的疝。有小儿脐疝和成人脐疝之分，以小儿脐疝多见。

14. B【解析】腹腔内器官或组织自腹壁手术切口突出形成的疝，称为切口疝。腹部切口疝发生最主要的原因是手术后切口感染，切口不能一期愈合。术后一期愈合切口疝发生率少于 1%，一旦感染，发生率增至 10% 左右。切口感染所致腹壁组织破坏，由此引起的腹部切口疝占 50% 左右。

15. B【解析】咳嗽患者接受疝手术的主要危害是术后复发。如有剧烈咳嗽，应指导患者在咳嗽时用手掌按压、保护切口，以减轻对切口的牵拉。

16. D【解析】腹壁薄弱或缺损是腹外疝的发病基础，腹腔内压力增高是促使疝形成和产生临床症状的重要诱因。

17. E【解析】常规术前护理，送患者进手术室前，嘱其排空小便或留置尿管，以防术中误伤膀胱。

二、A2 型题

1. A【解析】根据患者的病史和半圆形肿块出现的位置可判断该患者为腹股沟疝，再根据“压迫内环肿块仍出现”可进一步诊断为腹股沟直疝。

2. E【解析】腹股沟疝最有效的治疗方法是手术修补。该患者是腹股沟斜疝嵌顿，应紧急手术。

3. D【解析】腹股沟斜疝，疝修补术后，出院后逐渐增加活动量，3 个月内应避免重体力劳动或提举重物。

4. E【解析】术后 6~12 小时，若无恶心、呕吐，可进流食，次日可进软食或普食，行肠切除吻合术者应禁食，肠功能恢复后可进食。

5. E【解析】右侧斜疝被嵌顿，全腹有压痛、肌紧张说明疝内容物已发生缺血坏死，应做好急诊手术前准备。嵌顿性疝原则上需要紧急手术治疗，以防疝内容物坏死，并解除伴发的肠梗阻。

6. C【解析】腹股沟直疝疝块嵌顿，行手法复位后应重点观察是否有肠破裂表现，24 小时内严密观察患者生命体征与腹部情况。若出现腹痛、腹胀，肛门排气、排便停止等腹膜炎或肠梗阻的表现，积极协助医生做好急诊手术探查的准备。

7. D【解析】腹股沟疝分为斜疝和直疝两种。斜疝为椭圆或梨形，上部呈蒂柄状；多见于儿童及成年人；经腹股沟管突出，可进阴囊；精索在疝囊后方；嵌顿较多。直疝为半球形，基底较宽；多见于老年人；由直疝三角突出，不进阴囊；精索在疝囊前外方；嵌顿极少。两者鉴别之处：回纳疝块后压迫内环，疝块不再突出者为斜疝，疝块仍可突出者为直疝。

8. C【解析】嵌顿性疝表现为疝块突然增大，并伴有明显疼痛，平卧或用手推送不能使疝块回纳。

9. E【解析】患者既往有腹股沟可复性肿块病史，24 小时前剧烈咳嗽后突然右侧阴囊出现一肿块，平卧后不能消失。根据患者病史和表现应该是嵌顿性斜疝。

10. D【解析】患者“肩抬重物，突感下腹坠痛，发现右腹股沟有直径 3cm 的团块，质硬，有触痛，不能推动”，根据患者表现可能是腹股沟斜疝嵌顿。

11. D【解析】临床发现未闭锁的脐环迟至 2 岁时多自行闭锁，因此除了脐疝嵌顿或穿破等紧急情况外，小儿 2 岁之前均采取非手术治疗。

12. D【解析】腹股沟斜疝根据临床表现的不同可分为易复性斜疝、难复性斜疝、嵌顿性斜疝和绞窄性斜疝。其中绞窄性斜疝临床症状较为严重，但在肠袢坏死穿孔时，疼痛可因疝块压力骤降而暂时缓解，故疼痛减轻而肿块仍存在者，不可认为是病情好转。联系题干中患者疼痛缓解但存在发热等炎性症状表现可推断该患者最可能出现了绞窄性疝。

13. E【解析】腹股沟斜疝指腹腔内脏器通过腹壁的薄弱环节，由腹壁下动脉的外侧，经全部腹股沟管再由外环向外突出，常见护理问题包括焦虑、疼痛、体液不足和知识缺乏。根据患者在搬重物时发生严重腹痛和既往病史，可以判断患者发生了腹股沟斜疝嵌顿，此时主要的护理问题是疼痛。

三、A3/A4 型题

1. B【解析】易复性斜疝常在站立、行走、咳嗽或用力时出现肿块，如患者平卧休息或用手将肿块推送向腹腔回纳而消失。该患者临床表现符合腹股沟易复性斜疝的诊断。

2. C【解析】成年腹股沟疝患者都存在程度不同的腹股沟管前壁或腹股沟管后壁薄弱或缺损，只有疝囊高位结扎后，加强修补薄弱的腹股沟管前壁或后壁，治疗方为彻底，单纯的疝囊高位结扎不足以预防复发。另外，对于过大的内环还应进行缩窄。术后参加体力劳动的时间是术后 3 个月。

3. A【解析】腹股沟易复性斜疝患者最容易出现的并发症为嵌顿疝并绞窄性肠梗阻。

4. E【解析】术后处理中，除局部无明显张力的患者和无张力疝修补术后，患者术后第 1 天可试行下床活动外，其他情况都要卧床休息。术后 3 个月内要避免体力劳动和剧烈运动，预防易导致腹内压升高的因素。

5. D【解析】患者为老年男性，可复性肿物位于右侧腹股沟区，用力咳嗽后出现了腹痛，肿块明显增大，右腹股沟及阴囊可扪及肿块，张力高，明显触痛，提示患者腹股沟斜疝出现嵌顿。同时患者有全腹压痛、肌紧张，白细胞计数增多，说明此时疝已经有绞窄。

6. D【解析】绞窄性疝术前严禁灌肠，以免引起肠穿孔。

7. E【解析】腹外疝术后应避免增加腹内压因素，术后取仰卧位，膝下垫枕，使髋关节微屈，以缓解腹壁张力，利于伤口愈合，并能减轻切口疼痛。采用无张力疝修补术的患者可以早期离床活动。年老体弱、复发性疝、绞窄性疝等患者可适当延迟下床活动时间。

8. A【解析】根据患者咳嗽指尖有冲击感，平卧回纳肿块后，手指压迫内环处，站立咳嗽，肿块不再出现等表现可诊断腹股沟斜疝。

9. A【解析】便秘、慢性咳嗽等慢性病可使腹压增加，诱发腹股沟斜疝，因此在患者术前应治疗这些慢性病。

10. E【解析】参见 A2 型题第 4 题解析。

11. B【解析】参见 A1 型题第 2 题解析。

12. C【解析】参见 A1 型题第 7 题解析。

四、B 型题

1. A【解析】嵌顿性或绞窄性股疝应进行紧急手术。

2. B【解析】股疝极易嵌顿、绞窄，确诊后应及时手术治疗。

3. C【解析】腹壁切口疝一经发生，不能自愈，应择期手术修补。

4. D【解析】1 岁以内婴儿若疝比较小或未发生嵌顿或绞窄，一般暂不手术。

5. E【解析】年老体弱或伴有其他严重疾病而不能手术者，白天可在回纳疝块后，将医用疝带一端的软压垫对着疝环顶住，阻止疝块突出。

6. C【解析】绞窄性疝临床症状多较严重，绞窄时间较长者，因疝内容物发生感染，可侵及周围组织，引起疝块局部软组织的急性炎症和腹膜炎表现，严重者可发生脓毒症。但在肠袢坏死穿孔时，疼痛可因疝内压力骤降而暂时有所缓解。因此疼痛减轻但肿块仍存在者，不可当作是病情好转。

7. D【解析】易复性斜疝除腹股沟区有肿块和偶有胀痛外，并无其他症状。常在站立、行走、咳嗽或用力时出现肿块，肿块多呈带蒂柄的梨形，可降至阴囊或大阴唇。但肿块可在患者平卧休息或用手将其推送向腹腔回纳而消失。

8. A【解析】难复性斜疝除胀痛稍重外，主要特点是疝块不能完全回纳。

9. B【解析】嵌顿性疝多发生于斜疝，其主要原因是强体力劳动或用力排便等腹内压骤增。表现为疝块突然增大，伴有明显疼痛，平卧或用手推送不能使之回纳。肿块紧张发硬，且有明显触痛。嵌顿内容物若为肠袢，不但局部疼痛明显，还可伴腹部绞痛、恶心、呕吐、腹胀、停止排便排气等机械性肠梗阻的临床表现；若为大网膜，局部疼痛常较轻微。疝一旦嵌顿，自行回纳的机会较少，多数患者的症状逐步加重，若不及时处理，可发展成绞窄性疝。

五、X 型题

1. ABCD【解析】参见 A1 型题第 2 题解析。

2. AE【解析】成人常见的腹疝有腹股沟疝和股疝。

3. ABCD【解析】腹股沟斜疝与直疝的鉴别点包括发病年龄、突出途径、疝块形状、回纳疝块后压住深环的表现、精索与疝囊的关系、疝囊颈与腹壁下动脉的关系、嵌顿机会等。因疝块不透光，故腹股沟斜疝透光试验呈阴性，而鞘膜积液多为透光，呈阳性。但因幼儿的疝块组织菲薄常能透光，因此不属于鉴别项目。

4. ACE【解析】直疝与斜疝的区别见表 2-9-1。

表 2-9-1　直疝与斜疝的区别

区别项目	斜　疝	直　疝
发病年龄	多见于儿童及成年人	多见于老年人
突出途径	经腹股沟管突出，可进阴囊	由直疝三角突出，不进阴囊
疝块外形	椭圆或梨形，上部呈蒂柄状	半球形，基底较宽
回纳疝块后压住深环	疝块不再突出	疝块仍可突出
精索与疝囊的关系	精索在疝囊后方	精索在疝囊前外方
疝囊颈与腹壁下动脉的关系	疝囊颈在腹壁下动脉外侧	疝囊颈在腹壁下动脉内侧
嵌顿机会	较多	极少

5. CDE【解析】腹外疝术后护理措施如下。①休息与活动：传统疝修补术后当日取平卧位，膝下垫一软枕，使髋关节微屈，以降低腹股沟区切口张力和减少腹腔内压力，有利于切口愈合和减轻切口疼痛。次日改为半卧位（A 错）。术后卧床期间鼓励床上翻身记活动肢体，术后 3 ~ 5 日可离床活动。采用无张力疝修补术者一般术后当日或次日即可下床活动，年老体

弱、复发性疝、绞窄性疝、巨大疝等患者可适当推迟下床活动的时间（E 对）。②饮食护理：若无恶心、呕吐，在局部麻醉下行无张力疝修补术者术后即可进软食或普食；经腹腔镜疝修补术者术后 6 ~ 12 小时少量饮水或进流质，之后逐渐恢复到软食或普食。行肠切除吻合术者术后应禁食，待肠功能恢复后方可禁食（B 错）。③预防切口感染：切口感染是引起疝复发的主要原因之一，一旦发现切口感染征象，应尽早处理（C 对）。注意观察切口有无红、肿、疼痛，阴囊部有无出血、血肿。有切口血肿时应给予适当加压（D 对）。

6. ABCE【解析】由于疝环狭小，成人脐疝发生嵌顿或绞窄者较多。其他选项均正确。

7. ABDE【解析】传统疝修补术后当日取平卧位，膝下垫一软枕，使髋关节微屈，以降低腹股沟区切口张力和减少腹腔压力，有利于切口愈合和减轻切口疼痛。次日改为半卧位。术后卧床期间鼓励床上翻身及活动肢体，术后 3~5 日患者可离床活动。采用无张力疝修补术者一般术后当日或次日即可下床活动，年老体弱、复发性疝、绞窄性疝、巨大疝等患者可适当推迟下床活动的时间。

六、案例分析题

1. B【解析】根据患者临床表现和检查结果可诊断为可复性腹股沟斜疝。

2. D【解析】该可复性腹股沟斜疝患者的治疗的措施应是手术疝囊高位结扎及修补。

3. ABCE【解析】3 个月后可从事重体力劳动。

第十章　直肠癌患者的护理

一 A1 型题

1. 下列关于右半结肠癌的临床特点，说法正确的是
   A. 以便秘、便血等症状为主
   B. 晚期有排便习惯改变
   C. 腹泻以进食后加重，排便后减轻为特征
   D. 以右腹肿块及消瘦、低热、乏力等全身症状为主
   E. 早期可有腹胀、腹痛等肠梗阻症状
2. 直肠癌切除术能否保留肛门，主要取决于
   A. 肿瘤距肛门的距离　　B. 肿瘤的病理类型
   C. 肿瘤是否已侵犯肠管周围　　D. 肿瘤有无远处转移
   E. 乙状结肠的长度
3. 直肠癌根治术后，人工肛门开放初期，患者宜采取的体位是
   A. 右侧卧位　　B. 左侧卧位
   C. 半卧位　　D. 仰卧位
   E. 俯卧位
4. 直肠癌最主要的转移途径为
   A. 直接蔓延　　B. 腹腔种植转移
   C. 血行转移　　D. 淋巴转移
   E. 远处转移
5. 直肠癌早期治疗应选用
   A. 根治性手术　　B. 胃造瘘术
   C. 横结肠造瘘术　　D. 肿瘤彻底切除术
   E. 暂不治疗，观察
6. 具有预测直肠癌预后及监测复发作用的指标是
   A. 神经元特异性烯醇化酶（NSE）测定
   B. 癌胚抗原（CEA）测定
   C. 谷氨酸转移酶（GGT）测定

D. 鳞状细胞癌抗原（SCC）测定

E. 癌抗原－50（CA-50）测定

二 A2 型题

1. 患者，女性，50 岁。直肠癌术前清洁肠道应采用

A. 0.02% 高锰酸钾溶液坐浴

B. 清洁灌肠，全肠道灌洗法，消除肠道粪便

C. 禁食，保持胃肠道通畅

D. 洗胃

E. 肛管、肛门排气

2. 患者，男性，45 岁。直肠癌行腹会阴切除术（Miles 手术）后，造口周围皮肤保护的健康指导不包括

A. 擦干后涂上氧化锌软膏　　B. 注意有无红、肿、破溃

C. 及时清洁皮肤　　D. 常规使用乙醇清洁

E. 防止粪水浸渍

3. 患者，男性，65 岁。因直肠癌入院治疗，择期行结肠造口。错误的宣教内容是

A. 术后 5 天开放造口　　B. 避免粪便污染切口

C. 造口周围涂氧化锌软膏　　D. 取左侧卧位

E. 避免食用产气性、刺激性食物

4. 患者，男性，45 岁。3 个月前排便次数增多，腹泻、便秘、便中带血，左下腹持续性隐痛，近 1 个月出现黏液血便。为确定诊断，最简便有效的检查方法是

A. 直肠指检　　B. 便潜血试验

C. 纤维直肠镜检查　　D. 血清癌胚抗原测定

E. 腹部 CT

5. 患者，女性，45 岁。直肠癌距离肛缘 10cm 以上，宜采取的手术方式为

A. Miles 手术　　B. Dixon 手术

C. 毕Ⅰ式手术　　D. 局部切除术

E. 远端封闭术

6. 患者，男性，53 岁。反复排黏液稀便、腹泻、便秘 3 个月，脐周及下腹部隐痛不适，便潜血试验（＋）。发病以来，体重下降 5kg。护士为该患者评估病情，最应该考虑的是

A. 左半结肠癌　　B. 右半结肠癌

C. 肠息肉　　D. 肠结核

E. 直肠癌

7. 患者，男性，70 岁。有冠心病史。疑患直肠癌，准备行直肠指检，采用何种体位为宜
   A. 仰卧位　　B. 蹲位
   C. 侧卧位　　D. 截石位
   E. 俯卧位
8. 患者，男性，52 岁。吸烟 25 年。全麻下行直肠癌根治术后，已拔除气管插管，患者意识未完全恢复。护士目前采取的最重要的护理措施是
   A. 保持呼吸道通畅　　B. 防坠床
   C. 观察神志的变化　　D. 密切观察生命体征的变化
   E. 保暖
9. 患者，男性，46 岁。直肠癌 Miles 术后 7 天出现下腹痛，体温升高达 38.9℃，下腹部中度压痛、反跳痛。应高度怀疑术后出现的并发症是
   A. 切口感染　　B. 吻合口瘘
   C. 吻合口狭窄　　D. 尿潴留
   E. 肠粘连

三　A3/A4 型题

（1~2 题共用题干）

患者，男性，68 岁。因腹泻、便秘交替出现 2 个月就诊，大便稀并带有黏液血便，疑患“直肠癌”收住院。

1. 该患者首选的检查是
   A. 癌胚抗原（CEA）检查　　B. 内镜检查
   C. 直肠指检　　D. 实验室检查
   E. X 线钡剂灌肠检查
2. 如明确诊断并准备行 Miles 手术，错误的术前准备是
   A. 术前 2 天进流质饮食　　B. 术前 1 天服缓泻剂
   C. 术前 3 天口服肠道吸收的抗生素　　D. 术日晨留置导尿管
   E. 术前 3 天应用维生素 K

（3~6 题共用题干）

患者，男性，55 岁。便血及肛门下坠感 1 年，近 2 个月发现大便呈扁平状，表面带有脓血。去医院检查肛门指检发现直肠中段有约 2cm×2cm 大小的肿物，质硬，边缘不清。

3. 该患者还需做哪种辅助检查才能进一步确诊
   A. 便潜血试验　　B. X 线钡剂灌肠检查

C. 腹部B超　　D. 腹部CT

E. 内镜检查

4. 如已确诊为直肠癌，并采用结肠造瘘的手术方法，术后3天内应特别注意

A. 维护造口皮肤清洁　　B. 观察引流物的颜色、量、性质

C. 观察造口处血运情况　　D. 血象变化

E. 生命体征变化

5. 造口开放后为减少不良气味，该患者的饮食要特别注意

A. 选用易消化的半流食　　B. 补充蛋白质

C. 多饮水　　D. 勿食葱、蒜等刺激性食物

E. 多吃水果

6. 该患者出院时，护士对他进行健康指导的重点是

A. 定期到医院复查　　B. 为减少更换造口袋的麻烦要多进干食

C. 加强锻炼　　D. 每2~3天扩张造瘘口1次

E. 养成定时排便的习惯

(7~10题共用题干)

患者，女性，65岁。腹胀痛、腹泻、便秘交替月余伴里急后重感，无鲜血便。查体：腹平软，未及包块，左锁骨上、腹股沟淋巴结未触及。

7. 该患者可能的诊断是

A. 乙状结肠癌　　B. 直肠癌

C. 降结肠癌　　D. 升结肠癌

E. 盲肠癌

8. 进一步检查应首先采用

A. 腹部B超　　B. 便常规加涂片

C. 肛门指检、直肠镜检　　D. 腹部X线平片

E. X线钡剂灌肠检查

9. 此患者主要的治疗应采取

A. 肠造瘘术　　B. 免疫治疗

C. 化学治疗　　D. 放射治疗

E. 根治性切除术

10. 病理结果提示肿瘤累及肠壁肌层但未穿透浆膜，应属Dukes（我国补充分类）

A. A　　B. A_2

C. B　　D. C_1

E. C_2

(11~13 题共用题干)

患者，男性，43 岁。近 3 个月来排便次数增多，下腹隐痛，直肠指检距肛门口约 4cm 处触及一肿块，经直肠镜检后确诊为直肠癌，需行直肠癌 Miles 手术。

11. 对于造口并发症的预防，下列护理措施错误的是
    A. 造口开放前，造口周围用生理盐水纱布保护
    B. 及时清洁造口分泌物
    C. 造口开放后，应定时用示指、中指扩张造口
    D. 采用腹部按摩促进肠蠕动
    E. 鼓励患者多翻身，早期下床活动

12. 护士指导患者正确使用造口袋，下列错误的是
    A. 造口袋内充满 2/3 排泄物时，须进行更换
    B. 选择大小合适的造口袋
    C. 用清水清洗造口袋
    D. 造口袋需晾干后备用
    E. 造口周围皮肤干燥后才可安置造口袋

13. 为预防术后吻合口瘘，以下护理措施错误的是
    A. 术前 2 日起进流质饮食　　B. 术前晚清洁灌肠
    C. 术前口服肠道抗生素　　D. 术前晚温水坐浴
    E. 术前口服甘露醇

四 X 型题

直肠癌造口护理应注意
A. 正确指导患者及家属使用造口袋
B. 保持造口周围皮肤清洁
C. 造口周围皮肤出现红肿时可用氧化锌软膏外涂，保护皮肤
D. 造口用乙醇清洁干燥后及时安放造口袋
E. 嘱患者多进食富含膳食纤维的食物有利于排便

参考答案与解析

一、A1 型题

1. D【解析】右半结肠癌病变早期就有大便习惯的改变，而非晚期表现。右半结肠肠腔

较大，肠壁薄易扩张，肠内容物多呈液态，故不易发生梗阻。随着结肠癌病情的发展，肿瘤环状生长导致肠腔缩窄出现便秘与腹泻交替的现象。右半结肠癌早期 70%~80% 的患者常有饭后右侧腹部隐痛和胀痛，活动后加剧，容易造成误诊，癌肿中心坏死继发感染后造成全身毒血症状显著，患者常表现为消瘦、低热和乏力等。右半结肠血供丰富，结肠癌肿生长快，瘤体大，故多数患者体表可扪及肿块。

2. A【解析】肠道肿瘤的根治术要求切除肿瘤及上下各一段肠管及其系膜淋巴结，因此直肠癌根治术是否能保留肛门取决于肿瘤距肛门的距离，而非病理类型。对于局部有浸润或远处有转移而无法行根治术的直肠癌，也要视肿瘤距肛门的距离，采取保留、切除肛门或单纯造瘘等姑息性手术。

3. B【解析】直肠癌腹会阴切除术（Miles 手术）将乙状结肠近端拉出，于左下腹行永久性人工肛门，术后人工肛门开放初期，考虑到结肠的解剖走行特点，应采用左侧卧位，可避免粪便或肠液污染伤口而引起感染

4. D【解析】直肠癌转移途径：淋巴转移是最主要的转移途径，直接蔓延、血行转移、种植转移较少见。

5. A【解析】结肠、直肠癌一经确诊，应尽早行根治性切除术，手术可分为开腹手术和腹腔镜手术。

6. B【解析】癌胚抗原测定对大肠癌的诊断有一定价值。

二、A2 型题

1. B【解析】大肠癌的术前肠道准备非常重要，主要是为了使结肠排空，并尽量减少肠腔内细菌的数量，避免术中污染腹腔，减少切口感染、吻合口瘘、手术后感染。常用的是口服肠道抗菌药物、泻剂及多次灌肠。大肠癌术前应行灌肠术，时间常常定在手术的前-晚及手术当日清晨，一般采取清洁灌肠，用 0.1%~0.2% 肥皂水 500~1000ml 通过肛门自肛管经直肠缓缓地灌入结肠，帮助患者排出粪便和积存的气体，以防止因麻醉后肛门括约肌松弛而使大便污染手术台，增加感染机会，同时可减轻术后腹胀。

2. D【解析】每次更换新袋前先用中性皂液或 0.5% 氯己定溶液清洁造口周围皮肤，再涂上氧化锌软膏，同时注意造口周围皮肤有无红、肿、破溃等现象。

3. A【解析】手术后 1 周或造口处伤口愈合后，每日扩张造瘘口 1 次，防止造口狭窄。

4. A【解析】直肠指检可了解癌肿的部位、大小、范围、距肛缘的距离、固定程度以及与周围组织的关系等。

5. B【解析】直肠癌距离肛门 10cm 以上，可采用低位前切除术（Dixon 手术），可保存正常的排便功能。

6. B【解析】结肠癌症状主要是排便习惯与粪便性状改变，持续性腹部隐痛、腹部肿块，晚期出现肠梗阻症状。右半结肠癌以全身症状、贫血和腹部肿块等为主要表现；左半结肠以肠梗阻、便秘、便血等为主要表现。直肠癌表现为排便习惯、粪便性状改变。结合题干

信息，考虑患者右半结肠癌可能性大。

7. C【解析】直肠指诊常用膝胸位、左侧卧位、截石位。膝胸位是直肠指诊最常用的体位，但该体位患者较累，因此只适用于一般患者的短时间检查，而不适于病重体弱者，体弱者常采用左侧卧位。题干中患者年老并有冠心病史，所以选项 C 正确。

8. A【解析】患者有吸烟史，呼吸道功能受损，在插管等刺激下可因分泌物增多等原因造成呼吸道堵塞，引起窒息。

9. B【解析】患者高热且有下腹部腹膜炎症状，提示发生了吻合口瘘，所以选项 B 正确。切口感染可有体温升高，但无腹膜炎症状，所以选项 A 错误。吻合口狭窄常有恶心、呕吐、腹胀、停止排便排气表现，所以选项 C 错误。选项 D、E 为干扰项。

三、A3/A4 型题

1. C【解析】直肠指检简单易行，不需要任何设备，比较准确可靠，是诊断直肠癌的最主要的方法。

2. B【解析】准备行 Miles 手术前的肠道准备：包括控制饮食、口服肠道抗菌药物和清洁肠道。目的是避免术中污染腹腔，减少切口感染和吻合口瘘。常用的方法是：①控制饮食：术前 2～3 天流质饮食，术前 1 天禁食。②术前 3 天口服肠道抗菌药物，同时给予口服维生素 K。③术前 3 天，每晚用番泻叶泡饮或口服泻剂硫酸镁，术前 2 天晚用肥皂水灌肠，术前 1 天晚清洁灌肠。

3. E【解析】内镜检查：直肠镜、结肠镜检查可发现直肠、结肠病变的部位与程度，同时可在直视下取活组织做病理检查，是诊断结肠、直肠内病变最有效且可靠的检查方法，绝大多数早期病变可通过内镜检查发现。

4. C【解析】结肠造口一般于术后 2~3 天待肠蠕动恢复后开放。造口开放前注意肠段有无回缩、出血、坏死等情况，因造口的结肠张力过大、缝合不严、血供障碍等，均可导致上述情况。

5. D【解析】造口开放后为减少不良气味，该患者的饮食要特别注意勿食葱、蒜等刺激性食物。

6. E【解析】患者术后 1 周后，应锻炼定时排便。当进食后 3~4 天未排便或因粪块堵塞发生便秘，可插入导尿管，一般不超过 10cm，常用液状石蜡或肥皂水灌肠，但注意压力不能过大，以防肠道穿孔。

7. B【解析】该患者有腹胀痛、排便习惯改变、里急后重等直肠刺激症状，首先考虑直肠癌。

8. C【解析】进一步检查应首先选用直肠指检，这是诊断直肠癌最重要的方法。直肠镜检查不仅可在直视下肉眼作出诊断，而且可取活组织进行病理检查。

9. E【解析】该患者诊断为直肠癌，且无手术禁忌证，主要的治疗应采取根治性切除术。

10. A【解析】根据我国对 Dukes 法的补充：癌仅限于肠壁内为 Dukes A 期；穿透肠壁侵入浆膜或及浆膜外，但无淋巴结转移为 B 期；有淋巴结转移为 C 期，其中淋巴结转移仅限于癌肿附近如结肠壁及结肠弯淋巴结者为 C_1 期，转移至系膜和系膜根部淋巴结者为 C_2 期；已有远处转移、腹腔转移或广泛侵及脏器无法切除者为 D 期。本病例仅累及肠壁肌层未穿透浆膜，故属 Dukes A 期。

11. C【解析】直肠癌术后造口的护理措施：造口开放前用凡士林或生理盐水纱布外敷造口，选项 A 正确。保护造口周围皮肤：经常清洗、消毒造口周围皮肤，并以复方氧化锌软膏涂抹周围皮肤，以免浸溃糜烂，选项 B 正确。造口处拆线后而不是造口开放后，定时进行造口扩张，选项 C 错误。选项 D、E 均是促进肠道蠕动的措施，故正确。

12. A【解析】造口袋内充满 1/3 排泄物，应及时更换清洗，选项 A 错误。根据造口大小选择合适造口袋 3~4 个备用，选项 B 正确。除一次性造口袋外，造口袋更换后用中性洗涤剂和清水洗净，或用 1∶1000 氯已定溶液浸泡 30 分钟，晾干后备用，选项 C、D 正确。注意保护造口周围皮肤，造口周围皮肤干燥后才可安置造口袋，选项 E 正确。

13. D【解析】直肠癌的术前肠道准备包括控制饮食、口服肠道抗生素和清洁肠道，目的是减少切口感染和吻合口瘘。术前 2~3 天进流质，术前 1 日禁食，选项 A 正确。术前 3 天口服肠道抗生素，同时给予口服维生素 K，选项 C 正确。清洁肠道可于术前 3 天番泻叶泡饮或口服泻剂、术前 2 天肥皂水灌肠、术前 1 天晚清洁灌肠，选项 B 正确。肠道清洁现常采用全肠道灌洗法：术前 12~14 小时服用 37℃等渗平衡电解质溶液或 5%~10% 甘露醇，选项 E 正确。为防止肠道水肿，应禁忌温水坐浴，选项 D 错误。

四、X 型题

ABC【解析】食用过多富含膳食纤维的食物，可能会引起粪便干结和排便困难，甚至出现肠梗阻，故只能适量进食。用生理盐水或温水清洁造口及周围皮肤。

第十一章 乳腺癌患者的护理

一 A1 型题

1. 乳腺癌发生淋巴转移，最常见的转移淋巴结是
   A. 锁骨下淋巴结　　B. 患侧腋窝淋巴结
   C. 健侧腋窝淋巴结　　D. 胸骨旁淋巴结
   E. 锁骨上淋巴结
2. 乳腺癌根治术后第 2 天护理措施不正确的是
   A. 患侧垫枕，抬高患肢　　B. 保持伤口引流管通畅
   C. 观察患侧肢端的血液循环　　D. 指导肩关节活动
   E. 禁止在患侧手臂测血压、输液
3. 治疗Ⅱ期乳腺癌应首选
   A. 根治性手术　　B. 胃造瘘术
   C. 横结肠造瘘术　　D. 肿瘤彻底切除术
   E. 暂不治疗，观察
4. 下列哪项可提示乳腺癌早期
   A. 月经紊乱　　B. 乳房周期性胀痛
   C. 乳房肿痛　　D. 乳房内多个肿块
   E. 乳房内无痛性单个肿块
5. 下列选项中属于晚期乳腺癌特征的是
   A. 乳头溢液　　B. 酒窝征
   C. 肿块表面高低不平　　D. 肿块 3cm 左右
   E. 腋窝淋巴结融合、固定
6. 乳房深部脓肿的诊断依据是
   A. 皮肤红肿　　B. 乳房胀痛
   C. 发热　　D. 穿刺抽出脓液
   E. 局部波动感
7. 乳晕部脓肿切开引流时，最佳切口选择是
   A. 乳晕边缘做弧形切口　　B. 在脓肿波动明显处做切口

C. 以乳头为中心呈放射状切口
D. 乳房下缘做弓形切口
E. 做对口引流切口

8. 乳腺癌术后观察到患侧皮肤呈青紫色伴皮肤温度降低、脉搏不能触及，提示
A. 皮瓣下出血
B. 引流管堵塞
C. 腋部血管受压
D. 胸带加压包扎过松
E. 伤口感染

9. 下列哪项是乳腺癌皮肤凹陷的机制
A. 乳房皮下淋巴管被癌细胞堵塞
B. 癌肿侵入乳管使其缩短
C. 癌肿侵犯 Cooper 韧带使其缩短
D. 癌细胞浸润大片皮肤
E. 乳腺血管内有血栓

10. 乳腺癌扩大根治术后，护士观察到患者出现胸闷、呼吸困难，应考虑
A. 胸带加压包扎过紧
B. 手术损伤胸膜
C. 引流管堵塞
D. 痰液堵塞呼吸道
E. 伤口出血

11. 乳腺癌首发症状是
A. 乳房无痛性、单发肿块
B. 乳头凹陷、回缩
C. 乳房皮肤浅表静脉怒张、橘皮样变
D. 腋窝淋巴结增大
E. 乳腺周期性肿痛伴包块

12. 仍有月经的妇女乳房自我检查的时间应选择在
A. 每月的月初
B. 月经结束后
C. 月经结束后 1 天
D. 月经周期的 7~10 天
E. 月经结束后 5~6 天

二 A2 型题

1. 患者，女性，55 岁。乳腺癌肝转移，极度虚弱。对其护理的目标是
A. 提供根治疗法
B. 放弃特殊治疗
C. 让患者有尊严地度过余生
D. 实施安乐死
E. 延长生命过程

2. 患者，女性，55 岁。乳腺癌术后化疗。下列有关静脉给药注意事项中错误的是
A. 药液溢出应用相应药物解毒
B. 将药物稀释至要求浓度之后给药
C. 长期化疗，血管交替使用
D. 一旦药液外溢，应停止给药
E. 一旦发生血栓性静脉炎应加强热敷、按摩

3. 患者，女性，30岁。因乳腺癌做根治术并经化疗，出院前进行健康指导。对预防复发最重要的是

A. 加强营养　　B. 参加体育活动增强体质
C. 经常自查乳房　　D. 5年内避免妊娠
E. 定期来院复查

4. 患者，女性，45岁。右侧乳腺癌根治术后上肢活动受限。护士指导其患侧肢体康复锻炼，应达到的目的是

A. 手能摸到同侧耳朵　　B. 肩能平举
C. 肘能屈伸　　D. 手经头摸到对侧耳朵
E. 手摸到对侧肩部

5. 患者，女性，55岁。右乳外上象限乳腺癌，直径4cm，与皮肤有粘连，但尚可推动，腋窝淋巴结有两个散在肿大。其临床分期为

A. Ⅰ期　　B. Ⅱ期
C. Ⅲ期　　D. Ⅳ期
E. 0期

三 A3/A4型题

（1~2题共用题干）

患者，女性，45岁。查体时发现右乳房外上象限有一个1.5cm×1.5cm的小肿块，质硬、活动、表面不光滑、与周围组织分界不清。诊断为右侧乳房乳腺癌。

1. 乳腺癌的预后最差的一型是

A. 原位癌　　B. 早期浸润性癌
C. 浸润性特殊癌　　D. 浸润性非特殊癌
E. 髓样癌

2. 与乳房再造不对称有关的护理问题是

A. 知识缺乏　　B. 自我形象紊乱
C. 恐惧　　D. 焦虑
E. 组织完整性受损的危险

（3~6题共用题干）

患者，女性，45岁。因乳房肿块入院，确诊为乳腺癌。当得知病情及需要手术、化疗治疗后，表现为紧张、脉快、注意力不集中。

3. 该患者目前最主要的护理诊断是

A. 焦虑　　B. 绝望

C. 恐惧　　D. 活动无耐力

E. 睡眠型态紊乱

4. 对该患者最恰当的护理措施是

A. 同情、体贴　　B. 应用镇静药

C. 教育、安慰　　D. 许诺、保证治疗效果

E. 置之不理

5. 化疗时最主要的不良反应是

A. 低热　　B. 骨髓抑制、胃肠道反应

C. 失眠　　D. 皮肤干燥

E. 头痛

6. 下列对化疗患者的健康教育，不妥的是

A. 每天用肥皂清洗皮肤　　B. 穿着宽松、柔软、吸湿性强的内衣

C. 皮肤瘙痒时勿用手搔抓　　D. 保持局部清洁、干燥

E. 化疗后多饮水，卧床休息至少 30 分钟

四 B 型题

（1~4 题共用备选答案）

A. 20~25 岁　　B. 25~40 岁

C. 40~50 岁　　D. 40~60 岁

E. 60~70 岁

1. 乳腺癌的好发年龄是
2. 乳房纤维腺瘤好发年龄是
3. 乳管内乳头状瘤好发年龄是
4. 乳房囊性增生病好发年龄是

五 X 型题

1. 乳腺癌扩大根治术的切除范围应包括

A. 胸大小肌及其筋膜　　B. 整个乳房及周围脂肪组织

C. 癌肿周围 7cm 以上的皮肤　　D. 胸廓内动、静脉及其周围的淋巴结

E. 腋窝及枕骨下所有脂肪组织和淋巴结

2. 乳腺癌根治术后护理重点包括

A. 预防并发症　　B. 早期进行功能锻炼

C. 注意心理护理
D. 注意伤口的护理
E. 术后血压平稳后取平卧位

3. 对放射线中度敏感的肿瘤是
A. 精原细胞癌
B. 乳腺癌
C. 食管癌
D. 肺癌
E. 淋巴瘤

4. 乳腺癌患者术后健康教育内容包括
A. 术后 5 年内避免妊娠
B. 改良术后 3 个月行乳房再造术
C. 术后近期避免用患肢提重物
D. 出院时即可佩戴有重量的义乳
E. 术后应自我检查

5. 常见的高分化乳腺癌有
A. 导管内癌
B. 弥漫型癌
C. 髓样癌
D. 湿疹样癌
E. 乳头状癌

6. 乳房外上象限肿块常见疾病有
A. 乳腺炎
B. 乳房增生病
C. 乳腺癌
D. 乳房纤维腺瘤
E. 乳头状癌

7. 乳腺自我检查的内容包括
A. 乳头是否对称
B. 乳头有无内陷
C. 乳房有无肿块
D. 有无同侧腋窝淋巴结肿大
E. 乳头有无溢液

8. 乳腺癌的视诊表现有
A. 乳房缩小
B. 乳房皮肤呈“橘皮样”改变
C. 乳房下垂
D. 乳头抬高
E. 乳房局部皮肤凹陷

9. 乳癌改良根治术后为预防皮下积液及皮瓣坏死的主要措施是
A. 抬高患肢
B. 加压包扎患肢
C. 每日伤口换药
D. 皮瓣下持续负压吸引
E. 清醒后半卧位

六 案例分析题

（1~4 题共用题干）

患者，女性，50 岁。偶然发现左乳房肿块，直径约 2cm，质较硬、无压痛，与皮肤有少许粘连。左侧腋下可扪及1cm大小的淋巴结。

1. 该患者最可能的诊断是

A. 乳腺癌　　B. 乳管内乳头状瘤

C. 乳房脓肿　　D. 乳腺囊性增生病

E. 乳房结核

2. 该患者的治疗方法为

A. 乳房部分切除术　　B. 乳房单纯切除术

C. 乳腺癌根治术　　D. 乳腺癌扩大根治术

E. 乳腺癌改良根治术

3. 下列关于患者的术后护理措施，正确的是

A. 抬高患侧上肢　　B. 患侧胸壁加压包扎

C. 保持引流管通畅　　D. 早期活动患肢

E. 不在患肢测血压

4. 指导患者术后进行功能锻炼的方法，正确的是

A. 术后8天进行上肢外展活动　　B. 术后3~5天进行肘部活动

C. 术后1周进行肩关节活动　　D. 术后24小时内进行腕部活动

E. 术后10~12天进行上臂全范围关节活动

(5~9题共用题干)

患者，女性，43岁。主诉：因无意中发现左乳肿物半年、无疼痛，近日逐渐增大而来院就诊。体检：触及左乳外上象限3cm肿物，质硬、边界不清，腋下可触及多个淋巴结。

5. 根据以上情况可能的诊断

A. 乳房囊性增生病　　B. 乳房结核

C. 乳房纤维腺瘤　　D. 乳管内乳头状瘤

E. 乳腺癌

6. 本病应如何治疗

A. 乳腺癌改良根治术

B. 乳腺癌姑息切除加放疗

C. 不宜切除，行激素治疗，化疗、放疗

D. 乳腺癌扩大根治术

E. 不宜手术，给予中药治疗

7. 行乳癌根治术后，预防皮下积液的主要护理措施是

A. 加压包扎伤　　B. 抬高右侧上肢

C. 引流管持续负压吸引　　　　　　　D. 半卧位

E. 局部沙袋压迫

8. 术后心理护理不包括

A. 给予患者及家属心理上的支持

B. 通过成功者的现身说法帮助患者度过心理调适期

C. 加强沟通，保持良好的心态

D. 提供家庭和社会的支持

E. 加强心理疏导，选择性控制患者情绪

9. 术后患者出院指导哪一项是错误的

A. 术后 3~5 年内避免妊娠，因妊娠常使乳腺癌复发

B. 出院时帮助患者戴上暂时性无重量假乳房

C. 遵医嘱坚持放疗、化疗，并定期到医院复查

D. 出院后不用患侧上肢测血压、静脉穿刺，避免皮肤破损，减少感染发生

E. 注意功能锻炼，患肢做爬墙运动、举杠运动、转绳运动、提拉搬动重物

参考答案与解析

一、A1 型题

1. B【解析】乳腺癌淋巴转移，最初多见于患侧腋窝，肿大的淋巴结较少、散在、质硬、无痛、可被推动，继而逐渐增多并融合成团，甚至与皮肤或深部组织粘连。

2. D【解析】乳腺癌根治术后第 2 天，应注意观察患侧上肢远端的血液循环，防止胸带包扎过紧；保持引流管通畅，及时吸引皮瓣下的渗液和积气，避免皮瓣坏死、感染，促进愈合；为减轻患侧上肢肿胀，可指导患者用软枕抬高患侧上肢；注意不在患肢量血压、输液等；患肢的功能锻炼要循序渐进，术后 1 周待皮瓣基本愈合后可进行肩部活动、手指爬墙运动等。

3. A【解析】手术方式的选择应根据病理分型、临床分期及辅助治疗的条件而定。对Ⅰ期、Ⅱ期乳腺癌采用乳腺癌根治术或改良根治术。

4. E【解析】早期表现为患侧乳房出现无痛、单发的小肿块，多位于乳房的外上象限，质硬，表面不光滑，边缘不整齐，与周围组织分界不清，不易被推动。

5. E【解析】晚期乳腺癌的特征是腋窝淋巴结融合固定。

6. D【解析】乳房深部脓肿可出现全乳房肿胀、疼痛，高热，但局部皮肤红肿及波动不明显。乳房胀痛和发热不具有特异性，而穿刺抽到脓液可明确诊断。所以选择 D 正确。外科疾病中对于脓肿的诊断通常都是以穿刺抽到脓液为依据，穿刺以确定脓腔的位置、深度，脓液送细菌培养及药敏试验。

7. A【解析】乳晕部脓肿表浅，可沿乳晕边缘做弧形切口。

8. C【解析】观察患侧上肢远端血液循环：若手指发麻、皮肤发绀、皮温下降、动脉搏动不能触及，提示腋窝部血管受压，肢端血液循环受损，应及时调整绷带的松紧度。

9. C【解析】若肿瘤累及 Cooper 韧带，可使其缩短而致肿瘤表面皮肤凹陷，出现“酒窝征”。

10. B【解析】乳腺癌扩大根治术有损伤胸膜可能，患者若感到胸闷、呼吸困难，应及时报告医生。

11. A【解析】参见 A1 型题第 4 题解析。

12. D【解析】定期的乳房自我检查有助于及早发现乳房的病变，因此 20 岁以上的妇女，特别是高危人群每月进行 1 次乳房自我检查。术后患者也应每月检查 1 次，以便早期发现复发征象。检查时间最好选在月经周期的第 7~10 日或月经结束后 2~3 日，已经绝经的女性应选择每个月固定的日期检查。

二、A2 型题

1. C【解析】患者乳腺癌肝转移，疾病应该是晚期，此时身体状况差，已不能手术治疗，目前对其护理的目标是让患者有尊严地度过余生。

2. E【解析】发生静脉炎后的处理：冷敷可使血管收缩，减轻局部水肿和药物的扩散，从而减轻局部组织损害。

3. D【解析】出院患者的指导：指导患者自我心理调节，保持豁达开朗的心境和稳定的情绪。介绍出院后化疗、放疗的方案及复查日期。手术后 5 年内应避免妊娠，因妊娠可促使乳腺癌复发。

4. D【解析】乳腺癌术后患肢康复的最终目的是患肢能够做到全范围的关节活动，上述 5 种活动中只有手经头摸到对侧耳朵能够使上肢全范围活动开。

5. B【解析】患者肿瘤直径 4cm，属于 T_2。目前，临床多采用国际抗癌协会建议的 TNM 分期法，即原发肿瘤（T）、区域淋巴结（N）、远处转移（M）。内容如下：

T_0：原发肿瘤未查出

Tis：原位癌（非浸润性癌及未查到肿块的乳头湿疹样癌）

T_1：肿瘤最大直径 $\leqslant$2cm

T_2：肿瘤最大直径 $>$2cm，$\leqslant$5cm

T_3：肿瘤最大直径 $>$5cm

T_4：肿瘤任何大小，但侵犯胸壁或皮肤，炎性乳腺癌亦属之

N_0：同侧腋窝淋巴结未扪及

N_1：同侧腋窝淋巴结肿大，尚可活动

N_2：同侧腋窝淋巴结肿大互相融合，或与其他组织粘连

N_3：有同侧胸骨旁淋巴结转移

M_0：无远处转移

M_1：有同侧锁骨上淋巴结转移或远处转移

根据以上情况进行组合，可把乳腺癌分为以下各期：

0 期：$TisN_0M_0$

Ⅰ期：$T_1N_0M_0$

Ⅱ期：$T_{0\sim1}N_1M_0$，$T_2N_{0\sim1}M_0$，$T_3N_0M_0$

Ⅲ期：$T_{0\sim2}N_2M$，$T_3N_{1\sim2}M_0$，T_4任何 N_0M_0，任何 TN_3M_0

Ⅳ期：包括 M_1的任何 TN

三、A3/A4 型题

1. D【解析】乳癌病理类型如下。①非浸润性癌：包括导管内癌、乳头湿疹样乳腺癌、小叶原位癌，此型属早期，预后好。②早期浸润性癌：包括早期浸润性导管癌、早期浸润性小叶癌，此型仍属早期，预后较好。③浸润性特殊癌：包括乳头状癌、髓样癌、小管癌、黏液腺癌等，此型分化高，预后尚好。④浸润性非特殊癌：包括浸润性小叶癌、浸润性导管癌、硬癌等，此型最常见，分化低，预后较其他类型差。⑤其他罕见癌：包括分泌型（幼年型）癌、富脂质型（分泌脂质）癌、纤维腺瘤癌变、乳头状瘤癌变等。

2. B【解析】①恐惧或焦虑：与对癌症的恐惧、乳房缺失后的忧虑有关。②有组织完整性受损的危险：与留置引流管、患侧上肢淋巴引流不畅、头静脉被结扎、腋静脉栓塞或感染有关。③自理缺陷：与手术影响手臂和肩关节的活动有关。④躯体移动障碍：与手术影响手臂和肩关节的活动有关。⑤低效性呼吸型态：与术后胸部绷带包扎过紧有关。⑥自我形象紊乱：与乳房或邻近组织切除、瘢痕形成、乳房再造或义乳致双侧不对称有关。⑦知识缺乏：缺乏有关术后患肢功能锻炼的知识。⑧潜在并发症：包括皮下积液、上肢水肿、皮瓣坏死、感染与乳腺癌手术、血管淋巴管被破坏有关。

3. A【解析】参见 A3/A4 型题第 2 题解析。

4. C【解析】女性乳腺癌患者除了有与其他癌症患者相似的情感障碍外，还因乳房是女性标志之一，一侧缺如导致患者抑郁、自卑心理。应取得家属和工作单位的密切配合，给予情感支持，以帮助患者重新认识和评价现状。

5. B【解析】大多数抗肿瘤药物其不良反应主要有骨髓抑制、胃肠道反应。

6. A【解析】忌用肥皂等刺激性物品清洗皮肤。

四、B 型题

1. D【解析】乳腺癌的病因目前尚不清楚，多发生于 40~60 岁，绝经期前后的妇女。

2. A【解析】乳房纤维腺瘤是女性常见的乳房良性肿瘤，好发年龄为 20~25 岁。

3. C【解析】乳管内乳头状瘤多见于经产妇，40~50 岁多见。

4. B【解析】乳房囊性增生病是女性多发病，常见于中年妇女。

五、X 型题

1. ABDE【解析】乳腺癌根治术的手术范围上自锁骨，下至腹直肌上段，外至背阔肌前缘，内至胸骨旁，将整个乳房、胸肌、腋下和锁骨下淋巴结整块切除。如在上述手术中，保留胸肌，称作乳腺癌改良根治术，是目前常用的手术方式。如在乳腺癌根治术中同时切除胸廓内动、静脉及其周围的淋巴结称扩大根治术。

2. ABCD【解析】术后待血压平稳后取半卧位，以利于引流和改善呼吸功能。

3. BCD【解析】对放疗中度敏感的肿瘤有鳞状上皮癌及一部分未分化癌，如基底细胞癌、宫颈鳞癌、鼻咽癌（未分化癌、淋巴上皮癌）、乳腺癌、食管癌、肺癌等。

4. ACE【解析】乳腺癌患者术后健康指导如下。①活动：术后近期避免用患侧上肢搬动、提取重物。②避孕：术后 5 年内应避免妊娠，以免促使乳腺癌的复发。③化疗或放疗：化疗期间定期复查血常规，一旦出现骨髓抑制现象应暂停。④义乳或假体：带义乳和假体是患者改善自我形象的方法。根治术后 3 个月行乳房再造术，但有肿瘤转移或乳腺炎者，严禁假体植入。⑤自我检查：多数乳房疾病是由患者自己发现的，定期的乳房自查有助于及早发现乳房的病变，检查最好在月经周期的 7~10 天。

5. ADE【解析】高分化乳腺癌是指病理学分级Ⅰ级的乳腺癌。分级是重要的病理学指标，根据肿瘤细胞的分化程度、异型性及核分裂象来判断肿瘤细胞的恶性程度。分级为Ⅰ级、Ⅱ级和Ⅲ级，相对应为高分化、中分化和低分化，分级有助于临床判断疗效及预后。高分化是指肿瘤细胞分化程度高，和正常细胞形态相近，恶性程度相对较低，治疗相对较敏感，预后相对较好。导管内癌、乳头湿疹样乳腺癌、乳头状癌、乳管内乳头状癌属于高分化癌，预后较好。

6. BCD【解析】发现乳房的外上象限有肿块，一般常见的是乳腺增生和乳房纤维腺瘤，但也不能排除是乳腺癌的可能。

7. ABCE【解析】同侧腋窝淋巴结肿大是乳腺癌临床表现，不属乳腺自我检查内容。

8. BCDE【解析】视诊：站在镜前取各种姿势（两臂放松垂于身体两侧、向前弯腰或双手上举置于头后），观察双侧乳房的大小和外形是否对称，有无局限性隆起、凹陷或皮肤橘皮样改变，有无乳头回缩或抬高等。

9. BD【解析】引流管持续负压吸引，可将创面渗液及时排出，防止皮下积液及皮瓣坏死。手术部位用弹力绷带加压包扎，使皮瓣紧贴胸壁，防止积液积气。

六、案例分析题

1. A【解析】根据患者“左乳房肿块，直径 2cm，质较硬、无压痛，与皮肤有少许粘连，左侧腋下可扪及 1cm 大小肿大的淋巴结。”等表现可诊断是乳腺癌。

2. E【解析】乳腺癌改良根治术，是目前常用的手术方式。

3. ABCE【解析】如果术后过早活动患肢，易影响皮瓣与其所附的组织之间的贴附，影响皮瓣成活，导致皮瓣下积液、皮瓣坏死，故术后早期患肢应制动。

4. BCDE【解析】指导患者做患肢功能锻炼时应根据患者的实际情况而定，一般以每日3~4 次、每次 20~30 分钟为宜，循序渐进，逐渐增加功能锻炼的内容。术后 7 日内不上举，10 日内不外展肩关节，不要以患侧肢支撑身体，以防皮瓣移动而影响愈合。

5. E【解析】乳腺癌早期为无痛、单发的小肿块，质硬，表面不光滑，与周围组织分界不清。患者常无自觉症状，肿块多在无意中发现。根据患者的临床表现，乳腺癌的可能性最大。

6. A【解析】该患者肿块直径 3cm，腋下可触及多个淋巴结。为Ⅱ期乳癌，可采用乳腺癌改良根治术治疗。

7. AC【解析】弹力绷带加压包扎，使皮瓣紧贴胸壁，预防皮下积气积液。抬高患者上肢主要避免患侧上肢肿胀。引流管持续负压吸引主要是及时、有效吸出残腔内积液积血，利用皮瓣愈合，防止皮下积液及皮瓣坏死。半卧位利于呼吸和引流。局部沙袋压迫起到止血作用。

8. E【解析】术后心理护理：增强患者自我调节能力，提高其心理素质，增强自信心，重视家庭和社会的支持。

9. E【解析】乳腺癌患者出院后要注意保护患侧上肢，禁止在患侧上肢测血压、静脉穿刺，避免皮肤破损；术后 5 年内应避免妊娠，防止乳腺癌复发；遵医嘱坚持放疗、化疗，定期到医院复查；根据患者需要可佩戴暂时性无重量义乳；注意功能锻炼，患肢可做爬墙运动、转绳运动等，但应避免举杠运动及提拉搬动重物。

第十二章　胰腺癌患者的护理

一 A1 型题

1. 胰头癌有明显黄疸的患者术前必须补充的维生素是

A. 维生素 A　　B. B 族维生素

C. 维生素 C　　D. 维生素 D

E. 维生素 K

2. 胰腺癌常见首发症状是

A. 上腹疼痛、不适　　B. 恶病质

C. 黄疸　　D. 腹膜刺激征

E. 消化道症状

3. 胰头癌最主要的临床表现是

A. 腹痛、腹胀　　B. 梗阻性黄疸

C. 食欲缺乏　　D. 消化不良

E. 乏力、消瘦

4. 胰腺癌好发部位是

A. 全胰腺　　B. 胰颈、体部

C. 胰头、颈部　　D. 胰尾部

E. 胰体、尾部

5. 近年来研究发现与胰腺癌发生有密切关系的是

A. 吸烟　　B. 酗酒

C. 肝炎　　D. 胰腺炎

E. 胆囊炎

6. 关于胰腺癌的病理，错误的是

A. 以导管细胞腺癌最多见　　B. 好发部位为胰腺头颈部

C. 最多见淋巴转移和浸润　　D. 最早血行转移

E. 可广泛转移至周围组织

二 A2 型题

1. 患者，女性，48 岁。上腹部不适、食欲缺乏 6 个月。1 个月来出现黄疸进行性加重、体重减轻。全身明显黄染，肝未触及，深吸气时可触及肿大的胆囊底部，无触痛。血清总胆红素 257μmol/L，尿胆红素阳性。最可能的原因是
   A. 肝炎　　B. 胆石症
   C. 肝癌　　D. 胰头癌
   E. 慢性胰腺炎
2. 患者，男性，45 岁。以胰腺癌收入院。查体：皮肤、巩膜黄染。患者诉全身瘙痒，给予的护理措施不包括
   A. 协助患者抓挠减轻瘙痒　　B. 涂抹止痒药物
   C. 用温水毛巾擦拭　　D. 剪除患者指甲
   E. 注意观察患者皮肤情况
3. 患者，男性，68 岁。行胰头十二指肠切除术。术后 4 小时，患者变换卧位 5 分钟内，腹腔引流出大量血性液体。正确的措施是
   A. 保持原卧位　　B. 持续吸引负压，促进引流
   C. 密切观察生命体征，报告医生　　D. 加快输液、输血速度
   E. 夹闭引流管，暂停引流
4. 患者，女性，56 岁，胰腺癌术后第 1 天，表情痛苦，心率加快，血压升高，多次询问后患者诉伤口疼痛严重。此时应首先给予的措施是
   A. 鼓励患者忍受疼痛　　B. 立即给予镇痛药
   C. 给予镇痛指导　　D. 继续观察
   E. 分散患者注意力
5. 患者，女性，54 岁。进行性黄疸 2 个月。诊断为胰头癌，拟行胰头十二指肠切除术。为预防感染，以下措施不正确的是
   A. 术前 3 日口服抗生素　　B. 术前晚清洁灌肠
   C. 术后合理使用抗生素　　D. 术后及时更换敷料
   E. 术后补充维生素 K
6. 患者，女性，53 岁。因患胰腺癌，行胰头十二指肠切除术后发生继发感染。其处理措施错误的是
   A. 注意观察引流液的性状和量　　B. 氧化锌软膏保护周围皮肤
   C. 及时通知医生并协助处理　　D. 做细菌培养
   E. 合理应用抗生素

7. 患者，女性，40 岁。胰腺癌术后第 4 天，患者出现心悸、出冷汗，测血糖为 3.2mmol/L。护士正确的处理是

A. 加快输液　　B. 输注血浆

C. 补充葡萄糖　　D. 减慢输液

E. 增加胰岛素用量

8. 患者，女性，56 岁。因胰头癌入院。住院行胰头十二指肠切除术，术后出现高血糖。出院饮食指导原则正确的是

A. 低脂、低糖、低蛋白　　B. 高脂、低糖、高蛋白

C. 高脂、低糖、低蛋白　　D. 低脂、低糖、高维生素

E. 低脂、高糖、高维生素

9. 患者，女性，50 岁。胰腺癌入院准备手术治疗，护士介绍同病种术后康复期病友与其交流的主要目的是

A. 表达对患者的同情与理解

B. 鼓励患者自强，增强战胜疾病的信心

C. 增进病友之间情感

D. 帮助患者回忆有意义的往事

E. 减少患者对家属的依赖心理

10. 患者，男性，48 岁。因患胰腺癌入院拟行手术治疗，患者空腹血糖 8.0mmol/L。术前为有效控制血糖最有效的方法是

A. 术前 1 周进食流食　　B. 禁食甜食

C. 注射胰岛素　　D. 预防感染

E. 口服糖皮质激素

三　A3/A4 型题

（1～3 题共用题干）

患者，男性，60 岁。上腹痛、饱胀不适半年。近 2 个月出现黄疸并呈进行性加重，可疑为胰腺癌，住院治疗。

1. 为进一步确诊，该患者应做的检查是

A. 血常规　　B. 血清 K^+、Na^+ 测定

C. 胰腺穿刺做细胞学检查　　D. 腹部 CT

E. X 线钡餐造影

2. 该患者因有明显黄疸术前需

A. 改善营养状况　　B. 做好术前常规准备

C. 做好心理护理　　D. 给予维生素 K，改善凝血机制

E. 输血，增强机体抵抗力

3. 如患者突然出现呕吐、呕血，护理的关键措施是

A. 观察血压、脉搏、呼吸　　B. 口服止血药

C. 备皮准备手术　　D. 禁食、给予胃肠减压

E. 建立静脉通路，静脉输注维生素 K

参考答案与解析

一、A1 型题

1. E【解析】胰头癌有明显黄疸患者由于胆汁不进入肠道，使脂溶性维生素 K 不能正常吸收，导致凝血酶原合成不足。因而从入院起即应注射维生素 K，直到手术。

2. A【解析】上腹痛和上腹饱胀不适是最常见的首发症状。早期由于胰胆管梗阻，管腔内压增高，呈上腹钝痛、胀痛，可放射至后腰。食欲缺乏和消瘦也是胰腺癌的常见表现，肿瘤常使胰液及胆汁排泄受阻，因此影响患者食欲，且有消化吸收不良，致体重明显减轻，但非首发症状。

3. B【解析】黄疸是胰头癌最主要的症状和体征，黄疸一般呈进行性加重，可伴瘙痒，大便呈陶土色。

4. C【解析】胰腺癌一般以胰头部最为多见，占 70%～80%，其次是体尾部，约占 20%，全胰癌较少见，应属于弥漫性或多中心病变。所以选项 C 正确。

5. A【解析】胰腺癌发生与吸烟、饮酒、高脂肪和高蛋白饮食、过量饮用咖啡、环境污染及遗传因素有关，其中已确定的首要因素为吸烟。动物实验已证明用烟草酸水饲喂动物可以引起胰腺癌，在人群中吸烟也可诱发胰腺癌发生。其他高危因素还有胆石症、糖尿病以及慢性胰腺炎等。进食精制的面粉食品，胃切除术后 20 年，也是发生胰腺癌的危险因素。

6. D【解析】胰腺癌的组织类型以导管细胞癌最多见，约占 90%，选项 A 正确；胰腺癌一般以胰头部最为多见，占 70%～80%，选项 B 正确；最多见淋巴转移和局部浸润，选项 C、E 正确；血行转移较晚出现，选项 D 错误。

二、A2 型题

1. D【解析】根据患者表现，最可能的诊断是胰腺癌。上腹部不适及隐痛是胰腺癌最常见的首发症状。食欲缺乏和消瘦也是胰腺癌的常见表现，肿瘤常使胰液及胆汁排泄受阻，因此影响患者食欲，且有消化吸收不良，致体重明显减轻。肿瘤部位若靠近壶腹周围，黄疸可较早出现。黄疸常呈持续且进行性加深。

2. A【解析】避免指甲抓挠，防伤皮肤。

3. C【解析】若术后持续从腹腔引流管引出大量新鲜血性液体，应怀疑有腹腔内出血，须及时通知医生处理。

4. C【解析】术后疼痛会引起一系列全身不良反应，如心率增快、血压升高、高血糖、肌紧张、胃肠道反应等。因此应及时给予镇痛，由于该患者为多次询问后才承认其疼痛，可推知患者害怕镇痛药成瘾，因此应首先给予镇痛宣教。

5. E【解析】胰腺癌术前护理除常规护理外，应注意改善患者全身状况，措施如下：加强营养，纠正低蛋白血症；维持水电解质平衡；控制糖尿病；补充维生素 K。患者常有不同程度的肝损害，重度阻塞性黄疸者由于胆汁不能入肠道，使脂溶性维生素 K 不能正常吸收，导致凝血酶原合成不足，故入院起即应注射维生素 K 直至手术，同时积极保肝治疗，选项 E 错误。

6. B【解析】在瘘口周围皮肤涂氧化锌软膏，防止胰液腐蚀皮肤，为胰头十二指肠切除术后并发胰瘘的护理措施，而非术后继发感染的护理措施。

7. C【解析】空腹血糖的正常值是 3.6~6.1mmol/L，此题患者血糖为 3.2mmol/L，明显属于低血糖状态，最重要的是立即纠正低血糖。选项 A、B、D、E 只会加重患者心悸的症状。

8. D【解析】少数胰腺癌患者手术前合并糖尿病，应严格控制血糖，无酮症酸中毒时手术，术后严格控制摄入各种甜食，提倡多食高维生素的蔬菜、豆类、粗谷物，少食脂肪丰富和胆固醇高的食物，忌吃油炸、油煎食物。

9. B【解析】介绍同病种术后康复期病友与其交流，让患者看到希望，从而增强战胜疾病的信心。

10. C【解析】据统计，34% 的胰腺癌患者手术前合并糖尿病。遵医嘱用胰岛素控制血糖。

三、A3/A4 型题

1. C【解析】细胞学检查：术前在 B 超或 CT 引导下经皮细针穿刺抽吸胰腺肿块做细胞学检查，对胰腺癌有很高的诊断价值，是一种简单、安全而有效的方法。

2. D【解析】参见 A1 型题第 1 题解析。

3. E【解析】患者突然出现呕吐、呕血，护理的关键措施是建立静脉通路，静脉输注维生素 K。

第十三章　闭塞性脉管炎患者的护理

一 A1 型题

1. 血栓闭塞性脉管炎局部缺血期的临床表现，不包括

A. 静息痛　　B. 间歇性跛行

C. 足背动脉搏动减弱　　D. 游走性血栓性静脉炎

E. 肢端发凉、麻木、酸痛

2. 血栓闭塞性脉管炎护理错误的是

A. 镇痛　　B. 保护患肢，过冷者可加温

C. 测皮温，观察病变发展　　D. 做好血管重建患者的护理

E. 心理护理与健康指导

3. 血栓闭塞性脉管炎患者夜间常屈膝抱足而坐的主要原因是

A. 下肢发凉　　B. 肢体感觉迟钝

C. 静息痛　　D. 肢端麻木

E. 下肢游走性浅静脉炎

4. 血栓闭塞性脉管炎的主要病变部位是

A. 四肢大血管　　B. 股动脉、动脉

C. 腋动脉、肱动脉　　D. 四肢中小动静脉，以静脉为主

E. 四肢中小动静脉，以动脉为主

5. Buerger 试验阳性提示

A. 下肢静脉不通畅　　B. 下肢大隐静脉功能不全

C. 下肢循环障碍，供血不足　　D. 下肢交通静脉瓣膜功能不全

E. 下肢深静脉瓣膜功能不全

6. 早期血栓闭塞性脉管炎的临床表现是

A. 患肢发冷　　B. 间歇性跛行

C. 患肢剧痛　　D. 静息痛

E. 足背动脉搏动消失

二 A2 型题

1. 患者，男性，35 岁。长期吸烟。右足发凉无力，走路时间长左小腿酸痛，休息后好转，再走又痛。局部红肿压痛，足背动脉搏动减弱。初步诊断为

A. 下肢静脉曲张　　B. 左小腿深静脉血栓
C. 血栓闭塞性脉管炎第一期　　D. 血栓闭塞性脉管炎第二期
E. 血栓闭塞性脉管炎第三期

2. 患者，男性，45 岁。吸烟多年。脉管炎已有 1 年余，现已发展成疼痛严重不能入睡。查体：局部苍白干冷，肌肉萎缩，足背动脉搏动消失。初步诊断为

A. 大动脉栓塞　　B. 血栓闭塞性脉管炎局部缺血期
C. 血栓闭塞性脉管炎营养障碍期　　D. 血栓闭塞性脉管炎坏疽期
E. 深部静脉血栓形成

3. 患者，男性，30 岁。从小生活在北方。3 个月前出现右下肢酸痛，肢端发凉、畏寒，足趾麻木感，尤其在行走一段时间后出现小腿肌肉酸痛、休息后可缓解。考虑该患者可能有

A. 丹毒　　B. 痛风
C. 深静脉血栓形成　　D. 血栓闭塞性脉管炎
E. 单纯性下肢静脉曲张

三 A3/A4 型题

（1~3 题共用题干）

患者，男性，45 岁。患血栓闭塞性脉管炎，处于局部缺血期。

1. 此期的病变特点是

A. 血栓形成，部分堵塞血管　　B. 血管痉挛，以功能性病变为主
C. 血管闭塞，侧支循环补充血供　　D. 血管闭塞，侧支循环不能满足肢体需要
E. 血管壁和血管周围广泛纤维化

2. 此期的典型表现是

A. 静息痛　　B. 屈膝抱足而坐
C. 间歇性跛行　　D. 患肢胫后动脉和足背动脉搏动消失
E. 肢体远端形成经久不愈的溃疡

3. 护士对患者日常生活中的健康指导内容正确的是

A. 少吸烟
B. 穿胶底皮鞋

C. 出现患肢溃疡或坏疽时应增加活动量

D. 坚持 Buerger 运动

E. 患肢疼痛时可自行服用吗啡

四 B 型题

（1~4 题共用备选答案）

A. 大隐静脉曲张，深静脉不通
B. 大隐静脉曲张，深静脉通畅
C. 血栓闭塞性脉管炎局部缺血期
D. 血栓闭塞性脉管炎营养障碍期
E. 血栓闭塞性脉管炎坏疽期

1. 有静息痛的是
2. 有间歇性跛行的是
3. 足趾尖或足趾变黑、脱落是属于
4. 足背动脉及胫后动脉搏动减弱的是

五 X 型题

1. 下列有关血栓闭塞性脉管炎的护理，正确的有

A. 镇痛，禁烟
B. 指导抬腿动作
C. 测皮温，观察疗效
D. 保持患肢干燥
E. 患肢用热水袋加温

2. 血栓闭塞性脉管炎的健康指导包括

A. 绝对忌烟
B. 指导肢体运动
C. 保肝治疗
D. 患肢防创伤
E. 注意防寒保暖

六 案例分析题

（1~3 题共用题干）

患者，男性，42 岁。患血栓闭塞性脉管炎，处于局部缺血期。

1. 该病的病因主要有

A. 先天因素
B. 长期大量吸烟
C. 气候寒冷、潮湿
D. 免疫功能异常
E. 性激素紊乱

2. 此期的典型表现包括

A. 间歇性跛行
B. 静息痛

C. 肢端发凉、畏寒　　D. 游走性静脉炎

E. 肢体远端形成经久不愈的溃疡

3. 护士对患者日常生活中的健康指导正确的有

A. 保暖　　B. 坚持 Buerger 运动

C. 少吸烟　　D. 避免长期处于一种姿势

E. 减少体位改变，尽量维持同一姿势

参考答案与解析

一、A1 型题

1. A【解析】血栓闭塞性脉管炎局部缺血期主要发生血管痉挛，表现为患肢动脉供血不足，出现肢端发凉、怕冷及间歇性跛行等。少数患者可伴有游走性浅静脉炎：患肢胫后动脉和足背动脉搏动明显减弱；皮肤温度低于正常；Buerger 征阳性；足背静脉充盈时间延长。

2. B【解析】适当保暖，保暖可使血管扩张，并促进血液循环。具体措施：①室内温度宜保持在 21℃以上。在寒冷环境中避免暴露肢体。②不可使用热水袋、热水泡脚，温度升高使局部组织耗氧量增加，加重局部缺血、缺氧。若需要四肢保暖，应将热水袋放于腹部，使血流增加，反射性扩张四肢血管，穿棉脚套等。

3. C【解析】血栓闭塞性脉管炎营养障碍期，除血管痉挛继续加重外，还有明显的血管壁增厚及血栓形成，常出现静息痛，导致患者夜间常屈膝抱足而坐。

4. E【解析】血栓闭塞性脉管炎临床上比较常见，主要累及四肢中小动静脉，多以动脉为主。

5. C【解析】肢体抬高试验：患者平卧，下肢抬高 45°，3 分钟后观察足背皮肤色泽改变，出现供血不足则为阳性。

6. B【解析】血栓闭塞性脉管炎早期病变主要是肢体局部缺血，此时缺血原因功能性（痉挛）大于器质性（闭塞），其典型症状为间歇性跛行。

二、A2 型题

1. C【解析】根据患者表现，该患者目前是血栓闭塞性脉管炎第一期。局部缺血期：以血管痉挛为主，表现为患肢动脉供血不足，出现肢端发凉、畏寒及跛行等。

2. C【解析】营养障碍期：可出现静息痛，皮温下降，肢端苍白、潮红或发绀，且可伴有营养障碍表现，如皮肤干燥、脱屑、脱毛及肌萎缩等。患肢动脉搏动消失，但尚未出现肢端溃疡或坏疽。

3. D【解析】根据患者“右下肢酸痛，肢端发凉、畏寒，足趾麻木感，尤其在行走一段

时间后出现小腿肌肉酸痛，休息后可缓解”表现可诊断为血栓闭塞性脉管炎。

三、A3/A4 型题

1. B【解析】局部缺血期的病变以血管痉挛为主，属于功能性病变，当血管痉挛解除，患肢血供可以恢复。随着病情发展，血管内膜增厚，管腔内血栓形成，进一步导致血管完全闭塞。晚期血管壁和血管周围广泛纤维化并有侧支循环形成，以代偿供血。在动脉完全闭塞后，侧支循环缺乏时，将产生疼痛及组织、肢体营养障碍，甚至造成肢体远端坏疽。

2. C【解析】局部缺血期可出现动脉硬化性闭塞症Ⅰ期及间歇性跛行的临床表现。此外，此期还可表现为反复发作的游走性血栓性静脉炎，即浅表静脉发红、发热、呈条索状，且有压痛。

3. D【解析】指导患者正确的功能锻炼方法，如勃格（Buerger）运动法，即患者平卧，先抬高患肢45°以上，维持1~2分钟，再在床边下垂2~3分钟，然后放置水平位2分钟，并做足部旋转、伸屈活动。反复活动20分钟，每日数次。

四、B 型题

1. D【解析】参见 A2 型题第 2 题解析。

2. C【解析】参见 A3/A4 型题第 2 题解析。

3. E【解析】血栓闭塞性脉管炎坏疽期可出现动脉硬化性闭塞症Ⅳ期的临床表现。足趾颜色开始变成暗红色，足趾发黑、干瘪、溃疡和坏死。当干性坏疽变成湿性坏疽的时候就会出现继发感染表现，甚至出现发热、烦躁等全身毒血症症状。此期，病变动脉完全闭塞，侧支循环提供的血流已经不能维持组织存活。

4. C【解析】足背动脉及胫后动脉搏动减弱属于血栓闭塞性脉管炎局部缺血期。

五、X 型题

1. ABCD【解析】参见 A1 型题第 2 题解析。

2. ABDE【解析】保肝治疗不属于血栓闭塞性脉管炎的健康指导。

六、案例分析题

1. BCDE【解析】闭塞性脉管炎的病因：①长期吸烟。②寒冷和感染。③血管神经调节紊乱。④性激素影响。

2. ACD【解析】血栓闭塞性脉管炎局部缺血期是以血管痉挛为主。表现为患肢动脉供血不足，出现肢端发凉、怕冷及间歇性跛行等。少数患者可伴有游走性浅静脉炎。患肢胫后动脉和足背动脉搏动明显减弱；皮肤温度低于正常；Buerger 征阳性；足背静脉充盈时间延长。

3. ABD【解析】绝对戒烟：以消除烟碱对血管的毒性作用。保护肢体：切勿赤足行走，避免外伤；注意患肢保暖，避免受寒；穿合脚的棉质鞋袜，勤更换，以防真菌感染。功能锻炼：指导患者进行 Buerger 运动，促进侧支循环的建立。避免长期处于一种姿势。

第十四章　肾上腺疾病患者的护理

一 A1 型题

1. 皮质醇增多症患者脂肪代谢障碍可出现的特征性体征是

   A. 皮肤菲薄形成紫纹　　B. 向心性肥胖

   C. 脊柱变形　　D. 痤疮、多毛

   E. 轻度水肿

2. 下列哪项不是肾上腺皮质醇增多症的临床表现

   A. 多血质　　B. 高血压

   C. 淋巴结增大　　D. 骨质疏松

   E. 阳痿

3. 皮质醇增多症患者的饮食宜

   A. 高糖、高蛋白质、高脂、高维生素、低钾、高钠

   B. 高糖、高蛋白质、低脂、高维生素、低钾、高钠

   C. 低糖、低脂（以不饱和脂肪酸为主）、高蛋白质、低盐、高维生素、高钾、高钙

   D. 高糖、高蛋白质、低脂、低维生素、低钾、不限钠

   E. 低糖、高蛋白质、高脂、高维生素、低钾、低钠

4. 原发性醛固酮增多症的高血压的特点是

   A. 以收缩压升高为主　　B. 以舒张压升高为主

   C. 收缩压和舒张压均升高明显　　D. 收缩压和舒张压增高均不明显

   E. 收缩压升高，舒张压不变

5. 原发性醛固酮增多症出现的代谢紊乱为

   A. 高血钾　　B. 低尿钾

   C. 高血浆肾素　　D. 尿钾排出增加

   E. 血醛固酮水平降低

6. 肾上腺嗜铬细胞瘤好发部位是

   A. 肾上腺外交感神经系统　　B. 肾上腺髓质

   C. 肾上腺皮质　　D. 肾上腺皮质增生部

   E. 肾上腺髓质增生部

7. 库欣综合征患者皮肤菲薄的原因主要是
A. 糖异生增强，致皮肤营养障碍
B. 脂肪代谢障碍
C. 蛋白质合成障碍
D. 蛋白质吸收障碍
E. 蛋白质分解消耗亢进

8. 造成库欣综合征患者向心性肥胖的原因是
A. 脂肪合成增加
B. 脂肪重新分布
C. 蛋白质分解代谢亢进
D. 肾上腺雄酮分泌增多
E. 水钠代谢紊乱

9. 库欣综合征最常见的原因是
A. Cushing 病
B. 异位 ACTH 综合征
C. 肾上腺皮质腺癌
D. 肾上腺皮质腺瘤
E. 肾上腺皮质腺增生

二 A2 型题

1. 患者，女性，50 岁。因患皮质醇增多症而入院。此症患者在活动时应注意防止因骨质疏松而引起的
A. 肌萎缩
B. 股部皮肤紫纹
C. 病理性骨折
D. 四肢无力
E. 性腺功能紊乱

2. 患者，女性，49 岁。血压 160/105mmHg，最近四肢无力且多饮、多尿，尤以夜尿多为甚。入院查体：钾 2. 6mmol/L，钠 148mmol/L，二氧化碳结合力 38mmol/L。可初步考虑
A. 高血压
B. 糖尿病
C. 原发性醛固酮增多症
D. 皮质醇增多症
E. 儿茶酚胺症

3. 患者，女性，20 岁。因血压升高，血糖升高，向心性肥胖，脸部皮肤薄、红住院。查血压 180/100mmHg，月经量少、不规则。CT 结果示垂体生长肿物，X 线检查显示骨质疏松。该患者可能患的是
A. 库欣综合征
B. 糖尿病
C. 高血压
D. 妇科病
E. 肿瘤

4. 患者，女性，30 岁。被确诊患有肾上腺皮质腺瘤。其临床表现有向心性肥胖，皮肤菲薄，面部及背部出现痤疮，患者自觉乏力感明显，易激动，对形象的改变很难接受，不愿意见人。以下各项护理诊断对于该患者并不存在的是
A. 精神紊乱现象
B. 自我形象紊乱

C. 营养失调：高于机体需要量　　D. 有感染的危险
E. 有皮肤完整性受损的危险

三 A3/A4 型题

（1~4 题共用题干）

患者，女性，40 岁。患高血压 3 年。血压 165/105mmHg，血钾 3.3mmol/L，血钠 148mmol/L，HCO_3^- 35mmol/L，肝肾功能正常，尿液 pH 7.5，静脉尿路造影（－）。

1. 为了作出诊断，首选的检查为
A. 血常规　　B. 尿常规
C. 尿 VMA 测定　　D. 血糖测定
E. 血浆肾素测定
2. 进一步检查发现该患者血醛固酮水平升高，最可能的诊断为
A. 皮质醇增多症　　B. 肾素瘤
C. 嗜铬细胞瘤　　D. 醛固酮增多症
E. 原发性高血压
3. 为决定该患者的治疗方案，还应做的必要检查是
A. CT　　B. 肾功能检查
C. 尿比密测定　　D. 肝功能检查
E. 腹部 X 线平片
4. 若发现该患者左侧肾上腺有直径 0.8cm、边缘光滑的实质占位，其最佳的治疗方案为
A. 放射治疗　　B. 肾上腺及腺瘤切除术
C. 药物治疗　　D. 肾上腺大部切除术
E. 垂体切除术

四 B 型题

（1~2 题共用备选答案）

A. 肌无力　　B. 高血压
C. 烦渴　　D. 满月脸
E. 多尿

1. 皮质醇增多症、原发性醛固酮增多症、儿茶酚胺增多症三者都有的临床表现为
2. 皮质醇增多症特有的临床表现为

五 X 型题

1. 原发性醛固酮增多症的临床表现主要有
A. 心律失常　　B. 低血压

C. 钠潴留　　D. 明显水肿

E. 神经肌肉功能障碍

2. 儿茶酚胺增多症包括

A. 肾上腺髓质增生　　B. 肾上腺嗜铬细胞瘤

C. 肾上腺皮质增生　　D. 肾上腺腺瘤

E. 肾上腺异位嗜铬细胞瘤

参考答案与解析

一、A1 型题

1. B【解析】向心性肥胖：由于皮质醇促进了脂肪动员与合成，致使脂肪分布不正常，出现满月脸、水牛背，腹部突出、下坠，躯干明显肥胖。

2. C【解析】皮质醇增多症是各种原因所致肾上腺皮质醇分泌增多引起的临床综合征，又称库欣综合征。以满月脸、向心性肥胖、多血质、皮肤紫纹、痤疮、糖尿病倾向、高血压和骨质疏松等为主要表现。肾上腺皮质醇增多症患者一般无淋巴结肿大。

3. C【解析】皮质醇增多症患者的饮食宜高蛋白、高维生素、低糖、低脂、低盐、含钾、含钙丰富食物。

4. B【解析】原发性醛固酮增多症的高血压特点是以舒张压升高为主。

5. D【解析】原发性醛固酮增多症患者血清醛固酮水平增高，排钾增加，引起低血钾。

6. B【解析】嗜铬细胞瘤大多数发生在肾上腺髓质，约 10% 发生在肾上腺外交感神经系统的嗜铬组织，以腹膜后多见。

7. E【解析】皮肤菲薄是由于机体蛋白质分解代谢增强呈负氮平衡。

8. B【解析】脂肪代谢障碍，体内脂肪分解与合成均受到促进，使脂肪转移重新分布，形成典型的“向心性肥胖”。

9. A【解析】Cushing 病：垂体分泌促肾上腺皮质激素（ACTH）过多，导致双侧肾上腺增生，分泌大量的皮质醇，此类型最多见。

二、A2 型题

1. C【解析】皮质醇增多症患者在活动时应注意防止因骨质疏松而引起的病理性骨折。大量皮质醇激素可以导致骨量丢失，病程较久者可以出现骨质疏松甚至骨折。

2. C【解析】高血压是原发性醛固酮增多症的主要临床表现。该患者血压 160/105mmHg 且多饮、多尿，尤以夜尿多为甚。原发性醛固酮增多症患者多尿、夜尿增多和烦渴，是由于低血钾使肾小管上皮细胞水肿、浓缩功能减退所致。实验室检查也符合原发性醛固酮增多症的诊断。

3. A【解析】库欣综合征是指由多种原因导致肾上腺分泌过多糖皮质激素（主要是皮质醇）综合征。主要表现有满月脸、多血质、向心性肥胖、皮肤紫纹、痤疮、糖尿病倾向、高血压和骨质疏松等。本症女性多于男性，20~40 岁者居多。

4. A【解析】肾上腺皮质腺瘤是发生于肾上腺皮质的良性肿瘤。临床上根据是否分泌激素、引起肾上腺皮质功能亢进，分为功能性肾上腺皮质腺瘤和无功能性肾上腺皮质腺瘤。临床上主要表现为单纯的皮质醇症、原发性醛固酮增多症、肾上腺性征异常或其他的综合表现。该患者的主要护理问题如下。①因向心性肥胖引起的自我形象紊乱。②体液过多：与糖皮质激素过多引起水钠潴留有关。③有感染的危险：与皮质醇增多有关。④皮肤菲薄，面部及背部出现痤疮，有皮肤完整性受损的危险。⑤潜在并发症：心力衰竭、脑血管意外、类固醇性糖尿病。⑥营养失调：高于机体需要量等。

三、A3/A4 型题

1. E【解析】一般通过血浆肾素、醛固酮水平测定和血浆醛固酮/肾素比值测定，低钠试验，高钠试验，螺内酯试验等可确定原发性醛固酮增多症的诊断。

2. D【解析】进一步检查发现该患者血醛固酮水平升高，最可能的诊断是醛固酮增多症。

3. A【解析】CT、MRI 检查：可准确测定肾上腺大小，腺瘤的大小对分型的定位起重要作用，腺瘤多为单侧病变，特发性醛固酮增多症多为双侧病变，准确率可高达 90%。

4. B【解析】肾上腺皮质腺瘤，单纯切除后可望完全恢复，腺瘤以外的腺体有结节性改变时宜将该侧肾上腺切除。

四、B 型题

1. B【解析】皮质醇增多症、原发性醛固酮增多症、儿茶酚胺增多症三者都有的临床表现为高血压。

2. D【解析】皮质醇增多症特有的临床表现为满月脸。

五、X 型题

1. ACE【解析】高血压、心律失常、钠潴留属于原发性醛固酮增多症的临床表现。

2. ABE【解析】儿茶酚胺症是肾上腺嗜铬细胞瘤、肾上腺异位嗜铬细胞瘤和肾上腺髓质增生的总称。

第十五章　骨与关节损伤患者的护理

一 A1 型题

1. 易引起感染的骨折是
   A. 完全骨折　　B. 开放性骨折
   C. 稳定性骨折　　D. 闭合性骨折
   E. 不完全骨折
2. 石膏固定最严重的并发症是
   A. 呼吸道感染　　B. 骨筋膜室综合征
   C. 尿路感染　　D. 足下垂
   E. 石膏断裂
3. 闭合性骨折石膏固定后最多见的并发症是
   A. 血管损伤　　B. 神经损伤
   C. 关节僵硬　　D. 骨化性肌炎
   E. 缺血性肌痉挛
4. 石膏固定干固前最应该注意的是
   A. 松脱　　B. 禁止搬动和压迫
   C. 压迫性溃疡　　D. 血循环受阻
   E. 石膏变形
5. 骨折急救重要的方法是
   A. 骨折固定　　B. 骨折复位
   C. 恢复功能　　D. 解除疼痛
   E. 消除肿胀
6. 骨折早期的功能锻炼重点是
   A. 骨折部上下关节的活动　　B. 患肢肌肉舒缩锻炼
   C. 完全不能活动　　D. 伤肢完全不能活动
   E. 骨折部上下关节的大幅度活动
7. 对筋膜室综合征的正确处理措施是
   A. 抬高患肢　　B. 立即切开复位，探查血管

C. 密切观察有无肾功能损害
D. 拆除外固定
E. 彻底切开筋膜减压

8. 与骨牵引相比，皮牵引的特点是
A. 操作复杂
B. 患者承受痛苦较小
C. 牵引时间可以比较长
D. 对皮肤刺激小
E. 可承受牵引重量较大

9. 骨筋膜室综合征的主要发病机制是
A. 细菌大量繁殖
B. 骨筋膜内压力增高
C. 血管内膜损伤
D. 神经损伤
E. 肌痉挛

10. 关于石膏固定患者护理的叙述正确的是
A. 肢端应完全包裹在石膏内
B. 完全停止患肢活动
C. 石膏被食物污染后，应在清水下冲洗
D. 为加速石膏干固，烘烤石膏的温度越高越好
E. 抬动石膏未干的患肢时用手掌轻轻托扶

11. 牵引术后护理错误的是
A. 保持反牵引力
B. 骨牵引穿孔部位的血痂应去除
C. 牵引锤重量不能随意改变
D. 皮肤牵引时注意胶布有无松弛、滑脱
E. 鼓励进行牵引肢体肌肉的等长运动

12. 石膏综合征常发生于
A. 高龄者
B. 石膏背心固定者
C. 前臂石膏托固定者
D. 缺乏患肢功能锻炼者
E. 石膏内有伤口感染者

13. 指导股骨颈骨折患者翻身、取物、下床的动作应遵循的原则是
A. 避免外收屈髋
B. 避免内收屈髋
C. 保持外收屈髋
D. 保持内收屈髋
E. 两腿伸直

14. 影响骨折愈合最主要的因素是
A. 高龄
B. 伤口感染
C. 粉碎性骨折
D. 血液供应不良
E. 复位时过度牵引

15. 儿童常见的骨折是
A. 螺旋形骨折
B. 青枝骨折

C. 撕脱骨折　　D. 凹陷骨折

E. 裂缝骨折

16. 骨折愈合过程中必须经过的过程是

A. 现场急救，医院治疗，术后随访　　B. 清创缝合，骨折固定

C. 复位、固定及功能锻炼　　D. 牵引、复位，加以固定

E. 血肿机化，骨痂形成，骨痂改造塑形

17. 骨折临床愈合后，骨痂的改造塑形主要取决于

A. 外固定的牢固性　　B. 肢体活动和负重所形成的应力

C. 局部血液供应情况　　D. 骨痂的多少

E. 是否很好配合理疗、按摩及药物治疗

18. 骨折处软组织损伤严重时，影响骨痂生长的主要原因是

A. 血肿过大　　B. 渗血过多

C. 断端血液供应差　　D. 骨外膜血液供应差

E. 髓腔内血液供应差

19. 关于骨折的治疗原则，下列哪项是正确的

A. 复位、固定及内外用药　　B. 复位、固定及功能锻炼

C. 复位、固定　　D. 复位、固定及物理治疗

E. 固定、功能锻炼及内外用药

20. 新鲜骨折早期对位、对线不良，其最可能的后果是

A. 畸形愈合　　B. 骨折不连接

C. 延迟愈合　　D. 并发感染

E. 肢体残疾

21. 骨折整复的原则是

A. 近端凑远端　　B. 两端互凑

C. 两端分离　　D. 远端凑近端

E. 两端成角

22. 骨折复位时解除肌张力的最好方法是

A. 牵引　　B. 口服镇痛药

C. 操作时动作轻柔　　D. 麻醉

E. 将肢体放在适中位置

23. 有关骨折的功能复位标准，下列哪一项是正确的

A. 成人下肢骨折缩短不能超过 1. 5cm

B. 成人骨分离移位不超过 2. 5cm

C. 成人骨折成角移位不超过 15°，儿童不超过 5°

D. 长骨干横形骨折对位达 4/5

E. 儿童下肢骨折缩短移位不超过 2cm

24. 骨折手法复位时

A. 不能使用麻醉

B. 最好使用使肌肉完全松弛的麻醉

C. 将针头刺入骨折端，回抽得陈旧血液后再注入局部麻醉药

D. 必须肌内注射哌替啶

E. 口服镇痛药即可

25. 股骨颈骨折的易发患者群是

A. 儿童
B. 青少年
C. 妇女
D. 老年人
E. 中年人

26. 胫骨骨折后因局部血运差，易造成延迟愈合或骨不连的部位是

A. 胫骨上段骨折
B. 胫骨平台骨折
C. 胫骨中段骨折
D. 胫骨中下 1/3 骨折
E. 踝上骨折

27. 胫骨中下 1/3 骨折愈合慢的主要原因

A. 附近主要血管损伤
B. 附近的周围神经损伤
C. 远骨折段完全丧失血供
D. 近骨折段血供减少
E. 远骨折段血供减少

28. 胫腓骨骨折复位的黄金时期为

A. 12 小时以内
B. 12~24 小时
C. 24~48 小时
D. 24 小时以内
E. 48~72 小时

29. 脊髓损伤最严重的病理改变是

A. 脊髓水肿
B. 脊髓受压
C. 脊髓震荡
D. 脊髓断裂
E. 脊髓挫伤

30. 脊柱骨折的患者搬运时应采用

A. 半卧位
B. 中立位
C. 左侧卧位
D. 右侧卧位
E. 仰卧或俯卧，脊柱平伸，禁止弯腰

31. 脊柱骨髓损伤患者最首要的辅助检查是

A. MRI 检查
B. CT 检查

C. X 线检查　　D. B 超

E. 椎管造影检查

32. 颈椎骨折脱位最首要、最有效的治疗措施为

A. 石膏固定　　B. 颈托保护

C. 枕颌带牵引　　D. 高压氧

E. 颅骨牵引

33. 脊柱骨折造成脱位并脊髓半横切损伤，其损伤平面以下的改变是

A. 双侧肢体完全截瘫

B. 同侧肢体运动消失，双侧肢体深浅感觉消失

C. 同侧肢体运动和深感觉消失，对侧肢体痛温觉消失

D. 同侧肢体运动和痛温觉消失，对侧肢体深感觉消失

E. 同侧肢体痛温觉消失，对侧肢体运动和深感觉消失

34. 关于脊柱外伤和脊髓损伤的关系的叙述，下列选项错误的是

A. 脊髓损伤阶段与椎体手术平面不一致

B. 胸椎较固定，所以胸椎的脱位多无脊髓损伤

C. 有的病例表现为明显的脊髓损伤，但 X 线片却无骨折脱位

D. 屈曲型骨折脱位造成骨髓损伤最多见

E. 椎管狭窄患者脊柱创伤更易发生脊髓损伤

35. 脊柱骨折患者急救运送方法，正确的是

A. 用软担架搬动　　B. 一人背负搬运

C. 二人抱持搬运　　D. 一人抱持搬运

E. 三人平托放于硬板搬运

36. 脊髓半切征患者损伤对侧肢体的

A. 运动和痛觉丧失　　B. 深感觉和温觉丧失

C. 痛觉和温觉丧失　　D. 运动和温觉丧失

E. 运动和深感觉丧失

37. 下列哪一项是脊柱骨折急救的正确方法

A. 一人抬头，一人抬腿　　B. 滚动法

C. 背驮法　　D. 搂抱法

E. 肩扛法

38. 下列关于骨盆组成的描述，正确的是

A. 由 1 块坐骨、耻骨联合和 1 块尾骨组成

B. 由 2 块髂骨、1 块骶骨和 1 块尾骨组成

C. 由 2 块髋骨、1 块骶骨和 1 块尾骨组成

D. 由 2 块髋骨、1 块坐骨和 1 块尾骨组成

E. 由 2 块髂骨、1 块坐骨和 1 块尾骨组成

39. 骨盆骨折后形成的腹膜后血肿最严重的并发症是

A. 休克　B. 肾衰竭

C. 肠梗阻　D. 感染

E. 血尿

40. 骨盆骨折最严重的并发症是

A. 疼痛　B. 尿路感染

C. 压疮　D. 尿路结石

E. 腹膜后巨大血肿

41. 骨盆骨折主要的体征是

A. 骨外露　B. McMurray 试验阳性

C. 骨擦音和骨擦感　D. 骨盆分离试验和挤压试验阳性

E. 抽屉试验阳性

42. 骨盆牵引，两侧的总重量为

A. 8kg　B. 10kg

C. 15kg　D. 18kg

E. 20kg

43. 关节脱位的特征性表现是

A. 肿胀　B. 淤血

C. 弹性固定　D. 疼痛

E. 活动受限

44. 脱位晚期并发症是

A. 关节内骨折　B. 关节外骨折

C. 血管损伤　D. 创伤性关节炎

E. 神经压迫

45. 髋关节脱位最严重的并发症是

A. 神经损伤　B. 内脏损伤

C. 并发骨折　D. 创伤性关节炎

E. 股骨头坏死

46. 骨折牵引时，预防过度牵引的措施是

A. 尽可能减轻牵引重量　B. 患肢功能锻炼

C. 定时测定肢体长度　D. 防止牵引针左右移动

E. 定时放松牵引装置

47. 牵引患者护理措施正确的是

A. 下肢牵引时应抬高床头　　B. 牵引针孔的血痂应及时清除

C. 患肢上方覆盖被子以保暖　　D. 肢体纵轴应与牵引力线平行

E. 牵引物应着地，以免过度牵引

48. 若骨折后关节僵硬已成定型，此时处理方法的叙述正确的是

A. 以主动运动为主　　B. 操作时手法应强硬

C. 以被动运动为主　　D. 自身力量不足，需要外力协助

E. 可一次手法操作撕裂瘢痕组织

二 A2 型题

1. 患者，女性，40 岁。左前臂骨折经治疗后准备出院，护士对她做出院前功能锻炼指导，下面哪项内容应除外

A. 活动范围由小到大

B. 活动次数始终一样，要固定，并坚持完成

C. 活动强度由弱至强

D. 活动时间由短至长

E. 被动活动与主动活动相结合

2. 患者，男性，30 岁。左前臂骨折行石膏绷带包扎后 1 小时，自觉手指剧痛。护士观察发现患者手指发凉、发绀，不能自主活动。此时应首先考虑可能的原因是

A. 室内温度过低　　B. 石膏绷带包扎过紧

C. 神经损伤　　D. 体位不当

E. 静脉损伤

3. 患者，男性，18 岁。运动时突然发生右大腿下端疼痛，经医院拍片确诊为骨良性瘤，并发骨折。这种骨折属于

A. 创伤性骨折　　B. 青枝骨折

C. 疲劳性骨折　　D. 病理性骨折

E. 开放性骨折

4. 患者，男性，5 岁。因骨折行石膏背心固定后 3 天，出现腹痛、呕吐，呕吐物为胃内容物。此患者可能出现了

A. 石膏综合征　　B. 受凉

C. 食物变质　　D. 急性胃炎

E. 急性肠炎

5. 患者，男性，35 岁。施工现场由高处坠地，不能站立，左大腿疼痛。X 线片显示左股骨

下端骨折，足背动脉搏动消失，运动正常。该患者出现了什么并发症

A. 静脉损伤　　B. 肱动脉损伤

C. 腓总神经损伤　　D. 腘动脉损伤

E. 股动脉损伤

6. 患者，男性，42 岁。颈部重物砸伤 2 小时，拍片诊断颈 5~6 椎体脱位。查体双下肢感觉无力，活动可，排尿正常。目前应给予最恰当的治疗是

A. 去枕平卧　　B. 石膏固定

C. 药物治疗　　D. 枕颌带牵引

E. 手术治疗

7. 患儿，男，3 岁。左股骨干骨折。最恰当的治疗是

A. 骨牵引　　B. 石膏外固定

C. 夹板外固定　　D. 皮牵引

E. 手术切开接骨板固定

8. 患者，男性，60 岁。因外展型股骨颈骨折行皮牵引。应采取的体位是

A. 30°内收中立位　　B. 30°外展中立位

C. 30°外展外旋位　　D. 30°内收内旋位

E. 双腿并拢中立位

9. 患者，女性，35 岁。工作时右小腿被机器压伤，X 线片显示右胫腓骨中下段粉碎性骨折。首选的治疗方案是

A. 石膏托外固定　　B. 骨牵引

C. 手法复位 + 石膏托外固定　　D. 闭合复位内固定

E. 切开复位内固定

10. 患者，男性，40 岁。胫腓骨骨折。复位后石膏固定，肢体肿胀较明显，治疗中患者未能积极功能锻炼，2 个月后去除石膏复查，见骨折已愈，经 1 个月练习关节活动，恢复不满意，膝关节功能差。此为

A. 损伤性骨折　　B. 创伤性关节炎

C. 关节僵硬　　D. 缺血性骨坏死

E. 缺血性肌挛缩

11. 患者，男性，55 岁。被撞伤致右胫腓骨中下 1/3 段横断骨折，经复位达到功能复位标准，小夹板固定。3 个月后 X 线复查，骨痂少，骨折未愈合。其原因为

A. 年龄较大　　B. 小夹板固定

C. 骨折段血供不良　　D. 周围软组织损伤

E. 骨折复位不理想

12. 某患者因从马车上摔下，枕部着地，颈部活动受限，下颈椎压痛明显，四肢弛缓性瘫痪，躯干感觉平面在胸骨柄以下，痛觉、温觉消失，不能自行排尿。诊断首先考虑为

A. 颈椎间盘突出症

B. 颈椎骨折脱位并颈髓损伤

C. 颈部软组织损伤

D. 颈椎骨折脱位并臂丛神经与腰骶丛神经损伤

E. 胸椎骨折并脊髓损伤

三 A3/A4 型题

（1~3 题共用题干）

患者，男性，35 岁。右前臂骨折石膏绷带固定。

1. 护士协助医师包扎时，下列护理措施不妥的是

A. 用手掌扶托肢体石膏型

B. 石膏包扎后 10~20 分钟内避免肢体活动

C. 石膏绷带紧贴皮肤沿肢体滚动缠绕

D. 石膏固定当日即可做患肢肌肉舒缩运动

E. 清洁患肢皮肤，有伤口者先换药

2. 若患者石膏绷带固定后诉肢体疼痛难忍，下列哪项护理不应做

A. 观察桡动脉搏动　　B. 立即给予药物镇痛

C. 观察肢端肤色和体温　　D. 发现异常报告医生

E. 询问患者肢端感觉、运动情况

3. 患者石膏绷带固定后护理，嘱咐患者不妥的一项是

A. 患肢常做握拳动作　　B. 肢体平放于体侧

C. 疼痛难忍勿自行服用镇痛药　　D. 患肢手指可随意做伸屈运动

E. 保持石膏清洁，免受潮

（4~5 题共用题干）

患者，女性，60 岁。跌倒后左髋部着地，自觉左髋部压痛，不能站立及行走，左下肢短缩，左足外旋。

4. 该患者首先应考虑为

A. 髋臼骨折　　B. 股骨粗隆骨折

C. 骨盆骨折　　D. 股骨颈骨折

E. 坐骨支骨折

5. 可明确诊断的检查是
   A. X线检查　　B. B超检查
   C. CT检查　　D. MRI检查
   E. 肌电图检查

(6~8题共用题干)

患者，女性，70岁。跌倒后造成左股骨颈骨折、行走困难，被收入院。

6. 若X线片显示其远端骨折线与两髂嵴连线的夹角（Pauwells角）为60°，说明此骨折属于
   A. 头下型骨折　　B. 经颈型骨折
   C. 基底部骨折　　D. 内收型骨折
   E. 外展型骨折
7. 患者受伤的病因为
   A. 直接暴力　　B. 间接暴力
   C. 肌肉牵拉　　D. 骨骼劳损
   E. 病理性骨折
8. 该患者此时患肢的表现是
   A. 外展缩短畸形　　B. 内收缩短畸形
   C. 外展外旋畸形　　D. 内收内旋畸形
   E. 无明显畸形，尚可行走

(9~11题共用题干)

患者，男性，65岁。因左腿外展型股骨颈骨折入院，拟行保守治疗。

9. 通常此类患者采用的保守治疗方法是
   A. 骨牵引　　B. 皮牵引
   C. 骨盆悬吊牵引　　D. 骨盆带牵引
   E. 手法复位石膏固定
10. 对该患者的护理措施中正确的是
   A. 患肢应抵住床尾
   B. 患肢和牵引绳上可盖厚被子
   C. 牵引绳不能脱离滑轮的滑槽
   D. 嘱患者若发生皮肤过敏，可自行将胶布撕下
   E. 牵引物定时着地一段时间，以免过度牵引
11. 在牵引过程中，护士可以指导患者进行左侧患肢
   A. 膝关节伸屈活动　　B. 髋关节伸曲活动

C. 助力运动　　D. 股四头肌等长运动

E. 手法治疗

（12~14 题共用题干）

患者，女性，55 岁。摔倒后右小腿外上疼痛 6 小时。查体：右小腿外上端肿胀，压痛明显，足下垂，踇趾背伸障碍，足背外侧感觉迟钝，X 线检查示腓骨小头骨折。

12. 该患者骨折最容易出现的并发症是

A. 腓总神经损伤　　B. 胫神经损伤

C. 腓肠神经损伤　　D. 大隐静脉损伤

E. 小隐静脉损伤

13. 下列哪项检查最有意义

A. CT 检查　　B. 放射性核素扫描

C. B 超检查　　D. 踝关节 X 线检查

E. 神经肌电图检查

14. 最理想的处理方式是

A. 手法复位 + 石膏固定　　B. 手法复位 + 夹板固定

C. 持续骨牵引　　D. 手术探查

E. 无须处理

四 B 型题

（1~2 题共用备选答案）

A. 髋“人”字形石膏　　B. “8”字形石膏绷带

C. 包头石膏背心　　D. 长臂石膏托

E. 管状石膏

1. 锁骨骨折固定用
2. 髋关节结核造成的骨折固定用

（3~5 题共用备选答案）

A. 病理性骨折　　B. 疲劳骨折

C. 压缩性骨折　　D. 撕脱骨折

E. 粉碎性骨折

3. 肌肉拉力作用可引起
4. 积累劳损可引起
5. 骨组织疾病可引起

（6~7 题共用备选答案）

A. 皮牵引　　B. 骨牵引

C. 骨盆带牵引　　D. 枕颌带牵引

E. 骨盆悬吊牵引

6. 骨盆骨折患者保守治疗时应用

7. 对无移位的外展型股骨颈骨折患者，在保守治疗时应用

（8~9 题共用备选答案）

A. 畸形愈合　　B. 骨筋膜室综合征

C. 感染　　D. 创伤性关节炎

E. 腓总神经损伤

8. 上述哪种情况是人工股骨头置换术的指征

9. 上述哪种情况是需要尽快手术治疗的

（10~12 题共用备选答案）

A. 桡骨下段骨折　　B. 股骨颈骨折

C. 肱骨髁上骨折　　D. 股骨干骨折

E. 胫腓骨骨折

10. 最容易导致骨缺血性坏死的是

11. 最容易引起肘内翻畸形的是

12. 最容易形成手餐叉样畸形的是

五 X 型题

1. 骨折的专有体征包括

A. 骨擦感　　B. 骨擦音

C. 假关节活动　　D. 局部肿胀

E. 创伤性畸形

2. 下列选项中可能导致骨筋膜室综合征的原因有

A. 石膏包扎过紧　　B. 骨折未达到解剖复位

C. 石膏固定不确实　　D. 未进行患肢功能锻炼

E. 骨筋膜内肿胀、出血，压力增高

3. 下列骨折中属于最不稳定的骨折有

A. 螺旋形骨折　　B. 斜形骨折

C. 青枝骨折　D. 横行骨折
E. 粉碎性骨折

4. 下列选项中牵引术后护理正确的是
A. 保持反牵引力　B. 骨牵引穿孔部位的血痂应去除
C. 牵引锤重量不能随意改变　D. 皮肤牵引时注意胶布有无松弛、滑脱
E. 鼓励进行牵引肢体肌肉的等长运动

5. 牵引的主要作用包括
A. 肢体制动，减轻疼痛　B. 骨折和脱位的复位和固定
C. 促进患肢血液供应　D. 矫正和预防挛缩畸形的肢体
E. 解除肌痉挛，防止畸形

6. 骨牵引的特点包括
A. 有发生骨感染的危险　B. 对皮肤刺激明显
C. 牵引力量大　D. 有创操作，患者较难接受
E. 可较长时间牵引

7. 下列属于骨折早期并发症的是
A. 脂肪栓塞　B. 关节僵硬
C. 创伤性关节炎　D. 缺血性肌挛缩
E. 骨筋膜室综合征

8. 骨折现场急救方法正确的是
A. 就地取材，固定伤肢　B. 重点检查有无内脏损伤
C. 开放性骨折应现场复位　D. 平托法搬移脊柱骨折患者
E. 取清洁布类包扎伤口

9. 对小夹板固定患者的护理措施正确的是
A. 缚夹板的带结以不能上下移动为宜
B. 抬高患肢
C. 注意观察患肢的感觉、运动及血运情况
D. 嘱咐患者定时复诊
E. 应早期进行患肢功能锻炼

10. 属于不完全骨折的是
A. 青枝骨折　B. 粉碎性骨折
C. 斜形骨折　D. 裂缝骨折
E. 嵌插骨折

11. 牵引的目的是
A. 维持骨折、脱位复位后的稳定　B. 挛缩畸形肢体的矫正治疗

C. 解除肌痉挛 D. 改善静脉回流，消除肢体肿胀

E. 炎症肢体制动抬高

12. 牵引患者的一般护理包括

A. 牵引处每日用75%乙醇消毒3次

B. 保持有效牵引

C. 设置对抗牵引，抬高床头或床尾15~30cm

D. 皮肤牵引患者应注意有无胶布过敏

E. 密切观察患肢的血液循环情况

13. 石膏固定患者常见的并发症包括

A. 骨筋膜室综合征 B. 化脓性皮炎

C. 神经血管损伤 D. 失用性骨质疏松，关节僵硬

E. 石膏综合征

14. 石膏固定患者的护理措施包括

A. 石膏尚未干时容易折断，搬动患者时应注意给石膏适当支托

B. 患肢抬高，应高于心脏水平40~50cm

C. 石膏污染时可用清水擦洗，但水不可过多，以免石膏软化变形

D. 石膏边缘修剪整齐，每天观察石膏边缘皮肤有无擦伤

E. 石膏固定期间应指导患者功能锻炼

15. 患者骨折后的功能锻炼下列哪些是正确的

A. 骨折未愈合前不能活动 B. 早期做患肢肌肉舒缩

C. 2周后可扶持下地 D. 伤后2~3周以骨折近侧关节活动为主

E. 伤后6~8周开始全面功能锻炼

16. 股骨颈骨折按其骨折线的部位分为

A. 内收型骨折 B. 基底型骨折

C. 完全型骨折 D. 头下型骨折

E. 经颈型骨折

17. 截瘫患者的护理诊断是

A. 生活自理能力缺陷 B. 焦虑

C. 有呼吸困难、窒息的危险 D. 便、尿异常

E. 有潜在并发症的危险

18. 截瘫并发症是

A. 压疮 B. 尿路感染

C. 呼吸系统感染 D. 循环功能异常

E. 关节僵硬

19. 截瘫患者留置尿管，护理应注意

A. 早期留置尿管持续引流　　B. 1 个月更换 1 次导管

C. 平时夹闭　　D. 尿袋勿高过膀胱水平

E. 鼓励患者多饮水，可预防尿路感染和结石

20. 关节脱位的并发症是

A. 关节内骨折　　B. 关节外骨折

C. 血管损伤　　D. 压迫神经

E. 创伤性关节炎

六 案例分析题

（1~3 题共用题干）

患者，男性，40 岁。车祸造成脊柱骨折和脊髓损伤，现其双上肢弛缓性瘫痪、双下肢痉挛性瘫痪、躯干和四肢感觉消失。目前行颅骨牵引治疗。

1. 该患者脊髓损伤的部位最可能在

A. 上段颈髓　　B. 下段颈髓

C. 胸段脊髓　　D. 腰骶段脊髓

E. 脊髓圆锥

2. 牵引期间的护理措施中正确的是

A. 用沙袋或颈托固定颈部　　B. 定时取下牵引锤，让患者休息

C. 不能在牵引装置上盖物　　D. 嘱患者根据颈部感觉自行调节牵引重量

E. 骨牵引针孔处若有血痂应及时清除

3. 受伤后 2 周，该患者泌尿系统护理措施可采用

A. 自行排尿　　B. 间歇导尿

C. 持续开放导尿　　D. 出现尿潴留时插导尿管

E. 导尿管每 4~6 小时开放 1 次

参考答案与解析

一、A1 型题

1. B【解析】开放性骨折：骨折处皮肤或黏膜不完整，骨折端与外界相通，易引起感染。

2. B【解析】石膏绷带包扎过紧可引起肢体受压，局部压迫使骨筋膜室容积减小而导致

骨筋膜室内压力增高引起骨筋膜室综合征，即骨筋膜室内肌肉和神经因急性缺血而产生的一系列早期综合征。

3. C【解析】关节僵硬：患肢长期固定，关节周围组织浆液纤维性渗出和纤维蛋白沉积性粘连及关节囊和周围肌肉挛缩所致。

4. B【解析】石膏固定干固前，应避免搬动防止石膏断裂，禁止压迫石膏形成凹陷，对固定肢体产生压迫。

5. A【解析】骨折的急救原则：①止血和包扎伤口。②临时固定。回答本题首先要明确骨折急救的目的，即用简单而有效的方法抢救生命、保护患肢，使患者能安全有效地运送至医院，以获得妥善的治疗。因此本题中选项 B、C、E 为进一步治疗措施，非急救措施。选项 A 骨折固定为正确答案，骨折固定后可有效缓解疼痛。

6. B【解析】早期运动重点是患肢肌肉舒缩锻炼，防止肌萎缩。

7. E【解析】早期彻底切开筋膜减压是防止肌肉和神经发生缺血性坏死的唯一有效方法。

8. B【解析】皮牵引的特点是操作简便、无创，患者较容易接受。但缺点是操作时间较短，承受牵引重量较小。

9. B【解析】骨筋膜室综合征：骨筋膜室内压力增高，使软组织血液循环障碍，肌肉、神经急性缺血而出现的一系列早期综合征，常见于前臂和小腿骨折，主要表现为肢体剧痛、肿胀，指（趾）呈屈曲状、活动受限，局部肤色苍白或发绀，常由骨折血肿、组织水肿或石膏管过紧引起。

10. E【解析】石膏固定患者的肢端应露在石膏外，以利于观察患肢末端血运。除固定关节部位禁止活动外，患肢其他关节仍可适当运动。石膏若被污染后应用湿毛巾擦洗，而不能用清水冲洗。烘烤石膏温度不能过高，以免烫伤患者。抬动患者未干的石膏时应用手掌托扶，以免石膏内部有指压痕，容易使患肢出现压疮。

11. B【解析】牵引术后应注意保持反牵引力。骨牵引时严禁除去穿刺部位的血痂，否则容易发生感染。牵引锤重量是医生根据患者病情需要计算的，不能随意改变。皮肤牵引注意胶布有无松弛、滑脱。鼓励患者进行牵引肢体肌肉的等长运动。

12. B【解析】当被大型石膏固定或包扎过紧时，患者出现呼吸费力、进食困难、胸闷、腹部膨胀等表现，即为石膏综合征。预防方法是石膏包扎不能过紧，少食多餐和上腹石膏开窗等。

13. B【解析】股骨颈骨折患者翻身两腿间应夹一个枕头，取物、下床的动作应避免内收屈髋。

14. D【解析】影响骨折愈合的因素较多，包括全身性因素和局部因素，前者如患者年龄和营养状况，后者如治疗护理不当、骨折端血供不良、骨折部位和性质等。在众多影响因素中，血液供应最重要。

15. B【解析】儿童骨折常发生连续性部分中断。儿童骨骼韧性好，发生骨折后骨骼并不发生断裂，而是类似于青枝扭曲一样，所以称为青枝骨折。

16. E【解析】骨折的愈合过程分三个时期。骨折之后到1周左右的时间是骨折血肿机化期，骨折周围的血肿变成黏稠状，并且释放出大量的骨生长因子。第二个时期是原始骨痂形成期，大约1个月的时间，通过内外骨痂的形成，把骨折断端包裹住，使骨折相对稳定。最后一个时期为骨痂塑形期，把多余的骨痂吸收。

17. B【解析】骨折后形成的骨痂，在运动应力作用下，部分被吸收，而新生骨的强度不减弱甚至增加。因此骨痂的改造塑形主要是由肢体活动和负重所形成的应力所决定的。

18. D【解析】软组织损伤严重时，从骨外膜来的血液供应差，可影响骨痂的生长。

19. B【解析】骨折的治疗原则是复位、固定及功能锻炼。

20. A【解析】畸形愈合：整复不好或固定不牢发生错位愈合。

21. D【解析】骨折整复的原则是先纠正重叠短缩，远端对近端，矫正各种移位及成角。

22. D【解析】骨折复位时解除肌张力的最好方法是麻醉。

23. E【解析】骨折功能复位标准：①骨折部位的旋转移位、分离移位必须完全矫正。②缩短移位在成人下肢骨折不超过1cm；儿童若无骨骺损伤，下肢缩短在2cm以内，在生长发育过程中可自行矫正。③成角移位：下肢骨折轻微地向前或向后成角，与关节活动方向一致，日后可在骨痂改造期内自行矫正。④长骨干横形骨折，骨折端对位至少达1/3左右，干骺端骨折至少应对位3/4左右。

24. C【解析】骨折手法复位时将针头刺入骨折端，回抽得陈旧血液后再注入局部麻醉药。

25. D【解析】股骨颈骨折是指由股骨头下至股骨颈基底部之间的骨折，多发生于老年人，女性多见，与骨质疏松导致的骨质量下降有关。

26. D【解析】胫骨骨折后因局部血运差，易造成延迟愈合或骨不连的部位是胫骨中下1/3骨折。

27. E【解析】胫骨中下1/3骨折愈合较慢的主要原因是远骨折段血液供应减少。

28. A【解析】胫腓骨骨折复位的黄金时期为12小时以内。

29. D【解析】脊髓断裂：损伤重，脊髓的连续性中断，可为不完全断裂和完全断裂，前者常伴有挫伤，称为脊髓挫裂伤。脊髓断裂恢复无望。

30. E【解析】脊柱骨折可并发脊髓损伤。搬运过程中应保持脊柱伸直位，避免屈曲后伸及旋转，以免造成及加重脊髓损伤。应采取的体位是仰卧位。

31. C【解析】脊柱骨髓损伤患者最首要的辅助检查是X线检查。尽早摄X线片，包括整个脊柱的正、侧位，必要时摄斜位，观察骨折等情况。

32. E【解析】颈椎压缩性骨折合并脱位时，首先应选用颅骨牵引法恢复椎管的正常形态，该法可有效减轻疼痛和已有症状，防止继发性脊髓损伤，而且有利于术中复位。

33. C【解析】脊髓半横切损伤综合征：脊髓一侧受损，表现为损伤平面以下的对侧痛觉温觉消失，同侧的运动功能、位置振动觉和两点辨别觉消失。

34. B【解析】由于脊髓节段与椎骨节段不对应，选项 A 正确；无骨折脱位型脊髓损伤并不少见，多由一过性脱位造成，外力消失后重又复位；屈曲型骨折脱位较伸直型多见，故造成脊髓损伤者也最多；椎管狭窄患者，由于缓冲空间小，更易出现脊髓损伤，选项 CDE 均正确。胸椎脱位常合并脊髓损伤，故 B 的描述是错误的，为本题答案。

35. E【解析】脊柱骨折，使伤者平卧在硬板床上，身体两侧用枕头、砖头、衣物塞紧，固定脊柱为正直位。搬运时需三人同时工作，具体做法：三人蹲在伤者的一侧，一人托肩背，一人托腰臀，一人托下肢，协同动作，将患者仰卧位放在硬板担架上，腰部用衣褥垫起。

36. C【解析】脊髓半切征又称 Brown-Sequar 综合征，是脊髓损伤的一种类型。患者损伤平面以下同侧肢体的运动和深感觉消失，对侧肢体的痛觉和温觉消失。

37. B【解析】正确的方法是采用担架，木板甚至门板运送，先使伤员双下肢伸直，木板放在伤员一侧，三人用手将伤员平托至门板上，或 2~3 人采用滚动法，使伤员保持平直状态，成一整体滚动至木板上。这样可以避免加重脊髓损伤。

38. C【解析】骨盆由 2 块髋骨、1 块骶骨和 1 块尾骨组成。每块髋骨由髂骨、坐骨和耻骨融合而成。

39. A【解析】骨盆骨折后形成的腹膜后血肿最严重的并发症是休克。

40. E【解析】骨盆骨折最严重的并发症是出血，血液可以积存在腹膜后形成血肿。

41. D【解析】挤压、分离骨盆时，不仅是受压区域，整个骨盆环任何一处均会受到牵扯而发生疼痛。故骨盆骨折主要的体征是骨盆挤压和分离试验阳性。

42. B【解析】骨盆带牵引是用骨盆牵引带包托骨盆，保证其宽度的 2/3 在髂嵴以上的腰部，两侧各一个牵引带，所牵重量相等，总重量为 10kg，床脚抬高 20~25cm，使人体重量作为对抗力，进行牵引。

43. C【解析】关节脱位特征表现：畸形、弹性固定、关节盂空虚。被动活动伤肢时，有一定的抗力和弹性固定的感觉，称为弹性固定，为关节脱位的特征性表现。

44. D【解析】关节脱位晚期并发症：压疮、坠积性肺炎、缺血性肌痉挛、骨化性肌炎、关节僵硬、创伤性关节炎和缺血性骨坏死。

45. E【解析】髋关节为杵臼关节，周围有坚韧的韧带以及强大的肌肉保护，因而十分稳定，只有在遭受比较大的暴力冲击才会从韧带之间的薄弱区脱位。髋关节脱位引起的股骨头坏死多因手术创伤过大，复位牵引不够或复位后股骨头受压过度使股骨头血供受损引起，是髋关节脱位最严重的并发症。

46. C【解析】定时测定肢体长度可及时发现和预防过度牵引，保证牵引效果。若患肢抵床尾，或定时放松牵引装置，则无法起到牵引的作用。患肢功能锻炼和防止牵引针移动均不能预防过度牵引。

47. D【解析】肢体纵轴应与牵引力线平行以保证牵引的力量不会产生分解，导致达不到牵引效果。

48. E【解析】若骨折后关节僵硬已成定型，此时处理方法是可一次手法操作撕裂瘢痕组织。

二、A2 型题

1. B【解析】患者左前臂骨折经治疗后准备出院，活动次数应由少到多。

2. B【解析】患者前臂行石膏绷带包扎 1 小时，自觉手指剧痛，护士观察见手指发凉、发绀，不能自主活动，从题干可知患者出现了受伤肢体末端血液循环障碍，首先考虑的原因就是石膏绷带包扎过紧。

3. D【解析】病理性骨折：骨骼本身患有病变，当受到轻微外力即发生骨折，如骨肿瘤、骨结核、骨髓炎等发生的骨折。

4. A【解析】1878 年 Willatt 首先报道 1 例因使用髋人字石膏后出现急性胃扩张症状，而命名为石膏综合征。1971 年 Evarts 报告未用石膏治疗脊柱侧弯或后突畸形的患者亦可发生恶心、反复呕吐症状。长期仰卧者如行石膏固定，骨盆牵引，脊柱内撑开固定，头颅-骨盆牵引，脊柱牵拉等均可引起肠系膜上动脉对十二指肠的压迫加重，继之引起肠系膜上静脉阻塞而产生急性胃扩张的症状，症状的轻重取决于肠系膜上动脉压迫十二指肠横部的程度。

5. D【解析】腘动脉损伤以足背、胫后动脉搏动减弱或消失为主。

6. D【解析】患者颈 5~6 椎体脱位，双下肢感觉无力，活动可，排尿正常，目前应给予枕颌带牵引。枕颌带牵引是治疗颈椎病和颈椎相关疾病的常用方法，适用于颈椎骨折脱位，颈椎间盘突出和神经根型颈椎病。

7. D【解析】皮牵引是使用胶布或皮套等包裹患侧肢体进行牵引，进而维持骨折的复位和稳定。患儿 3 岁，适用皮肤牵引，因为皮肤牵引力较小。

8. B【解析】股骨颈骨折患者行皮牵引时应采取 30°外展中立位。

9. B【解析】牵引治疗：适用于斜行、螺旋形或轻度粉碎性骨折。压碾伤所致胫腓骨粉碎性骨折，软组织损伤可能很严重，容易发生骨筋膜综合征或挤压综合征，不急于行切开复位内固定。

10. C【解析】该现象称为关节僵硬，是骨折和关节损伤后常见的晚期并发症，多因关节内骨折或患处关节长期固定，导致静脉和淋巴回流不畅，关节周围组织中浆液纤维性渗出和纤维蛋白沉积，发生纤维粘连并伴有关节囊和周围肌挛缩所致。

11. C【解析】患者右胫腓骨中下 1/3 段横断骨折，经复位达到功能复位标准，经小夹板固定，3个月X线复查，骨折未愈合且骨痂少，可能的原因是骨折段血供不良影响了骨折愈合。

12. B【解析】患者颈椎屈曲型损伤，出现颈部活动受限，下颈椎压痛明显，四肢弛缓性瘫痪，躯干感觉平面在胸骨柄以下，痛觉、温觉消失，不能自行排尿，应首先考虑颈椎骨折脱位并颈髓损伤。

三、A3/A4 型题

1. C【解析】在环绕包扎时，一般由肢体的近心侧向远心侧缠绕，且以滚动的方式进行，不可拉紧绷带，以免造成肢体的血液循环障碍。

2. B【解析】若患者石膏绷带固定后，诉肢体疼痛难忍，不应立即给予药物镇痛，应查找疼痛原因，检查石膏绷带松紧度等。

3. B【解析】上肢骨折石膏绷带固定后应抬高患肢，以利于静脉回流，减轻肢体肿胀。该题患者右前臂骨折后石膏绷带固定，肢体不应该平放于体侧。

4. D【解析】患者跌倒后左髋部着地，自觉左髋部压痛，不能站立及行走，左下肢短缩，左足外旋。有疼痛、不能站立或行走、畸形等表现，符合股骨颈骨折诊断特征。

5. A【解析】X线检查：正侧位片检查，可显示骨折和移位情况。

6. D【解析】远端骨折线与两髂嵴连线的夹角（Pauwells 角）大于50°时属于内收型骨折。

7. B【解析】股骨颈骨折常见的损伤原因为间接暴力。

8. B【解析】患者跌倒后造成股骨颈骨折，股骨颈骨折或粗隆骨折，容易导致患侧肢体短缩，这需要根据骨折对位情况考虑，因为骨折移位、嵌顿，都可以引发患侧肢体短缩。

9. B【解析】右腿外展型股骨颈骨折保守治疗采用的方法是皮牵引（因为是稳定骨折）。

10. C【解析】牵引时牵引绳不能脱离滑轮的滑槽。

11. D【解析】在牵引过程中，患者左足被放置于功能位，是为了避免出现足下垂。牵引期间，护士可以指导患者进行左侧患肢股四头肌等长运动。

12. A【解析】有腓总神经损伤、膝关节僵直和创伤性关节炎的可能。

13. E【解析】神经肌电图可以确定肌肉损害是神经源性的还是肌源性的，可以查明病因给予相应治疗，对该患者的检查最有意义。

14. D【解析】患者腓骨小头骨折，出现腓总神经损伤表现需要进行手术探查，解除对神经的压迫。

四、B 型题

1. B【解析】锁骨骨折固定用“8”字形石膏绷带。

2. A【解析】髋关节结核造成的骨折固定用髂“人”字形石膏。

3. D【解析】肌肉拉力作用可引起撕脱骨折。

4. B【解析】积累劳损可引起疲劳骨折。

5. A【解析】骨组织疾病可引起病理性骨折。

6. E【解析】骨盆骨折患者保守治疗包括卧床、手法复位、下肢骨牵引和骨盆悬吊牵引。

7. A【解析】无移位的股骨颈骨折患者在保守治疗期间可采取患肢外展中立位皮牵引。

8. A【解析】畸形愈合是人工股骨头置换术的指征。

9. B【解析】骨筋膜间隙综合征需要尽快手术治疗。

10. B【解析】最容易引起缺血坏死的部位有3个，分别是股骨颈、舟骨和距骨。

11. C【解析】肱骨髁上骨折最容易引起肘内翻畸形。

12. A【解析】餐叉样畸形见于桡骨远端骨折，是指发生在距离桡骨远端关节面2~3cm处的骨折。桡骨远端骨折临床上非常常见。

五、X型题

1. ABCE【解析】局部肿胀不属于骨折的专有体征。

2. AE【解析】参见A1型题第9题解析。

3. ABE【解析】螺旋形骨折、斜形骨折、粉碎性骨折属于最不稳定的骨折。

4. ACDE【解析】骨牵引者，骨针牵引处的血痂不应去除以免引起感染，故不应该选择B选项。

5. ABDE【解析】牵引的作用包括骨折和脱位的复位和固定、矫形治疗、缓解肌痉挛、肢体制动、减轻疼痛、预防畸形和病理性骨折，所以选项A、B、D、E正确。

6. ACDE【解析】骨牵引是利用骨圆针或不锈钢针直接穿入骨的坚硬部位，通过骨科床架上的滑轮进行牵引，也称直接牵引。其优点是直接牵拉骨组织，力量大，对皮肤无刺激，可较长时间牵引；缺点是一般要切开皮肤、骨钻打眼等，不易为患者接受。

7. AE【解析】骨折的早期并发症如下。①休克：股骨干骨折、骨盆骨折及多发性骨折出血量较大易引起失血性休克。②血管损伤：骨折断端直接损伤血管，如肱骨髁上骨折可损伤肘窝部的血管肱动脉，股骨下1/3及胫骨上1/3骨折可损伤腘动脉。③神经损伤：肱骨干骨折可损伤桡神经，肘关节周围骨折可损伤尺神经、正中神经，腓骨胫骨骨折可损伤腓总神经，脊椎骨折可引起脊髓损伤。④内脏损伤：颅骨骨折可引起脑损伤，肋骨骨折可损伤肺、肝、脾，骨盆骨折可损伤膀胱、尿道和直肠等。⑤骨筋膜室综合征：骨筋膜室内压力增高，使软组织血液循环障碍，肌肉、神经急性缺血而出现的一系列早期综合征，常见于前臂和小腿骨折，主要表现为肢体剧痛、肿胀，指（趾）呈屈曲状、活动受限，局部肤色苍白或发绀，常由骨折血肿、组织水肿或石膏管过紧引起。⑥脂肪栓塞：骨折端血肿张力大，使骨髓腔内脂肪微粒进入破裂的静脉内，可引起肺、脑血管栓塞，病情危急时甚至可突然死亡。

⑦感染：开放性骨折易造成化脓性感染和厌氧菌感染，以化脓性骨髓炎多见。

8. ABDE【解析】开放性骨折因为断端污染，在现场不可复位。

9. BCDE【解析】小夹板固定要求：捆绑束带时用力要均匀，其松紧度应使束带在夹板上可以不费力地上下推移1cm为宜。小夹板捆绑过紧可能会影响远端血运，严重者导致骨筋膜室综合征。固定后抬高患肢，密切观察患肢血运，如有剧痛、严重肿胀、青紫、发绀等，应随时报告医师及时处理，选项D、E正确。固定1周内，可根据肢体肿胀和夹板的松紧程度，每日适当放松一些，但仍应以能上下推移1cm为宜，选项B正确。为防止肌萎缩、关节僵硬，固定后应早期指导患者进行患肢功能锻炼，选项C正确。

10. AD【解析】青枝骨折和裂缝骨折属于不完全骨折。

11. ABCDE【解析】牵引的目的：①骨折、脱位的复位和维持复位后的稳定。②挛缩畸形肢体的矫正治疗。③解除肌痉挛，改善静脉回流，消除肢体肿胀，为骨与关节的手法或手术治疗创造条件。④炎症肢体的制动和抬高，便于患肢伤口的观察、冲洗和换药。

12. BCDE【解析】牵引患者的一般护理：①生活护理。②保持有效牵引的护理：a. 保持反牵引力，抬高床头或床尾15~30cm；b. 牵引重锤保持悬空，维持有效牵引；c. 皮牵引时检查胶布、绷带、海绵牵引带有无松脱和移位，有无水疱或皮炎。③皮肤护理：观察骨突部位有无水疱、溃疡及压疮，注意观察患肢的血液循环情况。

13. ABDE【解析】石膏固定术的常见并发症有骨筋膜室综合征、石膏综合征、压疮、化脓性皮炎、骨质疏松、关节僵硬、坠积性肺炎、便秘等。

14. ACDE【解析】抬高患肢，减轻水肿，患肢高于心脏水平20cm，利于静脉回流。

15. BDE【解析】骨折后的功能锻炼，初期（术后1~2周）以肌肉等长舒缩运动为主，加强身体其他部位关节主动活动；中期（术后2周后），应逐渐增加病变肢体的运动范围和运动强度；后期病变部位已基本愈合，应加强关节活动范围和肌力的锻炼。

16. BDE【解析】股骨颈骨折按骨折线部位的分类：①头下型骨折。②经颈型骨折。③基底型骨折。

17. ABCDE【解析】生活自理能力缺陷，焦虑，有呼吸困难、窒息的危险，便、尿异常，有潜在并发症的危险，这些都属于截瘫患者的护理诊断。

18. ABCE【解析】截瘫患者骨折的疼痛、瘫痪的长期卧床、呼吸肌麻痹等因素均可导致呼吸不畅，发生坠积性肺炎，甚至呼吸衰竭。截瘫长期卧床的患者，骨突起部位的皮肤长时间受压，易发生压疮。应鼓励截瘫患者多饮水，可预防尿路感染和结石。

19. ACDE【解析】做好留置尿管的护理：早期留置尿管持续引流，2~3周后定时开放，每4~6小时开放1次，平时夹闭，以使膀胱充盈，防止膀胱萎缩及感染，并训练自律性膀胱。鼓励患者多饮水，可预防尿路感染和结石。导尿管应该一周一换。

20. ABCDE【解析】关节内骨折、关节外骨折、血管损伤、压迫神经、创伤性关节炎均属于关节脱位的并发症。

六、案例分析题

1. B【解析】下颈椎损伤时由于脊髓颈膨大部位和神经根的损伤，上肢表现为弛缓性瘫痪，下肢为痉挛性瘫痪。该患者符合下段颈髓损伤的临床表现。

2. AC【解析】选项 A 正确，颅骨牵引期间需保持颈部稳定，避免移位影响牵引效果或加重损伤。沙袋或颈托可辅助固定颈部，符合牵引护理要求。选项 B 错误，牵引需保持持续性，移除牵引锤会中断牵引力，影响治疗目的。会导致复位失败或脊髓二次损伤。选项 C 正确，覆盖物可能干扰牵引力的方向或掩盖牵引装置的异常（如滑脱），需保持装置可见且通畅，属于错误操作。选项 D 错误，牵引重量需由医护人员根据病情调整，患者自行调节可能导致牵引失效或损伤。选项 E 错误。骨牵引针孔处的血痂是自然保护层，清除可能增加感染风险，正确做法是保持清洁并定期消毒，而非强行清除。

3. E【解析】参见 X 型题第 19 题解析。

第十六章　烧伤患者的护理

一 A1 型题

1. 下列关于Ⅲ度烧伤特点的描述，说法正确的是
   A. 患者有剧痛和感觉过敏
   B. 创面上看不到树枝样栓塞的血管
   C. 仅伤及表皮层，生发层存在
   D. 深度可达皮肤全层，创面无水疱，呈蜡白或焦黄色
   E. 伤及真皮层可有水疱，3~4 周愈合，基底苍白与潮红相间
2. 小面积烧伤的处理方法主要是
   A. 抗休克　　B. 局部疗法
   C. 大量输液　　D. 全身疗法
   E. 联合应用抗生素
3. 烧伤患者现场救治首要的是
   A. 防止窒息　　B. 脱离热源
   C. 保护创面　　D. 防止外伤
   E. 预防休克
4. 成人双上肢皮肤面积占体表面积的
   A. 9%　　B. 18%
   C. 27%　　D. 36%
   E. 45%
5. 烧伤休克期调整补液速度最有效的指标是
   A. 血压　　B. 脉搏
   C. 末梢循环情况　　D. 尿量
   E. 精神状态
6. 烧伤的严重程度分类主要根据是
   A. 致伤因子　　B. 烧伤部位
   C. 患者年龄　　D. 烧伤面积和深度
   E. 患者体质

7. 烧伤休克期的主要病生理改变是

A. 大量红细胞丧失　　B. 大量水分蒸发
C. 大量体液从血管渗出　　D. 疼痛
E. 败血症

8. 头面部烧伤，应特别警惕是否伴有

A. 眼部烧伤　　B. 呼吸道烧伤
C. 消化道烧伤　　D. 耳部烧伤
E. 颈部烧伤

9. 关于烧伤败血症患者的护理措施不正确的是

A. 入院后即做创面细菌培养　　B. 管饲或静脉营养支持
C. 大剂量联合使用抗生素　　D. 做好基础护理
E. 必要时少量多次输入库存血

10. 烧伤后补充液体分配正确的方法是

A. 8 小时内补充完全天的量　　B. 8 小时内补充全量的一半
C. 2 个 8 小时内补完全天的量　　D. 3 个 8 小时均匀补完全天的量
E. 12 小时内补完全天的量

11. 烧伤低血容量性休克常发生在伤后

A. 8 小时以内　　B. 12 小时以内
C. 24 小时以内　　D. 48 小时以内
E. 72 小时以内

二 A2 型题

1. 患者，男性，30 岁。电焊工，Ⅲ度烧伤，烧伤总面积 80% 。对该患者应采用

A. 呼吸道隔离　　B. 消化道隔离
C. 严密隔离　　D. 接触隔离
E. 保护性隔离

2. 患者，男性，15 岁。右足和右小腿被开水烫伤，有水疱伴剧痛，创面基底肿胀、发红。该患者烧伤面积和深度的诊断为

A. 5% 浅Ⅱ度　　B. 5% 深Ⅱ度
C. 10% 浅Ⅱ度　　D. 10% 深Ⅱ度
E. 15% 浅Ⅱ度

3. 患者，男性，20 岁。不慎跌入 80℃热水池内，池水淹及臀部。初步估计烫伤面积为

A. 30%~35%　　B. 35%~40%

C. 40%~45%
D. 45%~50%
E. >60%

4. 患儿，男，5 岁。双下肢烫伤，有水疱，水疱较小，感觉迟钝。对患者烧伤面积和深度诊断为
A. 46% 浅Ⅱ度
B. 46% 深Ⅱ度
C. 40% 浅Ⅱ度
D. 40% 深Ⅱ度
E. 45% 浅Ⅱ度

5. 患者，男性，35 岁。电工，操作不慎，引起头面、颈部烧伤，有水疱，部分水疱破损，创面基底苍白，疼痛。对患者烧伤面积和深度的估计是
A. 4% 深Ⅱ度
B. 4% 浅Ⅱ度
C. 9% 深Ⅱ度
D. 9% 浅Ⅱ度
E. 4% Ⅲ度

6. 患儿，男，3 岁。不慎跌倒在热粥锅里，面、颈、发部及双上肢Ⅱ度烫伤。其烫伤面积为
A. 21%
B. 14%
C. 23%
D. 36%
E. 27%

三 A3/A4 型题

（1~3 题共用题干）

患者，男性，36 岁。火焰烧伤双大腿、双足，均为Ⅲ度。

1. 该患者的烧伤面积是
A. 20%
B. 22%
C. 24%
D. 26%
E. 28%

2. 该患者的烧伤严重性分度为
A. 轻度烧伤
B. 中度烧伤
C. 重度烧伤
D. 深度烧伤
E. 特重度烧伤

3. 该患者的治疗原则最重要的是
A. 保持呼吸道通畅
B. 给予口服盐水，预防低血容量性休克
C. 口服抗生素预防感染

D. 用干净的布类保护创面

E. 清水清洗创面，减少损伤

四 B 型题

（1~2 题共用备选答案）

A. Ⅰ度烧伤　　B. 浅Ⅱ度烧伤

C. 深Ⅱ度烧伤　　D. Ⅲ度烧伤

E. 特殊烧伤

1. 伤及表皮的生发层与真皮浅层，疼痛剧烈应为
2. 伤及皮肤真皮全层，可达皮下，感觉消失应为

（3~6 题共用备选答案）

A. 红斑、干燥、有烧灼感，3~4 天自愈

B. 大水疱，疱皮薄，基底红，均匀，潮湿

C. 剧痛、感觉过敏、有水疱

D. 粗大树枝状栓塞血管网

E. 感觉迟钝，有或无水疱，基底苍白，周围红色斑点，创面潮湿

3. Ⅰ度烧伤
4. 浅Ⅱ度烧伤
5. 深Ⅱ度烧伤
6. Ⅲ度烧伤

五 X 型题

1. 烧伤创面的暴露疗法多用于

A. 头面部烧伤　　B. 严重感染创面

C. 大面积烧伤　　D. 四肢部位烧伤

E. 会阴部烧伤

2. 关于成年男性烧伤面积的计算，不正确的是

A. 双手占 5%　　B. 双足占 5%

C. 会阴占 1%　　D. 面部占 3%

E. 双臀占 10%

参考答案与解析

一、A1 型题

1. D【解析】Ⅲ度烧伤：疼痛消失，皮肤无弹性，干燥无水疱，呈皮革状、蜡状、焦黄或炭化，严重时可伤及肌肉、神经、血管、骨骼和内脏。

2. B【解析】小面积、浅度烧伤无全身症状，只需根据局部具体情况对症处理即可。

3. B【解析】正确实施现场急救，首要去除致伤原因，迅速抢救危及患者生命的损伤。烧伤患者现场急救首要选择脱离热源。

4. B【解析】成人双上肢皮肤面积占体表面积的 18%。人体烧伤面积九分法见表 2-16-1。

表 2-16-1 人体烧伤面积九分法

部位		占成人体表面积（%）	占儿童体表面积（%）
头颈	发部	3	9＋（12－年龄）
	面部	3（9×1＝9%）	
	颈部	3	
双上肢	双上臂	7	18
	双前臂	6（9×2＝18%）	
	双手	5	
躯干	躯干前	13	27
	躯干后	13（9×3＝27%）	
	会阴	1	
双下肢	双臀	5※	46－（12－年龄）
	双大腿	21（9×5＋1＝46%）	
	双小腿	13	
	双足	7※	

注：※成年女性臀部和双足各占 6%。

5. D【解析】肾血流量占全身血流量的 1/5～1/4，故肾脏是观察血流量是否补足最敏感的脏器，尿量的多少直接反映了肾血流量，因此是判断血容量是否充足的简便而可靠的指标。所以大面积烧伤患者补液时应常规留置导尿管进行观察。

6. D【解析】烧伤的严重程度分类主要根据是烧伤面积和深度。见表 2-16-2。

表 2-16-2　烧伤的严重程度分类

严重程度	烧伤面积（%）	Ⅲ度烧伤面积（%）	并发症
轻度	≤9	0	无
中度	10~29	1~9	无
重度※	30~49	10~19	休克，呼吸道烧伤，中度较重复合伤
特重	≥50	≥20	有严重并发症

注：※如伴有休克、重度复合伤、呼吸道烧伤等并发症，总面积虽不达上述百分比，也应作为重度烧伤处理。

7. C【解析】急性渗出期：烧伤后无论烧伤深浅或面积大小，迅速发生体液渗出。体液渗出的速度，一般于伤后 6~12 小时最快，持续 24~36 小时，严重烧伤可延至 48 小时以上。较小面积的浅度烧伤，体液渗出量有限，一般对有效循环血量无明显影响。当烧伤面积较大，体液的渗出量较多，机体代偿不足，循环血量明显下降，可发生休克，因此此期又称为休克期。

8. B【解析】医护人员应保持伤员呼吸道通畅，检查是否有其他危及生命的创伤，并开始补充液体和预防感染。尤其是头面部烧伤的患者更应该注意检查患者的呼吸道情况。

9. E【解析】少量多次输入库存血可能会导致高钾血症。

10. B【解析】烧伤后补液总量的一半，应在伤后 8 小时内输完，另一半在其后的 16 小时输完。伤后第 2 个 24 小时补液量，按第 2 个 24 小时计算量的 1/2，再加每日生理需水量补给。第 3 个 24 小时补液量，视伤员病情变化而定。

11. D【解析】本题考查烧伤患者的临床表现。严重烧伤后，最早的反应是体液渗出。渗出可自伤后数分钟即开始，至 2~3 小时最快，8 小时达高峰，12~36 小时减缓，48 小时后趋于稳定并开始回吸收。因此烧伤后 48 小时内，最大的危险是低血容量性休克，临床称为之休克期。

二、A2 型题

1. E【解析】根据选项，患者处于大面积烧伤，患者失去机体第一层保护屏障，易受到各种病原体感染，加重患者病情，应对患者进行保护，防止其受到外界病原体侵害，即对患者进行保护性隔离。选项 A 对呼吸道传染的疾病进行隔离；选项 B 主要针对一些经消化道传染的疾病进行的隔离技术；选项 C 为对传染病患者采取传染源隔离，切断传染途径；选项 D 主要针对传染性强，死亡率高的传染病。

2. C【解析】该患者为右足和右小腿烫伤，烧伤面积为 10%，计算方式为（双小腿 13% + 双足 7%）/2 = 10%。创面基底部肿胀、发红有水疱，剧痛，属浅Ⅱ度。

3. D【解析】该患者不慎跌入80℃热水池内，池水淹及臀部，一般50℃以上的温度即可引起烧伤的病理生理反应，80℃水淹没臀部可认为双下肢及臀部烧伤，按“新九分法”计算：双臀、双足、双小腿、双大腿为（5+7+13+21）%=46%，选项D正确。

4. D【解析】患者双下肢烫伤，烧伤面积根据九分法［46-（12-5）］%=39%，感觉迟钝，有水疱属深Ⅱ度烧伤。

5. C【解析】患者头面、颈部烧伤，烧伤面积9%，有水疱，基底苍白，属深Ⅱ度烧伤。

6. D【解析】患儿面、颈、发部及双上肢Ⅱ度烫伤，根据九分法头面颈［9+（12-3）］%=18%，双上肢18%。

三、A3/A4 型题

1. E【解析】患者火焰烧伤双大腿、双足，烧伤面积为（21+7）%=28%。

2. E【解析】总面积在51%以上或Ⅲ度烧伤面积在21%以上为特重度烧伤，该患者符合特重度烧伤。

3. A【解析】火焰、烟雾可致吸入性损伤，引起呼吸窘迫，可放置通气管，必要时行气管内插管或气管切开，保持呼吸道通畅，同时给予氧气吸入。

四、B 型题

1. B【解析】浅Ⅱ度烧伤伤及表皮的生发层与真皮浅层，有大小不一的水疱，基底潮红、湿润，疼痛剧烈，水肿明显。

2. D【解析】感觉消失应为Ⅲ度烧伤。Ⅲ度烧伤伤及皮肤全层，可达皮下、肌肉或骨骼。创面无水疱，感觉消失，反映无弹性，干燥如皮革样或呈蜡白、焦黄，甚至炭化或焦痂，痂下水肿。

3. A【解析】Ⅰ度烧伤，红斑性烧伤：有红、肿、痛、热、感觉过敏，皮肤表面干燥，无水疱。

4. C【解析】浅Ⅱ度烧伤又叫水疱性烧伤，创面特点：剧痛、感觉过敏、有水疱。Ⅱ度烧伤分为两度。①浅Ⅱ度烧伤：又叫水疱性烧伤，损伤为表皮的生发层和真皮乳头层。症状为患处红肿起水疱，水疱皮剥脱后，可见创面均匀发红，水肿明显，可有剧烈疼痛和灼热感，可自然愈合，无瘢痕或轻微瘢痕。②深Ⅱ度烧伤：损伤为表皮和真皮深部，症状为患处发红，起白色大水疱，因为神经末梢部分受损，疼痛较浅Ⅱ度要轻。可自然愈合，会留下瘢痕。

5. E【解析】深Ⅱ度烧伤：感觉迟钝，有或无水疱，基底苍白，周围红色斑点，创面潮湿。

6. D【解析】Ⅲ度烧伤：疼痛消失，皮肤无弹性，干燥无水疱，呈皮革状、蜡状、焦黄或炭化，严重时可伤及肌肉、神经、血管、骨骼和内脏。

五、X 型题

1. ABCE【解析】头、颈、会阴及大面积创面不易包扎，通常采用暴露疗法。

2. BE【解析】根据九分法，成年男性双足占成人体表面积 7%，双臀占成人体表面积 5%。

第十七章　外科休克患者的护理

一 A1 型题

1. 抗休克治疗中体表灌流情况的标志是
   A. 尿量　　B. 心率
   C. 血压　　D. 皮肤温度、色泽
   E. 精神状态
2. 休克患者使用血管扩张药必须具备的条件是
   A. 补足血容量　　B. 心功能正常
   C. 纠正酸中毒　　D. 先用血管收缩药
   E. 与皮质激素同用
3. 休克的本质是
   A. 血压下降　　B. 尿量减少
   C. 微循环灌流不足　　D. 机体的应激反应降低
   E. 心排血量减少
4. 休克患者应采取的体位是
   A. 侧卧位　　B. 头低足高位
   C. 半卧位　　D. 头高足低位
   E. 上身及下肢各抬高 10°~30°
5. 休克经处理后，最能反映休克纠正的指标是
   A. 神志恢复清楚　　B. 皮肤颜色转红
   C. 肢端温度上升　　D. 血压回升
   E. 尿量增多
6. 休克患者使下肢抬高的目的是
   A. 有利于静脉血回流　　B. 有利于患者体位舒适
   C. 防止窒息　　D. 减轻肺部淤血
   E. 降低颅内压
7. 在下列抗休克措施中，错误的是
   A. 吸氧，输液　　B. 置热水袋加温

C. 平卧位　　D. 测每小时尿量

E. 测中心静脉压

8. 反映休克患者病情危重的症状是

A. 神志淡漠　　B. 体温不升

C. 脉搏细速，120 次/分　　D. 皮肤出现多处瘀点、瘀斑

E. 收缩压低于 80mmHg

9. 救治感染性休克时应采取

A. 先抗感染　　B. 抗休克好转后治疗感染

C. 先纠正酸中毒　　D. 边抗休克、边治疗感染

E. 首先输血

10. 各型休克最基本的病理生理变化是

A. 组织缺氧　　B. 代谢改变

C. 血压下降　　D. 重要脏器受损

E. 微循环灌流不足

11. 休克患者微循环衰竭期的典型临床表现是

A. 皮肤苍白　　B. 表情淡漠

C. 血压下降　　D. 尿量减少

E. 弥散性血管内凝血

12. 给休克患者使用血管扩张药时必须

A. 尽早使用　　B. 大剂量使用

C. 在扩容完成之后　　D. 同时应用强心药物

E. 与血管收缩药配合使用

13. 休克患者神志的变化可反映

A. 脑部灌流的变化　　B. 心排血量的变化

C. 肾部灌流的变化　　D. 血容量的变化

E. 周围血管阻力的变化

14. 抗休克治疗最根本的措施是

A. 积极处理原发疾病　　B. 及时纠正酸碱平衡失调

C. 早期应用血管活性药物　　D. 及时、快速、足量补充血容量

E. 应用强心药以增加心肌收缩力

15. 休克早期的临床表现是

A. 表情淡漠　　B. 发绀，四肢厥冷

C. 脉压小，尿量减少　　D. 血压下降，脉速

E. 抽血时血液黏稠易凝

16. 为休克患者补充血容量应首选
   A. 全血　B. 血浆
   C. 等渗盐水　D. 平衡盐溶液
   E. 5% 葡萄糖溶液
17. 以下关于感染性休克的描述不正确的是
   A. 是外科常见的休克类型　B. 体温多升高或下降
   C. 控制感染是治疗的关键　D. 应早期应用皮质醇
   E. 应早期、联合应用抗生素
18. 抗休克治疗时对改善肾缺血有利的药物是
   A. 去甲肾上腺素　B. 肾上腺素
   C. 多巴胺　D. 麻黄素
   E. 去氧肾上腺素

二 A2 型题

1. 患者，男性，45 岁。创伤性休克，护士抽血时不易抽出，血易凝，皮肤有少量瘀点。目前该患者出现了
   A. 肝衰竭　B. 心力衰竭
   C. 急性呼吸窘迫综合征　D. 弥散性血管内凝血
   E. 肾衰竭
2. 患者，女性，38 岁。因休克进行扩容治疗快速输液时，中心静脉压15cmH_2O，血压80/60mmHg。应采取的措施是
   A. 暂停输液　B. 用升压药
   C. 加快输液速度　D. 减慢输液速度
   E. 减慢输液速度，加用强心剂
3. 患者，男性，35 岁。因失血性休克正在输液。现测得其中心静脉压4.8cmH_2O，血压90/55mmHg。应采取的措施是
   A. 减慢输液速度　B. 加快输液速度
   C. 应用强心药物　D. 应用去甲肾上腺素
   E. 静脉滴注多巴胺
4. 某休克患者，在抢救过程中出现呼吸困难、发绀，吸氧无效，PaO_2持续降低。诊断是休克肺。护理措施首先应采取
   A. 快速输液　B. 持续吸纯氧
   C. 呼气终末正压给氧　D. 给予血管活性药物
   E. 气管切开

三 A3/A4 型题

(1~3 题共用题干)

患者，男性，58 岁。车祸伤 3 小时后送来急诊。经 X 线检查发现骨盆骨折，左股骨干骨折伴左胫腓骨骨折。查体：面色苍白，血压 75/45mmHg。

1. 观察中首先应考虑何种并发症出现
   A. 休克　B. 创伤性关节炎
   C. 尿路感染及结石　D. 创口感染
   E. 坠积性肺炎
2. 在急诊室的首要护理是
   A. 固定骨折处　B. 联系床位住院
   C. 建立静脉通路补液　D. 通知化验室检查
   E. 找家属办手续
3. 首先的治疗措施是
   A. 抗休克　B. 开放复位内固定
   C. 骨盆牵引　D. 石膏外固定
   E. 应用镇痛药

(4~7 题共用题干)

患者，男性，48 岁。患急性化脓性胆管炎，面色苍白，肢体湿冷，脉搏 114 次/分，血压 86/70mmHg，经大量快速输液后血压和脉搏无改善，测中心静脉压 21cmH_2O，血 pH 7.30。

4. 该患者存在的情况是
   A. 血容量仍不足　B. 心功能不全
   C. 血容量相对过多　D. 容量血管过度收缩
   E. 容量血管扩张
5. 应采取的有效措施是
   A. 继续快速补液　B. 用血管收缩剂
   C. 纠正酸中毒　D. 给予强心剂
   E. 加大抗生素用量
6. 首先选用的药物是
   A. 毛花苷 C　B. 地塞米松
   C. 间羟胺　D. 肝素
   E. 碳酸氢钠

7. 因休克无好转，拟早期一次静脉输注大剂量地塞米松，下列哪项不是抗休克作用的
   A. 减低血液黏滞性，可预防血栓形成　B. 保护细胞溶酶体，增进线粒体功能
   C. 增强心肌收缩力，增加心排血量　D. 促进糖原异生，有利于减轻酸中毒
   E. 阻断 α 受体兴奋，使血管扩张，改善微循环

（8~10 题共用题干）

患者，男性，35 岁。因注射青霉素过敏而面色发绀、呼吸急促、四肢冷、神情紧张、烦躁不安，脉细弱，每分钟 100 次，血压 90/70mmHg。

8. 患者的休克类型是
   A. 失血性休克　B. 心源性休克
   C. 过敏性休克　D. 创伤性休克
   E. 感染性休克
9. 患者早期可以应用的药物是
   A. 间羟胺　B. 多巴胺
   C. 山莨菪碱　D. 东莨菪碱
   E. 异丙肾上腺素
10. 在对因治疗上应选用的药物是
   A. 间羟胺　B. 多巴胺
   C. 异丙嗪　D. 毛花苷 C
   E. 去甲肾上腺素

四 B 型题

（1~2 题共用备选答案）
   A. 脉搏 80 次/分以下，血压正常
   B. 脉搏 100 次/分以下，血压较高
   C. 脉速而细弱或摸不清，舒张压 50mmHg 以下或测不到
   D. 脉搏 100~120 次/分，收缩压 70~90mmHg
   E. 脉搏 120 次/分以上，舒张压 70mmHg 以下
1. 估计失血量 800ml 以下，临床表现为
2. 估计失血量 800~1600ml，临床表现为

（3~7 题共用备选答案）
   A. 中心静脉压低，血压低　B. 中心静脉压高，血压低

C. 中心静脉压高，血压正常　　D. 中心静脉压低，血压正常

E. 中心静脉压正常，血压低

3. 心功能不全或血容量相对过多
4. 提示血容量严重不足
5. 说明容量血管过度收缩
6. 说明心功能不全或血容量不足
7. 提示血容量不足

（8~11 题共用备选答案）

A. $5\sim10cmH_2O$　　B. 6~15mmHg

C. 90~135mmHg　　D. 60~90mmHg

E. 11.5~12.2kPa

8. 收缩压正常值为
9. 舒张压正常值为
10. 中心静脉压正常值为
11. 肺动脉楔压正常值为

（12~13 题共用备选答案）

A. 肺　　B. 肾

C. 心脏　　D. 脑

E. 肝

12. 休克时很少发生不可逆变化的脏器是
13. 休克代偿期儿茶酚胺分泌增加但不减少血液供应的脏器是

（14~16 题共用备选答案）

A. 低血容量性休克　　B. 失血性休克

C. 感染性休克　　D. 过敏性休克

E. 神经源性休克

14. 异位妊娠并发休克属
15. 全脊髓麻醉并发休克属
16. 脾破裂的休克属于

（17~19 题共用备选答案）

A. 收缩压为 70~90mmHg，脉压缩小

B. 血压稍降低，脉搏、脉压正常
C. 收缩压 <70mmHg 或测不到
D. 收缩压正常或稍升高，舒张压增高，脉压缩小
E. 血压稍升高，脉搏快，脉压基本不变

17. 轻度休克代偿期的临床表现是
18. 中度休克抑制期的临床表现是
19. 重度休克抑制期的临床表现是

(20~24 题共用备选答案)

A. 适当补液　　B. 充分补液
C. 舒张血管　　D. 补液试验
E. 给强心药，纠正酸中毒，舒张血管

20. 休克时血压正常，中心静脉压低，最有效的措施是
21. 休克时血压及中心静脉压均低，最有效的措施是
22. 休克时血压低，中心静脉压高，最有效的措施是
23. 休克时血压正常，中心静脉压高，最有效的措施是
24. 休克时血压正低，中心静脉压正常，最有效的措施是

五 X 型题

1. 重度休克患者为纠正代谢性酸中毒，宜使用
A. 碳酸氢钠等渗盐水　　B. 11.2% 乳酸钠溶液
C. 5% 葡萄糖等渗盐水　　D. 5% 碳酸氢钠溶液
E. 三羟甲基氨基甲烷

2. 休克患者采取中凹位的目的有
A. 减少回心血量　　B. 有利于呼吸
C. 利于静脉回流　　D. 利于患者体位舒适
E. 减轻肺淤血

3. 下列符合低血容量性休克特点的是
A. DIC　　B. 低血压
C. 低心排血量　　D. 低中心静脉压
E. 全血、血浆或水盐丧失

4. 休克患者可以采取的体位有
A. 截石位　　B. 平卧位

C. 半卧位　　D. 俯卧位

E. 中凹位

5. 下列属于休克晚期症状的有

A. 体温不升　　B. 无脉搏

C. 无尿　　D. 血压测不到

E. 烦躁不安

6. 各种类型休克的基本病理变化包括

A. 组织灌注不足

B. 中心静脉压下降

C. 脉压缩小

D. 微循环、代谢改变和内脏器官的继发性损害

E. 有效循环血量锐减

7. 下列选项中可引起低血容量性休克的有

A. 大血管破裂　　B. 食管–胃底静脉曲张破裂出血

C. 严重腹泻、呕吐　　D. 外伤性肝或脾破裂

E. 胃、十二指肠溃疡出血

8. 下列选项中可引起创伤性休克的有

A. 大血管破裂　　B. 大范围组织挫伤

C. 大面积撕脱伤　　D. 异位妊娠出血

E. 胃、十二指肠溃疡出血

9. 下列选项中可引起感染性休克的有

A. 胆道化脓性感染　　B. 绞窄性肠梗阻

C. 大面积撕脱伤　　D. 异位妊娠出血

E. 急性化脓性腹膜炎

10. 维持有效循环血量的重要因素有

A. 正常的血压　　B. 充足的血容量

C. 毛细血管充盈度　　D. 适宜的周围血管张力

E. 有效的心排血量

11. 休克代偿期的微循环变化是

A. 动静脉短路开放　　B. 微动脉、微静脉收缩

C. 静脉回心血量增加　　D. 微动脉扩张，微静脉收缩

E. 组织灌注量减少

12. 中心静脉压测定可以反映

A. 左心室压力　　B. 左心房压力

C. 右心房压力
D. 肺循环压力
E. 胸腔内腔静脉压力

13. 大面积烧伤患者抗休克治疗常用液体有
A. 血浆
B. 平衡盐溶液
C. 碳酸氢钠等渗盐水
D. 中分子右旋糖酐
E. 低分子右旋糖酐

14. 常用的血管扩张剂有
A. 东莨菪碱
B. 多巴胺
C. 间羟胺
D. 去甲肾上腺素
E. 异丙肾上腺素

15. 外科常见的休克类型有
A. 创伤性休克
B. 心源性休克
C. 感染性休克
D. 过敏性休克
E. 低血容量性休克

六 案例分析题

(1~5 题共用题干)

患者，女性，40 岁。车祸造成右下胸受挤压，右 8、9、10 后肋骨折，脾破裂。面色苍白，四肢湿冷，脉搏 120 次/分，血压 80/60mmHg。

1. 下列哪项治疗原则是正确的
A. 一旦确诊，立即手术
B. 积极抗休克，同时迅速手术
C. 积极抗休克，不手术
D. 积极抗休克，如病情无好转再手术
E. 大量快速输液，待血压正常后及早手术

2. 在等待配血期间，静脉输液宜首选
A. 5% 葡萄糖溶液
B. 5% 葡萄糖盐溶液
C. 林格液
D. 平衡盐溶液
E. 5% 碳酸氢钠溶液

3. 正确的护理措施有
A. 吸氧，输液
B. 置热水袋保暖
C. 平卧位
D. 测每小时尿量
E. 测中心静脉压

4. 该患者进入微循环衰竭期时会出现
A. 表情淡漠
B. 皮肤苍白

C. 尿量减少　　D. 全身广泛出血
E. 血压下降

5. 此患者的休克指数为
A. 1.0　　B. 1.5
C. 2.0　　D. 2.5
E. 3.0

参考答案与解析

一、A1 型题

1. D【解析】休克是由于循环血量急剧减少引起，为保证重要脏器的血液循环，皮肤、体表、内脏的血液循环减少，可表现为面色苍白，湿冷。而当皮肤变得红润、温暖时说明休克已改善。

2. A【解析】血管扩张药可以解除小动脉痉挛，改善微循环，但可使血管容量扩大，导致血容量相对不足并引起血压下降，故休克的患者扩管前应补足血容量。

3. C【解析】休克是机体在各种有害因素侵袭下引起的以有效循环血容量骤减，组织灌注不足，细胞代谢紊乱、受损，微循环障碍为特点的病理过程。

4. E【解析】休克体位：将患者头和躯干抬高 20°~30°，下肢抬高 15°~20°。

5. E【解析】尿量反应肾血流灌注情况，尿量 >30ml/h，表明休克有改善。

6. A【解析】下肢抬高，利于静脉回流，增加心排血量，缓解休克症状。

7. B【解析】调节体温：①密切观察体温变化。②注意保暖。一般室温以 20℃左右为宜。切忌应用热水袋、电热毯等进行体表加温。③输血前应将库存血复温后再输入。

8. D【解析】休克患者的病理生理改变分为 3 期：微循环收缩期、微循环扩张期以及微循环衰竭期。在最严重的微循环衰竭期中，患者可发生弥散性血管内凝血，出现严重的出血倾向，因此皮肤出现多处瘀点、瘀斑提示病情危重。

9. D【解析】在休克未纠正以前，以抗休克为主，同时抗感染。休克控制后，治疗感染。

10. E【解析】各类休克的病理生理基础是有效循环血量锐减和组织灌注不足及由此导致的微循环、代谢改变和内脏器官的继发性损害等。

11. E【解析】微循环衰竭期的病理变化是血管内形成微血栓，出现弥散性血管内凝血。临床表现是神志淡漠，反应迟钝，甚至意识模糊，出冷汗，口唇、肢端发绀，脉搏细速，血压进行性下降，严重时全身皮肤和黏膜明显发绀，四肢厥冷，脉搏摸不清，血压测不出，尿少甚至无尿。

12. C【解析】血管扩张药可以解除小动脉痉挛，关闭动静脉短路，改善微循环，但可使血管容量相对增加而血压有不同程度的下降，从而影响重要脏器的血液供应，故只有当血容量已基本补足而患者发绀、四肢厥冷、毛细血管充盈不良等循环状态未好转表现时，才可考虑应用。

13. A【解析】休克患者神志的变化可反映脑部灌流的变化。

14. A【解析】在治疗休克中，消除引起休克的原发病和恢复有效血容量一样重要，这是抗休克治疗的根本措施。

15. C【解析】休克早期的临床表现：面色苍白、出冷汗、脉搏细速、尿量减少、烦躁不安、神志淡漠，收缩压可略降低，甚至正常，舒张压升高，脉压减小。

16. D【解析】休克患者首要的治疗是补足血容量。平衡盐溶液与细胞外液等渗，最利于改善有效循环血量。

17. C【解析】参见A1型题第9题解析。

18. C【解析】上述药物均为血管收缩药，其中多巴胺是最常用的血管收缩药，可兴奋α受体、β_1受体和多巴胺受体，增强心肌收缩力，增加心排血量，扩张肾和胃肠道血管，从而有利于改善肾缺血。

二、A2型题

1. D【解析】根据患者抽血时不易抽出，血易凝，皮肤有少量瘀点等表现可诊断为弥散性血管内凝血。

2. E【解析】患者中心静脉压高而血压偏低，应考虑心功能不全或血容量相对过多，应给予减慢输液加用强心药。

3. B【解析】患者属于低血容量性休克，治疗的基本措施是补充血容量和止血。患者中心静脉压和血压都低说明血容量严重不足，应充分加速补液。

4. C【解析】休克肺指休克持续较久时，肺可出现严重的间质性和肺泡性肺水肿、淤血、出血、局限性肺不张、毛细血管内微血栓形成以及肺泡透明膜形成等，主要表现为急性进行性呼吸困难和低氧血症，一般吸氧不能缓解，应给予呼气终末正压给氧。发生休克肺时应首先治疗呼吸困难的症状，再治疗休克。此患者并没有呼吸道阻塞，故不需要气管切开。

三、A3/A4型题

1. A【解析】患者车祸伤3小时，查体面色苍白，血压75/45mmHg，有休克危险。

2~3 C、A【解析】患者车祸后3小时，骨盆、左股骨干、左胫腓骨骨折，出现面色苍白，血压下降（血压75/45mmHg），考虑患者有休克危险。首要护理措施是建立静脉通路补液，进行抗休克治疗。

4. B【解析】患者急性化脓性胆管炎，面色苍白，肢体湿冷，脉搏114次/分，血压

86/70mmHg，经大量快速输液后血压和脉搏无改善，测中心静脉压 21cmH_2O。血 pH 7.30。根据患者表现和查体，该患者应存在心功能不全。

5. D【解析】应给予减慢输液速度加用强心药。

6. A【解析】相比其他选项，毛花苷 C 最适合患者目前情况。

7. A【解析】选项 A 减低血液黏滞性，可预防血栓形成不是抗休克作用。

8. C【解析】患者因注射青霉素过敏，应是过敏性休克。

9. A【解析】过敏性休克早期可使用间羟胺。

10. C【解析】应使用抗组胺药物，如异丙嗪。

四、B 型题

1. B【解析】估计失血量<20%（<800ml）时：脉搏 100 次/分以下，尚有力；收缩压正常或稍升高，舒张压增高，脉压缩小。

2. D【解析】估计失血量 20%~40%（800~1600ml）时：脉搏 100~120 次/分；收缩压为 70~90mmHg，脉压缩小。

3~7 B、A、C、E、D【解析】中心静脉压与补液的关系见表 2-17-1。

表 2-17-1　中心静脉压与补液的关系

中心静脉压	血压	原　因	处理原则
低	低	血容量严重不足	充分补液
低	正常	血容量不足	适当补液
高	低	心功能不全或血容量相对过多	给予强心药，纠正酸中毒，舒张血管
高	正常	容量血管过度收缩	舒张血管
正常	低	心功能不全或血容量不足	补液试验

8. C【解析】收缩压正常值为 90~135mmHg。

9. D【解析】舒张压正常值为 60~90mmHg。

10. A【解析】中心静脉压是临床输血或输液时监测输入量和输液速度是否恰当的指标，其正常变动范围为 5~10cmH_2O。

11. B【解析】肺动脉楔压（PCWP）正常值 6~15mmHg。

12. E【解析】休克时肝很少发生不可逆变化。

13. C【解析】休克时，由于交感神经兴奋，大量儿茶酚胺释放，导致不重要的脏器（如皮肤、胃肠道、肾、肝、肺等）血管收缩，重要脏器（心、脑）血管收缩不明显，以保证重要脏器的血液供应。

14. A【解析】低血容量性休克是外科最常见的休克类型，多见于大血管破裂，腹部损伤引起的肝、脾破裂，消化性溃疡出血，门静脉高压所致食管-胃底静脉曲张破裂出血及异位妊娠出血等。

15. E【解析】全脊髓麻醉并发休克属神经源性休克。

16. B【解析】脾破裂的休克属于失血性休克。

17~19 D、A、C【解析】外科休克的临床表现见表 2-17-2。

表 2-17-2　外科休克的临床表现

临床表现	分期及程度		
	休克代偿期（轻度）	休克抑制期（中度）	休克抑制期（重度）
神志	清楚，伴痛苦表情，精神紧张	尚清楚，表情淡漠	不清，意识模糊，昏迷
口渴程度	明显	很明显	非常明显，可能无主诉
皮肤黏膜			
色泽	开始苍白	苍白	显著苍白，指端青紫
温度	正常或发凉	发冷	厥冷（指端更明显）
脉搏	<100 次/分，尚有力	100~120 次/分	速而细弱，或摸不清
血压	收缩压正常或稍升高，舒张压增高，脉压缩小	收缩压为 70~90mmHg，脉压缩小	收缩压 < 70mmHg 或测不到
体表血管	正常	表浅静脉塌陷，毛细血管充盈迟缓	表浅静脉塌陷，毛细血管充盈更迟缓
尿量	正常	少尿	少尿或无尿
估计失血量	<20%（<800ml）	20%~40%（800~1600ml）	>40%（1600ml）

20~24 A、B、E、C、D【解析】参见 B 型题第 3~7 题解析。

五、X 型题

1. ACDE【解析】目前已不用乳酸钠纠正代谢性酸中毒。乳酸钠需在有氧条件下经肝脏氧化代谢成碳酸氢根才能发挥纠正代谢的作用，肺水肿、急性心力衰竭、脑水肿、乳酸性酸中毒、休克和严重肾功能不全伴少尿、无尿患者禁用。

2. BC【解析】休克患者采取中凹卧位，头部抬高有利于保持呼吸道通畅，改善缺氧；下肢抬高利于静脉回流，增加心排血量，缓解休克症状。

3. ABCDE【解析】低血容量性休克是由于血容量的骤降，导致血压下降，心排血量减少，中心静脉压降低，外周血管阻力增高，心动过速等。

4. BE【解析】休克患者应取上身、下肢各适当抬高10°~30°（仰卧中凹位），以增加静脉回心血量和减少心脏负担。

5. ABCD【解析】烦躁不安多出现于休克早期，因此选项E错误。休克期的患者表情淡漠、反应迟钝，四肢冰冷、脉搏微弱，血压进行性下降，出现尿少或无尿表现。选项ABCD符合休克晚期的症状。

6. ADE【解析】各类休克的病理生理基础是有效循环血量锐减和组织灌注不足及由此导致的微循环、代谢改变和内脏器官的继发性损害等。

7. ABDE【解析】参见B型题第14题解析。

8. ABC【解析】创伤性休克是指严重创伤使血液和血浆同时丢失所引起的休克。多见于各种严重创伤，如大血管破裂、大范围组织挫伤、大面积撕脱伤、挤压伤、骨折或大手术等。

9. ABE【解析】感染性休克常继发于以革兰阴性杆菌为主的感染，如胆道化脓性感染、急性化脓性腹膜炎、绞窄性肠梗阻、尿路感染及败血症等，亦称内毒素性休克。

10. BDE【解析】充足的血容量、适宜的周围血管张力、有效的心排血量是维持有效循环血量的重要因素。

11. ABCE【解析】选项D错误，休克代偿期微动脉、微静脉均收缩。

12. CE【解析】中心静脉压（CVP）代表右心房或上、下腔静脉近右心房处的压力。

13. ABCD【解析】休克患者补液常采用晶体溶液与胶体溶液交替输入。大面积烧伤患者抗休克治疗的主要措施为补液，晶体溶液首选平衡盐溶液，胶体溶液首选血浆。患者是大面积烧伤，大量血浆样胶体从毛细血管渗出，造成低血容量性休克，补液类型不选低分子右旋糖酐。

14. ABE【解析】常用的血管扩张药有东莨菪碱、多巴胺、异丙肾上腺素。

15. ACE【解析】外科常见的休克类型有创伤性休克、感染性休克、低血容量性休克。

六、案例分析题

1. B【解析】该患者是车祸造成右下胸受挤压，右8、9、10后肋骨折，脾破裂造成的创伤性休克，应积极抗休克，同时迅速手术。

2. D【解析】患者因脾破裂出现休克征象，应及时补充血容量，在等待配血期间，常用的扩容溶液有平衡盐溶液和等渗盐水，因等渗盐水不宜进行大量补液，否则易引起电解质、酸碱平衡失调，故应首选平衡盐溶液。

3. ACDE【解析】休克时不能用热水袋，会加重组织缺氧，加重休克。

4. D【解析】提示患者进入微循环衰竭期（DIC期）的表现是全身广泛出血。能够降低血液黏滞度且疏通微循环的液体是低分子右旋糖酐。

5. B【解析】休克指数=患者的脉搏/收缩压。根据题意患者的休克指数=120/80=1.5。

第十八章　急性肾衰竭患者的护理

一 A1 型题

1. 急性肾衰竭少尿期患者的前 1 天出液量为 300ml，补液量应该是

A. 500ml　　B. 600ml

C. 700ml　　D. 800ml

E. 900ml

2. 急性肾衰竭少尿或无尿期饮食的处理不正确的是

A. 热量供应以蛋白质为主　　B. 热量供应以糖为主

C. 可给适量的脂肪乳剂　　D. 高维生素

E. 高热量

3. 急性肾衰竭患者少尿期易出现电解质紊乱，其中最严重的是

A. 高钠血症　　B. 高磷血症

C. 高钙血症　　D. 低氯血症

E. 高钾血症

4. 高钾血症引起心律失常时，静脉注射应首选的药物是

A. 10% 硫酸镁溶液

B. 5% 碳酸氢钠溶液

C. 5% 氯化钙溶液 + 等量 5% 葡萄糖溶液

D. 利尿药

E. 5% 葡萄糖溶液 + 胰岛素

5. 为防猝死，急性肾衰竭少尿期的患者应密切监测的指标是

A. 尿量　　B. 血压

C. 血肌酐　　D. 血钙

E. 血钾

6. 护理急性肾衰竭少尿期患者，下列叙述哪项正确

A. 大量补液　　B. 摄入含钾食物

C. 禁用库存血　　D. 及时补充钾盐

E. 加强蛋白质摄入

7. 为预防急性肾衰竭，应从静脉输入碱性溶液以碱化尿液的外伤患者是
   A. 头皮撕脱伤　　B. 肋骨骨折
   C. 大腿挤压伤　　D. 肾挫伤
   E. 前臂裂伤
8. 急性肾衰竭少尿期一般持续
   A. 5~7 天　　B. 6~9 天
   C. 7~14 天　　D. 14~20 天
   E. 20~28 天
9. 急性肾衰竭患者由少尿期进入多尿期，变化根据是
   A. 尿量增加到 300ml/24h　　B. 尿量增加到 400ml/24h
   C. 尿量增加到 500ml/24h　　D. 尿量增加到 700ml/24h
   E. 尿量增加到 800ml/24h
10. 容易引起急性肾衰竭的损伤是
   A. 砍伤　　B. 挤压伤
   C. 刺伤　　D. 爆震伤
   E. 火器伤
11. 给高钾血症患者静脉注射 10% 葡萄糖酸钙，主要目的是
   A. 促进糖原合成　　B. 促进钾的排出
   C. 对抗钾对心肌的抑制　　D. 促进蛋白质合成
   E. 对抗钾对神经的毒害作用
12. 急性肾衰竭时最主要的护理措施是
   A. 记录 24 小时出入液量　　B. 测体重
   C. 测血压　　D. 测体温
   E. 尿常规检查
13. 急性肾衰竭患者可选择的抗生素是
   A. 磺胺药　　B. 卡那霉素
   C. 链霉素　　D. 青霉素
   E. 阿米卡星
14. 急性肾衰竭早期最常见的表现是
   A. 少尿、尿相对密度低　　B. 水中毒、电解质紊乱
   C. 代谢性酸中毒、抽搐　　D. 血尿素氮升高
   E. 意识障碍、呼吸困难
15. 急性肾炎并发急性肾衰竭，持续尿闭阶段下列处理哪项不妥
   A. 严格控制液体入量　　B. 反复使用利尿药或甘露醇以促进排尿

C. 处理高钾血症　　D. 处理低钠血症

E. 防治氮质血症

二 A2 型题

1. 患者，男性，50 岁。急性肾衰竭少尿期，患者突然呼吸困难，头痛、头晕，软瘫，心律不齐，心动过缓，腹胀。应考虑

A. 高钾血症　　B. 低钾血症

C. 水中毒　　D. 酸中毒

E. 尿毒症

2. 患者，男性，60 岁。因消化道出血入院。入院后患者突然尿量减少，600ml/d，血压 90/60mmHg，双肺湿啰音，查血肌酐 402μmol/L，尿素氮每日上升 36～71mmol/L，血钾轻度升高。诊断为急性肾衰竭。可能的病因是

A. 休克　　B. 肾前性急性肾衰竭

C. 双侧肾盂输尿管梗阻　　D. 肾性急性肾衰竭

E. 肾后性急性肾衰竭

3. 患者，男性，61 岁。急性肾衰竭少尿期。患者呼吸困难、头痛，软瘫，腹胀，心电图示 T 波高尖、QRS 间期延长。考虑可能的情况是

A. 低蛋白血症　　B. 高钾血症

C. 低钙血症　　D. 代谢性碱中毒

E. 代谢性酸中毒

4. 患者，女性，30 岁。产后大出血致急性肾衰竭。前 1 天尿量为 200ml，呕吐物 250ml。护士计算今天的补液量约为

A. 2500ml　　B. 1500ml

C. 1000ml　　D. 600ml

E. 400ml

5. 患者，女性，36 岁。患急性肾衰竭。全身水肿明显，尿蛋白（+++），可见肾小管上皮管型，遵医嘱给予利尿消肿。以下不能作为体液情况判断指标的是

A. 水肿情况　　B. 体重变化情况

C. 中心静脉压　　D. 胸部 X 线片示血管影

E. 体温

6. 尿毒症患者，血肌酐明显增高，近 1 周来夜尿量增多，晨起时恶心、呕吐。为减轻晨间呕吐，最有效的护理措施是

A. 加强晨间口腔护理　　B. 饮食少量多餐

C. 避免刺激性食物　　D. 减少晚餐进食量

E. 睡前饮水

7. 患者，男性，29 岁。下肢严重挤压伤后发生急性肾衰竭，少尿期不可能出现的是

A. 尿相对密度低　　B. 低钾血症

C. 低钠血症　　D. 代谢性酸中毒

E. 氮质血症

三 B 型题

（1~2 题共用备选答案）

A. 药物中毒　　B. 尿道损伤

C. 严重挤压伤　　D. 缺水、血容量减少

E. 双侧输尿管结石

1. 肾前性急性肾衰竭常见的原因
2. 肾后性急性肾衰竭常见的原因

四 X 型题

1. 急性肾衰竭少尿期的体液紊乱是

A. 低镁　　B. 高钾

C. 酸中毒　　D. 脱水

E. 低钠

2. 关于急性肾衰竭的护理，下列正确的是

A. 尿量 <400ml/d，提示肾衰竭可能　　B. 少尿期应给予低蛋白饮食

C. 避免使用含钾食物　　D. 进入多尿期表示患者已脱离危险

E. 禁用对肾有毒性作用的药物

五 案例分析题

（1~2 题共用题干）

患者，男性，45 岁。因全身大面积烧伤后 5 小时入院，临床上出现尿量减少、水电解质代谢紊乱、酸中毒等急性肾衰竭症状。

1. 下列急性肾衰竭氮质血症的表现是

A. 高热　　B. 出血

C. 昏迷、抽搐　　D. 恶心、呕吐、腹痛

E. 非蛋白氮升高

2. 判断该患者的补液量是否充足，简单而可靠的指标是

A. 尿量　　B. 呼吸

C. 血压　　D. 精神状态

E. 脉搏

参考答案与解析

一、A1 型题

1. D【解析】补液原则是“量出为入，宁少勿多”。每日补充液量 = 显性失水 + 隐性失水 – 内生水。

2. A【解析】热量供给一般为每日每千克体重 135 ~ 145kJ，主要由碳水化合物和脂肪供给。为摄入足够的热量，可食用植物油和食糖，并注意供给富含维生素 C、B 族维生素和叶酸的食物。

3. E【解析】高钾血症是急性肾衰竭最严重的并发症之一，也是少尿期的首位死因，主要由肾排钾减少、感染、高分解状态、代谢性酸中毒引起，可出现恶心、呕吐、四肢麻木、烦躁、胸闷等症状，并可引起心律失常，如房室传导阻滞、室性心动过缓等，严重时出现心室颤动或心搏骤停。

4. C【解析】对抗心律失常时，因钙与钾有对抗作用，故给予 10% 葡萄糖酸钙 20ml 静脉缓慢推注，能缓解钾离子对心肌的毒性作用，本题中用 5% 氯化钙溶液和等量 5% 葡萄糖溶液也有同样的效果。

5. E【解析】高血钾是急性肾衰竭患者最严重的并发症，是起病第一周死亡的最常见原因，要密切监测血钾变化，并进行心电监测以及早发现高钾血症。一旦出现嗜睡、肌张力低下、心律失常、呕吐、恶心等高血钾症状时，要马上建立静脉通路，备好急救药品，并且依据医嘱准备透析。

6. C【解析】本题考查急性肾衰竭少尿期的护理措施。急性肾衰竭少尿期，应控制入液量为 500ml 加前 1 天的出量；保证热量；防治高血钾，包括避免使用含钾高的食物和药物，禁用库存血。

7. C【解析】上述外伤患者中大腿挤压伤患者最易出现急性肾衰竭、高钾血症，应补充碱性溶液以预防高钾血症。

8. C【解析】急性肾衰竭少尿期一般持续 1 ~ 2 周，每日尿量持续少于 400ml 为少尿，少于 100ml 为无尿。

9. B【解析】尿量增加至每日超过 400ml，即表示进入多尿期。

10. B【解析】大腿挤压伤导致肌肉缺血坏死，大量肌红蛋白入血，在肾小管内形成管

型，堵塞肾小管，发生肾衰竭。

11. C【解析】解除高钾血症对心肌的有害作用可反复静脉注射 10% 葡萄糖酸钙溶液或氯化钙溶液 5~10ml，因为钙可拮抗钾对心肌的作用。

12. A【解析】急性肾衰竭的护理如下。①密切观察病情变化：注意体温、呼吸、脉搏、心率、心律、血压等变化。②保证患者卧床休息。③营养护理：少尿期应限制水、盐、钾、磷和蛋白质入量，供给足够的热量，以减少组织蛋白的分解。不能进食者从静脉中补充葡萄糖、氨基酸、脂肪乳等。④最重要的是精确地记录 24 小时出入液量：口服和静脉入液量要逐项记录，尿量和异常丢失量，如呕吐物、胃肠引流液、腹泻时粪便内水分等都需要准确测量，每日定时测体重以检查有无水肿加重。

13. D【解析】磺胺类、卡那霉素、链霉素、阿米卡星的副作用对肾脏都有损伤性，青霉素对肾脏没有副作用，所以选项 D 正确。

14. A【解析】绝大多数急性肾衰竭呈少尿型急性肾衰竭，早期称为少尿或无尿期，常在原发病后 1~2 天出现少尿或无尿，补液后尿量不增加，可有食欲缺乏、恶心、呕吐、腹泻等消化道症状，继发水、电解质、酸碱失衡，代谢产物堆积，血尿素氮升高，严重的出现意识障碍、呼吸困难。所以选项 A 正确，其他选项均为后来的表现。

15. B【解析】少尿期的治疗如下。①去除病因和治疗原发病。②饮食和营养：应选择高糖、低蛋白、富含维生素的食物，尽可能供给足够的能量。③控制水和钠摄入：坚持“量入为出”的原则，髓袢利尿药（呋塞米）对少尿型急性肾衰竭可短期试用，而不是反复利用否则会损害肾脏功能。④纠正代谢性酸中毒。⑤纠正电解质紊乱：包括高钾血症、低钠血症、低钙血症和高磷血症的处理。⑥透析治疗防治氮质血症：保守治疗无效者，均应尽早进行透析。所以选项 A、C、D、E 均正确，只有选项 B 错误。

二、A2 型题

1. A【解析】急性肾衰竭少尿期患者尤应注意高钾血症发生。该患者出现呼吸困难，头痛、头晕，软瘫，心律不齐，心动过缓，腹胀，符合高钾血症临床特点。

2. B【解析】急性肾衰竭是由不同的致病因子作用于机体的不同部位而引起，根据发生肾衰竭的原因不同可分为以下 3 种类型。①肾前性：各种引起肾血流量减少的疾病，如休克、严重脱水、心脏功能不全、大出血等均可造成循环衰竭继之影响肾血流量，最终导致肾功能损害。②肾性：由于肾脏本身的疾病引起广泛性肾损害而导致肾衰竭的均列为肾型。最常见的原因为挤压伤，肌红蛋白大量释放引起肾小管阻塞及坏死。此外各种原因引起的肾缺血、肾中毒，如肾脏炎症坏死，重金属、抗生素、化学制剂、蛇咬伤等也可直接损害肾脏。③肾后性：主要是由肾至尿道发生病变引起尿路梗阻所致。

3. B【解析】T 波高尖、QRS 间期延长，提示高钾血症。

4. C【解析】急性肾衰竭患者每日进水量为 1 天液体总排出量加 500ml，所以选项 C 正确。

5. E【解析】水肿情况、体重变化情况及中心静脉压均可作为体液情况的判断指标，胸部X线片示血管影可分析肺循环异常，如肺淤血、肺水肿、肺动脉高压等，也可作为体液情况的判断指标，只有体温与体液情况无关联。

6. E【解析】尿毒症患者为了减少恶心、呕吐可以少量多餐，晚睡前饮水1~2次，以免夜间脱水，使血尿素氮相对增高，减轻晨间呕吐。所以选项E正确。

7. B【解析】急性肾衰竭少尿期会出现代谢产物的蓄积，如血尿素氮、肌酐等升高，导致代谢性酸中毒。电解质紊乱：可有高血钾、低血钠、高血镁、高血磷、低血钙等。尤其是高钾血症，严重者可导致心搏骤停。所以选项A、C、D、E正确，只有选项B错误。

三、B型题

1. D【解析】参见A2型题第2题解析。

2. E【解析】肾后性：与肾前性相似，初期也无原发性肾损害，主要是由肾至尿道发生病变引起尿路梗阻，导致尿不能正常排出体外，最常见于双肾结石、双侧肾盂输尿管梗阻、后尿道瓣膜、外伤狭窄、肿瘤及炎症等。如能早期解除梗阻，肾功能容易恢复。但如梗阻时间过长，导致继发性肾损害，最终过渡到肾性则预后不佳。

四、X型题

1. BCE【解析】急性肾衰竭（ARP）少尿期水电解质和酸碱平衡失调的表现如下。①水中毒：体内水分大量积蓄所致，若不加限制摄入，病情恶化。②高钾血症：是急性肾衰竭最重要的电解质失调，也是死亡的主要原因。③高镁血症：与高钾血症平行出现，可引起神经肌肉传导障碍。④高磷血症和低钙血症：常同时出现，低钙会加重高钾对心肌的损害。⑤低钠血症：主要为稀释性低钠。⑥低氯血症。⑦酸中毒：是ARF主要的病理生理改变之一，主要是由于酸代谢产物不能排出所致。

2. ABCE【解析】急性肾衰竭患者常有少尿，尿量<400ml/d。肾衰竭患者应停用影响肾灌注或肾毒性的药物；应减少蛋白质的摄入，使血尿素氮水平下降，尿毒症症状减轻，还有利于降低血磷和减轻酸中毒；尽可能减少钠、钾、氯的摄入量；有少尿、水肿、心力衰竭者，应严格控制进水量；食物应富含维生素和叶酸。少尿型患者开始利尿时，可有多尿表现，但此时仍没有脱离危险，常需数月后才能恢复。

五、案例分析题

1. BCDE【解析】高热不是急性肾衰竭氮质血症的表现。

2. A【解析】补液量是否充足应仔细观察24小时尿量。

第十九章　肾移植患者的护理

一 A1 型题

1. 下列不属于肾移植术后外科并发症的是
   A. 尿瘘　　B. 出血或血肿
   C. 输尿管梗阻　　D. 肾血管血栓或狭窄
   E. 胆汁淤积性肝炎
2. 急性排斥反应多出现在肾移植后
   A. 24 小时内　　B. 1 周内
   C. 1 个月内　　D. 2 个月内
   E. 1 年内
3. 属于器官移植慢性排斥反应的是
   A. 术后 1 周内发生　　B. 术后 24 小时内发生
   C. 突发寒战、高热　　D. 移植器官功能逐渐减退
   E. 移植器官肿大，局部疼痛
4. 肾移植术后患者服用免疫抑制剂的时间为
   A. 3 个月　　B. 半年
   C. 1 年　　D. 3 年
   E. 终身
5. 肾移植后最常见的病毒感染是
   A. 柯萨奇病毒 A　　B. CMV 病毒
   C. HIV 病毒　　D. 单纯疱疹病毒
   E. 水痘-带状疱疹病毒

二 A2 型题

1. 患者，女性，40 岁。行肾移植术，术中肾血循环恢复 15 分钟后，移植的肾脏由红转为暗红，出现青紫、坏死。该患者出现的是
   A. 休克　　B. 急性排斥反应

C. 超急性排斥反应 D. 慢性排斥反应
E. 加速性排斥反应

2. 患者，女性，40岁。肾病多年，现已肾衰竭多时，靠透析度日。现其孪生妹妹愿供一肾，此种移植称为
A. 同种异体移植 B. 同质移植
C. 带蒂移植 D. 自体移植
E. 组织移植

3. 患者，男性，35岁。肾衰竭多年，现找到一个可移植的肾源，经组织配型检查可以移植，当日手术。当移植手术完成后，约10分钟肾脏由红变暗，出现斑块、青紫、坏死并寒战、发热。患者出现的问题是
A. 超急性排斥反应 B. 急性排斥反应
C. 加速性排斥反应 D. 慢性排斥反应
E. 正常手术反应

三 A3/A4型题

（1~2题共用题干）

患者，女性，45岁。因“尿毒症”行肾移植术。术后8天，该患者出现低热（体温38.0~38.5℃），血压升高，情绪异常，尿少，血肌酐增高，尿内有蛋白。

1. 该患者最有可能发生的并发症为
A. 超急性排斥反应 B. 急性排斥反应
C. 慢性排斥反应 D. 切口感染
E. 肾积水

2. 为了明确诊断，目前首先应进行的检查是
A. 肾图检查 B. 超声显像
C. CT扫描 D. 经皮肾穿刺活检
E. 血肌酐、尿素氮测定

四 B型题

（1~2题共用备选答案）

A. 超急性排斥反应 B. 急性排斥反应
C. 慢性排斥反应 D. 正常手术反应
E. 局部感染

1. 肾移植术后1周，患者出现低热，尿量逐渐减少，自觉切口胀痛，乏力。查体发现移植

肾肿大。该患者属于

2. 肾移植术 20 分钟后移植肾由红转紫属于

五 X 型题

1. 肾移植患者的术前准备，下列说法正确的是
   A. 仅需做 ABO 配型　　B. 低钠、低蛋白饮食
   C. 不需预防性应用抗生素　　D. 鼓励患者家属探视，增加心理支持
   E. 术前晚温盐水灌肠
2. 下列属于肾移植术后排斥反应的表现有
   A. 血压升高　　B. 体温升高
   C. 尿量 >4000ml/d　　D. 移植肾区自觉胀痛
   E. B 超发现移植肾明显肿大
3. 下列属于同基因移植的是
   A. 自体骨移植　　B. 异体皮肤移植
   C. 自体皮肤移植　　D. 自体输血
   E. 同卵双生异体移植
4. 下列属于免疫抑制剂的是
   A. 环磷酰胺　　B. 硫唑嘌呤
   C. 肾上腺素　　D. 皮质激素
   E. 环孢素
5. 下列属于排斥反应表现的有
   A. 尿少　　B. 皮肤苍白，温度下降
   C. 发热，血压增高，情绪异常　　D. 神经功能障碍
   E. 局部肿胀、疼痛
6. 下列针对排斥反应的措施正确的是
   A. 配血型　　B. 应用抗生素
   C. 心理护理　　D. 应用免疫抑制剂
   E. 组织配型
7. 既是免疫抑制药，又是强效抗生素的药物是
   A. 环孢素　　B. 盐酸左旋咪唑
   C. 硫唑嘌呤　　D. 环磷酰胺
   E. 抗淋巴细胞球蛋白
8. 下列不发生排斥反应的移植有
   A. 异种异体移植　　B. 人工皮肤移植

C. 同种异体移植　　D. 自体移植
E. 同质移植

9. 移植发生急性排斥反应的表现是
A. 发热　　B. 小血管栓塞
C. 局部肿胀、疼痛　　D. 移植器官功能减退或丧失
E. 溶血反应

10. 患者在肾移植前饮食治疗要点有
A. 补充造血性药物　　B. 低蛋白饮食
C. 摄入适量蛋白　　D. 低盐饮食
E. 低钙饮食

11. 下列关于肾移植健康教育要点正确的有
A. 教会患者自测生命体征及尿量　　B. 防止着凉、上呼吸道感染
C. 尽量不到公共场所　　D. 注意保护移植肾
E. 未有异常可不必定期复诊

参考答案与解析

一、A1 型题

1. E【解析】胆汁淤积性肝炎不属于肾移植术后外科并发症。

2. C【解析】急性排斥反应多出现在移植后 1 个月内。

3. D【解析】移植器官功能逐渐减退属于器官移植慢性排斥反应。

4. E【解析】肾移植术后患者需终身服用免疫抑制剂。

5. E【解析】感染是肾移植术后最常见的并发症，最常见的病毒感染是水痘-带状疱疹病毒。

二、A2 型题

1. C【解析】患者术中肾血循环恢复仅 15 分钟后移植的肾脏由红转为暗红，出现青紫、坏死，属于超急性排斥反应。

2. B【解析】同质移植又称同系移植，或称同遗传型间移植，供者与受者并非同一个体，但遗传基因型完全相同，移植后无排斥反应发生，如单卵双生子之间的移植。

3. A【解析】患者移植手术完成后，约 10 分钟肾脏由红变暗，出现斑块、青紫、坏死并寒战、发热，属于超急性排斥反应。

三、A3/A4 型题

1. B【解析】排斥反应表现：①体温突然升高。②移植肾区自觉胀痛。③尿量显著减

少，体重增加。④血压升高。⑤B 超发现移植肾明显肿大。

2. E【解析】尿素氮和血肌酐通常是作为衡量肾功能最重要的指标。

四、B 型题

1. B【解析】患者肾移植术后 1 周后有排异反应，属于急性排斥反应。排斥反应表现参见 A3/A4 型题第 1 题解析。

2. A【解析】患者肾移植术 20 分钟后有排斥反应，属于超急性排斥反应。

五、X 型题

1. BE【解析】术前根据病情给予低钠、低蛋白饮食，但需保证热量供给。行血液透析者，可根据其血尿素氮水平，补充蛋白质和必需氨基酸。术前晚温盐水灌肠。

2. ABDE【解析】参见 A3/A4 型题第 1 题解析。

3. ACDE【解析】异体皮肤移植不属于同基因移植。

4. ABDE【解析】肾上腺素为血管活性药物，不是免疫抑制剂，因此不选。其他选项均属于免疫抑制剂。

5. ACE【解析】参见 A3/A4 型题第 1 题解析。

6. ADE【解析】针对排斥反应应采取配血型、组织配型、应用免疫抑制剂。

7. ACDE【解析】盐酸左旋咪唑不是抗生素，是治疗蛔虫、钩虫、蛲虫和粪类圆线虫感染的广谱驱虫药，有较好疗效。

8. DE【解析】自体移植、同质移植不发生排斥反应。

9. ABCD【解析】溶血反应不是急性排斥反应。

10. BCD【解析】参见 X 型题第 1 题解析。

11. ABCD【解析】定期复查：出院后第 1 个月每周 1 次；出院后第 2 个月每 2 周 1 次；出院后半年每月 1 次。若有病情变化，及时就诊。

第三篇

妇产科护理学

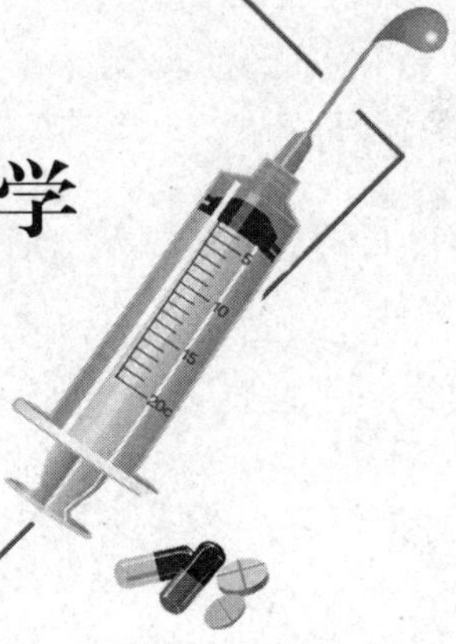

第一章　女性生殖系统解剖生理

一 A1 型题

1. 宫骶韧带起始于

A. 子宫颈的后侧方
B. 子宫体下部后侧方
C. 子宫颈后面的上侧方
D. 子宫颈前面的侧方
E. 子宫颈后面的侧方

2. 骨盆的组成是

A. 骶骨、尾骨及 2 块髋骨
B. 骶骨、尾骨及坐骨
C. 髂骨、骶骨及坐骨
D. 髂骨、坐骨及耻骨
E. 髂骨、骶骨及尾骨

3. 骨盆入口平面的前面是

A. 第五腰椎棘突下
B. 耻骨联合上缘
C. 骶骨下端
D. 骶尾关节
E. 坐骨棘

4. 下列属于外生殖器的器官是

A. 阴道
B. 宫颈
C. 子宫
D. 输卵管
E. 阴道前庭

5. 下列有关中心腱的叙述，说法正确的是

A. 中心腱位于肛提肌的深层
B. 分娩时它极度受压，但因其坚韧故不易撕裂
C. 是由 3 对肌肉和肛门外括约肌腱会合而成
D. 对盆腔脏器起着强大的托扶作用
E. 一部分纤维加强肛门和阴道括约肌的作用

6. 骨盆上口平面的后端是

A. 第五腰椎棘突下
B. 骶骨岬前缘
C. 骶骨下端
D. 骶尾关节
E. 坐骨棘

7. 外阴血肿最常见的部位是

A. 阴阜　　B. 大阴唇

C. 阴蒂　　D. 小阴唇

E. 阴道口

8. 阴蒂位于

A. 小阴唇顶端的联合处　　B. 大阴唇前端

C. 尿道口后方　　D. 舟状窝内

E. 阴唇系带内

9. 子宫峡部相当于

A. 子宫颈阴道部　　B. 子宫颈的最狭窄部分

C. 子宫颈阴道上部　　D. 子宫体的最狭窄部分

E. 子宫颈与子宫体形成最狭窄部分

10. 性兴奋时润滑阴道口的分泌物来自于

A. 那氏腺　　B. 前庭大腺

C. 尿道旁腺　　D. 宫颈分泌物

E. 阴道黏膜腺体

11. 成年妇女子宫体积为

A. 长 4~5cm，宽 7~8cm，厚 2~3cm　　B. 长 7~8cm，宽 3~3cm，厚 4~5cm

C. 长 8~9cm，宽 4~5cm，厚 2~3cm　　D. 长 7~8cm，宽 2~3cm，厚 1~2cm

E. 长 7~8cm，宽 4~5cm，厚 2~3cm

12. 直接维持子宫前倾位作用的韧带是

A. 阔韧带　　B. 圆韧带

C. 主韧带　　D. 宫骶韧带

E. 骨盆漏斗韧带

13. 卵巢内分泌功能处于最旺盛时期称为

A. 幼年期　　B. 青春期

C. 性成熟期　　D. 更年期

E. 老年期

14. 前庭大腺（巴氏腺）位于

A. 阴蒂上端两侧　　B. 会阴上方，两侧缘

C. 小阴唇两侧　　D. 大阴唇后部，阴道口两侧

E. 阴阜下方，阴唇两侧

15. 我国妇女骨盆类型最多见的是

A. 扁平骨盆　　B. 男性型骨盆

C. 女性型骨盆　　D. 类人猿骨盆
E. 佝偻病骨盆

16. 下列有关阴道的叙述，错误的是
A. 阴道位于膀胱、尿道和直肠之间　　B. 阴道开口于前庭后部
C. 环宫颈的阴道上段形成阴道穹隆　　D. 阴道前壁比后壁长
E. 后穹隆顶端为子宫直肠陷凹底部

17. 月经后子宫内膜由下述哪一层再生
A. 致密层　　B. 功能层
C. 基底层　　D. 子宫肌层
E. 海绵层

18. 女性青春期开始的重要标志是
A. 音调变高　　B. 乳房丰满
C. 月经初潮　　D. 阴毛出现
E. 骨盆变宽

19. 正常排卵周期中，宫颈黏液清亮，有粗大分支，典型的羊齿植物状结晶出现在
A. 月经周期中期　　B. 月经前 3~5 天
C. 下次月经前 1~2 天　　D. 月经干净后 3 天
E. 育龄妇女月经周期中的任何时间

20. 卵巢功能成熟、生育最旺盛的时期为
A. 幼年期　　B. 青春期
C. 性成熟期　　D. 老年期
E. 更年期

21. 妇女一生各阶段历时最长的是
A. 新生儿期　　B. 青春期
C. 性成熟期　　D. 更年期
E. 老年期

22. 有关子宫内膜周期性变化哪项正确
A. 月经期、分泌期、增生期
B. 月经期、增生期、分泌期
C. 分泌期、增生期、月经期
D. 卵泡的发育与成熟、排卵、黄体形成、黄体退化
E. 卵泡的发育与成熟、黄体形成、排卵

23. 反映卵巢有排卵功能的检查为
A. 基础体温单相形　　B. 阴道脱落细胞反映为轻度雌激素影响

C. 宫颈黏液有羊齿状结晶　　D. 子宫内膜有分泌期变化
E. 子宫内膜有增殖期变化

24. 排卵后，由于孕激素对体温中枢的作用，基础体温可上升
A. 0.1~0.2℃　　B. 0.3~0.5℃
C. 0.6~0.8℃　　D. 1℃
E. >1℃

二 A2 型题

1. 患者，女性，29 岁。宫颈黏液分泌减少而且变得稠厚。此种变化受哪种激素影响
A. hCG　　B. 泌乳素
C. 雌激素　　D. 孕激素
E. 雄激素

2. 患者，女性，30 岁。其月经周期 32 天，该女性其排卵时间在月经的
A. 第 16 天　　B. 第 18 天
C. 第 20 天　　D. 第 22 天
E. 第 24 天

3. 患者，女性，25 岁。阴道上皮增生、角化、糖原增多，阴道酸度增强。此变化受哪种激素影响
A. 雌激素　　B. 雄激素
C. 孕激素　　D. 绒毛膜促性腺激素
E. 胎盘生乳素

4. 某女士，已婚，月经规律，月经周期第 28 天取子宫内膜检查所见：腺体缩小，内膜水肿消失，螺旋小动脉痉挛性收缩，有坏死、破裂，内膜下血肿。该内膜为
A. 月经期　　B. 增生期
C. 分泌早期　　D. 分泌期
E. 月经前期

5. 某孕妇身材矮小，匀称，骨盆测量数值如下：髂前上棘间径 22cm，髂嵴间径 24cm，骶耻外径 17cm，出口横径 7.5cm，对角径 11.5cm。此孕妇骨盆为
A. 扁平骨盆　　B. 畸形骨盆
C. 漏斗骨盆　　D. 横径狭小骨盆
E. 均小骨盆

6. 患者，女性，25 岁。月经周期为 30 天，上月月经是 4 月 18 日，护士为其计算的排卵日期约在 5 月
A. 1 日　　B. 4 日

C. 8 日
D. 12 日
E. 14 日

7. 某健康妇女，孕 1 产 0，其骨盆形态正常，则下列说法正确的是
A. 入口平面呈横椭圆形
B. 中骨盆平面呈横椭圆形
C. 出口平面呈横椭圆形
D. 入口平面是骨盆最小平面
E. 出口平面呈纵椭圆形

三 A3/A4 型题

（1~2 题共用题干）

某健康妇女进行妇科查体，其骨盆形态各径线均正常。

1. 其骨盆入口平面前后径值可能为
A. 8.5cm
B. 9.0cm
C. 9.5cm
D. 10.0cm
E. 11.5cm

2. 其中骨盆平面前后径可能为
A. 11.0cm
B. 10.5cm
C. 9.5cm
D. 8.5cm
E. 7.5cm

（3~4 题共用题干）

患儿，女，12 岁。阴道流血 3 天，面色苍白，BP 90/60mmHg，子宫不大，附件正常，无外伤及性生活史。患者自觉头晕、心悸、四肢冰冷。

3. 阴道流血原因最可能是
A. 凝血功能障碍
B. 早孕
C. 遗传性疾病
D. 感染
E. 因卵巢功能不全，经血量多

4. 该患者护理措施下列选项中不妥的是
A. 做好心理护理
B. 休息
C. 保暖
D. 坐浴以清洗外阴
E. 加强营养

四 B 型题

（1~3 题共用备选答案）

A. 1cm
B. 2cm

C. 4~5cm　　D. 11.5cm

E. 8~14cm

1. 骨盆入口横径平均值约
2. 成人子宫宽
3. 输卵管全长

(4~5 题共用备选答案)

A. 腹主动脉　　B. 肾动脉

C. 髂总动脉　　D. 髂内动脉

E. 髂外动脉

4. 左侧卵巢动脉可来自
5. 右侧卵巢动脉可来自

(6~8 题共用备选答案)

A. 浆膜层　　B. 肌层

C. 黏膜层　　D. 功能层

E. 基底层

6. 子宫壁的外层为
7. 子宫壁的中层为
8. 子宫壁的内层为

(9~13 题共用备选答案)

A. 子宫　　B. 卵巢

C. 输卵管　　D. 阴道

E. 阴蒂

9. 位于两侧小阴唇顶端，有勃起性的器官是
10. 既是性交器官，又是胎儿娩出通道的是
11. 精子与卵子相遇发生受精的部位是
12. 产生性激素的器官是
13. 可以发生周期性变化，产生月经的部位是

(14~16 题共用备选答案)

A. 耻骨联合上缘中点至骶岬上缘中点间的距离

B. 耻骨联合下缘至骶岬上缘中点间的距离

C. 两坐骨棘之间的距离
D. 自骶尾关节到坐骨结节间径中点间的垂直距离
E. 两坐骨结节内缘的距离

14. 骨盆出口横径
15. 中骨盆横径
16. 出口后矢状径

（17~20 题共用备选答案）

A. 均小骨盆　　B. 扁平骨盆
C. 横径狭小骨盆　　D. 漏斗骨盆
E. 畸形骨盆

17. 骨盆上口前后径短，横径多正常，呈横扁圆形
18. 骨盆形态正常女性型，各径线均缩短 2cm 以上
19. 骨盆各平面前后径均长，横径均小
20. 坐骨棘间径小于 10cm，坐骨结节间径小于 8cm

（21~24 题共用备选答案）

A. 青春期　　B. 生育期
C. 性成熟期　　D. 更年期
E. 老年期

21. 从月经初潮到生殖器官发育成熟的时期称为
22. 卵巢功能进一步衰退，生殖器官逐渐萎缩的时期称为
23. 卵巢功能逐渐衰退，生殖器官开始萎缩向衰退过渡的时期称为
24. 卵巢功能成熟并有性激素分泌及周期性排卵的时期称为

（25~28 题共用备选答案）

A. 月经期　　B. 增生期
C. 分泌期　　D. 月经前期
E. 月经周期

25. 两次月经第 1 天相间隔的时间
26. 月经的第 1~4 天，称为
27. 月经的第 5~14 天，称为
28. 月经的第 15~28 天，称为

五 X型题

1. 关于女性正常骨盆，下列说法正确的有
   A. 骨盆是由骶骨和左右2块髋骨组成
   B. 骨盆的3个假想平面中，中骨盆平面为骨盆最小平面
   C. 妇女直立时，骨盆轴上段向后，中段向下，下段向下向前
   D. 骨盆底由多层肌肉和筋膜组成，起到承载和支持盆腔脏器的作用
   E. 骨盆以耻骨联合上缘、两侧髂耻线及骶岬上缘为界分为真假骨盆
2. 下列有关卵巢的叙述，正确的是
   A. 位于阔韧带前方　　B. 正常卵巢重5~6g
   C. 表面无腹膜覆盖　　D. 是产生卵子、分泌激素的器官
   E. 分为两部分：内为皮质，外为髓质
3. 下述属于子宫附件的有
   A. 阴道口　　B. 大阴唇
   C. 小阴唇　　D. 卵巢
   E. 输卵管
4. 下列选项中属于内生殖器官邻近器官的有
   A. 输尿管　　B. 阑尾
   C. 尿道　　D. 输卵管
   E. 阴蒂
5. 下列有关卵巢的叙述，正确的有
   A. 扁椭圆形状　　B. 是女性性腺器官
   C. 产生卵子和激素　　D. 卵巢表面有腹膜覆盖
   E. 绝经后卵巢增大
6. 下列有关非孕期成人正常子宫的叙述，正确的有
   A. 子宫长7~8cm，宽4~5cm　　B. 子宫体位于骨盆腔中央，坐骨棘水平以下
   C. 子宫容积约为5ml　　D. 宫颈宫体相连处称为峡部
   E. 峡部长约1cm
7. 下列选项中属于女性内生殖器官的有
   A. 阴道　　B. 阴蒂
   C. 子宫　　D. 输卵管
   E. 卵巢
8. 下列有关子宫的描述正确的有
   A. 子宫位于盆腔中央呈倒置梨形的空腔肌性器官

B. 子宫体壁由外向内分黏膜层、肌层、浆膜层
C. 子宫有 4 对韧带维持子宫正常位置
D. 子宫肌层是内环外纵中交错
E. 子宫大多呈前倾前屈位

9. 与构成中心腱有关的肌肉是
A. 球海绵体肌
B. 会阴浅横肌
C. 会阴深横肌
D. 尿道括约肌
E. 坐骨海绵体肌

10. 下列有关会阴的描述正确的是
A. 会阴是指阴道口与肛门之间的楔形软组织
B. 会阴也是盆底的一部分
C. 中心腱是会阴的组成部分
D. 会阴包括皮肤、筋膜、部分肛提肌
E. 分娩时会阴伸展性很小

11. 构成泌尿生殖膈的肌肉有
A. 球海绵体肌
B. 会阴浅横肌
C. 会阴深横肌
D. 尿道括约肌
E. 坐骨海绵体肌

12. 下列有关内生殖器的描述正确的是
A. 阴道黏膜表面由复层鳞状上皮覆盖
B. 阴道黏膜表面有较多腺体
C. 子宫内膜受卵巢激素影响发生周期性变化
D. 子宫腔容量约 5ml
E. 卵巢为性腺器官

13. 构成骨盆上口平面周界的是
A. 耻骨联合下缘
B. 骶岬
C. 髂耻线
D. 耻骨降支
E. 坐骨棘

14. 子宫的韧带包括
A. 圆韧带
B. 阔韧带
C. 主韧带
D. 宫骶韧带
E. 骶结节韧带

15. 下列有关阴道作用的叙述，说法正确的是
A. 是性交器官
B. 能产生月经

C. 是胎儿娩出通道
D. 腺体能分泌黏液润滑阴道口
E. 后穹隆是某些疾病诊断或手术的途径

16. 与盆底组织一起维持子宫正常位置的韧带是
A. 圆韧带
B. 阔韧带
C. 主韧带
D. 宫骶韧带
E. 骨盆漏斗韧带

17. 下列有关骨盆出口平面的叙述，说法正确的有
A. 由两个在不同平面的三角形构成
B. 前界为耻骨联合下缘
C. 后界为骶骨关节
D. 两侧界为耻骨降支，骶棘韧带和坐骨棘
E. 前后两个三角形具有共同的底边

18. 下列各径线中，正常平均值是 9cm 的有
A. 中骨盆平面横径
B. 出口平面横径
C. 出口平面后矢状径
D. 出口平面前矢状径
E. 入口平面前后径

19. 下列选项中属于阴道前庭区域的是
A. 前庭大腺
B. 尿道口
C. 阴道口
D. 处女膜
E. 阴阜

20. 下列有关月经的叙述，正确的是
A. 初潮是指第 1 次月经来潮
B. 经期是指每次月经持续的天数
C. 月经周期是指前次月经结束到下次月经开始的时间
D. 经期一般为 3~7 天
E. 月经周期一般 28~30 天

21. 卵巢分泌的性功能调节激素有
A. 雌激素
B. 促卵泡素
C. 孕激素
D. 生乳素
E. 雄激素

22. 雌激素的作用有
A. 抑制输卵管蠕动
B. 使子宫颈黏液分泌增多而稀薄
C. 使阴道上皮增生和角化
D. 促进水钠排泄
E. 对丘脑下部和垂体产生正负反馈调节

23. 孕激素的生理功能包括
A. 对下丘脑有负反馈作用
B. 使子宫内膜由增生期转化为分泌期

C. 促使乳腺管增生　　D. 促进子宫发育

E. 促进体内水钠潴留

24. 卵巢可分泌

A. 雌激素　　B. 孕激素

C. 雄激素　　D. 黄体生成素

E. 促卵泡素

25. 下列有关月经生理的叙述，正确的有

A. 月经第 1 次来潮称为初潮　　B. 经血为凝血

C. 初潮年龄多在 13~15 岁　　D. 月经期一般无特殊症状

E. 经期长短因人而异，但应有规律

26. 女性进入老年期后的生理特点有

A. 月经不规律、逐渐绝经　　B. 骨代谢失常

C. 子宫萎缩　　D. 脂肪沉着、肥胖

E. 卵巢功能衰退

参考答案与解析

一、A1 型题

1. C【解析】宫骶韧带：由平滑肌和结缔组织构成，此韧带有牵引子宫颈向后上的作用。它与子宫阔韧带互相配合，维持整个子宫正常的前倾前屈位置。宫骶韧带起始于子宫颈后面的上侧方。

2. A【解析】骨盆是由骶骨、尾骨及左右 2 块髋骨组成。每块髋骨又由髂骨、坐骨及耻骨融合而成；骶骨由 5~6 块骶椎合成；尾骨由 4~5 块尾椎合成。

3. B【解析】骨盆入口平面的前面是耻骨联合上缘。

4. E【解析】女性外生殖器是指生殖器官的外露组织，又称外阴。位于两股内侧，前为耻骨联合，后为会阴，包括阴阜、大阴唇、小阴唇、阴蒂和阴道前庭。

5. C【解析】中心腱是由 3 对肌肉和肛门外括约肌腱会合而成。

6. B【解析】骨盆上口平面的后端是骶骨岬前缘。

7. B【解析】大阴唇为两股内侧一对纵行隆起的皮肤皱襞，起自阴阜，止于会阴。大阴唇内侧面湿润似黏膜；外侧面为皮肤，长有阴毛，色素沉着，内含皮脂腺和汗腺。皮下为脂肪组织和疏松结缔组织，含丰富的血管、淋巴管和神经，外伤后易出血形成血肿。未产妇两侧大阴唇自然合拢，遮盖阴道口与尿道口；经产妇的大阴唇因受分娩的影响向两侧分开，绝经后萎缩、阴毛稀少。

8. A【解析】阴蒂位于两侧小阴唇顶端下方，类似男性的阴茎海绵体，可勃起，富含神经末梢，极敏感。阴蒂自前向后分为阴蒂头、阴蒂体和阴蒂脚。

9. E【解析】子宫体与子宫颈之间形成的最狭窄部分称子宫峡部，在非孕期约长 1cm。

10. B【解析】前庭大腺：又称巴氏腺，位于大阴唇后部，向内开口于前庭后方小阴唇与处女膜之间的沟内。性兴奋时分泌黄白色黏液起润滑作用。正常情况检查时不能触及此腺。如因感染腺管口闭塞，可形成前庭大腺脓肿或囊肿，则两者均能看到或触及。

11. E【解析】成人子宫重约 50g，长 7~8cm，宽 4~5cm，厚 2~3cm，宫腔容积约 5ml。

12. B【解析】子宫韧带是子宫附件的一部分，其主要功能是固定子宫，共包括 4 条韧带，分别是子宫主韧带、子宫阔韧带、子宫圆韧带和宫骶韧带。子宫主韧带维持子宫颈正常位置；子宫阔韧带可限制子宫向两侧倾倒；子宫圆韧带维持子宫前倾位；宫骶韧带与子宫圆韧带共同维持子宫的前倾前屈位。

13. C【解析】一般自 18 岁左右趋于成熟，历时约 30 年。此时为卵巢生殖功能与内分泌功能最旺盛时期。在此期间，身体各部分发育成熟，出现周期性的排卵及行经，并具有生育能力。

14. D【解析】参见 A1 型题第 10 题解析。

15. C【解析】骨盆的大小形态因人而异，受遗传、营养、生长发育、疾病等因素的影响，通常分为女性型、男性型、类人猿型、扁平型。女性型骨盆入口呈横椭圆形，骨盆腔浅，结构薄且平滑，坐骨棘间径≥10cm，有利于胎儿娩出，是女性正常骨盆。在我国妇女骨盆类型中占 52.0%~58.9%，是我国妇女最多见的骨盆类型。

16. D【解析】阴道上端比下端宽，后壁长 10~12cm，前壁长 7~9cm。

17. C【解析】月经后子宫内膜由基底层再生。

18. C【解析】青春期是指从月经初潮到生殖器官发育成熟的时期，月经初潮是女性青春期开始的重要标志，其他选项均是青春期的表现。

19. A【解析】在排卵前：雌激素水平逐渐增高，宫颈黏液分泌量也不断增多，其性状稀薄、透明似蛋清，在排卵前达高峰，此时黏液有较强的延展性，拉成细丝可长达 10cm 以上。涂片检查可见羊齿植物叶状结晶，这种结晶于月经周期的第 6~7 天出现，至排卵前最典型。

20. C【解析】生殖能力最旺盛期是从 18 岁开始，持续 30 年左右。此时期的特征为周期性的排卵和月经来潮，生殖器官和乳房也都有不同程度的周期性改变。此期妇女生育活动最旺盛，故也称生育期。

21. C【解析】卵巢功能成熟并有性激素分泌及周期性排卵的时期称为性成熟期。一般自 18 岁左右开始逐渐成熟，持续约 30 年。

22. B【解析】子宫内膜的周期性变化：①增生期在月经周期的第 5~14 天。行经时功能层子宫内膜剥脱，随月经血排出，仅留下基底层在雌激素作用下内膜逐渐增厚至 2~3mm，腺体增多，间质致密，间质内小动脉延长呈螺旋状卷曲，宫腔增大。②分泌期在月经周期的第15~28天。月经周期的第15~24天卵巢内形成黄体，分泌孕激素和雌激素，使子宫内膜继续增厚，腺体增大并分泌糖原，为孕卵着床提供充足营养。在月经周期的第25~28天黄体萎缩。由于孕激素的减少，子宫内膜的腺体及腺细胞相应缩小变性，内膜变薄。③月经期在月经周期的第1~4天。体内雌激素水平降低，已无孕激素存在，内膜小动脉痉挛，组织缺血、缺氧而局灶性坏死，坏死的内膜组织剥脱与血液混合而排出，形成月经。

23. D【解析】子宫内膜的周期性变化可反应卵巢排卵功能。

24. B【解析】对体温的作用：孕激素有升温作用，正常妇女在排卵后基础体温可升高0.3~0.5℃，这种基础体温的改变是排卵的重要指标，排卵前基础体温低，排卵后由于孕激素的作用基础体温升高。

二、A2 型题

1. D【解析】孕激素可使增生期子宫内膜转化为分泌期内膜，抑制宫颈内膜的黏液分泌，使其稠厚，形成乳液栓。

2. B【解析】排卵多发生在两次月经中间，一般在下次月经来潮之前14天左右，两侧卵巢轮流排卵，也可由一侧卵巢连续排卵。

3. A【解析】雌激素使阴道上皮增生、角化、糖原增加，阴道酸性度增强，还有促进子宫发育、子宫内膜增生、卵泡发育、乳腺发育等作用。

4. E【解析】月经前期为黄体退化阶段，在黄体退化时，会出现雌、孕激素水平逐渐下降，两种激素的减退会使内膜间质水肿消退变致密，致血管受压而使血流淤滞，最后会出现局部血管的痉挛性收缩，内膜缺血、坏死，以及血管破裂出血等。该患者的表现提示其处于黄体退化阶段，即该内膜为月经前期。

5. E【解析】髂前上棘间径22cm（正常为23~26cm），髂嵴间径24cm（正常为25~28cm），骶耻外径17cm（正常为18~20cm），出口横径7.5cm（正常为8.5~9.5cm），对角径11.5cm（正常为12.5~13cm），所以此妇女为均小骨盆。

6. B【解析】排卵日为下一次月经来潮前14天，故为月经期第30－14＝16，4月为小月，所以应该是5月4日。

7. A【解析】为了便于理解分娩过程时胎儿通过骨产道的过程，一般将骨盆腔分为3个假想平面。骨盆入口平面前方为耻骨联合上缘，两侧为髂耻缘，后面为骶岬前缘。该平面是真假骨盆的交界面，呈横椭圆形。

三、A3/A4 型题

1. E【解析】中骨盆平面是骨盆最小平面。其前后径是指耻骨联合下缘中点通过坐骨棘连线中点至骶骨下端间的距离，平均值约为11.5cm。

2. A【解析】正常女性骨盆入口平面呈横椭圆形，入口前后径也称真结合径，是指耻骨联合上缘中点至骶岬前缘中点的距离，平均值为11cm，是胎先露部进入骨盆入口的重要径线。

3. E【解析】患者年龄12岁，无外伤及性生活史，应是因卵巢功能不全，经血量多。

4. D【解析】预防感染不应坐浴，应淋浴。

四、B型题

1. D【解析】参见A3/A4型题第1题解析。

2. C【解析】参见A1型题第11题解析。

3. E【解析】输卵管全长8~14cm，根据形态由内到外分为4部分。

4. B【解析】左侧卵巢动脉可来自肾动脉。

5. A【解析】右侧卵巢动脉来自腹主动脉。

6~8 A、B、C【解析】子宫壁的外层为浆膜层，最薄，覆盖在子宫底及子宫的前后面，与肌层紧贴。中层为子宫肌层，是子宫壁最厚的一层，由平滑肌束及弹性纤维组成。子宫内层为黏膜层，即子宫内膜，它分为功能层和基底层，基底层与肌层紧贴，功能层受卵巢激素影响，发生周期性改变。

9. E【解析】参见A1型题第8题解析。

10. D【解析】阴道是性交器官，也是排出月经血和娩出胎儿的通道。

11. C【解析】输卵管为一对细长而弯曲的管，位于子宫阔韧带的上缘内，内侧与宫角相连通，外端游离，与卵巢接近，是精子与卵子相遇、结合，成为受精卵的部位，也是向宫腔运送受精卵的管道。输卵管黏膜受性激素的影响，也有周期性的组织学变化，但不如子宫内膜明显。

12. B【解析】卵巢是女性性腺器官，具有产生与排出卵子、分泌性激素的功能。

13. A【解析】子宫位于骨盆腔中央，呈倒置的梨形，前面扁平，后面稍凸出，是产生月经和孕育胎儿的空腔器官。

14. E【解析】骨盆出口横径是两坐骨结节内缘的距离。

15. C【解析】中骨盆横径是两坐骨棘之间的距离。

16. D【解析】出口后矢状径是自骶尾关节到坐骨结节间径中点间的垂直距离。

17. B【解析】骨盆上口前后径短，横径多正常，呈横扁圆形属扁平骨盆。

18. A【解析】骨盆形态正常女性型，各径线均缩短2cm以上属均小骨盆。

19. C【解析】骨盆各平面前后径均长，横径均小属横径狭小骨盆。

20. D【解析】坐骨棘间径小于10cm，坐骨结节间径小于8cm属漏斗骨盆。

21. A【解析】青春期特征如下。①全身发育：此时期身高迅速增长，体型渐达成人型。②第一性征：外生殖器由幼稚型变为成人型；阴阜隆起，大阴唇变厚，小阴唇变大且有色素沉着等。③第二性征：音调变高，乳房丰满，出现阴毛及腋毛，胸、肩部皮下脂肪增多，显现女性特有体态。④月经来潮：是青春期开始的一个重要标志。

22. E【解析】老年期：一般60岁以后为老年期。卵巢功能进一步衰退、老化，卵巢缩小、变硬、表面光滑；阴唇的皮下脂肪减少，阴道黏膜光滑，阴道逐渐变小；子宫及宫颈萎缩。由于衰老，性激素减少易致代谢紊乱。骨代谢失常引起骨质疏松，易发生骨折。

23. D【解析】更年期：卵巢功能逐渐衰退，生殖器官开始萎缩向衰退过渡的时期，又称围绝经期。我国妇女80%发生在44~54岁。表现为月经量减少、周期不规律最后绝经。此期内妇女可出现潮热、出汗、情绪不安、失眠、头痛等症状。

24. C【解析】性成熟期：卵巢功能成熟并有性激素分泌及周期性排卵的时期称为性成熟期。一般自18岁左右开始逐渐成熟，持续约30年，是女性生育功能最旺盛的时期，也称生育期。

25. E【解析】两次月经第1天的间隔时间，称为月经周期。

26. A【解析】月经持续的天数称为月经期，一般为2~8天。因此月经第1~4天属于月经期范畴。

27. B【解析】月经周期的第5~14天，子宫内膜在卵巢分泌雌激素的作用下，呈现增生期变化。

28. C【解析】月经周期的第15~28天，子宫内膜在卵巢分泌激素的作用下，使子宫内膜在增生期的基础上，出现分泌期的变化。

五、X型题

1. BCDE【解析】参见A1型题第2题解析。

2. BCD【解析】卵巢是女性性腺器官，具有产生与排出卵子、分泌性激素的功能。①卵巢在外侧的骨盆漏斗韧带和内侧的卵巢固有韧带作用下，悬于盆壁与子宫之间，借卵巢系膜与阔韧带相连。②卵巢为一对扁椭圆形的腺体，成年女性卵巢的大小约4cm×3cm×1cm，重5~6g，灰白色，其大小、形状随年龄不同，青春期前表面光滑，青春期排卵后，表面逐渐凹凸不平，绝经后卵巢萎缩，变小、变硬。③卵巢表面无腹膜，利于排卵，但卵巢癌也易于扩散。由单层立方上皮覆盖，称为表面上皮。卵巢分为外层的皮质和内层的髓质，皮质内有大小不等的各级发育卵泡及结缔组织；髓质内无卵泡，含有疏松结缔组织及丰富的血管、神经、淋巴管以及少量平滑肌纤维。

3. DE【解析】临床上将输卵管和卵巢合称为子宫附件。

4. ABC【解析】女性生殖器的邻近器官包括膀胱、尿道、输尿管、直肠、阑尾，这些器官不仅位置相邻，而且血管、神经、淋巴系统也相互有密切联系。当某一器官有病变时，如创伤、感染、肿瘤等，易累及邻近器官。而结肠与生殖器并不存在邻近关系。

5. ABC【解析】参见X型题第2题解析。

6. ACDE【解析】子宫体是指子宫上部较宽，其上端隆突部分。子宫底两侧为子宫角，与输卵管相通。子宫的下部较窄，呈圆柱状，称子宫颈。子宫呈前后略扁的倒置梨形，重约50g，长7~8cm，宽4~5cm，厚2~3cm，容量约5ml。

7. ACDE【解析】女性内生殖器包括阴道、子宫、卵巢和输卵管，后两种器官又称为子宫附件。

8. ACDE【解析】参见 B 型题第 6 题解析。

9. ABC【解析】球海绵体肌、会阴浅横肌、会阴深横肌与构成中心腱有关。

10. ABCD【解析】会阴指阴道口与肛门之间的软组织，包括皮肤、肌肉及筋膜。会阴体厚 3~4cm，由外向内逐渐变窄呈楔状，表面为皮肤及皮下脂肪，内层为会阴中心腱。会阴的伸展性很大，妊娠后组织变松软，有利于分娩，但也可对胎儿先露娩出形成阻碍，如产力过强往往发生裂伤，故会阴保护或适时切开为助产的必要步骤之一。

11. CD【解析】构成泌尿生殖膈的肌肉有会阴深横肌和尿道括约肌。

12. ACDE【解析】阴道壁由黏膜、肌层和纤维层构成，阴道黏膜呈淡红色，由复层鳞状上皮细胞所覆盖，无腺体（选项 B 错误）。阴道黏膜受性激素影响有周期性变化，通过阴道脱落细胞学检查，可了解体内激素的变化。子宫位于骨盆腔中央，呈倒置梨形。成年女性的子宫重约 50g，子宫腔容量约 5ml。卵巢，产生卵子及性激素。

13. BC【解析】构成骨盆上口平面周界的是骶岬和髂耻线。

14. ABCD【解析】子宫借助于 4 对韧带以及骨盆底肌肉和筋膜的支托作用，来维持正常的位置。①阔韧带：子宫前后面的腹膜自子宫侧缘向两侧延伸达到骨盆壁，形成一对双层腹膜皱襞，即为阔韧带。此韧带作用是维持子宫于盆腔正中位置。子宫动静脉、卵巢动静脉及输卵管均从阔韧带基底部穿过。②圆韧带：是由平滑肌和结缔组织构成，起于子宫双角的前面，向前下方伸展至两侧骨盆壁，再穿过腹股沟管终止于大阴唇前端。它是维持子宫前倾位的主要组织。③主韧带：是一对坚韧的平滑肌和结缔组织纤维束，又称宫颈横韧带，横行于宫颈两侧和骨盆侧壁之间，包在阔韧带下部 2 层腹膜之间。它是固定子宫颈位置以维持子宫正常位置使之不致向下脱垂的重要组织。④宫骶韧带：由平滑肌和结缔组织构成，此韧带有牵引子宫颈向后上的作用。它与子宫阔韧带互相配合，维持整个子宫正常的前倾前屈位置。

15. ACE【解析】阴道是性交器官，也是排出月经血和娩出胎儿的通道。阴道壁由黏膜层、肌层和纤维层构成。环绕子宫颈周围的组织称为阴道穹隆，可分为前、后、左、右 4 部分。后穹隆较深，其顶端与子宫直肠陷凹贴接，是腹腔的最低部分，当该陷凹有积液时，可经阴道后穹隆进行穿刺或引流，是诊断某些疾病或实施手术的途径。阴道上端比下端宽，后壁长 10~12cm，前壁长 7~9cm。阴道壁富有很多皱襞及弹性纤维，伸展性大。因富有静脉丛，局部受损易出血或形成血肿。在性激素的作用下，阴道黏膜有周期性变化。幼女及绝经后妇女的阴道黏膜上皮很薄，皱襞少，伸展性小，容易受创伤及感染。

16. ABCD【解析】参见 X 型题第 14 题解析。

17. ABCE【解析】骨盆以耻骨联合上缘、髂耻缘及骶岬上缘的连线为界，将骨盆分为上下两部分，上称假骨盆（大骨盆），测量其径线可间接了解真骨盆的大小；下称真骨盆

(小骨盆)，是胎儿娩出的通道，又称骨产道。真骨盆的标记有骶骨岬、坐骨棘、耻骨弓3个。骨盆由2个在不同平面的三角形构成。坐骨结节间径为2个三角形的公用底边，前三角形的顶端为耻骨联合下缘，后三角形的顶端为骶骨关节。

18. BC【解析】出口平面横径和出口平面后矢状径正常平均值是9cm。

19. ABCD【解析】阴道前庭为两小阴唇之间的裂隙。其前为阴蒂，后为阴唇系带。此区域的前方有尿道外口，后方有阴道口。此外裂隙内尚有以下各部。①前庭球：又称球海绵体，位于前庭两侧，由勃起性的静脉丛构成。②前庭大腺：又称巴氏腺，位于大阴唇后部，向内开口于前庭后方小阴唇与处女膜之间的沟内。性兴奋时分泌黄白色黏液起润滑作用。正常情况检查时不能触及此腺。如因感染腺管口闭塞，可形成前庭大腺脓肿或囊肿，则两者均能看到或触及。③尿道口：位于阴蒂头的后下方及前庭前部，为尿道的开口，略呈圆形，其后壁有尿道旁腺，分泌物有润滑尿道口作用，但常为细菌潜伏所在。④阴道口与处女膜：阴道口位于尿道口后方、前庭的后部，处女膜为覆盖阴道口较薄的一层黏膜，膜的两面均为鳞状上皮所覆盖，其间含结缔组织、血管与神经末梢，中间有一孔，为经血及阴道分泌物排出的通道。

20. ABDE【解析】月经第1次来潮称月经初潮。月经初潮年龄多在13~15岁。两次月经第1天的间隔时间称为1个月经周期。一般为28~30天，提前或延后3天左右属于正常情况。正常月经持续2~7天，一般3~6天。月经量30~58ml。

21. ACE【解析】卵巢分泌的性功能调节激素有雌激素、孕激素、雄激素。

22. BCDE【解析】雌激素的生理作用如下。①对卵巢的作用：促进卵泡发育，调节卵泡内分泌功能，有助于卵巢积储胆固醇。②对子宫的作用：促进子宫发育，促进子宫血行、血运增加，促进子宫平滑肌细胞增生肥大，提高子宫平滑肌对缩宫素的敏感性和收缩力。对子宫内膜功能层上皮细胞和腺体有增生作用。雌激素可使宫颈口松弛，宫颈黏液分泌增多，质变稀薄，易拉成丝状。③对输卵管的作用：促进输卵管发育和加强输卵管节律性收缩的振幅，使上皮细胞分泌增多，纤毛生长，有利于受精卵的运行。④对阴道上皮的作用：促进阴道上皮增生和角化。⑤雌激素参与下丘脑–垂体–卵巢轴的正负反馈调节：控制脑垂体促性腺激素的分泌。⑥促进水、钠潴留。⑦促进骨钙的沉积：青春期在雌激素的影响下可使骨骺闭合，绝经后由于雌激素缺乏而发生骨质疏松。

23. AB【解析】孕激素的生理作用如下。①孕激素对下丘脑有负反馈作用。②对子宫的作用：使子宫肌肉松弛，活动力下降，对外界刺激的反应能力低下，降低妊娠子宫对缩宫素的敏感性，有利于受精卵在子宫腔内生长发育：可使增生期子宫内膜转化为分泌期内膜；抑制宫颈内膜的黏液分泌，使其稠厚，形成乳液栓。③对输卵管的作用：抑制输卵管肌肉节律性收缩的振幅。④使阴道上皮脱落加快。⑤对乳房的作用：孕激素、雌激素和生乳素相互作用，使乳腺细胞和乳腺小叶增生发育。⑥对代谢的作用：孕激素能促进蛋白分解，增加尿素氮的排出量，促进肾脏排出钠离子和氯离子。⑦对体温的作用：孕激素有升温作用，正常妇女在排卵后基础体温可升高 0.3~0.5℃，这种基础体温的改变是排卵的重要指标，排卵前基础体温低，排卵后由于孕激素的作用基础体温升高。

24. ABC【解析】卵巢是女性性腺，能够分泌雌激素、孕激素，还分泌少量雄激素。

25. ACDE【解析】月经血呈暗红色，主要为血液，尚有子宫内膜碎片、宫颈黏液及脱落的阴道上皮细胞。月经血的主要特点是不凝固，但偶尔也有些小凝块。

26. BCDE【解析】参见 B 型题第 22 题解析。

第二章　正常产褥期妇女的护理

一 A1 型题

1. 正常产褥期子宫于几天下降至盆腔
   A. 3 天　　B. 5 天
   C. 7 天　　D. 10 天
   E. 15 天
2. 产褥期是指
   A. 从胎儿娩出到生殖器官恢复正常
   B. 从胎盘娩出到生殖器官恢复正常的一段时间
   C. 从第二产程到生殖器官恢复正常的一段时间
   D. 从胎儿娩出到全身恢复正常的一段时间
   E. 从胎盘娩出到全身恢复正常的一段时间
3. 产妇在产后第 1 天的生命体征变化为
   A. 体温↑、脉搏↑、呼吸↑、血压↑
   B. 体温↓、脉搏↓、呼吸↓、血压正常
   C. 体温↑、脉搏↓、呼吸↓、血压正常
   D. 体温↓、脉搏↑、呼吸↑、血压↓
   E. 体温↑、脉搏↑、呼吸↓、血压↓
4. 正常产褥期产妇下列哪项不常出现
   A. 出汗多　　B. 腹泻
   C. 尿量多　　D. 脉搏 60~70 次/分
   E. 白细胞计数增多
5. 母乳喂养时，避免乳头皲裂的措施是
   A. 哺乳前消毒乳头　　B. 哺乳前清洗乳头
   C. 苯甲酸雌二醇涂乳头防皲裂　　D. 让新生儿早吸吮、多吸吮母乳
   E. 保持正确吸吮姿势
6. 正常产褥妇女逐渐恢复，正确的是
   A. 宫体恢复到未孕大小需要 4 周

B. 宫颈外形于产后 3 日恢复到未孕状态

C. 于产后 10 日，腹部检查扪不到宫底

D. 于产后 2 周宫颈完全恢复至正常状态

E. 于产后 4 周，除胎盘附着处外，宫腔表面均由新生的内膜修复

7. 下列有关产后恶露的描述，错误的是

A. 血性恶露色鲜红，含大量血液，量多

B. 血性恶露内有少量胎膜及坏死蜕膜组织

C. 浆液性恶露色淡红，含少量血液

D. 浆液性恶露内有较多的坏死蜕膜组织、子宫颈黏液、阴道排液

E. 白色恶露色较白，内有胎膜组织及坏死蜕膜组织

8. 下列有关会阴护理正确的说法是

A. 外阴水肿禁用 95% 乙醇湿敷　　B. 外阴血肿禁用 50% 硫酸镁湿敷

C. 会阴切开缝合者向患侧卧位　　D. 每日 0. 05% 聚维酮碘液擦洗外阴 2~3 次

E. 正常伤口 1~2 天拆线

9. 下列有关产褥期的处理，错误的是

A. 每日用 1∶5000 高锰酸钾溶液擦洗会阴

B. 肝炎患者不可用大量雌激素退奶

C. 产后子宫复旧不良者给予子宫收缩药

D. 乳头皲裂可局部用蓖麻油铋剂

E. 产后排尿困难者立即导尿

10. 新生儿娩出后的护理正确的是

A. 娩出后首先断脐

B. 娩出后 30 分钟内即俯卧于产妇胸部哺乳

C. 5 分钟后行 Apgar 评分

D. 立即擦去胎脂

E. 新生儿清洗后，打足底印于新生儿病历上

11. 下列哪项有促进乳汁分泌的作用

A. 早吸吮多吸吮　　B. 应用前列腺素

C. 应用大剂量雌激素制剂　　D. 应用孕激素制剂

E. 多吃水果

12. 母乳含蛋白质、脂肪、糖类的比例是

A. 1∶3∶6　　B. 1∶3∶5

C. 2∶2∶3　　D. 3∶4∶5

E. 1∶2∶5

二 A2 型题

1. 产后 6 个月哺乳妇女，月经未复潮，要求避孕。妇科查为子宫正常大小、无压痛，活动、双附件（－）。下列哪种避孕方法不宜选用

A. 口服避孕药　　B. 宫内节育器
C. 阴道隔膜　　D. 阴茎套
E. 体外排精

2. 初产妇，从分娩后第 2 天起，持续 3 天体温在 37.5℃左右，子宫收缩好，无压痛，会阴伤口无红肿、无疼痛，恶露淡红色，无臭味，双乳肿胀有硬结。发热的原因最可能是

A. 会阴伤口感染　　B. 乳腺炎
C. 产褥感染　　D. 上呼吸道感染
E. 乳汁淤积

3. 某产妇，27 岁，G_1P_1。自然分娩后 1 天，感下腹阵痛，可忍受。该产妇正常宫缩痛持续的时间是

A. 产后 3~4 天　　B. 产后 4~5 天
C. 产后 5~7 天　　D. 产后 10~15 天
E. 产后 42 天

4. 某经产妇，昨日经阴道顺产一正常女婴，目前主诉乳房胀痛、下腹阵发性轻微疼痛。查体：乳房肿胀，无红肿，子宫硬，宫底在腹正中，脐下 2 指，阴道出血同月经量。该孕妇乳房胀痛首选的护理措施是

A. 用吸奶器吸乳　　B. 生麦芽煎汤喝
C. 少喝汤水　　D. 让新生儿多吸吮
E. 芒硝敷乳房

5. 某产妇会阴侧切伤口，现发现伤口部位有硬结发生。正确的处理方法是

A. 1∶2000 苯扎溴铵溶液擦洗　　B. 95% 乙醇或 50% 硫酸镁湿热敷
C. 大黄、芒硝外敷　　D. 远红外灯照射
E. 切开引流

6. 某产妇，26 岁，公司职员。一直担心母乳喂养影响体形，不愿产后哺乳。护士为其讲解母乳喂养知识，其叙述错误的是

A. 婴儿睡眠期间也应哺乳
B. 产后哺乳期不需避孕
C. 产后 30 分钟内开始哺乳
D. 吸吮时婴儿要口含住全部乳头及大部分乳晕
E. 母乳是婴儿最好的食品

7. 某初产妇，27 岁。剖宫产，产后乳汁少。下列鼓励母乳喂养的措施中不正确的是

A. 母婴同室
B. 产妇多进营养丰富的汤汁饮食
C. 增加哺乳次数
D. 产妇保持精神愉快、睡眠充足
E. 两次哺乳间给婴儿加少量糖水

8. 某初产妇，30 岁。产后 3 天，下列主诉中哪项不是正常产褥现象

A. 出汗多
B. 呼吸急促
C. 阴道分泌物颜色鲜红
D. 哺乳时腹部疼痛
E. 低热，体温 37.8℃

9. 某产妇，32 岁。产后 20 天，恶露为鲜红色、量多、有腥臭味。采取下列哪项措施最好

A. 正常生理现象，不用干预
B. 止血药物应用
C. 输液、供给营养
D. 保证睡眠、适当活动
E. 使用宫缩药，必要时用抗生素

三 A3/A4 型题

（1~4 题共用题干）

某经产妇，35 岁。昨日顺产一正常女婴，目前诉说乳房胀痛、下腹阵发性轻微疼痛。查体：乳房肿胀，无红肿，子宫硬，宫底在腹正中，脐下 2 指，阴道出血同月经量。

1. 该产妇主诉下腹疼痛，护士可以告知她

A. 一般 1 周后消失
B. 是不正常的子宫痛
C. 是正常产后宫缩痛
D. 需要用镇痛药
E. 与使用缩宫素无关

2. 该产妇询问下腹痛的持续时间，正确的回答是

A. 产后 3~4 天
B. 产后 5~7 天
C. 产后 7~10 天
D. 产后 10~15 天
E. 产后 42 天

3. 该产妇于正常产后第 2 天乳房胀痛，无红肿，伴低热。首选的护理措施是

A. 用吸奶器吸乳
B. 生麦芽煎汤喝
C. 少喝汤水
D. 芒硝敷乳房
E. 让新生儿多吸吮

4. 该产妇在产后 4 天，有下列哪项主诉将提示异常产褥现象

A. 出汗多
B. 低热
C. 乳房胀痛
D. 阴道分泌物颜色淡红
E. 腹部疼痛，伴呕吐

四 B型题

（1~2 题共用备选答案）

A. 8 周　　B. 10 周左右

C. 3 个月　　D. 6 个月

E. 4~6 个月

1. 不哺乳的妇女，产后恢复排卵的时间平均在
2. 哺乳的妇女在产后恢复排卵时间在

（3~5 题共用备选答案）

A. 3~4 天　　B. 10 天

C. 3 周　　D. 5 周

E. 6 周以上

3. 正常白色恶露持续时间是
4. 正常血性恶露持续时间是
5. 正常浆液恶露持续时间是

（6~9 题共用备选答案）

A. 产后 10 天　　B. 产后 3 周

C. 产后 3~4 周　　D. 产后 4~6 周

E. 产后 6 周

6. 正常产褥期的时间为
7. 除胎盘附着处外，子宫腔表面内膜修复所需时间为
8. 产后子宫进入盆腔，在腹部摸不到宫底的时间为
9. 正常恶露的持续时间为

五 X型题

1. 关于产妇产褥期的临床表现，下列错误的有

A. 分娩后经过数小时，可见子宫底稍下降

B. 产妇于产后 1 周内脉搏增快

C. 产后宫缩痛多见初产妇

D. 子宫复旧需 2~3 周

E. 子宫复旧速度因母乳喂养而加速

2. 产褥期妇女心理调适分为 3 期，下列内容正确的是
   A. 依赖期在产后 1~3 日　　B. 依赖期在产后 1~5 日
   C. 依赖–独立期在产后 3~14 日　　D. 依赖–独立期在产后 10~15 日
   E. 独立期在产后 2 周至 1 个月
3. 关于产褥期妇女的临床表现，下列说法正确的是
   A. 产后第 1 日，子宫底稍上升平脐　　B. 产后初期产妇脉搏增快
   C. 产后宫缩痛多见于经产妇　　D. 子宫复旧因授乳而加速
   E. 恶露通常持续 1~2 周
4. 下列有关产褥期妇女的变化，说法正确的是
   A. 产后 24 小时内体温略升高　　B. 产后 24 小时白细胞计数略增高
   C. 产后 1 天子宫底略升高至脐平　　D. 产后因进食量少，尿量减少
   E. 产后褥汗增多
5. 产褥期生殖系统的生理变化包括
   A. 子宫在产后 8 周恢复至正常大小　　B. 宫颈内口在产后 7 天关闭
   C. 子宫内膜在产后 6 周完全修复　　D. 产后 6 周子宫重约 50g
   E. 产后 6 周阴道黏膜皱襞重新出现
6. 贫血产妇产褥期护理措施，正确的是
   A. 产后定期复查　　B. 密切观察宫缩及阴道流血情况
   C. 口服补血药物应餐中或餐后服用　　D. 应用抗生素预防感染
   E. 贫血产妇不影响母乳喂养
7. 下列属于产后产妇一般健康检查内容的是
   A. 心电图　　B. 测血压
   C. 化验血常规　　D. 化验尿常规
   E. 外阴检查
8. 正常产褥期的保健内容有
   A. 产后检查包括访视和健康检查　　B. 产后第 1 次访视，在产后 10 天
   C. 产后 42 天后应采取避孕措施　　D. 产褥期可做阴道检查，观察生殖器的变化
   E. 自然分娩者应尽早下床活动及体操锻炼
9. 下列有关产后护理正确的是
   A. 每日测宫底高度　　B. 保持外阴清洁
   C. 24 小时后循序渐进地活动　　D. 保持大小便通畅
   E. 为促使会阴伤口早日愈合，自产后 2 天给高锰酸钾粉坐浴
10. 下列有关产褥期的护理，说法正确的是
   A. 产后 1 小时让产妇进流食或清淡半流食

B. 产后尽早参加体力劳动

C. 产后适宜多取蹲位

D. 产后鼓励产妇尽早排尿

E. 测生命体征，每天 3 次

11. 下列有关正常恶露的描述，正确的有

A. 有血腥味，但无臭味　　B. 持续 4~6 周

C. 总量为 250~500ml　　D. 血性恶露持续 3~4 日

E. 浆液恶露持续 2~3 周

12. 下列有关纯母乳喂养的叙述，正确的是

A. 除母乳外不添加任何食物　　B. 母乳不必定时

C. 产妇哺乳时取侧卧位或坐位　　D. 哺乳后将新生儿竖抱，轻拍其背部

E. 哺乳后不必排空乳房内乳汁

13. 母乳喂养指导方法中正确的是

A. 产后半小时内开始哺乳

B. 产后 1 周内，每 30 分钟至 1 小时哺乳 1 次

C. 产后 1 周内每次哺乳时间需 15~20 分钟

D. 哺乳时应含住乳头及大部分乳晕

E. 哺乳后横抱新生儿轻叩背部

参考答案与解析

一、A1 型题

1. D【解析】胎盘娩出后子宫逐步恢复到妊娠前大小和功能的过程称为子宫复旧。分娩结束时，子宫约重 1000g，产后 6 周以后恢复到 50~60g。子宫高度在脐平面以下，以后每天下降 1~2cm，大约 10 天后在腹部触不到子宫。

2. B【解析】产褥期是指从胎盘娩出到生殖器官恢复正常的一段时间。

3. C【解析】正常产妇产后的生命体征特点如下。①体温：大多在正常范围，偶尔产后 1 日内稍有体温升高，一般不超过 38℃，多在 24 小时后降至正常。体温超过 38℃者要考虑感染的情况。②脉搏：略缓慢，60~70 次/分。脉搏过快要考虑是否为发热、产后出血引起休克的早期症状。③呼吸：深慢。④血压：平稳。

4. B【解析】妊娠期胃肠肌张力及蠕动力减弱，胃酸分泌量减少，产后需 1~2 周恢复。产后 1~2 日内产妇常感口渴，喜进流食或半流食，但食欲不佳，以后逐渐好转。产褥期卧床时间多，缺少运动，腹肌及盆底肌松弛，加之肠蠕动减弱，容易便秘。

5. E【解析】母乳喂养时，避免母亲乳头皲裂最主要的措施是保持新生儿正确吸吮母乳的姿势。即要让孩子面朝母亲的乳房，吸吮时应把整个乳晕吸吮进去。这样就会避免母亲乳头皲裂。

6. C【解析】参见 A1 型题第 1 题解析。

7. E【解析】恶露：产后子宫蜕膜脱落，含有血液、坏死蜕膜等组织经阴道排出，称恶露。恶露有血腥味，但无臭味，持续 4~6 周，总量 250~500ml。因颜色、内容物及时间不同，恶露分为如下类型。①血性恶露：色鲜红，量多，含大量血液、坏死蜕膜组织及少量胎膜。血性恶露持续 3~4 日，后出血逐渐减少，浆液增加，转为浆液恶露。②浆液恶露：色淡红，含少量血液，但有较多的坏死蜕膜组织、宫颈黏液、阴道排液，且有细菌。浆液恶露持续 10 日左右逐渐减少，白细胞增多，变为白色恶露。③白色恶露：质黏稠，色泽较白，含大量白细胞、坏死蜕膜组织、表皮细胞及细菌等。白色恶露持续 3 周左右干净。

8. D【解析】产后每日应评估会阴切口，有无渗血、血肿及水肿等，每日用 0.05% 聚维酮碘溶液擦洗外阴 2~3 次，保持会阴部清洁及干燥，及时更换会阴垫，大便后清洗会阴部。会阴部有水肿者，可用 95% 乙醇或 50% 硫酸镁液湿热敷，产后 24 小时后可用红外线照射外阴。会阴部有血肿者，若血肿较小，可采用湿热敷或远红外线灯照射，若血肿较大，则应切开引流。会阴部有切口者，应每日检查伤口周围有无红肿、硬结及分泌物，指导产妇向切口对侧卧位。

9. E【解析】产后排尿困难者应采取热敷、引尿、肌内注射新斯的明、针灸、推拿、中药等措施，均无效则应导尿。

10. B【解析】新生儿娩出后 30 分钟内即俯卧于产妇胸部哺乳。

11. A【解析】正常分娩的健康产妇于产后半小时内开始哺乳，此时乳汁量虽少，但新生儿已有很好的吸吮力，通过新生儿吸吮是促进乳汁分泌的最好方法。因此应实施母婴同室，鼓励早吸吮，按需哺乳，不给新生儿添加牛乳或其他代乳品。

12. A【解析】母乳含蛋白质、脂肪、糖类的比例是 1:3:6。

二、A2 型题

1. A【解析】药物避孕禁忌证：①严重心血管疾病及血栓性疾病患者。②急、慢性肝炎或肾炎患者。③内分泌疾病患者。④恶性肿瘤或癌前病变患者。⑤哺乳期女性。⑥严重精神病长期服药，生活不能自理者。⑦年龄大于 35 岁的吸烟女性。⑧月经稀少、频发、闭经或年龄大于 45 岁者。

2. E【解析】患者双乳肿胀有硬结，应该是乳汁淤积导致发热。产后 3~4 日因乳房血管、淋巴管极度充盈，乳房胀大，出现 37.8~39.0℃的体温升高，称为泌乳热，一般持续 4~16 小时体温即下降，不属病态。

3. A【解析】产后宫缩痛：在产褥早期因子宫收缩引起下腹部阵发性剧烈疼痛称产后宫缩痛。于产后 1~2 日出现，持续 2~3 日自然消失，经产妇比初产妇明显，哺乳者比不哺乳者明显，因为哺乳时反射性缩宫素分泌增多，宫缩加强使疼痛加重。

4. D【解析】乳房胀痛及乳头皲裂是产妇在产后最初几日常见的并发症，初产妇多见。在哺乳期的最初几日，因淋巴和静脉充盈，乳腺管不畅，乳房内乳汁淤积导致肿胀、变硬及疼痛，并可伴有轻度发热，称为乳房胀痛。应该让新生儿多吮吸。

5. C【解析】1∶5000 高锰酸钾溶液或 1∶2000 苯扎溴铵溶液冲洗或擦洗会阴，适用于没有并发症情况下的清洁会阴。95% 乙醇或 50% 硫酸镁湿热敷适用于会阴水肿者；血肿小者可用湿敷或远红外灯照射，如血肿较大需配合医生切开引流处理，有硬结者用大黄、芒硝外敷。

6. B【解析】计划生育指导：产褥期内禁忌性生活。产后 42 日起应采取避孕措施，原则是哺乳者以工具避孕为宜，忌用含有雌激素的避孕药，以免影响乳汁分泌。不哺乳者可选用药物避孕。

7. E【解析】通过增加婴儿吸吮乳头的次数，可以刺激乳汁分泌，促使母乳喂养成功。如果两次哺乳间给婴儿添加其他食物（包括糖水），都会减少婴儿吸吮乳头的频率，影响母乳喂养。

8. B【解析】呼吸急促不是正常产褥现象。

9. E【解析】此现象为子宫复旧不良，应给予宫缩剂，必要时给予抗生素。

三、A3/A4 型题

1~2 C、A【解析】参见 A2 型题第 3 题解析。

3. E【解析】产后 3~4 日因乳房血管、淋巴管极度充盈，乳房胀大，出现 37. 8~39. 0℃的体温升高，称为泌乳热，一般持续 4~16 小时体温即下降，不属病态。在哺乳期的最初几日，因淋巴和静脉充盈，乳腺管不畅，乳房内乳汁淤积导致肿胀、变硬及疼痛，并可伴有轻度发热，称为乳房胀痛。应让新生儿多吮吸。

4. E【解析】有腹部疼痛，伴呕吐提示异常产褥现象。

四、B 型题

1. A【解析】产后不哺乳的妇女中，约有 91% 在产后 3 个月内恢复月经，一般在产后 6~8 周，个别产妇在产后 4~6 周时就来月经，其恢复排卵时间在产后 30~40 天。

2. E【解析】哺乳的妇女在产后恢复排卵时间在 4~6 个月。

3~5 C、A、B【解析】参见 A1 型题第 7 题解析。

6. E【解析】正常产褥期的时间为产后 6 周。

7. B【解析】除胎盘附着处外，子宫腔表面内膜修复所需时间为产后 3 周。

8. A【解析】产后子宫进入盆腔，在腹部摸不到宫底的时间为产后 10 天。

9. D【解析】正常恶露的持续时间为产后 4~6 周。

五、X 型题

1. ABCD【解析】在胎盘排出之后，子宫立即收缩，在腹部用手可以摸到很硬、呈球形的子宫体，其最高处和肚脐的水平同高。以后子宫的高度每天下降1~2cm，在10~14天完全降入到骨盆腔内（选项A错误）。产褥期脉搏较缓慢，为60~70次/分，于产后1周恢复正常（选项B错误）。产后宫缩痛多见经产妇（选项C错误）。子宫在产后6周恢复到非孕期大小（选项D错误）。哺乳有利于产妇生殖器官及有关器官组织更快地恢复。

2. ACE【解析】产褥期妇女心理调适分期如下。①依赖期：产后1~3天。在这一时期，产妇的很多需要是通过别人来满足，丈夫和家人的关心帮助，医护人员的关心指导都是极为重要的。②依赖-独立期：产后3~14天。这一期表现出较为独立的行为，改变依赖期中接受特别照顾和关心的状态，但这一时期也容易产生压抑，及时护理和指导帮助能纠正这种压抑。③独立期：产后2周至1个月。在这一时期，新家庭形成并运作。

3. ACD【解析】产褥期脉搏较缓慢，为60~70次/分，于产后一周恢复正常，选项B错误。恶露有血腥味，但无臭味，持续4~6周，总量250~500ml，选项E错误。其他选项均正确。

4. ABCE【解析】子宫底产后1天平脐，后每天下降1~2cm。产妇在产后24小时内，因体力消耗大，体温可略升高；产褥早期血液仍处于高凝状态，白细胞仍较多。体内于妊娠期潴留的大量水分主要经肾排出，故产后最初尿量增多，出汗也增多。

5. BCD【解析】产后阴道黏膜皱襞重新出现约需3周（选项E错误）。产后子宫颈松软、外口如袖管状、紫红色、水肿厚约1cm。之后宫口张力逐渐恢复，产后1周子宫内口关闭，宫颈管形成（选项B正确）。胎盘娩出后子宫体逐渐缩小，于产后1周子宫缩小至约妊娠12周大小，于产后6周恢复至妊娠前大小（选项A错误）。接近肌层的子宫内膜基底层逐渐再生新的功能层，内膜缓慢修复，约于产后第3周，除胎盘附着部位外，宫腔表面均由新生内膜覆盖，胎盘附着部位内膜完成修复需至产后6周（选项C正确）。分娩结束时，子宫约重1000g，产后1周时约为500g，产后2周约为300g，产后6周恢复至50~70g（选项D正确）。

6. ABCD【解析】产后及时使用缩宫素，密切观察宫缩及阴道流血情况，预防产后出血。极度贫血或并发心血管疾病者不宜母乳喂养。补血药物应餐中或餐后服用，适当应用抗生素预防感染，产后定期复查。

7. BCDE【解析】心电图不是产后产妇一般健康检查内容。

8. ACE【解析】产妇出院后1个月内至少要进行3次家庭访视，第1次在产妇出院后3日内，第2次在产后14日，第3次在产后28日。产褥期尽可能不做阴道检查，避免感染。

9. ABCD【解析】会阴侧切术后因保持伤口干燥、清洁，不宜坐浴。

10. ADE【解析】产褥期妇女不宜取蹲位，以免增加盆底压力，影响产后康复过程。产后尽早适当活动，经阴道自然分娩的产妇，产后6~12小时内即可起床轻微活动，于产后第2日可在室内随意走动。避免产后过早参加体力劳动，以防影响身体健康，导致子宫脱离正常位置，发生子宫脱垂。

11. ABCD【解析】参见 A1 型题第 7 题解析。

12. ABCD【解析】哺乳后应排空乳房内的乳汁，以利于产奶。其他选项均正确。

13. AD【解析】母乳不必定时。哺乳后将新生儿竖抱，轻拍背部。

第三章　胎儿宫内窘迫的护理

一 A1 型题

1. 下列哪项饮食与胎儿窘迫无关
   A. 胎儿畸形
   B. 孕妇患有高血压
   C. 妊高征的孕妇
   D. 子宫胎盘血运不良
   E. 第二产程处理不当
2. 监测胎儿有无宫内窘迫最简单的方法是
   A. 羊膜镜检查
   B. 胎儿头皮血 pH 测定
   C. 测胎盘激素的分泌
   D. 胎动计数
   E. 胎儿电子监护仪
3. 下列哪项可诊断为胎儿窘迫
   A. 臀先露，于分娩期见羊水混有胎便
   B. 枕先露，破膜时见羊水呈绿色
   C. 破膜后，胎心率为 128~132 次/分
   D. 宫缩高峰时的胎心率为 120~122 次/分
   E. 新生儿娩出时，全身苍白，呼吸不规则且弱
4. 胎动减少是指胎动 12 小时少于
   A. 5 次
   B. 10 次
   C. 15 次
   D. 20 次
   E. 25 次
5. 胎儿在子宫内急性缺氧初期，主要表现为胎动
   A. 减弱
   B. 消失
   C. 增强
   D. 频繁
   E. 次数减少
6. 下列属于胎儿窘迫的临床表现的是
   A. 胎心率大于 120 次/分
   B. 胎心率小于 160 次/分
   C. 胎心率大于 140 次/分
   D. 胎心率大于 110 次/分
   E. 胎心率小于 80 次/分

7. 以下哪项不是胎儿窘迫的临床表现
   A. 胎心音改变　B. 胎动异常
   C. 羊水胎粪污染　D. 胎儿头皮血 pH 上升
   E. 羊水过少
8. 胎儿窘迫的基本病生理变化是
   A. 心血管系统功能障碍　B. 缺血
   C. 宫内感染　D. 子宫过度膨胀
   E. 子宫不协调性收缩
9. 阴道检查后听诊胎心 164 次/分，应立即
   A. 准备产钳手术　B. 吸氧
   C. 剖宫产术前准备　D. 输液补充营养、体力
   E. 滴注缩宫素加强宫缩
10. 胎儿在宫内有缺氧现象危及胎儿健康和生命，多发生在分娩期的是
   A. 急性胎儿窘迫　B. 轻度新生儿窒息
   C. 慢性胎儿窒息　D. 重度新生儿窒息
   E. 新生儿产伤

二 A2 型题

1. 某 32 岁产妇，查出胎儿宫内窘迫在医院待产，此时产妇宫口开全，胎先露部已达坐骨棘平面以下 3cm。以下做法哪项正确
   A. 给予吸氧　B. 使用缩宫素
   C. 嘱产妇左侧卧位　D. 应尽快助产经阴道娩出胎儿
   E. 密切监护病情变化
2. 某孕妇，妊娠 41 周，产检时胎心率加快，最可能提示
   A. 急性胎儿窘迫　B. 临产先兆
   C. 羊水栓塞　D. 正常现象
   E. 以上说法均正确

三 B 型题

（1~3 题共用备选答案）
   A. 羊水呈浅绿色　B. 羊水呈黄色
   C. 羊水呈黄绿色　D. 羊水呈混浊棕黄色
   E. 羊水呈混浊黄绿色
1. Ⅰ度羊水污染表现为

2. Ⅱ度羊水污染表现为

3. Ⅲ度羊水污染表现为

四 X 型题

1. 下列属于急性胎儿窘迫的有

   A. 胎动减弱　　B. 胎动每小时 8 次

   C. 头先露，羊水中混有胎便　　D. 胎心率 170 次/分

   E. 胎心率 130 次/分

2. 下列选项中可能有胎儿宫内窘迫的是

   A. 缩宫素激惹试验（OCT）可见频率重度变异减速

   B. 妊娠 38 周连续三次测尿 E_3 值 <10mg/24h

   C. 胎儿头皮血 pH <7. 2

   D. 有宫缩时，胎心率 >150 次/分，持续 5 秒

   E. 无宫缩时胎心率 <120 次/分，持续 10 分钟以上

3. 下列有关胎儿急性宫内窘迫护理正确的有

   A. 立即给产妇面罩吸氧　　B. 侧卧位改为仰卧位

   C. 重症胎儿窘迫应迅速结束分娩　　D. 给抑制宫缩药物

   E. 纠正酸中毒

参考答案与解析

一、A1 型题

1. E【解析】第二产程处理不当与胎儿窘迫无关。

2. D【解析】监测胎儿有无宫内窘迫最简单的方法是胎动计数。

3. B【解析】枕先露，破膜时见羊水呈绿色可诊断为胎儿窘迫。

4. B【解析】正常明显胎动 1 小时不少于 3 次，12 小时明显胎动次数为 30 次以上，但不应该低于 10 次，如果 12 小时内胎动累计次数不超过 10 次，均视为宫内缺氧，应该及时就诊。

5. D【解析】胎儿在宫内缺氧危及健康和生命称胎儿窘迫，多发生在临产后，偶可见于妊娠晚期。急性胎儿窘迫初期，表现为胎动过频，继而转弱及次数减少，直至消失。胎动过频是胎动消失的前驱症状，应重视。

6. E【解析】正常胎心率为 110~160 次/分。胎儿窘迫的临床表现为胎动频繁继而胎动

减少或消失。胎心率 >160 次/分，尤其 >180 次/分，为胎儿缺氧后胎心率初期表现。胎心率 <110 次/分，尤其 <100 次/分，为胎儿危险征象。

7. D【解析】胎儿窘迫的主要表现：①胎心音改变。②胎动异常。③羊水胎粪污染或羊水过少，严重者胎动消失。④胎儿头皮血 pH 下降，出现酸中毒。

8. B【解析】胎儿窘迫的基本病生理变化是缺血、缺氧引起的一系列变化。

9. B【解析】胎心率 164 次/分，为胎儿初期缺氧表现，应首先立即给予吸氧，并使产妇取左侧卧位，观察 10 分钟，症状不缓解进行剖宫产。实施剖宫产术前做好新生儿窒息的抢救准备。

10. A【解析】胎儿窘迫的主要表现为胎心音改变、胎动异常及羊水胎粪污染或羊水过少，严重者胎动消失。根据其临床表现，可以分为急性胎儿窘迫和慢性胎儿窘迫。急性胎儿窘迫多发生在分娩期，主要表现为胎心率加快或减慢，宫缩应激试验或缩宫素激惹试验等出现频繁的晚期减速或变异减速，羊水胎粪污染和胎儿头皮血 pH 下降，出现酸中毒。

二、A2 型题

1. D【解析】如宫口开全，胎先露部已达坐骨棘平面以下 3cm，应尽快助产经阴道娩出胎儿。

2. A【解析】参见 A1 型题第 10 题解析。

三、B 型题

1~3 A、E、D【解析】羊水胎粪污染可分为 3 度：Ⅰ度为浅绿色；Ⅱ度为黄绿色，混浊；Ⅲ度为棕黄色，稠厚。

四、X 型题

1. ABCD【解析】胎心率 130 次/分不属于急性胎儿窘迫。

2. ABCE【解析】有宫缩时，胎心率 >150 次/分，持续 5 秒不属于胎儿宫内窘迫。

3. ACDE【解析】嘱产妇取左侧卧位，以减少子宫对下腔静脉的压迫。

第四章　妊娠期并发症妇女的护理

一 A1 型题

1. 下列选项中不是习惯性流产原因的是
   A. 黄体功能不全　B. 甲状腺功能亢进或低下
   C. 宫腔感染　D. 染色体异常
   E. 精子缺陷
2. 早期先兆流产最早出现的症状是
   A. 子宫停止增大　B. 尿妊娠试验阴性
   C. 阵发性腹痛　D. 少量阴道流血
   E. 宫口扩张
3. 先兆流产与难免流产最主要的鉴别要点是
   A. 阴道流血时间的长短　B. 宫口开大与否
   C. 妊娠反应的轻重　D. 下腹疼痛的程度
   E. 妊娠试验阳性与否
4. 判断先兆流产预后好坏的检查是
   A. 激素检查　B. 尿 hCG 测定
   C. 血常规　D. B 超
   E. 出凝血时间测定
5. 各种流产的临床特点，下列选项中正确的是
   A. 完全流产，腹痛，宫口松　B. 先兆流产，宫口闭，出血量少
   C. 难免流产，出血少，未破水　D. 不全流产，宫口闭，出血减少
   E. 稽留流产，胚胎死亡达 1 个月以上尚未自然排出者
6. 对于不全流产孕妇一经确诊，护士应
   A. 嘱孕妇休息　B. 减少刺激
   C. 继续监测胚胎发育情况　D. 加强心理护理，增强保胎信心
   E. 及时做好清除宫内残留组织的准备
7. 流产主要的临床特点是
   A. 无痛性阴道流血　B. 转移性腹痛

C. 痉挛性腹痛　　D. 停经后腹痛、阴道流血

E. 剧烈腹痛，下腹按压似板状

8. 下列选项中可能引起母体凝血机制障碍的流产是

A. 稽留流产　　B. 不全流产

C. 先兆流产　　D. 完全流产

E. 习惯性流产

9. 下列关于流产的处理原则，以下说法错误的是

A. 先兆流产于妊娠早期可肌内注射孕酮

B. 难免流产可选用适宜方式清除子宫内容物

C. 不全流产应尽快行刮宫术

D. 一般感染性流产出血不多抗感染及刮宫可同时进行

E. 子宫内口松弛症应在妊娠 14~16 周时行子宫内口缝扎术

10. 习惯性晚期流产最常见的原因是

A. 孕卵发育异常　　B. 黄体功能不全

C. 甲状腺功能不足　　D. 子宫颈内口松弛

E. 染色体异常

11. 输卵管妊娠破裂，内出血休克，应采取的紧急措施是

A. 输血　　B. 立即剖腹探查

C. 静脉滴注右旋糖酐　　D. 边抗休克边准备行剖腹手术

E. 纠正休克后手术

12. 输卵管妊娠流产最易发生的部位是

A. 壶腹部　　B. 间质部

C. 伞部　　D. 峡部

E. 腹腔

13. 输卵管妊娠最常见的原因是

A. 内分泌失调　　B. 受精卵游走

C. 输卵管手术粘连　　D. 输卵管慢性炎症

E. 精神、神经功能紊乱

14. 异位妊娠时受精卵最易着床的部位是

A. 宫颈　　B. 输卵管

C. 卵巢　　D. 腹腔

E. 子宫直肠陷凹

15. 输卵管妊娠时判断胚胎死亡的可靠依据是

A. 早孕反应减轻　　B. 阴道少量流血

C. 下腹痛减轻　　D. 阴道排出蜕膜管型

E. 尿妊娠试验阴性

16. 输卵管妊娠最不可能出现的症状是

A. 腹痛　　B. 阴道点滴流血

C. 肛门坠胀感　　D. 阴道大量出血

E. 失血性休克

17. 妊高征患者发生抽搐时，护理措施错误的是

A. 保持呼吸道通畅

B. 保持病房光线充足

C. 观察病情，详细记录，遵医嘱及时准确用药

D. 置患者于安静、暗光的单人房间

E. 用舌钳固定舌头，防止舌咬伤及舌后坠

18. 妊娠期高血压疾病的基本病理变化是

A. 动脉硬化　　B. 血容量减少

C. 水钠潴留　　D. 全身小动脉痉挛

E. 心功能失代偿

19. 治疗重度妊高征孕妇，首选药物应是

A. 利尿药　　B. 扩容药

C. 降压药　　D. 解痉药

E. 强镇静药

20. 下列哪项因素与妊娠期高血压疾病发病无关

A. 双胎　　B. 糖尿病

C. 羊水过多　　D. 前置胎盘

E. 气候

21. 妊娠期高血压疾病水肿在足踝及小腿为

A. Ⅰ度　　B. Ⅱ度

C. Ⅲ度　　D. Ⅳ度

E. 正常

22. 硫酸镁治疗妊高征剂量过大时，最先出现的症状是

A. 头晕、血压过低　　B. 呼吸减慢

C. 心率减慢　　D. 膝反射减弱或消失

E. 尿量过少

23. 初产妇重症胎盘早剥，宫口开大4cm，最佳的处理方法是

A. 剖宫产　　B. 人工破膜加静脉滴注缩宫素

C. 人工破膜加头皮钳牵引
D. 静脉滴注缩宫素
E. 抗休克的同时给予抗凝药

24. 重型胎盘早剥的剥离面多为
A. 小于1/4
B. 大于1/4
C. 大于1/3
D. 小于1/3
E. 全部

25. 妊娠晚期常见的出血疾病是
A. 流产
B. 异位妊娠
C. 葡萄胎
D. 胎盘早剥
E. 前置胎盘

26. 前置胎盘指胎盘部分或全部附着于
A. 子宫底部
B. 子宫前壁
C. 子宫后壁
D. 子宫侧壁
E. 子宫颈内口

27. 诊断前置胎盘较安全可靠的方法是
A. B超检查
B. 肛门检查
C. X线检查
D. 腹部检查
E. 阴道检查

28. 关于前置胎盘临床表现的陈述，正确的是
A. 多发生于妊娠早期
B. 一般有明显诱因
C. 常伴腹部持续性疼痛
D. 可出现反复性阴道出血
E. 贫血程度与出血量不成正比

二 A2型题

1. 患者，女性，25岁。停经2月余，突然出现阴道少量流血伴下腹痛，来院就诊。检查示子宫似10周妊娠大小，宫颈口闭合，B超下可见妊娠环。此时该孕妇发生了
A. 先兆流产
B. 正常妊娠
C. 不全流产
D. 习惯性流产
E. 难免流产

2. 患者，女性，30岁。停经40天，轻度腰酸，右腹部疼痛，阴道多量出血，查子宫：妊娠40天大小，宫口未开，宫体质软，尿妊娠试验（+）。诊断最大可能为
A. 葡萄胎
B. 异位妊娠
C. 先兆流产
D. 过期流产
E. 完全流产

3. 患者，女性，27 岁。停经 12 周，阴道有少量流血及下腹轻微腹痛，但宫口未开，尿妊娠试验阳性，子宫大小与妊娠月份相符。属于

A. 先兆流产
B. 难免流产
C. 完全流产
D. 过期流产
E. 稽留流产

4. 患者，女性，28 岁。停经 50 天，阵发性腹痛伴阴道流血 3 天。妇科检查：子宫饱满，双附件（－），宫口开大 1cm。最可能的诊断是

A. 先兆流产
B. 难免流产
C. 稽留流产
D. 完全流产
E. 过期流产

5. 患者，女性，31 岁。妊娠 11 周，出现阵发性下腹痛，阴道排出一大块肉样组织，继而阴道大量出血。目前贫血貌，体温 37.2℃。妇科检查：宫口已开，有组织堵塞宫口，子宫较孕周略小。其最可能的诊断是

A. 先兆流产
B. 稽留流产
C. 感染性流产
D. 不全流产
E. 难免流产

6. 患者，女性，35 岁。停经 50 天出现阴道少量流血，伴轻微下腹痛。妇科检查发现该产妇宫颈口关闭，子宫增大，约妊娠 50 天大小，妊娠试验阳性。该孕妇最可能的诊断是

A. 难免流产
B. 先兆流产
C. 不全流产
D. 完全流产
E. 习惯性流产

7. 患者，女性，25 岁。已婚，平时月经规律，目前停经 60 天，下腹疼痛、阴道流血 5 小时入院。血压正常，阴道中量积血，可见胚胎样组织堵塞宫口，子宫 6 周妊娠大小，两侧附件阴性。此时应为患者进行

A. 刮宫术
B. 卧床休息
C. 应用危害小的镇静药
D. 缩宫素静脉滴注
E. 醋酸甲羟孕酮口服

8. 患者，女性，33 岁。第 1 次怀孕。目前停经 50 天，阴道有少许出血，下腹部轻微疼痛。检查见阴道少量血性分泌物，子宫大小符合妊娠月份，宫口闭。实验室检查：hCG（+）。该孕妇最可能的诊断是

A. 完全流产
B. 先兆流产
C. 难免流产
D. 过期流产
E. 习惯性流产

9. 患者，女性，30 岁。停经 30 天后，腹痛伴阴道出血 10 天，量少，今起腹痛加重而就诊，

尿妊娠试验（+）。妇科检查：宫颈举痛（+），少许血染，子宫正常大小，附件区触及边界不清之肿物，压痛（+）。判断该患者最可能是哪种疾病

A. 难免流产　　B. 异位妊娠

C. 流产继发感染　　D. 附件炎

E. 卵巢囊肿继发感染

10. 患者，女性，25岁。急性下腹坠痛3小时，停经45天。妇科检查：右侧附件区可触及一包块，初步诊断为异位妊娠。为确诊须进行阴道穹隆穿刺，穿刺部位应该是

A. 阴道前穹隆　　B. 阴道后穹隆

C. 阴道左穹隆　　D. 阴道右穹隆

E. 膀胱子宫陷凹

11. 患者，女性，30岁。异位妊娠，疑有腹腔内出血。此时安全可靠的诊断方法是

A. 腹部检查　　B. 盆腔检查

C. 腹腔镜检查　　D. B超

E. 阴道后穹隆穿刺

12. 患者，女性，28岁。停经65天，突然发生剧烈腹痛，伴恶心、呕吐、阴道有少量流血、有排便感。体检：血压70/50mmHg，下腹压痛（+），宫颈举痛（+），下腹部有移动性浊音。最可能诊断为

A. 难免流产　　B. 异位妊娠

C. 急性阑尾炎　　D. 先兆流产

E. 不全流产

13. 患者，女性，32岁。第2胎，停经52天后于今晨突然出现下腹部剧痛来院就诊，自述有轻度恶心感。查体：面色苍白，脉搏110次/分，细弱，血压90/60mmHg，有少量阴道流血，下腹部压痛明显，妇科检查未扪清内生殖器情况。该患者最可能的诊断是

A. 流产　　B. 卵巢黄体破裂

C. 输卵管妊娠流产型　　D. 子宫破裂

E. 胎盘早剥

14. 患者，女性，35岁。孕前基础血压为100/60mmHg。宫内孕28周时出现水肿。34周查：BP 150/110mmHg，水肿达脚踝部，24小时尿蛋白定量4.5g。无头痛、眼花等自觉症状。最可能的诊断是

A. 先兆子痫　　B. 轻度妊娠期高血压疾病

C. 中度妊娠期高血压疾病　　D. 妊娠合并慢性肾炎

E. 原发性高血压合并妊娠

15. 某孕妇由于妊高征应用硫酸镁治疗，治疗过程中出现膝反射消失，呼吸浅而慢（10次/分）。

该患者除立即停药外应给予下述哪种药

A. 5% 葡萄糖液静脉滴注　　B. 肌内注射山莨菪碱

C. 静脉输注 50% 葡萄糖液　　D. 静脉输注右旋糖酐–40

E. 静脉输注 10% 葡萄糖酸钙

16. 某初孕妇，妊娠 36 周。诊断为“中度妊娠高血压综合征”住院治疗。自诉因担心药物影响胎儿发育成长，不愿接受药物治疗，但又怕不服药物会使病情加重，威胁胎儿的安全，心情矛盾。护士在护理中首先应是

A. 心理护理　　B. 让其安静地休息

C. 观察症状　　D. 观察并发症

E. 测量血压 2~4 次/天

17. 患者，女性，32 岁。妊娠 30 周。血压 150/100mmHg，下肢水肿，尿蛋白为 1.0g/24h。无自觉症状。临床诊断是

A. 妊娠期高血压　　B. 妊娠水肿

C. 重度妊高征　　D. 中度妊高征

E. 先兆子痫

18. 患者，女性，26 岁。G_2P_0，妊娠 35 周。血压 160/105mmHg，下肢水肿（++），尿蛋白（+）。经应用硫酸镁治疗后血压逐渐下降。查体：孕妇反应迟钝，呼吸 12 次/分，膝反射消失。首选下列哪个药物治疗

A. 地西泮　　B. 哌替啶

C. 盐酸氯丙嗪　　D. 盐酸异丙嗪

E. 葡萄糖酸钙

19. 患者，女性，32 岁。妊娠 33 周，突然阴道流血如经量，无腹痛。此时，须确诊是否前置胎盘，应建议进行

A. 腹部触诊　　B. 盆腔 B 超

C. 后穹隆穿刺　　D. 阴道检查

E. 血常规检查

20. 患者，女性，26 岁。初产妇，妊娠 35 周。行外倒转术后出现腹痛，伴少量阴道流血。查体：血压 130/90mmHg，水肿（+），腹部压痛不明显，胎心 160 次/分。最可能的诊断是

A. 前置胎盘　　B. 胎盘早剥

C. 临产　　D. 先兆子痫

E. 子宫破裂

21. 患者，女性，26 岁。初产妇，妊娠 39 周。血压 160/110mmHg，持续腹痛，尿蛋白(+++)，有阴道少量出血。查体：无明显宫缩，子宫板状硬，胎心 164 次/分。临床诊

断为重度子痫前期合并

A. 部分性前置胎盘　　B. 边缘性前置胎盘

C. 心脏病　　D. 宫缩乏力

E. 胎盘早期剥离

22. 患者，女性，38 岁。妊娠 36 周检查发现妊高征，2 小时前突然发生持续性腹痛伴阴道少量流血，面色苍白。首先考虑为

A. 先兆临产　　B. 先兆早产

C. 先兆子宫破裂　　D. 胎盘早剥

E. 前置胎盘

23. 患者，女性，32 岁。妊娠 37 周，突感剧烈腹痛伴有少量阴道流血。查体：血压 150/110mmHg，子宫似足月妊娠大小，硬如木板，有压痛，胎心 90 次/分，胎位不清。最大的可能是

A. 临产　　B. 早产

C. 前置胎盘　　D. 胎盘早剥

E. 不完全性子宫破裂

三 A3/A4 型题

（1~2 题共用题干）

患者，女性，28 岁。初孕妇，停经 50 天，阵发性腹痛伴阴道流血 3 天，宫口开大 1cm，羊膜堵塞宫口，子宫妊娠 50 天大小。

1. 该患者最有可能的诊断是

A. 先兆流产　　B. 稽留流产

C. 难免流产　　D. 完全流产

E. 习惯性流产

2. 该患者正确的处理方式是

A. 卧床处理　　B. 行刮宫术

C. 缩宫素注射　　D. 观察阴道出血多时再刮宫

E. 中药堕胎

（3~5 题共用题干）

患者，女性，32 岁。已婚，未生育。停经 2 月余，阴道少量流血 4 天，今晨流血量较多，伴下腹隐痛而入院。妇科检查：阴道少量血液，宫口闭，宫体大如妊娠 2 个月，双附件（－），尿妊娠试验（＋）。

3. 该患者最有可能的诊断为

A. 先兆流产　　B. 异位妊娠
C. 难免流产　　D. 不全流产
E. 完全流产

4. 患者入院后，恰当的处理是

A. 立即行刮宫术　　B. 缩宫素静脉滴注
C. 保胎治疗　　D. 后穹隆穿刺术
E. 输血

5. 若出血量增加，腹痛加剧。妇科检查：宫口有烂肉样物堵塞。下列护理不妥的是

A. 立即行刮宫术　　B. 做好输血、输液准备
C. 保胎治疗　　D. 心理护理
E. 注意观察生命体征

(6~8 题共用题干)

患者，女性，26 岁。月经规律，末次月经后 20 天出现阴道淋漓出血半月余，止血治疗无效。今日突发下腹痛，测血压 90/60mmHg，脉搏 110 次/分。妇科检查：后穹隆饱满下垂，子宫体水平位，略大，宫颈举痛（+）。

6. 该患者最可能的诊断是

A. 月经失调　　B. 异位妊娠
C. 子宫内膜炎　　D. 早孕，先兆流产
E. 月经过多并发贫血

7. 此时最佳的检查方法是

A. 后穹隆穿刺　　B. 盆腔 B 超
C. 检测尿 hCG　　D. 诊断性刮宫
E. 腹腔镜检查

8. 最佳的处理方法是

A. 使用止血药　　B. 吸氧
C. 补液、输血　　D. 手术治疗
E. 大剂量使用抗生素

(9~11 题共用题干)

患者，女性，30 岁，已婚。停经 36 天后不规则阴道流血 10 天，伴右下腹剧痛。查体：体温 37.2℃，脉搏 108 次/分，血压 120/80mmHg，阴道见少量暗红色积血，宫颈轻度糜烂、

举痛，子宫中位，正常大小，右侧附件扪及约4cm大小的肿块，边界不清。

9. 该患者最可能的诊断是

A. 右侧输卵管妊娠　　B. 难免流产

C. 右侧卵巢囊肿蒂扭转　　D. 急性盆腔炎

E. 急性胃肠炎

10. 该患者急救处理应首选

A. 应用抗生素　　B. 吸氧

C. 应用升压药　　D. 应用止血药

E. 静脉输液、输血

11. 其最主要护理诊断为

A. 知识缺乏　　B. 疼痛

C. 组织灌注量不足　　D. 有感染的危险

E. 组织受损的危险

（12~13题共用题干）

患者，女性，29岁。月经延期1个月，右下腹痛及不规则阴道流血20天，停经40天时突感右下腹痛，持续30分钟后自行缓解，后有少量阴道流血，此后每天感右下腹阵痛伴肛门坠胀，近1周来有低热。查体：血压110/70mmHg，脉搏84次/分，体温38℃，下腹有压痛及反跳痛，右下腹明显。妇科检查：宫颈举痛，子宫稍大、软，右后穹隆可扪及如妊娠2个月大小包块，边界欠清，有压痛。

12. 该患者最大可能的诊断是

A. 阑尾周围脓肿　　B. 陈旧性异位妊娠

C. 卵巢囊肿蒂扭转　　D. 不全流产并感染

E. 盆腔脓肿

13. 该患者的处理措施中不妥的是

A. 盆腔B超　　B. 手术治疗

C. 中药保守治疗　　D. 立即行刮宫术

E. 抗生素抗炎治疗

（14~15题共用题干）

患者，女性，35岁，已婚。宫内妊娠34周，血压160/95mmHg，尿蛋白（++），轻度水肿，无头痛表现。既往身体健康，月经正常。查体：痛苦面容，脸色苍白。

14. 此患者的诊断可能是

A. 一过性血压增高　　B. 急性胎盘早剥

C. 轻度子痫前期　　D. 妊娠期高血压

E. 重度妊娠高血压综合征

15. 对该患者进行治疗，首选治疗方法是

A. 硫酸镁深肌内注射　　B. 硫酸镁浅肌内注射

C. 扩充血容量　　D. 利尿治疗

E. 使用降压药物

（16~18 题共用题干）

患者，女性，28 岁。妊娠 38 周，诉头痛、胸闷 1 周入院。血压 170/100mmHg，尿蛋白（++），下肢水肿（++）。妇科检查：估计胎儿重 3200g，胎心 140 次/分。

16. 该孕妇最可能的诊断是

A. 轻度子痫前期　　B. 妊娠期高血压

C. 重度妊娠高血压综合征　　D. 妊娠合并慢性高血压

E. 子痫

17. 该患者入院后，首选的治疗方法是

A. 充血管容量　　B. 应用利尿药

C. 等渗葡萄糖静脉注射　　D. 解痉降压

E. 应用镇静药

18. 该患者入院治疗 24 小时，一般情况改善，头痛、胸闷消失。血压波动于 140/90mmHg 左右，尿蛋白（+）。进一步的处理应是

A. 继续治疗　　B. 终止妊娠

C. 等待自然临产　　D. 卧床休息，改善胎儿供氧

E. B 超监护，继续妊娠

（19~21 题共用题干）

患者，女性，35 岁。妊娠 38 周，因血压 150/100mmHg 收入院。妇科检查：一般情况好，下肢水肿（+），宫底高 31cm。估计胎儿体重 2600g，胎心率 136 次/分，尿蛋白（+）。

19. 该孕妇的初步诊断为

A. 先兆子痫　　B. 轻度妊高征

C. 中度妊高征　　D. 妊娠合并慢性高血压

E. 妊娠合并尿路感染

20. 治疗过程中首选药为

A. 硫酸镁　　B. 肼苯达嗪

C. 呋塞米　　D. 甘露醇

E. 冬眠合剂一号

21. 该患者经 2 周治疗后病情仍不见好转，血压大于 160/100mmHg，尿蛋白（+++），伴水肿、头痛、头晕、视物模糊，并于今晨抽搐且昏迷。下列该患者护理措施不妥的是

A. 避免刺激　　B. 保持呼吸道通畅

C. 专人护理　　D. 不必放置牙垫

E. 注意安全，防止受伤

（22~24 题共用题干）

患者，女性，30 岁。初孕妇，妊娠 39 周，产前检查胎位为枕左前位，已入盆，持续性剧烈腹痛伴少量阴道出血半天。查体：血压 130/80mmHg，下腹部压痛明显，子宫压痛，硬如木板，子宫底有升高趋势，未触到病理性缩复环，宫口未开，胎心音 110 次/分，胎位未触清。

22. 诊断该患者可能性最大为

A. 先兆子宫破裂　　B. 先兆早产

C. 前置胎盘　　D. 正常临产

E. 胎盘早期剥离

23. 该患者正确的处理方案为

A. 缩宫素静脉滴注引产　　B. 待其自然分娩

C. 立即行剖宫产　　D. 破膜引产

E. 立即经阴道助产

24. 该患者不可能出现的并发症是

A. 急性肾衰竭　　B. DIC

C. 胎位异常　　D. 产后出血

E. 子宫胎盘卒中

（25~27 题共用题干）

患者，女性，25 岁。G_1P_0，妊娠 34 周，产前经过顺利，因夫妻同房后腹痛半天，阴道少量出血来院急诊。查体：贫血貌，血压 105/75mmHg，心率 112 次/分，子宫较孕月大，宫高 32cm，子宫张力大、放松差并有轻压痛，胎位、胎心不清，血红蛋白 70g/L。

25. 最可能的诊断是

A. 急性羊水过多　　B. 双胎

C. 前置胎盘　　D. 胎盘早剥

E. 早产

26. 最能协助诊断的病史或体检为哪一项

A. 子宫大于孕月　　B. 夫妻同房史

C. 阴道少量出血　　D. 胎位、胎心不清

E. 贫血貌与外出血不相符

27. 此产妇最佳的处理方法是

A. 人工破膜　　B. 阴道内诊

C. 剖宫产术　　D. 期待疗法

E. 吸氧，输新鲜血

(28~30 题共用题干)

患者，女性，27 岁。G_3P_0，妊娠 32 周，双胎妊娠，因阴道间断性出血 1 月余前来就诊，怀疑是“前置胎盘”。

28. 最有助于诊断的病史是

A. 两次人工流产史　　B. 阴道出血伴有子宫收缩

C. 反复无痛性阴道流血　　D. 急性腹痛伴血压降低

E. 腹部剧痛伴有少量阴道流血

29. 为进一步诊断，首选的检查方法是

A. B 超检查　　B. 肛门指检

C. 腹部 X 线平片　　D. 抽取羊水检查

E. 阴道内诊检查

30. 确诊为前置胎盘后入院，第 2 天阵发性腹痛 1 小时，突然阴道流血增多至 350ml，血压 105/75mmHg，脉搏 98 次/分，胎心率正常，胎头高浮。最恰当的处理是

A. 应用镇静药抑制宫缩　　B. 立即行剖宫产术

C. 行阴道检查，明确胎盘位置　　D. 行肛门检查，根据宫口情况处理

E. 绝对卧床，继续期待疗法

(31~34 题共用题干)

患者，女性，28 岁。妊娠 36 周，第 1 胎。昨晚突然阴道出血，出血量约 400ml，无腹痛。查体：血压 100/60mmHg，宫底高度与孕月相符，腹软无压痛，胎位清楚，胎心音 110 次/分。

31. 该患者诊断可能性最大是

A. 先兆早产　　B. 正常临产

C. 前置胎盘　　D. 胎盘早剥

E. 流产

32. 该患者确诊的最佳方法是

A. 阴道内诊　　B. 盆腔 B 超

C. 盆腔多普勒超声　　D. 阴道镜检查

E. 催产素激惹试验

33. 对该患者的护理措施中，下列哪项不妥

A. 嘱患者卧床休息　　B. 做好床边生活护理

C. 保证充足睡眠　　D. 按时肛查，了解先露下降情况

E. 监测生命体征

34. 对该患者的正确处理方式是

A. 期待疗法　　B. 严密观察出血情况

C. 给予镇静药、补血药　　D. 行剖宫产术

E. 人工破膜

四 B 型题

（1~5 题共用备选答案）

A. 阴道出血不止，子宫小于停经周数，宫口扩张，有组织排出

B. 宫口未开，阴道出血量少于月经量

C. 出血逐渐停止，腹痛消失，子宫大小正常或略大

D. 出血量多，腹痛加剧，宫口扩张

E. 宫口关闭，胎心消失，子宫小于孕周

1. 先兆流产
2. 难免流产
3. 不全流产
4. 完全流产
5. 稽留流产

（6~7 题共用备选答案）

A. 流产发生于 12 周末以前　　B. 分娩发生在妊娠 42 周以后

C. 流产发生于 28 周末以前　　D. 胎盘附着于子宫下段

E. 发生于 28 周末以后、37 周末以前

6. 早期流产的定义是
7. 过期妊娠的定义是

（8~9 题共用备选答案）

A. 卵巢
B. 子宫体腔内膜
C. 腹腔
D. 输卵管
E. 阔韧带

8. 异位妊娠时，受精卵最易着床的部位是
9. 正常妊娠时，受精卵着床的部位是

（10~11 题共用备选答案）

A. 按压子宫底部，轻拉脐带助其娩出
B. 牵拉脐带助其娩出
C. 手取胎盘
D. 可用缩宫素、麦角新碱加强宫缩
E. 刮宫术

10. 胎盘剥离前正确处理是
11. 胎盘剥离后正确处理是

五 X 型题

1. 下列关于习惯性流产的描述，说法正确的是
A. 指自然流产连续发生 3 次或 3 次以上者
B. 每次流产发生于不同的妊娠月份
C. 早期流产最常见的原因是宫颈内口松弛
D. 晚期流产最常见的原因是黄体功能不足
E. 甲状腺功能低下也可能导致

2. 下列有关先兆流产孕妇的护理，正确的有
A. 可用肥皂水灌肠
B. 心理护理
C. 禁止性生活
D. 卧床休息
E. 遵医嘱给药

3. 流产的患者出现感染与下列哪些因素有关
A. 反复出血
B. 宫腔内容物残留
C. 吸宫术
D. 失去胎儿
E. 机体抵抗力下降

4. 下列有关稽留流产的说法正确的是
A. 胎儿停止发育，未排出宫腔
B. 子宫体增大较孕月为小，妊娠试验阴性

C. 妊娠试验由阳性转为阴性者，早孕反应亦消失
D. 胎儿停止发育达4周以上，未排出宫腔
E. 胎儿停止发育达8周以上，已排出宫腔

5. 下列叙述符合输卵管妊娠症状的有
A. 腹痛　　B. 阴道点滴流血
C. 肛门坠胀感　　D. 阴道大量出血
E. 失血性休克

6. 输卵管妊娠保守治疗期间，仍需手术治疗的情况是
A. 有急性内出血时　　B. 尿hCG浓度继续升高者
C. 胚胎已死亡者　　D. 阴道有流血者
E. 妇科检查时一侧附件触到包块

7. 临床表现与阴道出血量不成比例的疾病是
A. 流产　　B. 异位妊娠
C. 先兆临产　　D. 前置胎盘
E. 胎盘早剥

8. 下列选项中可以作为诊断重度妊娠高血压综合征的指标是
A. 尿蛋白（+）　　B. 血压160/110mmHg
C. 尿蛋白定量超过0.5g/24h　　D. 头痛、眩晕、视物模糊、呕吐等自觉症状明显
E. 伴抽搐或昏迷

9. 妊高征使用硫酸镁治疗时，护士应注意
A. 静脉首次负荷量应在5分钟内静脉输入
B. 肌内注射时做深部肌内注射
C. 使用前患者膝腱反射存在
D. 使用前患者尿量应大于25ml/h
E. 应备有解毒作用的钾制剂

10. 下列因素中与妊娠高血压综合征发病有关的是
A. 单胎　　B. 糖尿病
C. 羊水过多　　D. 孕妇年龄小于18岁或大于40岁
E. 气候

11. 下列关于胎盘早剥的处理原则，说法错误的是
A. 需经阴道分娩者，不宜行人工破膜
B. 纠正休克，足量补液
C. 确诊为轻型早剥者可期待疗法

D. 应及早使用肝素预防凝血功能障碍

E. 产妇病情恶化，不论胎儿是否存活均应及时进行剖宫产术

12. 下列关于胎盘早期剥离，叙述正确的是

A. 孕妇贫血程度与阴道出血量成正比

B. 以突然发生的腹部持续性疼痛为特点

C. 是妊娠早期的一种严重出血性并发症

D. 重型胎盘早剥孕妇的子宫硬如板状、有压痛，确诊后可选择期待疗法或终止妊娠

E. 轻度胎盘早剥孕妇子宫软，宫缩有间歇期，子宫大小符合妊娠月份，胎位清，胎心多正常

13. 下列有关胎盘早剥的分型概述叙述正确的是

A. 轻型以外出血为主

B. 轻型胎盘剥离面不超过胎盘 1/4

C. 重型以隐性出血和混合性出血为主

D. 重型胎盘剥离不超过胎盘 1/2

E. 轻型多见于重度妊娠高血压综合征患者

14. 胎盘早剥与前置胎盘鉴别，主要的区别包括

A. 出血的特点

B. 疼痛的性质

C. 出血后的临床表现

D. 出血量

E. 胎心音有无变化

15. 胎盘早期剥离剖宫产的指征是

A. 重症病例

B. 宫口开全

C. 胎儿宫内窘迫

D. 产程无进展

E. 估计短时间内不能从阴道分娩者

16. 前置胎盘患者进行产科检查，正确的是

A. 胎方位清楚

B. 先露高浮

C. 胎心正常

D. 子宫大小与停经月份相符

E. 宫颈抬举痛明显

17. 下列关于前置胎盘的孕妇，护理措施正确的有

A. 建议卧床休息，可适量下地活动

B. 卧床时以左侧卧位为佳

C. 定时间断吸氧

D. 通过阴道检查了解胎盘位置

E. 加强饮食指导，建议多食含铁丰富的食物

18. 前置胎盘的正确处理是

A. 有阴道流血，即终止妊娠

B. 胎儿死亡，均从阴道分娩

C. 绝对卧床休息，避免肛门指诊或阴道检查

D. 分娩方式：宫口小，剖宫产；宫口大，阴道分娩

E. 有出血时，输液、备血、在做好手术准备下行阴道检查

六 案例分析题

(1~3 题共用题干)

患者，女性，33 岁。已婚，停经 73 天，阴道中等量流血 4 天，今晨突然大量阴道流血，且排出一块肉样组织，随即入院。查体：血压 75/45mmHg，T 38.4℃，P 110 次/分。实验室检查：白细胞计数 17.8×10^9/L，Hb 7g/L，hCG（-）。子宫妊娠 2 个月大，有压痛，宫颈口通过一指，阴道分泌物明显臭味。

1. 该患者最可能诊断是感染合并

A. 完全流产　　B. 不全流产

C. 先兆流产　　D. 稽留流产

E. 难免流产

2. 对该患者除抗休克外还需进行的紧急处理是

A. 应用孕激素　　B. 注射宫缩药

C. 抗生素大剂量静脉滴注　　D. 孕酮肌内注射

E. 立即行钳刮术清宫

3. 下列对于该患者护理措施，不妥的是

A. 吸氧　　B. 卧床休息

C. 心理调适　　D. 保持会阴部清洁

E. 密切监测生命体征

(4~6 题共用题干)

患者，女性，29 岁。主诉突然右下腹剧烈疼痛伴阴道点滴出血半天，急诊入院。追问病史，停经 40 余天，结婚 5 年，夫妇同居未避孕，从未怀孕过。查体：血压 100/50mmHg，白细胞计数 8×10^9/L，中性粒细胞 0.7。阴道内诊：阴道内有少许暗红色血，宫颈举痛明显，后穹隆饱满，子宫触诊不满意。

4. 该患者诊断可能性最大是

A. 先兆流产　　B. 难免流产

C. 输卵管妊娠破裂　　D. 阑尾炎

E. 过期流产

5. 该患者确诊的主要方法是

A. 妊娠试验　　B. 查血红蛋白

C. 子宫颈黏液检查　　D. 后穹隆穿刺

E. 腹部检查

6. 该患者的护理措施中，正确的是

A. 严密观察 BP、P、R　　B. 患者立即取半卧位

C. 观察体温变化　　D. 立即输液，做好输血准备

E. 立即行灌肠术前准备

（7~9 题共用题干）

患者，女性，27 岁。结婚 3 年，夫妇同居未避孕，从未怀孕过。平素月经周期规律，现停经 44 天，在抬重物劳动时突感右下腹剧烈疼痛伴阴道点滴出血半天。体检：BP 100/50mmHg，白细胞计数 $9.0\times10^9/L$。妇科检查见阴道内有少许暗红色血，宫颈举痛明显，后穹隆饱满。

7. 该孕妇最可能的诊断是

A. 先兆流产　　B. 习惯性流产

C. 稽留流产　　D. 急性阑尾炎

E. 异位妊娠破裂

8. 下列检查方法，对该患者可以确诊的是

A. 腹部检查　　B. 尿 hCG 检查

C. 后穹隆穿刺　　D. 宫颈活体组织检查

E. 宫颈黏液检查

9. 对该患者提供的护理措施中，正确的是

A. 监测胎心变化　　B. 严密观察生命体征变化

C. 立即行灌肠术前准备　　D. 患者立即取平卧位

E. 立即开放静脉通路，做好输血准备

（10~13 题共用题干）

患者，女性，29 岁。平时月经规律，周期 28~30 天，因停经 50 天，少量阴道出血伴下腹痛 2 天入院。妇科检查：阴道有少量暗褐色血液，宫颈着色、举痛，子宫增大，右侧附件增厚、压痛。

10. 最有助于诊断的检查是

A. 尿妊娠试验测定　　B. 血常规

C. 血 LH 测定　　D. 血孕酮测定

E. 血糖测定

11. 首选简易的辅助诊断方法是
A. 诊断性刮宫　B. 盆腔B超
C. 阴道镜检查　D. 宫腔镜检查
E. 腹腔镜检查

12. 今晨突感下腹疼痛加剧，经检查诊断输卵管妊娠破裂。以下处理哪项正确
A. 口服止血药物　B. 继续观察
C. 手术治疗　D. 输血
E. 静脉滴注抗生素

13. 手术后7天拆线，伤口愈合好，护士给出的出院指导正确的有
A. 指导患者预防盆腔感染　B. 发现盆腔炎后彻底治疗
C. 性伴侣稳定　D. 再次妊娠无异常无须就诊
E. 不宜再次终止妊娠

参考答案与解析

一、A1型题

1. C【解析】宫腔感染不是习惯性流产原因。

2. D【解析】先兆流产：妊娠28周之前，先出现少量阴道流血伴阵发性下腹痛或腰背痛，宫颈口未开，胎膜未破，妊娠产物尚未排出，子宫大小与停经周数相符，经休息和治疗后症状消失，可继续妊娠。临床表现为少量红色阴道出血，无腹痛或有轻微下腹痛。处理原则为卧床休息和对因治疗。

3. B【解析】先兆流产与难免流产最主要的鉴别要点是宫口开大与否。

4. D【解析】关于流产预后的判断，过去广泛以激素测定为主，但近年由于超声诊断技术的显著进步，从妊娠早期可检出胎囊、胎芽以及胎心搏动，加上妊娠初期流产的主要原因以染色体异常为代表的事实，超声诊断对流产预后的判断已成为主要的检查方法。

5. B【解析】先兆流产：宫颈口未开，临床表现为少量红色阴道出血，无腹痛或有轻微下腹痛。完全流产：腹痛逐渐消失，宫颈口已关闭。难免流产：表现为阴道流血加重，阵发性腹痛加剧或出现阴道流液，羊膜已破，宫颈口已扩张。不全流产：指部分妊娠物已排出体外，尚有部分仍残留在宫腔内影响宫缩，以至流血不止甚至发生失血性休克。稽留流产：指胚胎或胎儿在子宫内已死亡滞留在宫腔内尚未自然排出者。

6. E【解析】不全流产：一经确诊，应行吸宫术或钳刮术以清除宫腔内残留组织。

7. D【解析】流产主要的临床特点是停经后腹痛、阴道流血。

8. A【解析】稽留流产易造成凝血机制障碍，严重时导致弥散性血管内凝血（DIC），

手术风险大，患者及家属担心手术。

9. D【解析】感染性流产，出血不多时，用抗生素控制感染后再刮宫。大量出血时，可用卵圆钳取出宫腔内组织，同时注射缩宫素，术后抗感染。

10. D【解析】习惯性晚期流产最常见的原因是子宫颈内口松弛。

11. D【解析】护士在严密监测患者生命体征的同时，应积极纠正大出血、休克，并做好术前准备，迅速手术抢救患者。

12. A【解析】输卵管妊娠流产：多见于壶腹部妊娠，发病多在妊娠8~12周。若囊胚与管壁分离后经输卵管逆蠕动排入腹腔，形成输卵管完全流产，出血一般不多；若囊胚剥离不完整，部分仍残留于管腔，则为输卵管不完全流产，出血较多。

13. D【解析】输卵管炎症是输卵管妊娠的主要病因。炎症使黏膜皱襞粘连，管腔变窄，或纤毛功能受损，管壁与邻近器官粘连，致使输卵管扭曲，受精卵运行受阻而发生异位妊娠。

14. B【解析】异位妊娠包括输卵管妊娠、卵巢妊娠、腹腔妊娠、宫颈妊娠及阔韧带妊娠等。在异位妊娠中，输卵管妊娠最为常见，占异位妊娠的95%左右。

15~16 D、D【解析】输卵管妊娠时胚胎死亡后阴道常有不规律流血，色暗红或深褐，一般不超过月经量。少数患者阴道流血量较多，类似月经。阴道流血可伴有蜕膜管型或蜕膜碎片排出，是子宫蜕膜剥离所致。

17. B【解析】妊娠期高血压疾病患者应安置于单人暗室，保持绝对安静，以避免声、光刺激，一切治疗活动和护理操作尽量轻柔且相对集中，避免干扰患者。

18. D【解析】高血压最基本的病理变化就是全身小动脉痉挛。

19. D【解析】妊娠高血压综合征：解痉药物，以硫酸镁为首选。

20. D【解析】流行病学调查发现孕妇年龄≥40岁，子痫前期病史，高血压、慢性肾炎、糖尿病病史，子痫前期家族史，本次为多胎妊娠、首次怀孕、妊娠间隔时间≥10年，初次产检BMI≥35kg/m^{2}及孕早期收缩压≥130mmHg或舒张压≥80mmHg等均与妊娠期高血压疾病发生有关。

21. A【解析】妊娠期高血压疾病水肿可分4级：“+”水肿局限于踝部和小腿；“++”水肿延及大腿；“+++”水肿延及外阴和腹部；“++++”全身水肿或伴腹水。

22. D【解析】硫酸镁过量可导致膝反射减弱或消失，全身肌张力减退，呼吸肌麻痹，甚者心脏停搏。

23. A【解析】胎盘早剥一旦确诊，必须及时终止妊娠。根据患者终止妊娠的胎次、早剥严重度、胎儿宫内状况及宫口开大等情况，选择剖宫产。

24. C【解析】根据病情严重程度将胎盘早剥分为3度。①Ⅰ度：以外出血为主，多见于分娩期，胎盘剥离面积小，产后检查见胎盘母体面有血凝块压迹即可诊断。②Ⅱ度：胎盘剥离面积为胎盘面积的1/3左右，常有突然发生的持续性腹痛、腰酸或腰背痛，疼痛程度与胎盘后积血量成正比。③Ⅲ度：胎盘剥离面积超过胎盘面积的1/2，临床表现较Ⅱ度加重，可出现恶心、呕吐、面色苍白、血压下降等休克症状。Ⅰ度胎盘早剥为轻型胎盘早剥，Ⅱ度和Ⅲ度胎盘早剥属于重型胎盘早剥。

25. E【解析】前置胎盘是妊娠晚期的严重并发症，也是妊娠晚期阴道出血最常见原因，若处理不当可危及母儿生命。

26. E【解析】妊娠28周后若胎盘附着于子宫下段，下缘达到或覆盖宫颈内口，位置低于胎儿先露部，称为前置胎盘。

27. A【解析】B超断层像可清楚地看到子宫壁、胎头、宫颈和胎盘的位置。

28. D【解析】前置胎盘的临床表现：妊娠晚期或临产时发生无诱因、无痛性反复阴道出血。

二、A2型题

1. A【解析】患者停经2月余，突然阴道少量流血伴下腹痛，检查示子宫似10周妊娠大小，宫颈口闭合，B超下可见妊娠环可诊断为先兆流产。

2~3 C、A【解析】参见A1型题第2题解析。

4. B【解析】参见A1型题第5题解析。

5. D【解析】不全流产：指部分妊娠物已排出体外，尚有部分仍残留在宫腔内影响宫缩，以至流血不止甚至发生失血性休克，下腹痛减轻。妇科检查：一般子宫小于停经周数，宫颈口已扩张，不断有血液自宫颈口内流出，有时尚可见胎盘组织堵塞宫颈口，或部分妊娠产物已排出于阴道内，而部分仍留在宫腔内，有时宫颈口已关闭。确诊后应立即行刮宫术，确保妊娠物完全排出。

6. B【解析】患者停经50天出现阴道少量流血，伴轻微下腹痛且宫颈口关闭，子宫增大，约妊娠50天大小，妊娠试验阳性，可诊断为先兆流产。

7. A【解析】患者目前停经60天，下腹疼痛，阴道流血5小时入院，阴道中量积血，可见胚胎样组织堵塞宫口，应及时行刮宫术。

8. B【解析】根据患者子宫大小符合妊娠月份，宫口闭。实验室检查hCG（+）等临床表现和查体可诊断先兆流产。

9. B【解析】患者附件区触及边界不清之肿物，压痛（+）可诊断为异位妊娠。

10. B【解析】异位妊娠穿刺部位应是阴道后穹隆。阴道后穹隆穿刺：简单、可靠，适用于疑有腹腔内出血的患者。输卵管妊娠流产或破裂可抽出暗红色不凝血。陈旧性异位妊娠时，可抽出小血块或不凝固的陈旧性血液，但抽不出血液并不能排除异位妊娠。

11. E【解析】B超检查对异位妊娠诊断必不可少，有助于明确异位妊娠部位和妊娠囊大小，但该患者疑有腹腔内出血，阴道后穹隆穿刺简单、可靠，适用于疑有腹腔内出血的患者。

12. B【解析】异位妊娠的临床表现如下。①症状：停经、腹痛、阴道出血、晕厥与休克、腹部包块。②体征：贫血貌、面色苍白、脉搏细速、血压下降。③腹部检查：下腹压痛、反跳痛明显，出血较多时，叩诊有移动性浊音。

13. C【解析】参见 A2 型题第 12 题解析。

14. A【解析】轻度子痫前期：①血压≥140/90mmHg，妊娠 20 周以后出现。②尿蛋白≥0.3g/24h 或随机尿蛋白（+）。③可伴上腹不适、头痛、视物模糊等症状。

15. E【解析】硫酸镁的治疗浓度与中毒浓度相近，用药过程中应严密观察其毒性作用。硫酸镁过量可导致膝反射减弱或消失，全身肌张力减退，呼吸肌麻痹，甚者心脏停搏。出现毒性反应时应立即停用硫酸镁并静脉缓慢推注（5~10 分钟）10% 葡萄糖酸钙 10ml。

16. A【解析】该患者因担心药物影响胎儿发育成长，不愿接受药物治疗，但又怕不服药物会使病情加重，威胁胎儿的安全，心理矛盾，护理中应首先关注其心理护理。

17. D【解析】患者妊娠 30 周，血压 150/100mmHg，下肢水肿，尿蛋白为 1.0g/24h，无自觉症状，根据临床表现和检查结果可诊断是中度妊高征。

18. E【解析】参见 A2 型题第 15 题解析。

19. B【解析】参见 A1 型题第 27 题解析。

20. B【解析】此时因为有诱因引发的伴有腹痛的阴道流血，血压不高，胎心正常，可以排除前置胎盘、先兆子痫、子宫破裂，此时亦无子宫收缩，不是临产，应该是胎盘早剥。

21. E【解析】胎盘早剥可无阴道出血或少量阴道出血及血性羊水，贫血程度与外出血量不符，腹部检查：子宫硬如板状，有压痛，子宫比妊娠周数大，宫底随胎盘后血肿增大而增高。

22. D【解析】本题中患者的症状体征符合胎盘早剥的临床表现。妊娠晚期突然发生持续性腹痛和出血是胎盘早剥的主要症状。

23. D【解析】根据病例提供的信息，可以知道该孕妇属于妊娠晚期出血，可能情况是临产、前置胎盘或者胎盘早剥。再结合患者血压较高和子宫硬如板状，考虑可能是妊高征后的胎盘早剥。由于出血使得子宫收缩，硬如板状，而且有压痛，所以考虑为胎盘早剥。

三、A3/A4 型题

1. C【解析】难免流产表现为阴道流血量增多，阵发性腹痛加重。妇科检查见子宫大小与停经周数相符或略小，宫颈口已扩张，但组织尚未排出；晚期难免流产还可有羊水流出或见胚胎组织或胎囊堵于宫口。

2. B【解析】难免流产诊断明确后，应尽早使妊娠物完全排出。

3. A【解析】参见 A1 型题第 2 题解析。

4. C【解析】先兆流产应保胎治疗。处理原则为卧床休息和对因治疗。

5. C【解析】如血量增加，腹痛加剧，宫口有烂肉样物堵塞，已不适宜继续保胎治疗，应立即行刮宫术。

6. B【解析】患者末次月经后 20 天出现阴道淋漓出血半月余，止血治疗无效。后穹隆饱满下垂，子宫体水平位，略大，宫颈举痛（+），根据患者临床表现和查体最可能的诊断是异位妊娠。

7. A【解析】参见 A2 型题第 10 题解析。

8. D【解析】异位妊娠一经确诊应立即手术。

9. A【解析】根据患者临床表现和查体，如右侧附件扪及约 4cm 大小的肿块等可诊断右侧输卵管妊娠。

10. E【解析】首要急救措施是静脉输液、输血。

11. C【解析】患者因不规则阴道流血已 10 天，目前最主要护理诊断为组织灌注量不足。

12. B【解析】根据患者宫颈举痛，子宫稍大、软，右后穹隆可扪及如妊娠 2 月大小包块，边界欠清，有压痛等查体和临床表现可诊断应是异位妊娠。

13. D【解析】处理原则以手术治疗为主，其次是药物治疗。手术治疗，应积极纠正休克，进行手术抢救。根据情况行患侧输卵管切除术或保留患侧输卵管及其功能的保守性手术。药物治疗，根据中医辨证论治方法，合理运用中药，或中西医结合的方法，对输卵管妊娠进行保守治疗已取得显著效果。近年来用化疗药物甲氨蝶呤等方法治疗输卵管妊娠，已有成功报道。治疗机制是抑制滋养细胞增生，破坏绒毛，使胚胎组织坏死、脱落、吸收。但在治疗中若有严重内出血征象、疑似输卵管间质部妊娠或胚胎继续生长时仍应及时进行手术治疗。

14. E【解析】重度妊高征：BP≥160/110mmHg，尿蛋白≥2.0g/24h 或随机尿蛋白≥（++）。根据病例描述，患者妊娠 34 周，血压 160/95mmHg，尿蛋白（++），可以判断是重度妊高征。

15. A【解析】妊娠期高血压疾病的治疗目的是控制病情、延长孕周，确保母儿安全。基本处理原则是休息、镇静、解痉，有指征的降压、利尿，密切监测母儿情况，适时终止妊娠。解痉药物以硫酸镁为首选。

16. C【解析】患者血压 170/100mmHg，尿蛋白（++），下肢水肿（++），符合重度妊娠高血压综合征诊断。

17. D【解析】首选治疗以解痉降压为主。

18. B【解析】目前该患者已妊娠 38 周，且患者一般情况改善，头痛、胸闷消失。血压波动于 140/90mmHg 左右，应终止妊娠。

19. A【解析】轻度子痫前期：妊娠 20 周后首次出现血压≥140/90mmHg（间隔 6 小时，至少测量 2 次），尿蛋白 >0.3g/24h 或（+）。重度子痫前期：血压≥160/110mmHg，尿蛋白（++）或尿蛋白≥5.0g/24h，血肌酐 >106μmol/L（12mg/L），血小板 $<100\times10^9/L$，乳酸脱氢酶（LDH）上升，肝酶上升，持续头痛或视觉障碍，持续上腹不适，达到以上任何一项或多项者即为重度子痫前期。妊娠期高血压患者一旦出现蛋白尿即可诊断为先兆子

痫。子痫：先兆子痫孕妇抽搐或昏迷，而不能用其他原因解释。

20. A【解析】治疗首选解痉降压药硫酸镁。

21. D【解析】抽搐时要防咬伤舌头，放置牙垫。

22. E【解析】根据患者临床表现和查体可诊断是胎盘早期剥离。该患者已是妊娠 39 周孕妇，属于临产期分娩前，胎位为枕左前位，已入盆，少量阴道出血半天等表现符合胎盘早期剥离。

23. C【解析】纠正休克、及时终止妊娠、防止并发症，是胎盘早剥的处理原则。该患者已是孕晚期，应立即剖宫产。

24. C【解析】该患者胎位为枕左前位，已入盆，不属于胎位异常。

25. D【解析】根据患者临床表现和查体可诊断是胎盘早剥。

26. E【解析】评估妊娠晚期或临产时有无突发持续性腹部剧痛，有无急性贫血，有无恶心、呕吐、面色苍白、脉搏细速、血压下降等休克症状，有无阴道流血或少量流血，外出血量与贫血程度是否相符。

27. C【解析】患者妊娠 34 周，孕晚期，应行剖宫产术。

28. C【解析】反复无痛性阴道流血是前置胎盘的主要临床表现。

29. A【解析】参见 A1 型题第 27 题解析。

30. B【解析】患者突然阴道流血增多至 350ml，应立即行剖宫产术。终止妊娠：适用于孕妇反复发生出血甚至休克者；胎龄≥36 周者，或胎龄未达 36 周而出现胎儿窘迫征象者，应采取积极措施选择最佳方式终止妊娠。剖宫产术既能在短时间内娩出胎儿，又能迅速止血，是处理前置胎盘的主要手段。

31. C【解析】患者妊娠 36 周，无腹痛，阴道出血，出血量约 400ml 符合前置胎盘的临床表现。

32. B【解析】参见 A1 型题第 27 题解析。

33. D【解析】前置胎盘患者禁忌肛查。

34. A【解析】前置胎盘的处理原则依据是根据孕妇的一般情况、孕期、胎儿成熟度、出血量以及产道条件等综合分析，制订具体方案。可以采取期待疗法或者终止妊娠的方法。期待疗法适用于妊娠不足 36 周，阴道流血量不多，孕妇全身情况良好，胎儿存活者。该患者目前妊娠 36 周，一般情况好，所以最好采取期待疗法。

四、B 型题

1. B【解析】参见 A1 型题第 2 题解析。

2~3 D、A【解析】参见 A1 型题第 5 题解析。

4. C【解析】完全流产：指妊娠物已全部排出，阴道流血逐渐停止，腹痛逐渐消失，宫颈口已关闭，子宫接近正常大小。如确诊为完全流产，无须特殊处理。

5. E【解析】稽留流产：指胚胎或胎儿在子宫内已死亡滞留在宫腔内尚未自然排出者。

确诊后应尽早排出子宫。

6. A【解析】发生于妊娠12周以前者称早期流产，发生在妊娠12周至不足28周者称晚期流产。

7. B【解析】过期妊娠的定义是分娩发生在妊娠42周以后。

8. D【解析】异位妊娠时，受精卵最易着床的部位是输卵管。

9. B【解析】正常妊娠时，受精卵着床的部位是子宫体腔内膜。

10. D【解析】胎盘剥离前正确处理是加强宫缩，可用缩宫素、麦角新碱。

11. A【解析】胎盘剥离后正确处理是按压子宫底部，轻拉脐带助其娩出。

五、X型题

1. AE【解析】习惯性流产是指自然流产连续发生3次或3次以上者。患者每次流产多发生于同一妊娠月份，其临床经过与一般流产相同。早期流产的原因常为黄体功能不足、甲状腺功能低下、染色体异常等；晚期流产最常见的原因为宫颈内口松弛、子宫畸形、子宫肌瘤等。

2. BCDE【解析】先兆流产孕妇的护理：需卧床休息，禁止性生活。提供生活护理，遵医嘱给孕妇适量镇静药、孕激素等。同时稳定孕妇情绪，增强保胎信心。

3. ABCE【解析】感染与阴道出血时间过长、宫腔内有残留组织等因素有关，选项D错误。

4. ABCD【解析】参见B型题第5题解析。

5. ABCE【解析】输卵管妊娠一般不会大量出血。

6. AB【解析】治疗中若有严重内出血征象，或疑输卵管间质部妊娠或胚胎继续生长时应及时进行手术治疗。

7. BE【解析】异位妊娠和胎盘早剥临床表现与阴道出血量不成比例。

8. BDE【解析】参见A3/A4型题第19题解析。

9. BCD【解析】①肌内注射时应选用7~8号长针头做深部肌内注射，左右臀部交替注射。②静脉滴注时，滴速为1g/h，并做醒目标记，密切观察。③有下列情况之一，应考虑硫酸镁中毒，立即停药：a. 膝反射消失；b. 24h尿量<600ml，每小时<25ml；c. 呼吸<16次/分；d. 全身肌张力减退。④发现硫酸镁中毒症状，用10%葡萄糖酸钙溶液10ml+25%葡萄糖溶液20ml静脉缓慢推注（5min以上）以解毒。

10. BCDE【解析】参见A1型题第20题解析。

11. ACD【解析】纠正胎盘早剥引起的休克，应及时输新鲜血补充血容量。一旦确诊即使为轻型者，也应及时终止妊娠。经阴道分娩者，应予以破膜后包裹腹部（以减少出血），必要时静脉滴注缩宫素（尽快结束分娩）。胎盘早剥容易诱发DIC，在DIC的高凝阶段可慎用肝素治疗凝血功能障碍。

12. BE【解析】胎盘早期剥离以突然发生的腹部持续性疼痛为特点，轻度胎盘早剥孕妇子宫软，宫缩有间歇期，子宫大小符合妊娠月份，胎位清，胎心多正常。重型胎盘早剥孕妇应及时剖宫手术终止妊娠。

13. AC【解析】胎盘早剥轻型以外出血为主，重型以隐性出血和混合性出血为主。

14. ABC【解析】妊娠 20 周以后或分娩期，正常位置的胎盘在胎儿娩出前，部分或全部从子宫壁剥离，称为胎盘早剥。胎盘早剥是妊娠晚期的一种严重并发症。妊娠 28 周后若胎盘附着于子宫下段，下缘达到或覆盖宫颈内口，位置低于胎儿先露部，称为前置胎盘。前置胎盘是妊娠晚期的严重并发症，也是妊娠晚期阴道出血最常见原因，若处理不当可危及母儿生命。前置胎盘的临床表现是妊娠晚期或临产时发生无诱因、无痛性反复阴道出血。

15. ACDE【解析】宫口开全，先露已降至盆底，立即阴道助产。

16. ABCD【解析】对前置胎盘孕妇检查时，其胎方位、胎心音、子宫大小均应与正常妊娠一样，而先露部由于受胎盘的影响可以高浮，但不会出现宫颈抬举痛，因为宫颈抬举痛是盆腔内隐性炎症或有积血的表现。

17. BCE【解析】嘱前置胎盘孕妇绝对卧床休息，左侧卧位。定时间断吸氧，每日 3 次，每次 1 小时。指导孕妇进食高蛋白、高维生素、富含铁及粗纤维食物。禁止直肠指检，慎做阴道检查。

18. CE【解析】前置胎盘患者绝对卧床休息，避免肛查或阴道检查。有出血时，输液、备血，在做好手术准备下行阴道检查。

六、案例分析题

1. B【解析】参见 A2 型题第 5 题解析。

2. CE【解析】对该患者除抗休克外还需进行的紧急处理是抗生素大剂量静脉滴注和立即行钳刮术清宫。

3. A【解析】吸氧不能缓解症状，不是合理措施。

4. C【解析】根据其停经史及主诉，以及阴道内有少许暗红色血，宫颈抬举痛明显，后穹隆饱满等体征可以初步判断该患者可能是异位妊娠破裂。

5. D【解析】异位妊娠破裂者通过后穹隆穿刺可以进一步诊断。

6. ACD【解析】应采取平卧位，急诊手术，无须术前常规灌肠。

7. E【解析】患者有 44 天停经史，结合妇科检查见阴道内有少许暗红色血液，宫颈举痛明显，后穹隆饱满，可以诊断其为异位妊娠破裂。

8. C【解析】参见 A2 型题第 10 题解析。

9. BDE【解析】对该患者提供的护理措施应是严密观察生命体征和神志变化，患者立即取平卧位，开放静脉通路，在抗休克的同时进行术前准备。急诊手术，无须术前常规灌肠。

10. A【解析】妊娠试验：放射免疫法测血中 hCG，尤其是 β-hCG 阳性有助诊断，但 β-hCG 阴性者仍不能完全排除异位妊娠。

11. B【解析】B 超检查对异位妊娠诊断必不可少，有助于明确异位妊娠部位和妊娠囊大小。

12. C【解析】参见 A3/A4 型题第 13 题解析。

13. ABCE【解析】介绍异位妊娠的相关知识，增强患者自我保健意识。注意经期卫生，预防流产、产后以及宫腔术后感染。积极防治盆腔炎症。护士应教育患者保持良好的卫生习惯，勤洗浴、勤换衣，性伴侣稳定，发生盆腔炎后须立即彻底治疗，并告诫患者，下次妊娠要及时就医。

第五章　妊娠合并心脏病妇女的护理

一 A1 型题

1. 妊娠合并心脏病最常见的是
   A. 心肌炎　　B. 风湿性心脏病
   C. 先天性心脏病　　D. 冠心病
   E. 肺源性心脏病
2. 妊娠合并心脏病孕妇，分娩时应做到
   A. 急性心力衰竭时应立即剖宫产　　B. 第二产程中应肌内注射吗啡
   C. 产前达到洋地黄饱和量　　D. 宫口开全后鼓励产妇用力尽快结束分娩
   E. 胎儿娩出后，立即在产妇腹部放置沙袋，持续 24 小时
3. 妊娠合并心脏病孕产妇的主要并发症是
   A. 出血　　B. 感染
   C. 心力衰竭　　D. 强心苷类药物中毒
   E. 便秘
4. 对于合并心脏病的产妇，其不宜再妊娠者，护士应建议
   A. 产后 1 周做绝育术　　B. 产褥期结束后采取避孕措施
   C. 哺乳期结束后采取避孕措施　　D. 产褥期结束后做绝育术
   E. 哺乳期结束后做绝育术
5. 妊娠合并心脏病产妇，分娩时出现胎儿窘迫的原因是
   A. 胎儿畸形　　B. 母体血氧含量不足
   C. 胎盘功能减退　　D. 脐带血运受阻
   E. 胎儿先天性心脏病
6. 心脏病孕妇妊娠期间，最危险的时期是
   A. 妊娠 24~27 周　　B. 妊娠 28~31 周
   C. 妊娠 32~34 周　　D. 妊娠 34~38 周
   E. 产褥期 7 天之后
7. 对妊娠合并心脏病患者，下列护理措施不正确的是
   A. 每日至少睡眠 10 小时　　B. 进无盐饮食

C. 积极纠正便秘　　D. 心功能Ⅲ级以上者，记出入量

E. 防止受凉

8. 妊娠合并心脏病孕妇，分娩时应做到

A. 急性心力衰竭时应立即剖宫产　　B. 第二产程中应肌内注射吗啡

C. 胎儿娩出后产妇腹部放置沙袋　　D. 宫口开全后鼓励产妇用力尽快结束分娩

E. 产前达到洋地黄饱和量

二 A2 型题

1. 患者，女性，25 岁。初孕妇，妊娠 38 周，枕左前位。患者有先天性房间隔缺损病史。目前心功能Ⅱ级，规律宫缩，宫口开大 8cm，胎头在坐骨棘水平下 2cm。其护理措施正确的是

A. 立即行剖宫产术结束妊娠

B. 严密观察产程，宫口开全后行阴道助产缩短第二产程

C. 待宫口开全后鼓励产妇屏气用力缩短第二产程

D. 给予缩宫素，加强子宫收缩

E. 给予洋地黄类药物，预防心力衰竭

2. 患者，女性，32 岁。患心脏病，现妊娠 20 周，心功能 Ⅱ 级。下述处理措施不妥的是

A. 避免情绪激动　　B. 增加产前检查次数

C. 立即终止妊娠　　D. 低盐饮食

E. 预防上呼吸道感染

三 A3/A4 型题

（1~2 题共用题干）

患者，女性，28 岁。患有先天性心脏病，心功能Ⅱ级，现妊娠足月入院待产。

1. 该患者在整个妊娠分娩过程中心脏负担最重的时期是

A. 第二产程　　B. 妊娠 12 周内

C. 妊娠 13~28 周　　D. 妊娠 36 周后

E. 产后 72 小时后的每次哺乳时

2. 对该患者进行的分娩期和产褥期护理措施，正确的是

A. 第一产程注意镇静　　B. 第二产程手术助产

C. 第三产程沙袋压迫腹部　　D. 避免母乳喂养

E. 分娩住院时间可适当延长

(3~4 题共用题干)

患者，女性，35 岁。初次怀孕，妊娠 17 周出现心悸、气短，经检查发现心功能属于Ⅱ级。经过增加产前检查次数，严密监测孕期经过等，目前妊娠 37 周，自然临产。

3. 该产妇在分娩期应注意的问题中，描述错误的是

A. 常规吸氧　　B. 采取产钳助产

C. 注意保暖　　D. 注意补充营养

E. 胎盘娩出后，腹部放置 10kg 沙袋

4. 该产妇的产褥期护理，正确的是

A. 住院观察 2 周　　B. 不鼓励母乳喂养

C. 积极下床活动，防止便秘　　D. 为避免菌群失调，不得使用抗生素治疗

E. 产后的最初 3 天，最容易发生心力衰竭

(5~6 题共用题干)

患者，女性，26 岁。妊娠 17 周。有风湿性心脏病，二尖瓣狭窄史。心功能Ⅱ级。

5. 该孕妇最不易发生心力衰竭的时间是

A. 分娩第一产程　　B. 分娩第二产程

C. 产后 48 小时内　　D. 妊娠 20~22 周

E. 妊娠 32~34 周

6. 为预防心力衰竭，妊娠期保健中不妥当的是

A. 孕妇要有充分的休息和睡眠　　B. 避免情绪激动

C. 预防感冒和感染　　D. 给予铁剂

E. 口服洋地黄类药物

四 X 型题

1. 下列关于妊娠合并心脏病孕产妇的护理，正确的是

A. 休息时宜左侧卧位　　B. 妊娠 16 周后，限制食盐的摄入

C. 定期评估心功能　　D. 鼓励产妇屏气用力，缩短第二产程

E. 心功能Ⅰ~Ⅱ级的产妇可母乳喂养

2. 对妊娠合并心脏病患者，下列护理正确的有

A. 每日至少睡眠 10 小时　　B. 给予低盐、易消化、无刺激饮食

C. 便秘者给予灌肠　　D. 心功能Ⅲ级以上者，记出入液量

E. 防止受凉

3. 妊娠合并心脏病患者中，下列属于早期心力衰竭的体征是

A. 肝脾大，有压痛　　B. 休息时心率大于 110 次/分

C. 休息时呼吸大于 20 次/分　　D. 肺部出现少量湿啰音

E. 阵发性夜间呼吸困难

4. 对妊娠合并心脏病妇女产褥期的健康指导，正确的是

A. 保证充足的睡眠，必要时遵医嘱给予小剂量镇静药

B. 产后 24 小时内应绝对卧床休息

C. 产后 48 小时内应下地活动

D. 需绝育者，一般在产后 42 天左右施行输卵管结扎术

E. 母乳喂养的产妇，常规不用抗生素

5. 下列关于妊娠、分娩对心脏病的影响，叙述正确的是

A. 妊娠期孕妇总循环血量增加 30%~45%

B. 分娩期腹压及能量的消耗增加

C. 第二产程时子宫收缩，回心血量减少

D. 胎盘循环停止，回心血量增加

E. 妊娠晚期子宫增大，膈肌上升，心脏向左、向上发生移位

6. 妊娠合并心脏病者，下列符合早期心力衰竭体征的是

A. 轻微活动后有胸闷气急及心悸感　　B. 休息时心率大于 110 次/分

C. 休息时呼吸大于 20 次/分　　D. 肺底有湿啰音，咳嗽后消失

E. 阵发性夜间呼吸困难

7. 对妊娠合并心脏病孕妇的护理措施中，正确的是

A. 产后 2 小时即送母婴去休养室

B. 孕妇每日至少睡眠 10 小时，中午卧床休息 2 小时

C. 酌情增加产前检查、内科检查次数

D. 临产后，做清洁灌肠

E. 产后出血多时，可肌内注射缩宫素

8. 下列对妊娠合并心脏病孕妇的处理，正确的是

A. 妊娠 4 个月起，限制食盐的摄入　　B. 妊娠 4 个月起，服用铁剂及维生素

C. 休息时，应采取右侧卧位　　D. 定期监测血压

E. 加强体育锻炼，增加机体的抵抗力

五 案例分析题

（1~3 题共用题干）

患者，女性，28 岁。患先天性心脏病，心功能Ⅱ级，现妊娠足月入院待产。

1. 该孕妇在产程中心脏负担最重的时期是

A. 第一产程　　B. 第二产程

C. 第三产程　　D. 均一样重

E. 均不加重

2. 对该孕妇的护理中，正确的是

A. 第二产程应配合手术助产　　B. 胎儿娩出后立即腹部压沙袋

C. 防止便秘　　D. 产后观察 2 小时后即送休养室

E. 应关心孕妇，做好心理护理

3. 指导该孕妇产后 24 小时内最恰当的是

A. 绝对卧床休息　　B. 做适量室内活动

C. 给新生儿按需哺乳　　D. 自己护理新生儿

E. 按产褥期的常规进行护理

参考答案与解析

一、A1 型题

1. C【解析】先天性心脏病占妊娠合并心脏病患者的 35%~50%，位居第一。

2. E【解析】妊娠合并心脏病孕妇，胎儿娩出后，立即在腹部放置 1kg 重沙袋持续 24 小时以防腹压骤降诱发心力衰竭。

3. C【解析】心力衰竭是妊娠合并心脏病最常见的严重并发症，也是妊娠合并心脏病孕产妇死亡的主要原因，最容易发生在 32~34 周、分娩期及产褥早期。

4. A【解析】产后 3 天尤其是产后 24h 内仍是发生心力衰竭的危险时期，产妇必须充分休息并密切监护。应用广谱抗生素预防感染，直至产后 1 周左右，无感染征象时停药。心功能Ⅲ级以上者不宜哺乳。不宜再妊娠者，可在产后 1 周行绝育术。

5. B【解析】分娩时，产妇出现用力屏气，腹壁肌及胎盘血流灌注不足，导致母体血氧含量不足，易导致胎儿窘迫。

6. C【解析】妊娠合并心脏病的妇女在妊娠 32 ~ 34 周、分娩期（第一产程末，第二产程）及产褥期的最初 3 天内因心脏负担加重，是患有心脏病的孕产妇最危险的时期，极易发生心力衰竭，应倍加注意。

7. B【解析】指导孕妇摄入高热量、高维生素、低盐、低脂饮食，饮食宜多样化以保障微量元素的供给。加强孕期体重管理，孕期体重增加不超过 10kg，孕中晚期，每日盐的摄入量不超过 4g。

8. C【解析】参见 A1 型题第 2 题解析。

二、A2 型题

1. B【解析】提前选择适宜的分娩方式，心功能Ⅰ~Ⅱ级无产科手术指征者，可在严密监护下经阴道分娩，其余可选择剖宫产。第二产程护理：①避免过早屏气用力。②宫口开全后及时行会阴侧切术，经阴道助产缩短第二产程。③做好抢救新生儿的准备。④分娩时指导孕妇于宫缩时张口哈气，间歇时完全放松。

2. C【解析】心脏病变较轻，心脏代偿功能Ⅰ~Ⅱ级，无心力衰竭病史，无其他并发症者，可以妊娠。妊娠后须加强监护。

三、A3/A4 型题

1. A【解析】参见 A1 型题第 6 题解析。

2. ABCE【解析】心功能Ⅲ级及Ⅳ级者，不宜哺乳。该患者心功能Ⅱ级。

3. E【解析】胎儿娩出后，立即在腹部放置 1kg 重沙袋持续 24 小时。

4. E【解析】为预防感染遵医嘱给予抗生素，并适当延长给药天数。指导产妇注意饮食，预防便秘。产妇必须充分休息并密切监护。心功能Ⅲ级以上者不宜哺乳。患心脏病孕产妇最危险时期参见 A1 型题第 6 题解析。

5. D【解析】参见 A1 型题第 6 题解析。

6. E【解析】预防心力衰竭，保证孕妇每天至少 10 小时的睡眠且中午宜休息 2 小时，休息时采取左侧卧位或半卧位。提供良好的支持系统。注意营养的摄取，指导孕妇摄入高热量、高维生素、低盐、低脂且富含铁、锌、钙等富含多种微量元素的饮食，少量多餐，多食蔬菜和水果。妊娠 16 周后，每日食盐量不超过 4g。

四、X 型题

1. ABCE【解析】参见 A2 型题第 1 题解析。

2. ABDE【解析】在正常情况下，初产妇宫口开大 3cm 内，经产妇宫口开大 2cm 内给予温热肥皂水灌肠，既能清除粪便，避免分娩时因排便污染消毒区，又能反射性刺激子宫收缩，促进产程进展。但是心脏病的孕妇是灌肠的禁忌证。

3. BCDE【解析】出现下述临床表现，应诊断心脏病孕妇早期心力衰竭：①轻微活动后即出现胸闷、心悸、气短。②休息时心率超过 110 次/分，呼吸超过 20 次/分。③夜间常因胸闷而需坐起呼吸，或需到窗口呼吸新鲜空气。④肺底部出现少量持续湿啰音。

4. AB【解析】不宜再妊娠者在产后 1 周做绝育术。产褥期预防性应用广谱抗生素预防感染，直至产后 1 周左右，无感染征象时停药。产后 72 小时严密监测生命体征，产妇应半卧位或左侧卧位，保证充足休息，必要时镇静，在心功能允许时，鼓励早期下床适度活动。

5. ABDE【解析】第二产程时孕妇屏气动作可使腹内压显著升高，增加回心血量，加重心脏负担。

6. ABCE【解析】参见 X 型题第 3 题解析。

7. BCE【解析】在产房观察 3 小时，病情稳定后送母婴同室。心脏病的孕妇禁止灌肠。

8. ABD【解析】充分休息，避免劳累：保证每晚 10 小时以上的睡眠及 2 小时的午休，避免劳累及情绪激动。必要时，妊娠 30 周后完全卧床休息。宜采取左侧卧位或半卧位。

五、案例分析题

1. B【解析】参见 A1 型题第 6 题解析。

2. ABCE【解析】在产房观察 3 小时，病情稳定后送母婴同室。

3. A【解析】产后 3 日内，尤其是产后 24 小时内，仍是心力衰竭发生的危险时期，产妇应充分休息且需严密监护。

第六章　异常分娩妇女的护理

一 A1 型题

1. 关于协调性子宫收缩乏力，下列说法正确的是
   A. 不易发生胎盘滞留　　B. 子宫收缩极性倒置
   C. 子宫收缩无对称性　　D. 不宜静脉滴注缩宫素
   E. 可能导致产程延长
2. 下列有关子宫收缩不协调的护理，最主要的是
   A. 吸入亚硝酸异戊酯　　B. 温肥皂水灌肠
   C. 人工破膜　　D. 肌内注射哌替啶
   E. 静脉滴注缩宫素
3. 子宫收缩出现病理性缩复环，常见于
   A. 羊水过多　　B. 双胎
   C. 巨大儿　　D. 先兆子宫破裂
   E. 胎盘早期剥离
4. 遇可疑头盆不称的孕妇，进行试产的时间应是
   A. 1~3 小时　　B. 2~4 小时
   C. 3~5 小时　　D. 4~6 小时
   E. 6~8 小时
5. 关于不协调性子宫收缩乏力，正确的是
   A. 一般不会出现胎儿宫内窘迫
   B. 为无效收缩
   C. 子宫收缩极性倒置但不影响宫口扩张
   D. 产妇于宫缩间歇期时安静，腹痛消失
   E. 子宫肌肉不协调性收缩致宫内压力过低
6. 最常见的子宫收缩力异常是
   A. 协调性宫缩过强　　B. 不协调性宫缩乏力
   C. 协调性宫缩乏力　　D. 不协调性宫缩过强
   E. 不规则子宫收缩

7. 关于急产的描述正确的是
   A. 易发生软产道裂伤　　B. 产妇持续腹痛，烦躁不安
   C. 多见于有宫腔内操作史的初产妇　　D. 总产程不足 4 小时
   E. 常发生胎盘早剥
8. 产程进展的标志是
   A. 宫缩频率　　B. 宫缩强度
   C. 血性分泌物的量　　D. 先露下降和宫口扩张
   E. 产妇自我感觉
9. 临产后胎头迟迟不能入盆最常见的原因是
   A. 脐带绕颈　　B. 骨盆入口狭窄
   C. 骨盆出口狭窄　　D. 外生殖器肿瘤
   E. 中骨盆狭窄
10. 中骨盆平面狭窄的孕妇，最容易发生的异常是
   A. 胎头跨耻征阳性　　B. 胎先露入盆受阻
   C. 胎膜早破　　D. 胎儿过小
   E. 持续性枕后位或枕横位
11. 滞产是总产程超过
   A. 12 小时　　B. 24 小时
   C. 30 小时　　D. 6 小时
   E. 8 小时
12. 巨大胎儿是指胎儿出生体重
   A. ≥3000g　　B. ≥3500g
   C. >3500g　　D. ≥4000g
   E. >4500g

二、A2 型题

1. 患者，女性，30 岁。妊娠足月临产，滞产，胎儿胎盘娩出后，出现间歇性阴道出血，量较多。检查子宫体柔软。其出血原因最大可能是
   A. 子宫破裂　　B. 软产道损伤
   C. 胎盘剥离不全　　D. 子宫收缩乏力
   E. 凝血功能障碍
2. 某产妇，孕足月。规律宫缩 16 小时，宫口开大 2cm，胎心 140 次/分，左枕前位。宫缩开始尚好，随产程进展，间歇 15~20 分钟 1 次，每次持续 20 秒左右。下列诊断正确的是
   A. 不协调性宫缩乏力　　B. 正常宫缩

C. 协调性宫缩乏力　　D. 子宫收缩过强
E. 子宫麻痹状态

3. 某孕妇，足月妊娠。临产 16 小时，伴排尿困难。查体：宫底在脐与剑突之间，拒按。枕左前位，胎心不清，大约 80 次/分，宫口开大 4cm，胎头于坐骨棘上 0.5cm。宫缩间歇时，患者呼叫疼痛，并于脐下 2 横指处触及一凹陷，随宫缩有上升趋势，导尿发现为肉眼血尿。此时可诊断为

A. 低张性宫缩乏力　　B. 高张性宫缩乏力
C. 先兆子宫破裂　　D. 子宫破裂
E. 子宫痉挛性狭窄环

4. 某孕妇，身高 152cm，足月妊娠，骨盆入口相对狭窄，胎儿估计体重 2000g、产力好。目前应

A. 不应试产　　B. 先试产 2~4 小时
C. 立即行剖宫产　　D. 监护胎心，胎心正常行剖宫产
E. 做术前准备

5. 某初产妇，孕足月。规律宫缩 16 小时，肛查宫口开大 6cm，宫缩转弱，每 5~6 分钟 1 次。每次持续 25~30 秒。1 小时后，肛查宫口仍开大 6cm，胎头在坐骨棘上 0.5cm。此种异常情况，最可能的原因是

A. 扁平骨盆　　B. 均小骨盆
C. 宫颈肌瘤　　D. 宫颈水肿
E. 中骨盆狭窄

6. 某初产妇，妊娠 36 周。发现阴道持续流液 10 小时。消毒阴道后检查触不到前羊水囊，液体不断从宫口流出，阴道内液体的 pH 试纸测为 7.16。临床诊断为胎膜早破。此孕妇不可能出现的并发症是

A. 胎儿窘迫　　B. 早产
C. 流产　　D. 宫腔感染
E. 脐带脱垂

7. 某产妇，妊娠 38 周。宫口开全半小时频频用力，未见胎头拨露。查体：宫底部为臀，腹部前方可触及胎儿小部分，未触及胎头，肛查胎头已达棘下 2cm，矢状缝与骨盆前后径一致，大囟门在前方。可以初步诊断为

A. 骨盆入口轻度狭窄　　B. 骨盆入口头盆不称
C. 原发宫缩无力　　D. 持续性枕横位
E. 持续性枕后位

8. 初孕妇妊娠，41 周临产，试产 4 小时，宫缩 2~3 分钟 1 次，每次持续约 50 秒。听诊胎心 132 次/分。产妇在如厕时突然阴道有大量水流出。立即听胎心 90 次/分，检查见胎头仍

高浮。首先考虑可能为

A. 脐带过短　　B. 脐带脱垂

C. 脐带绕颈　　D. 胎头受压

E. 迷走神经兴奋

9. 患者，女性，28 岁。妊娠 40 周，临产 8 小时，宫口开大 6cm，2 小时后宫口开大仍无进展。该产妇临产后的正确诊断是

A. 潜伏期延长　　B. 活跃期延长

C. 活跃期停滞　　D. 第二产程延长

E. 滞产

10. 某产妇，足月自然分娩，婴儿重 4000g，胎盘娩出后出血 400ml。最可能的出血原因是

A. 使用镇静药　　B. 产妇疲乏

C. 羊水过多　　D. 巨大儿

E. 子宫肌瘤

三 A3/A4 型题

(1~2 题共用题干)

患者，女性，29 岁。妊娠 40 周，于凌晨 1 点以下腹坠痛、阴道流出血性分泌物之主诉急诊入院。孕妇自述腹痛难忍，大喊大叫，烦躁不安，但宫缩高峰时强度不够，间歇时宫壁仍不能放松，观察 3 小时产程无进展。

1. 该产妇最可能是

A. 骨盆异常　　B. 协调性宫缩过强

C. 协调性子宫收缩乏力　　D. 不协调性宫缩过强

E. 不协调性子宫收缩乏力

2. 目前最主要的护理诊断是

A. 焦虑　　B. 疼痛

C. 睡眠型态改变　　D. 有感染的危险

E. 有出血的危险

(3~4 题共用题干)

患者，女性，30 岁。足月临产，宫缩发动 12 小时，宫缩强烈。产妇烦躁不安，不断告诉护士腹痛难忍。查体：子宫呈葫芦状。腹部有个环状凹陷与脐平，下腹压痛，胎位不清，胎心 168 次/分。

3. 诊断最大可能是

A. 子宫破裂　　B. 子宫收缩过强

C. 子宫不协调收缩
D. 先兆子宫破裂
E. 胎盘早剥

4. 下述护理措施中错误的是
A. 吸氧
B. 测量体温变化
C. 给予抑制宫缩药物
D. 建立静脉通路
E. 指导患者做深呼吸

（5～7 题共用题干）

患者，女性，28 岁。妊娠 40 周，临产 24 小时仍不能娩出小孩前来就医。查体：阴道口脱出一上肢，恰好与接生者的右手相握，子宫呈葫芦状，子宫下段压痛，胎心不清，胎头在母体右侧，宫口开全，血尿。

5. 与该产妇目前疾病诊断无关的是
A. 滞产
B. 过期妊娠
C. 忽略性臀先露
D. 宫缩过强
E. 死产

6. 此时应采取的措施是
A. 内倒转术
B. 断头术
C. 外倒转术
D. 肢体还纳术
E. 剖宫产术

7. 采取上述护理措施的理由是
A. 出现先兆子宫破裂的征象
B. 宫口开全，可行内倒转术
C. 因手已脱出阴道，而且胎儿已死亡
D. 死胎者应争取阴道分娩
E. 经产妇横位不应行剖宫产术

四 B 型题

（1～2 题共用备选答案）
A. 高张性宫缩乏力
B. 低张性宫缩乏力
C. 病理性缩复环
D. 痉挛性狭窄环
E. 宫缩过强

1. 多发生于潜伏期的是
2. 治疗以刺激宫缩为主的是

（3~4 题共用备选答案）

A. 第二产程停滞　　B. 正常产程

C. 潜伏期延长　　D. 活跃期停滞

E. 活跃期延长

3. 宫口开全 2 小时，产程无进展的是

4. 宫口开大 6cm，产程大于 2 小时无进展的是

五 X 型题

1. 子宫收缩乏力对产妇的影响有

A. 尿潴留　　B. 产褥感染

C. 胎盘植入　　D. 产后出血

E. 生殖道瘘

2. 下列关于协调性子宫收缩乏力，叙述正确的是

A. 不易发生胎儿宫内窘迫　　B. 可以用缩宫素加强子宫收缩

C. 产妇自觉持续性腹痛，无间歇　　D. 潜伏期宜使用哌替啶

E. 子宫收缩有正常节律性、极性及对称性，仅收缩力弱

3. 协调性子宫收缩乏力的特征包括

A. 子宫收缩力弱　　B. 宫缩持续时间短

C. 宫缩间歇时间长　　D. 宫缩具有节律性

E. 宫缩间歇期子宫肌肉不完全放松

4. 宫缩乏力产程延长的后果是

A. 尿潴留　　B. 产褥感染

C. 胎盘植入　　D. 产后出血

E. 生殖道瘘

5. 临产期预防产力异常的护理措施有

A. 有产兆后提供缓解疼痛、减轻焦虑的支持性措施

B. 鼓励产妇做深呼吸，提供背部按摩，嘱其不要向下屏气

C. 宫缩过强时按医嘱给予宫缩抑制剂

D. 若属梗阻性原因，可酌情增加缩宫素给药剂量

E. 如无胎儿窘迫征象，可给予镇静药

6. 可引起子宫收缩乏力的因素是

A. 骨盆狭窄　　B. 巨大儿

C. 双角子宫　　D. 高龄初产妇

E. 胎位不正

7. 产道异常可导致胎儿发生

A. 畸形
B. 胎儿窘迫
C. 颅内出血
D. 新生儿窒息
E. 新生儿产伤

8. 下列属于横位常见并发症的是

A. 脐带脱垂
B. 胎膜早破
C. 子宫痉挛性狭窄环
D. 病理性缩复环
E. 子宫破裂

9. 属于异常胎位的是

A. 枕左前
B. 颈右前
C. 肩左前
D. 枕右前
E. 骶左前

10. 臀位的临床表现是

A. 宫缩乏力
B. 产程延长
C. 脐带脱垂
D. 后出胎头困难
E. 宫底扪及胎臀，子宫下段扪及胎头

六　案例分析题

（1~3 题共用题干）

患者，女性，27 岁。初产妇，孕足月。枕左前位，规律宫缩已 18 小时，宫口开大 3cm，胎心 140 次/分，产妇一般情况良好。宫缩较初期间歇延长，为 10~15 分钟，持续 30 秒，宫缩高峰时子宫不硬。经详细检查无头盆不称、骨盆狭窄。

1. 该产妇除有宫缩乏力外，还应诊断的是

A. 第二产程延长
B. 活跃期延长
C. 活跃期缩短
D. 潜伏期缩短
E. 潜伏期延长

2. 正确的处理方式是

A. 剖宫产术
B. 静脉滴注缩宫素
C. 胎头吸引术
D. 待其自然分娩
E. 立即产钳结束分娩

3. 给予该产妇的护理措施有

A. 做好心理护理
B. 注意定时听胎心
C. 严密观察产程进展
D. 鼓励产妇进食
E. 指导产妇 8~10 小时排尿 1 次

参考答案与解析

一、A1 型题

1. E【解析】协调性子宫收缩乏力：子宫收缩具有正常的节律性、对称性和极性，但收缩力弱，宫腔内压力小，持续时间短，间歇期长且不规律，此种宫缩乏力多属于继发性宫缩乏力，对胎儿影响不大。表现为产程延长或停滞。

2. D【解析】不协调性宫缩乏力者按医嘱给予哌替啶 100mg 或吗啡 10~15mg 肌内注射，确保产妇充分休息，多数产妇均能恢复为协调性宫缩。

3. D【解析】强直子宫收缩：产妇出现持续性腹痛、烦躁不安、拒按。胎方位触诊不清，胎心音听不清，有时可在脐下或平脐处见一环状凹陷，即病理性缩复环，有压痛，此环可随宫缩而上升，还可出现血尿等先兆子宫破裂征象。

4. B【解析】试产 2~4 小时，胎头仍未入盆，并伴胎儿窘迫者，则应停止试产，及时行剖宫产术结束分娩。

5. B【解析】不协调性子宫收缩乏力：子宫收缩极性倒置，宫腔内压力高，这种宫缩不能使宫口扩张和胎先露部下降，属于无效宫缩。此种宫缩乏力多属于原发性宫缩乏力。

6. C【解析】最常见的子宫收缩力异常是协调性宫缩乏力。

7. A【解析】急产可致产妇软产道损伤，由于来不及接产可致产褥感染。

8. D【解析】产程进展的标志是先露下降和宫口扩张。

9. B【解析】由于骨盆入口狭窄，于妊娠末期或临产后影响胎头衔接，不能入盆。

10. E【解析】临产后先露入盆不困难，胎头能正常衔接，但胎头下降至中骨盆时，由于内旋转受阻，胎头双顶径被阻于中骨盆狭窄部位以上，常出现持续性枕横位或枕后位。

11. B【解析】滞产是总产程超过 24 小时。

12. D【解析】巨大胎儿：出生体重达到或超过 4000g 者，称巨大胎儿。多见于父母身材高大、孕妇患轻型糖尿病、经产妇、过期妊娠等。常引起头盆不称、肩难产、软产道损伤、新生儿产伤等不良后果。

二、A2 型题

1. D【解析】因产妇滞产、子宫收缩乏力，影响胎盘剥离、娩出和子宫壁的血窦关闭，容易引起产后出血。

2. C【解析】参见 A1 型题第 1 题解析。

3. C【解析】该产妇出现了病理性缩复环，症状和体征都符合先兆子宫破裂。

4. B【解析】鉴于胎儿体重和产力情况良好，应先试产 2~4 小时。

5. E【解析】根据肛查宫口开大 6cm，胎头在坐骨棘上 0.5cm 等数值可诊断是中骨盆狭窄。

6. C【解析】流产是指妊娠不足 28 周、胎儿体重不足 1000kg 而终止者。该孕妇妊娠 36 周，不会是流产。宫颈内口松弛易于导致感染和前羊膜囊受力不均而发生胎膜早破，应及时治疗。

7. E【解析】第二产程延长，在第二产程末检查胎头大囟门在前，符合持续性枕后位。

8. B【解析】患者已试产 4 小时，听诊胎心 132 次/分，突然阴道有大量水流出，立即听胎心 90 次/分，检查见胎头仍高浮，可能的诊断是脐带脱垂。

9. C【解析】活跃期是指从宫口开大 3cm 至宫口开全。该产妇宫口开大 6cm，已进入活跃期。进入活跃期后，宫口不再扩张达 2 小时以上称为活跃期停滞。

10. D【解析】胎儿体重达到或超过 4000g 者，称为巨大儿。胎儿过大易引起产后子宫收缩乏力、软产道损伤等，造成产后出血。

三、A3/A4 型题

1. E【解析】参见 A1 型题第 5 题解析。

2. B【解析】该患者目前最主要的护理诊断是疼痛。

3. D【解析】该患者宫缩发动 12 小时，宫缩强烈应是强直性子宫收缩，产妇烦躁不安、持续腹痛、拒按，胎方位触诊不清，胎心音听不清，脐下或平脐处见一环状凹陷，即病理性缩复环，符合先兆子宫破裂表现。

4. B【解析】此时测量体温变化没有明确意义。

5. C【解析】查体发现阴道口脱出一上肢，不符合臀先露表现，因此选项 C 忽略性臀先露与该产妇目前疾病诊断无关。

6. E【解析】此时应采取的措施是剖宫产术。

7. A【解析】患者出现子宫压痛、胎心不清、血尿，符合先兆子宫破裂征象。因此应及时采取剖宫产术。

四、B 型题

1. A【解析】高张性宫缩乏力多发生于潜伏期。

2. B【解析】低张性宫缩乏力治疗以刺激宫缩为主。

3. A【解析】宫口开全 2 小时，产程无进展属于第二产程停滞。

4. D【解析】宫口开大 6cm，产程大于 2 小时无进展属于活跃期停滞。

五、X 型题

1. ABDE【解析】子宫收缩乏力对母体的影响：子宫收缩乏力易导致产程延长、产妇疲劳、肠胀气、尿潴留，水电解质平衡失调；宫缩乏力易引起产后出血、胎膜早破、生殖道瘘和产褥感染等并发症。

2. ABE【解析】协调性子宫收缩乏力（低张性子宫收缩乏力）者，子宫收缩具有正常的节律性、对称性和极性，但收缩力弱，宫腔压力低，持续时间短，间歇时间长且不规律。常导致产程进展慢，甚至停滞。在处理时，应该认真分析原因并针对原因进行处理。通常在排除头盆不称的情况下，可以静脉滴注缩宫素以加强宫缩。

3. ABCD【解析】子宫收缩仍保持正常的节律性、对称性和极性，但收缩力弱，持续时间短，间歇期长且不规律，宫缩 <2 次/10 分钟。

4. ABDE【解析】参见 X 型题第 1 题解析。

5. ABCE【解析】临产期的护理措施有：有产兆后提供缓解疼痛、减轻焦虑的支持性措施。鼓励产妇做深呼吸，提供背部按摩，嘱其不要向下屏气，以减慢分娩过程。宫缩过强时按医嘱给予宫缩抑制药，如 25% 硫酸镁 20ml 加入 25% 葡萄糖 20ml 缓慢静脉注射，不少于 5 分钟，或肾上腺素 1mg 加入 5% 葡萄糖 250ml 内静脉滴注。若属梗阻性原因，应停止一切刺激，如禁止阴道内操作、停用缩宫素等。如无胎儿窘迫征象，可给予镇静药，如哌替啶 100mg 或吗啡 10mg 肌内注射，一般可消除异常宫缩。当子宫收缩恢复正常时，可行阴道助产或等待自然分娩。

6. ABCDE【解析】胎位异常或头盆不称，子宫发育不良或子宫畸形，初产妇，尤其 35 岁以上高龄初产妇，内分泌失调，大剂量使用镇静药，骨盆狭窄、头盆不称或胎位异常等都是可引起子宫收缩乏力的因素。

7. BCDE【解析】①骨产道异常对胎儿、新生儿影响：胎膜早破若伴有脐带脱垂，可引起胎儿窘迫、胎死宫内、新生儿窒息及死亡等。产程延长、胎头受压、手术助产易发生颅内出血、新生儿产伤和感染。②软产道异常对胎儿和新生儿的影响：易发生胎位异常、胎儿窘迫、胎死宫内，新生儿颅内出血、窒息、死亡，手术助产机会增多导致新生儿产伤和感染，围生儿死亡率增加。

8. ABDE【解析】子宫痉挛性狭窄环不是横位的常见并发症。

9. BCE【解析】枕左前、枕右前不属于异常胎位。

10. ABCD【解析】臀位对产妇的影响：胎臀形状不规则，不能紧贴子宫下段及宫颈内口，容易发生胎膜早破和脐带脱垂、继发性宫缩乏力及产程延长，使产后出血与产褥感染的机会增多，产伤和手术产率升高，若宫口未开全强行牵拉，容易造成宫颈撕裂甚至延及子宫下段。臀位对胎儿、新生儿的影响：脐带脱垂受压可致胎儿窘迫甚至死亡，胎膜早破使早产儿、低体重儿增多，因后出胎头困难及手术助产使新生儿窒息、产伤增多，故臀先露导致围生儿的发病率、死亡率均增高。

六、案例分析题

1. E【解析】潜伏期是指从临产出现规律宫缩至子宫颈扩张 3cm，此期子宫颈扩张速度较慢，平均每 2~3 小时扩张 1cm，约需 8 小时，最大时限为 16 小时，超过 16 小时称为潜伏期延长。

2. A【解析】患者存在骨盆狭窄或宫缩乏力，再加上潜伏期延长，符合剖宫产指征。

3. ABCD【解析】密切观察并记录产妇生命体征变化；评估产妇子宫收缩及阴道流血情况，术后 24 小时采取半卧位，以利于恶露排除；评估手术切口有无红肿、渗出；留置导尿管 24 小时，拔管后指导产妇自行排尿；鼓励产妇勤翻身并尽早下床活动，6 小时后进流食，根据肠道功能恢复情况指导饮食；指导产妇进行母乳喂养；指导产妇出院后保持外阴清洁；落实避孕措施，至少避孕 2 年；鼓励符合母乳喂养条件的产妇坚持母乳喂养；做产后保健操，促进骨盆肌及腹肌张力恢复；若出现发热、腹痛或阴道流血过多等，及时就医；产后 42 日去医院做健康检查。

产后出血

第七章　产后出血妇女的护理

一 A1 型题

1. 引起产后出血最常见的原因是
   A. 滞产　　B. 产道裂伤
   C. 凝血机制障碍　　D. 宫缩乏力
   E. 胎盘剥离不全
2. 胎盘娩出前，有大量暗红色血液流出，伴有血块的现象是
   A. 子宫乏力性出血　　B. 胎盘剥离不全
   C. 较广泛损伤性出血　　D. 子宫胎盘卒中
   E. 凝血功能障碍
3. 下列哪项不会导致产后出血
   A. 软产道撕裂　　B. 子宫收缩乏力
   C. 脐带过长　　D. 胎盘或胎膜残留
   E. 子宫破裂
4. 产后出血的处理原则是
   A. 病情观察、不予处理　　B. 输血、抗凝、抗感染、抗休克
   C. 纠酸、扩容、抗感染　　D. 切除子宫、扩容、抗感染
   E. 止血、扩容、抗休克、抗感染

二 A2 型题

1. 患者，女性，28 岁。第 1 胎足月顺产，当胎儿娩出后，即阴道出血约为 500ml，血液呈鲜红色，很快凝成血块，此时胎盘尚未娩出。根据上述情况，考虑其出血原因的最大可能是
   A. 宫缩乏力　　B. 软产道损伤
   C. 胎盘滞留　　D. 胎盘残留
   E. 凝血功能障碍
2. 患者，女性，30 岁。妊娠足月临产，滞产，胎儿胎盘娩出后，出现间歇性阴道流血，量

较多，检查子宫体柔软。考虑其出血原因最大可能是

A. 软产道损伤　　B. 胎盘剥离不全
C. 子宫收缩乏力　　D. 凝血功能障碍
E. 子宫破裂

3. 某产妇，妊娠32周。胎动消失1周入院，经人工破膜及静脉滴注缩宫素娩出一死婴，而后开始持续不断地阴道出血，经人工剥离胎盘及使用宫缩剂后仍出血不止，无凝血块。产后出血原因可能是

A. 产后宫缩乏力　　B. 胎盘残留
C. 软产道裂伤　　D. 子宫破裂
E. 凝血功能障碍

4. 某初产妇，28岁。妊娠40周，因臀位行臀牵引术。胎儿娩出后3分钟突发阴道大量出血约400ml。检查血压100/60mmHg，脉搏100次/分，宫底脐平。此时最适宜的护理措施是

A. 静脉滴注缩宫素　　B. 检查软产道有无损伤
C. 按摩子宫　　D. 做好人工剥离胎盘术准备
E. 纱布填塞宫腔

三 A3/A4型题

（1~3题共用题干）

某初产妇，28岁。孕足月出现规律性宫缩，半小时后来院。由于宫缩过强，立刻将产妇放在产床上，未来得及消毒及保护会阴，胎儿急速娩出。正处理婴儿时，见阴道有较多血流出。腹部检查：子宫收缩良好。

1. 该产妇出血原因可能是

A. 会阴、阴道裂伤　　B. 尿道、膀胱损伤
C. 子宫收缩乏力　　D. 子宫破裂
E. 凝血功能障碍

2. 应采取下列哪项措施，可以预防产后出血

A. 胎儿娩出后肌内注射缩宫素　　B. 注意保护会阴
C. 胎儿娩出后迅速徒手取出胎盘　　D. 胎肩娩出后立即肌内注射缩宫素
E. 胎头娩出后即可给予缩宫素，加强宫缩

3. 此产妇于胎盘娩出后，持续阴道出血，检查发现胎盘不完整，则首选措施是

A. 宫腔探查　　B. 按摩子宫，止住出血
C. 监视生命体征，注意观察尿量　　D. 按摩子宫，同时肌内注射宫缩剂
E. 阴道内填塞纱布止血

(4~5 题共用题干)

某初孕妇，妊娠 38 周，双胎，行臀位牵引娩出第 1 胎，第 2 胎头位娩出，产后半小时突然阴道流血 300ml，胎盘尚无剥离迹象。

4. 为预防双胎产后出血，最常用的方法是
   A. 检查软产道　　B. 按压宫底
   C. 腹部压沙袋　　D. 宫腔内填塞纱条
   E. 第 2 胎娩出时静推麦角新碱及肌内注射缩宫素
5. 该产妇产后 2 小时再次阴道出血，休克，此时最有效的治疗是
   A. 输鲜血　　B. 羟乙基淀粉 40（706 代血浆）
   C. 林格液　　D. 低分子右旋糖酐
   E. 10% 葡萄糖溶液

(6~7 题共用题干)

某初产妇，宫缩过强，胎儿娩出迅速，婴儿体重 4000g，胎儿娩出后有较多且持续性阴道出血，色鲜红。

6. 该产妇出血原因最可能是
   A. 产后宫缩乏力　　B. 软产道损伤
   C. 胎盘剥离不全　　D. 胎盘残留
   E. 凝血功能障碍
7. 下列措施中最重要的是
   A. 给予缩宫素静脉滴注　　B. 清宫
   C. 修补缝合伤口　　D. 使用止血药
   E. 做好子宫全切术前准备

四 B 型题

(1~3 题共用备选答案)

A. 宫缩乏力性产后出血　　B. 软产道损伤性产后出血
C. 胎盘剥离不全性产后出血　　D. 胎盘残留性产后出血
E. 凝血功能障碍性产后出血

1. 胎儿娩出后持续阴道出血，鲜红色有可能是
2. 胎盘娩出后断续大量阴道出血，暗红色，有血块有可能是
3. 胎盘娩出后阴道多量出血，暗红色，宫体软，轮廓不清有可能是

五 X 型题

1. 产后大出血休克的护理，正确的措施是
   A. 立即平卧位、吸氧、保暖
   B. 迅速建立静脉通路
   C. 密切观察出血量及血压、脉搏、呼吸
   D. 立即切除子宫制止出血
   E. 配合医师采取有效止血措施
2. 有关产后出血的概念正确的是
   A. 指胎儿娩出后 24 小时内出血量超过 500ml
   B. 指胎盘娩出后 24 小时内出血量超过 500ml
   C. 指分娩 24 小时在产褥期内发生的大量出血
   D. 多发生在产后 2 小时内
   E. 最常见的原因是胎盘胎膜残留
3. 产后出血应急护理，护士操作正确的是
   A. 应先找医生　　B. 医生到后，方可采取止血措施
   C. 宫缩乏力引起的出血立即按摩子宫　　D. 压出宫腔积血可促进宫缩
   E. 注射子宫收缩药

六 案例分析题

(1~2 题共用题干)

某初产妇，29 岁。产钳助产分娩一女婴，体重 4000g，胎儿娩出后阴道持续出血，色鲜红，约 150ml，检查产道发现出血口并缝合，出血停止，更换会阴垫。胎盘娩出后 1 小时又发现会阴垫浸湿，约有出血 100ml，色鲜红，可以凝结成血块，压迫宫底后出血没有太多变化。患者面色苍白，出冷汗，子宫轮廓尚清楚，血压 100/50mmHg。

1. 此时产妇出血原因最可能是
   A. 胎盘剥离不全　　B. 胎盘残留
   C. 子宫收缩乏力　　D. 软产道裂伤
   E. 凝血功能障碍
2. 为预防继续出血，应采取的措施是
   A. 对具有产后出血高危因素产妇，做好准备工作
   B. 第一产程注意避免过度疲劳
   C. 重视第二产程处理，指导产妇适时正确使用腹压

D. 第三产程准确收集出血量，并检查胎盘、胎膜是否完整

E. 胎盘娩出后，产妇继续留在产房观察半小时后转入病房休息

参考答案与解析

一、A1 型题

1. D【解析】本题考查产后出血的常见原因。子宫收缩乏力是产后出血最常见的原因。

2. B【解析】胎盘因素出血：胎儿娩出后 15 分钟胎盘未娩出并伴大量阴道流血，可能为胎盘剥离不全、粘连或植入所致，如胎盘娩出后出血，多为胎盘、胎膜残留。

3. C【解析】产后出血的病因如下。①子宫收缩乏力：是产后出血最常见的原因。产妇精神极度紧张，对分娩过度恐惧，临产后过多使用镇静药、麻醉药或子宫收缩抑制药，合并慢性全身性疾病，体质虚弱；产程延长、难产、产时宫缩乏力等全身因素；多胎妊娠、羊水过多、前置胎盘、胎盘早剥、子宫肌瘤等局部因素。②胎盘因素：胎盘滞留，胎盘粘连或植入，胎盘、胎膜残留。③软产道损伤：外阴、阴道及宫颈裂伤，产道血肿。④凝血机制障碍：羊水栓塞、胎盘早剥及死胎均可并发 DIC；妊娠合并血液系统疾病。

4. E【解析】产后出血是分娩期严重并发症，也是产妇死亡的重要原因之一，遇到这样的患者应该分秒必争，迅速止血、补充血容量、纠正休克并防治感染，所以选项 E 正确。是否需要切除子宫，则需要根据患者的具体情况而定，不急于处理的做法显然不对。

二、A2 型题

1. B【解析】该产妇没有给出宫缩乏力的临床表现，可以排除选项 A，其出血特点是胎儿娩出后阴道即有 500ml 出血，血液呈鲜红色，很快凝成血块，说明凝血功能好，可以排除选项 E。此时胎盘尚未娩出，所以也可以排除选项 C、D 的情况。患者的出血特点符合选项 B。

2. C【解析】患者妊娠足月临产，滞产，最可能的出血原因是子宫收缩乏力。

3. E【解析】凝血功能障碍：表现为阴道大量出血或少量持续不断出血，血液不凝，并可伴有全身各部位出血，止血困难。

4. D【解析】胎盘因素导致的出血：①协助医生清除残留的胎盘碎片和血块。②剥离困难疑有植入性胎盘者，根据医嘱做好子宫切除的手术准备。

三、A3/A4 型题

1. A【解析】孕足月出现规律性宫缩，半小时后来院并急速分娩，有可能是会阴、阴道裂伤。

2. B【解析】预防和控制感染：各项操作严格遵守无菌原则；遵医嘱给予抗生素预防感

染；产后加强会阴护理，同时观察切口及恶露的量、色、味的变化。

3. A【解析】胎盘不完整，应进行宫腔探查。

4. E【解析】双胎预防产后出血，可以在第二胎娩出时静脉推注麦角新碱及肌内注射缩宫素加快产程。

5. A【解析】产妇产后 2 小时再次阴道出血、休克，此时最有效的治疗是输鲜血。

6. B【解析】该患者是初产妇，宫缩过强且是极速分娩，还是 4000g 巨大儿，因此产后出血的原因可能是软产道损伤。

7. C【解析】软产道损伤所致出血的处理：①彻底止血，并按解剖层次缝合伤口，不留死腔，避免缝线穿透直肠黏膜。②对软产道血肿者可行血肿切开清除术，彻底止血，同时注意补充血容量。

四、B 型题

1. B【解析】软产道裂伤出血：胎儿娩出后，立即出现持续不断的阴道流血，且颜色鲜红能自凝。出血量与裂伤程度相关。

2. C【解析】参见 A1 型题第 2 题解析。

3. A【解析】子宫收缩乏力出血：往往有产程延长、胎盘剥离延缓。出现间歇性阴道流血、血色暗红、有凝血块。子宫轮廓不清，触不清宫底，按摩后子宫收缩变硬，停止按摩又变软，按摩子宫时有大量血液或血块自阴道流出。

五、X 型题

1. ABCE【解析】纠正失血性休克：对失血较多但尚未休克者，应及早补充血容量；对失血多发生休克者，注意为其提供安静的环境，保持平卧位、吸氧、保暖、快速建立静脉通路并保持通畅，遵医嘱及时输液、输血等，以维持足够的循环血量。医护人员必须密切配合，在确定原因的同时争分夺秒地进行抢救。

2. AD【解析】胎儿娩出后 24 小时内出血量超过 500ml 者为产后出血。分娩后 2 小时是产后出血的高发时段，应密切关注。

3. CD【解析】导致产后出血的原因有产妇的全身性因素，也有子宫局部因素，因此遇到产后出血患者时需要针对病因迅速止血，而在医生到来之前可以做按摩子宫等措施减少出血而不是一味等待。

六、案例分析题

1. D【解析】患者初产妇，产钳助产，体重 4000g 巨大儿，产后出血最可能的原因是软产道损伤。

2. ABCD【解析】胎盘娩出后，产妇应继续留在产房观察 2 小时，可及时发现产后出血。

第八章　女性生殖系统炎症患者的护理

一 A1 型题

1. 关于女性生殖器官的自然防御功能，下列说法中正确的是
   A. 宫颈阴道部的柱状上皮抗感染能力强
   B. 妊娠期女性生殖器官自然防御能力增强
   C. 阴道自净作用可抑制嗜酸性病原体的生长
   D. 宫颈可分泌碱性黏液栓
   E. 正常女性阴道 pH 一般为 2.8~3.4
2. 关于女性生殖系统感染病原体的途径，下列说法正确的是
   A. 流产后感染主要是由血行性播散
   B. 沙眼衣原体是沿生殖器黏膜上行蔓延
   C. 结核分枝杆菌主要是沿黏膜上行感染
   D. 阑尾炎等消化系统炎症主要通过淋巴系统蔓延到生殖系统
   E. 淋病奈瑟菌先入侵泌尿系统后再蔓延到生殖系统
3. 阴道自净作用与哪种激素有关
   A. 促卵泡素　　B. 孕激素
   C. 雌激素　　D. 促黄体生成素
   E. 雄激素
4. 下列关于滴虫阴道炎的说法，正确的是
   A. 不影响受孕　　B. 主要传播途径是血行传播
   C. 病原体比多核粒细胞小　　D. 典型症状为稀薄泡沫状白带
   E. 病原体最适宜 pH 为 4.2~5.6
5. 阴道有大量白色稠厚豆渣样白带，最可能的疾病是
   A. 输卵管炎　　B. 滴虫阴道炎
   C. 外阴阴道假丝酵母菌病　　D. 慢性宫颈炎
   E. 子宫内膜炎
6. 阴道有大量脓性含泡沫的白带最常见的疾病是
   A. 慢性宫颈炎　　B. 子宫内膜炎

C. 输卵管炎　D. 滴虫阴道炎
E. 真菌性阴道炎

7. 外阴阴道假丝酵母菌病应选用下列哪种药液冲洗阴道
A. 1% 乳酸溶液　B. 1∶5000 高锰酸钾溶液
C. 0.5% 醋酸溶液　D. 2%~4% 碳酸氢钠溶液
E. 生理盐水

8. 绝经后妇女出现血性白带，除恶性肿瘤外多见于
A. 子宫颈鳞状上皮内病变　B. 宫颈息肉
C. 子宫内膜炎　D. 萎缩性阴道炎
E. 输卵管卵巢炎

9. 急性外阴阴道假丝酵母菌病的典型表现是
A. 白带增多呈泡沫状　B. 白带增多呈脓性
C. 白带增多呈白色豆渣样　D. 白带增多呈黄色水样
E. 白带增多呈乳白色黏液状

10. 滴虫阴道炎患者的治愈标准是
A. 白带悬滴法检查滴虫为阴性
B. 连续 3 次月经期检查滴虫均为阴性
C. 连续 3 次月经干净后检查滴虫均为阴性
D. 临床症状消失
E. 全身用药 3 个疗程后可治愈

11. 真菌性阴道炎的白带特点是
A. 血性白带　B. 豆渣样
C. 脓性白带　D. 泡沫状
E. 黄色水样

12. 不宜口服甲硝唑治疗滴虫阴道炎的时期是
A. 哺乳期　B. 老年期
C. 性成熟期　D. 青春期
E. 产褥期

13. 外阴奇痒，白带呈豆腐渣样最可能的诊断是
A. 滴虫阴道炎　B. 外阴阴道假丝酵母菌病
C. 慢性宫颈炎　D. 萎缩性阴道炎
E. 前庭大腺炎

14. 外阴阴道假丝酵母菌病常见的易感人群为
A. 老年妇女　B. 幼女

C. 妊娠期妇女　　D. 更年期妇女

E. 哺乳期妇女

15. 慢性宫颈炎的典型临床症状是

A. 外阴瘙痒　　B. 外阴疼痛

C. 白带增多　　D. 外阴湿疹

E. 外阴灼热感

16. 慢性宫颈炎的护理诊断主要是

A. 焦虑　　B. 活动受限制

C. 组织灌注量不足　　D. 功能障碍性悲哀

E. 有窒息的危险

17. 慢性子宫颈炎的病因是

A. 人乳头瘤病毒感染　　B. 性伴侣不稳定

C. 宫颈受损后细菌感染　　D. 雌激素水平过高

E. 阴道内清洁度改变

18. 以血行传播为主的引起盆腔炎的病原体是

A. 葡萄球菌　　B. 淋病奈瑟菌

C. 结核分枝杆菌　　D. 大肠埃希菌

E. 沙眼衣原体

二　A2 型题

1. 患者，女性，40 岁。近 1 周感觉白带多，外阴奇痒，夜不能寐，异常痛苦。经白带检查确诊为外阴阴道假丝酵母菌病。正确处理是

A. 用 5% 甲紫涂阴道壁

B. 应用雌激素对症止痒

C. 灌洗后甲硝唑药片塞入阴道

D. 口服伊曲康唑 200mg，每日 1 次，连服 3 天

E. 10% 碳酸氢钠液阴道灌洗，每日 1 次连洗 10 天

2. 患者，女性，32 岁。外阴瘙痒，白带增多。检查白带找到滴虫。不应选用下列哪种冲洗液冲洗

A. 0. 5% 醋酸溶液　　B. 1% 乳酸溶液

C. 0. 1% 苯扎溴铵（新洁尔灭）溶液　　D. 1∶5000 高锰酸钾溶液

E. 2%~4% 碳酸氢钠溶液

3. 患者，女性，40 岁。有糖尿病史。近日发现外阴瘙痒，阴道有大量白色稠厚豆渣样白带。

最可能的疾病是

A. 慢性宫颈炎　　B. 滴虫阴道炎

C. 外阴阴道假丝酵母菌病　　D. 子宫内膜炎

E. 输卵管炎

4. 患者，女性，32 岁。患滴虫阴道炎，准备用自助冲洗器灌洗阴道。护士应告知她冲洗的乳酸溶液浓度是

A. 0.5%　　B. 1%

C. 2%　　D. 3%

E. 4%

5. 患者，女性，32 岁。经产妇，腹痛，白带多，经多次治疗效果不佳。妇科检查：宫颈重度糜烂，宫颈活检病理切片报告为“鳞状上皮化生”。最有可能的诊断是

A. 子宫颈腺体囊肿　　B. 子宫颈息肉

C. 子宫颈非典型增生　　D. 子宫颈原位癌

E. 慢性宫颈炎

三 A3/A4 型题

（1~4 题共用题干）

患者，女性，40 岁。近 1 周白带增多，伴外阴瘙痒。妇科检查：外阴部充血，阴道黏膜充血，分泌物呈淡黄色泡沫状，宫颈充血，子宫正常大小，附件阴性。

1. 该患者首选的辅助检查是

A. 血常规　　B. 尿常规

C. 阴道分泌物细菌培养　　D. 阴道分泌物涂片细胞学检查

E. 阴道分泌物悬滴法找滴虫及真菌

2. 该患者初步的诊断是

A. 真菌性阴道炎　　B. 滴虫阴道炎

C. 萎缩性阴道炎　　D. 淋菌性阴道炎

E. 阿米巴性阴道炎

3. 正确的治疗方法是

A. 制霉菌素片阴道塞药　　B. 青霉素肌内注射

C. 己烯雌酚片阴道塞药　　D. 甲硝唑片口服及阴道用药

E. 庆大霉素注射

4. 护士对此患者做健康指导，下列说法中错误的是

A. 治愈前避免去公共浴池　　B. 需夫妻同治

C. 取分泌物检查前 2 天避免性交　　D. 治疗后复查转阴即可停止治疗
E. 月经期暂停阴道冲洗

(5~7 题共用题干)

患者，女性，26 岁。3 周前曾行人工流产术，近日有同房史，现自觉下腹坠痛，分泌物增多，同时伴右上腹痛，吸气时明显。

5. 该患者最可能的诊断是
A. 盆腔炎　　B. 阑尾炎
C. 胆囊炎合并阑尾炎　　D. 卵巢囊肿蒂扭转
E. 右输卵管妊娠流产

6. 引起其感染的细菌最可能是
A. 链球菌　　B. 厌氧菌
C. 支原体　　D. 淋病奈瑟菌
E. 葡萄球菌

7. 抗生素治疗应首选
A. 青霉素　　B. 大环内酯类
C. 喹诺酮类　　D. 氨基糖苷类
E. 第三代头孢菌素

(8~10 题共用题干)

患者，女性，35 岁。放环后 1 周，下腹痛伴发热 2 天。

8. 该患者首先应考虑发生了
A. 异位妊娠　　B. 盆腔炎
C. 子宫穿孔　　D. 卵巢瘤蒂扭转
E. 阑尾炎

9. 查体：宫颈触痛，宫体触痛，双附件压痛明显。正确的治疗方法是
A. 随访　　B. 手术切除子宫
C. 立即取环　　D. 抗生素治疗
E. 抗生素治疗并取环

10. 该患者最可能的传染途径是
A. 上行蔓延　　B. 直接蔓延
C. 菌落种植　　D. 经淋巴系统蔓延
E. 经血液循环传播

四 B型题

（1~2题共用备选答案）

A. 20~32℃　　B. 40℃左右

C. 30~42℃　　D. 41~48℃

E. 50℃

1. 阴道灌洗溶液的温度为
2. 会阴热敷的温度为

（3~4题共用备选答案）

A. 外阴炎　　B. 萎缩性阴道炎

C. 外阴阴道假丝酵母菌病　　D. 滴虫阴道炎

E. 前庭大腺炎

3. 阴道稀薄的泡沫状分泌物见于
4. 阴道稠厚豆渣样分泌物见于

五 X型题

1. 下列关于女性生殖系统的自然防御功能的叙述，正确的是

   A. 宫颈管黏液栓　　B. 子宫颈内口紧闭

   C. 阴道维持酸性环境　　D. 两侧大阴唇自然合拢

   E. 输卵管黏膜的纤毛向伞端摆动

2. 下列关于女性生殖器炎症的护理措施，不妥的有

   A. 外阴阴道假丝酵母菌病：0.5%醋酸溶液阴道冲洗

   B. 慢性宫颈炎：放射治疗

   C. 慢性盆腔炎：物理治疗

   D. 滴虫阴道炎：1%乳酸溶液阴道冲洗

   E. 急性前庭大腺炎：1:5000高锰酸钾溶液坐浴

3. 女性生殖器的自然防御功能有

   A. 阴道杆菌分解糖原为乳酸使阴道呈酸性环境

   B. 雌激素对维持阴道酸性环境有较大作用

   C. 盆底肌肉的作用使阴道口闭合，防止外界感染

   D. 子宫内膜周期性脱落

   E. 阴道内同时寄居需氧菌、厌氧菌，形成一种平衡环境

4. 下列关于萎缩性阴道炎的临床表现，说法正确的是

A. 外阴瘙痒　B. 阴道分泌物增多

C. 阴道黏膜上可见白色膜状物　D. 可出现血样脓性白带

E. 阴道黏膜菲薄充血

5. 下列有关滴虫的特点，叙述正确的是

A. 活体透明无色，呈水滴状　B. 体积比多核白细胞小

C. 3~5℃生存 21 天　D. 适宜 pH 为 5.2~6.6

E. 适宜温度为 20~37℃

6. 滴虫阴道炎的临床表现包括

A. 稀薄泡沫状白带　B. 外阴瘙痒

C. 性交痛　D. 阴道壁皱褶消失

E. 阴道黏膜附有白色块状薄膜

7. 萎缩性阴道炎的治疗措施中妥当的是

A. 用 0.5% 醋酸溶液阴道灌洗　B. 灌洗后局部用抗生素

C. 口服尼尔雌醇　D. 阴道涂抹雌激素软膏

E. 乳腺癌患者增加雌激素用量以改善症状

8. 外阴阴道假丝酵母菌病的诱发因素有

A. 糖尿病　B. 长期服用多种维生素

C. 妊娠　D. 阴道菌群紊乱

E. 长期口服避孕药

9. 外阴阴道假丝酵母菌病的白色念珠菌特点，说法正确的是

A. 念珠菌能产生芽生孢子与假菌丝

B. 念珠菌对热抵抗力强，加热至 600℃、4 小时才死亡

C. 对日光、干燥与化学制剂抵抗力较强

D. 适于念珠菌生长的阴道 pH 为 4.0~5.0

E. 接受大量雌激素治疗者，易引起念珠菌感染

10. 滴虫阴道炎的传染方式包括

A. 性交传播　B. 公共浴池传播

C. 宫内传播　D. 游泳池传播

E. 不洁器械传播

11. 下列阴道炎中可以用酸性溶液冲洗的有

A. 真菌性阴道炎　B. 萎缩性阴道炎

C. 幼女性外阴炎　D. 滴虫阴道炎

E. 慢性宫颈炎

12. 关于真菌性阴道炎，下列描述正确的是
    A. 典型的白带为稠厚豆渣样
    B. 患真菌性阴道炎的孕妇可以暂时不治疗
    C. 用 1∶5000 的高锰酸钾溶液冲洗阴道可以提高疗效
    D. 顽固病例要注意并发糖尿病的可能
    E. 致病的白色念珠菌主要来自于手足癣，因为交叉感染而致病
13. 关于真菌性阴道炎，正确的表述是
    A. 外阴奇痒难忍　　B. 白色豆渣样白带
    C. 首选药物是青霉素和链霉素　　D. 确诊需要在镜下找孢子或假菌丝
    E. 阴道黏膜有白膜，拭后露出红肿黏膜面
14. 外阴阴道假丝酵母菌病的易发人群包括
    A. 孕妇　　B. 糖尿病患者
    C. 月经期妇女　　D. 长期使用抗生素者
    E. 长期口服避孕药者
15. 下列有关滴虫阴道炎传染的预防措施有
    A. 改盆浴为淋浴　　B. 改坐厕为蹲厕
    C. 积极治疗患者　　D. 不相互借用浴巾
    E. 预防性口服甲硝唑
16. 关于萎缩性阴道炎，叙述正确的是
    A. 主要护理问题是舒适度改变　　B. 阴道上皮糖原含量减少
    C. 用碱性溶液冲洗阴道　　D. 可加用己烯雌酚局部治疗
    E. 伴血性分泌物时应做防癌普查
17. 关于假丝酵母菌病下列说法正确的是
    A. 由白假丝酵母菌引起　　B. 性交不会传染此病
    C. 阴道分泌物为脓性　　D. 糖尿病长期使用抗生素者应停药
    E. 孕妇如有此病，新生儿易感染鹅口疮
18. 下列有关慢性宫颈炎患者的护理正确是
    A. 物理疗法未痊愈者可择期再作第 2 次治疗
    B. 发现宫颈炎要积极治疗
    C. 术后每日清洗外阴
    D. 治疗期间禁盆浴及性生活 2 个月
    E. 观察术后 4 周内有无阴道出血
19. 急性盆腔炎的病理变化包括
    A. 子宫内膜炎及子宫肌炎　　B. 输卵管炎、输卵管积脓、输卵管卵巢脓肿

C. 输卵管、卵巢囊肿　　D. 盆腔结缔组织炎
E. 盆腔腹膜炎

20. 慢性盆腔炎的治疗及护理措施是
A. 可采用物理治疗　　B. 中西药物治疗
C. 手术治疗　　D. 激光治疗
E. 增强体质，早发现、早治疗

六 案例分析题

（1~2 题共用题干）

患者，女性，38 岁。患慢性宫颈炎，长期白带增多，有时伴腰酸痛。

1. 告诉患者下列哪种治疗方案最好
A. 药物治疗　　B. 物理治疗
C. 手术治疗　　D. 阴道冲洗
E. 化学治疗

2. 慢性宫颈炎物理治疗的注意事项有
A. 无禁忌证
B. 治疗时间选择在月经干净后 3~7 日进行
C. 治疗后出现阴道流黄水或阴道少量出血即为异常
D. 治疗后 2 个月内避免盆浴、性生活及阴道灌洗
E. 治疗前应常规做宫颈刮片行细胞学检查

参考答案与解析

一、A1 型题

1. D【解析】宫颈阴道部表面覆以复层鳞状上皮，具有较强的抗感染能力。尽管女性生殖系统在解剖、生理、生化方面有较强的自然防御功能，但是女性在特殊生理时期如月经期、妊娠期、分娩期，防御功能受到破坏，病原体容易侵入生殖道。阴道自净作用：阴道上皮在卵巢雌激素作用下增生变厚，增强抵抗病原体侵入的能力。同时阴道上皮细胞含有丰富的糖原，在阴道杆菌的作用下分解为乳酸，维持阴道正常酸性（pH 在 3.8~4.4）环境，使适应于弱碱性环境中繁殖的病原体的活动和繁殖受到抑制。子宫颈分泌的黏液形成黏液栓，堵塞子宫颈管，宫颈内口平时紧闭，病原体不易侵入。

2. B【解析】女性生殖系统感染病原体的途径如下。①沿黏膜上行蔓延：病原体由外阴

侵入阴道，沿黏膜上行，通过子宫颈、子宫内膜、输卵管内膜达到卵巢及腹腔。葡萄球菌、淋病奈瑟菌及沙眼衣原体多沿此途径蔓延。②经血液循环播散：病原体先侵入人体其他器官组织，再通过血液循环侵入生殖器官，此为结核分枝杆菌的主要传播途径。③经淋巴系统蔓延：病原体由外阴、阴道、宫颈及宫体创伤处的淋巴管侵入后经丰富的淋巴系统扩散至盆腔结缔组织、子宫附件与腹膜。链球菌、大肠埃希菌、厌氧菌及葡萄球菌多沿此途径而致感染。④直接蔓延：腹腔脏器感染后直接蔓延到内生殖器。如阑尾炎可引起输卵管炎。

3. C【解析】参见 A1 型题第 1 题解析。

4. D【解析】滴虫阴道炎主要表现为阴道分泌物增多及外阴瘙痒，间或有灼热、疼痛、性交痛等。分泌物特点为稀薄脓性、黄绿色、泡沫状、有臭味。瘙痒部位主要为阴道口及外阴，若尿道口有感染，可有尿频、尿痛，有时可见血尿。检查见阴道黏膜充血，严重者有散在出血，甚至宫颈有出血斑，形成草莓样宫颈，后穹隆有多量白带，呈灰黄色、黄白色稀薄液体或黄绿色脓性分泌物，常呈泡沫状。

5. C【解析】外阴阴道假丝酵母菌病主要表现为外阴瘙痒、灼痛，严重时坐卧不宁，痛苦异常，可伴尿频、尿痛及性交痛；急性期白带增多，典型白带呈白色稠厚凝乳样或豆渣样。所以选项 C 正确。解题关键：外阴阴道假丝酵母菌病的白带呈白色稠厚凝乳样或豆渣样；滴虫阴道炎的典型症状是稀薄的泡沫状白带增多及外阴瘙痒；慢性宫颈炎的主要症状是白带增多，白带的性状依据病原体的种类、炎症的程度而不同，可呈乳白色黏液状淡黄色脓性或血性白带。

6. D【解析】参见 A1 型题第 4 题解析。

7. D【解析】外阴阴道假丝酵母菌病应选用 2%~4% 碳酸氢钠药液冲洗阴道。

8. D【解析】萎缩性阴道炎的临床表现如下。①症状：白带增多，分泌物稀薄，呈淡黄色，伴严重感染时白带可呈脓性，有臭味。黏膜有表浅溃疡时，分泌物可为血性，有的患者可有点滴出血，可伴外阴瘙痒、灼热、尿频、尿痛、尿失禁症状。②体征：检查见阴道呈老年性改变，上皮萎缩、皱襞消失，上皮平滑、菲薄，阴道黏膜充血、常有小出血点。

9. C【解析】阴道分泌物典型特点为干酪样白带或豆渣样白带。

10. C【解析】治疗后按时复查，连续 3 次月经后复查阴道分泌物，均为阴性者为治愈。

11. B【解析】真菌性阴道炎的白带特点是豆渣样。

12. A【解析】甲硝唑能通过胎盘进入胎儿体内，并可由乳汁排泄。在妊娠早期服用时，尚未能排除对胎儿的致畸影响，因此在妊娠早期及哺乳期不用为妥。局部用药局部用药亦可收到较好效果。

13. B【解析】外阴阴道假丝酵母菌病的临床表现如下。①症状：外阴瘙痒、灼痛，白带呈豆渣样。②体征：外阴有抓痕，黏膜有白色膜状物，急性期可见糜烂及浅表溃疡。

14. C【解析】外阴阴道假丝酵母菌病的病原体白色假丝酵母菌为条件致病菌，可存在于口腔、肠道、阴道黏膜。当阴道内糖原增多、酸度增加、局部免疫力下降时，最适合假丝酵母菌繁殖致病。孕妇、糖尿病、大量雌激素治疗、长期应用抗生素、服用皮质类固醇激素或免疫缺陷综合征者易发此病。穿紧身化纤内裤、肥胖者也会因局部湿度增加引起假丝酵母菌繁殖而致阴道炎。

15. C【解析】慢性子宫颈炎：多无症状，少数患者可有阴道分泌物增多，淡黄色或脓性，性交后出血或月经间期出血，偶有分泌物刺激，引起外阴瘙痒或不适。妇科检查可见患者宫颈外口处的宫颈阴道部外观呈细颗粒状的红色区，称为宫颈糜烂样改变，或有黄色分泌物覆盖子宫颈口或从此流出，也可表现为子宫颈肥大或子宫颈息肉，宫颈息肉易受性交、分娩、流产或手术操作的损伤，发生感染。

16. A【解析】慢性宫颈炎的护理诊断主要是焦虑。焦虑与担心患子宫颈癌有关。

17. C【解析】慢性宫颈炎多由急性宫颈炎未治疗或治疗不彻底，病原体隐藏于宫颈黏膜形成慢性炎症；多见于分娩、流产或手术损伤宫颈后；主要病原体有葡萄球菌、链球菌及大肠埃希菌等。

18. C【解析】以血行传播为主的引起盆腔炎的病原体是结核分枝杆菌。

二、A2 型题

1. D【解析】外阴阴道假丝酵母菌病的治疗要点如下。①消除病因：积极治疗糖尿病，正确使用抗生素、肾上腺皮质激素、雌激素、免疫抑制剂。②改变阴道酸碱度：用 2%~4% 碳酸氢钠溶液或 10% 洁尔阴冲洗阴道或坐浴，1 次/日，10 次为一疗程。③药物治疗：用硝酸咪康唑栓每晚 1 粒（200mg）塞入阴道内，连用 7 天；克霉唑栓或制霉菌素片，每晚 1 片塞入阴道深部，连用 7~10 天。全身用药，氟康唑 150mg，顿服；伊曲康唑 200mg，1 次/日，连用 3~5 日。

2. E【解析】患者为滴虫阴道炎患者，2%~4% 碳酸氢钠溶液一般用于治疗外阴阴道假丝酵母菌病。

3. C【解析】参见 A1 型题第 13 题解析。

4. B【解析】滴虫阴道炎局部用药如下。①弱酸性溶液：选用 1% 乳酸溶液、0.5% 乙酸溶液、稀释食醋溶液冲洗阴道或坐浴。②杀菌药：甲硝唑泡腾片 0.2g 塞入阴道后穹隆，每晚 1 片，7 天为一疗程。

5. E【解析】根据患者临床表现和检查结果可诊断为慢性宫颈炎。

三、A3/A4 型题

1. E【解析】滴虫阴道炎的辅助检查：在阴道分泌物中寻找病原体，滴虫阴道炎分泌物涂片镜检可见滴虫。

2. B【解析】参见 A1 型题第 4 题解析。

3. D【解析】滴虫阴道炎治疗如下。①全身用药：甲硝唑 2g，单次口服，或 0.4g 口服，3 次/日，连续 7 天为一疗程。妊娠 20 周前及哺乳期女性禁用。性伴侣同时治疗。②局部用药。a. 弱酸性溶液：选用 1% 乳酸溶液、0.5% 乙酸溶液、稀释食醋溶液冲洗阴道或坐浴；b. 杀菌剂：甲硝唑泡腾片 0.2g 塞入阴道后穹隆，每晚 1 片，7 天为一疗程。

4. D【解析】参见 A1 型题第 10 题解析。

5. A【解析】患者下腹坠痛，分泌物增多，同时伴右上腹痛，符合盆腔炎表现。

6. D【解析】引起感染的细菌最可能是淋病奈瑟菌。

7. E【解析】该患者抗生素治疗应首选第三代头孢菌素。

8. B【解析】放置或取下宫内节育器可引起盆腔炎，患者放环后 1 周，下腹痛伴发热，可能的诊断是盆腔炎。

9. E【解析】急性盆腔炎治疗主要为及时足量的抗生素治疗，必要时手术治疗。该患者是放环引起，因此应取环。

10. D【解析】患者最可能的传染途径是经淋巴系统蔓延。

四、B 型题

1. B【解析】阴道灌洗注意药液浓度和治疗时间，灌洗药物要充分溶化，温度一般为 40℃，切忌过高，以免皮肤烫伤。

2. D【解析】会阴热敷的温度为 41~48℃。

3. D【解析】阴道稀薄的泡沫状分泌物见于滴虫阴道炎。

4. C【解析】阴道稠厚豆渣样分泌物见于外阴阴道假丝酵母菌病。

五、X 型题

1. ABCD【解析】输卵管黏膜上皮细胞的纤毛向宫腔方向摆动及输卵管的蠕动都有利于阻止病原菌侵入。

2. AB【解析】外阴阴道假丝酵母菌病：2%~4% 碳酸氢钠药液冲洗阴道。慢性子宫颈炎：宫颈糜烂样改变若无临床症状，不需治疗，仅需要做细胞学筛查。若细胞学异常，则根据细胞学结果进行相应处理。对糜烂样改变伴有分泌物增多、乳头状增生或接触性出血者，常给予物理治疗，包括激光、冷冻和微波治疗，也可辅以保妇康栓等中药治疗。治疗前应排除宫颈上皮内瘤样病变和子宫颈癌。慢性子宫颈管黏膜炎可针对病因进行治疗。病原体不清者，尚无有效治疗方法，可使用物理治疗。子宫颈息肉可行息肉摘除术。子宫颈肥大一般无须治疗。

3. ABCD【解析】参见 A1 型题第 1 题解析。

4. ABDE【解析】参见 A1 型题第 8 题解析。

5. ACD【解析】阴道毛滴虫呈梨形，体积为中性粒细胞的 2~3 倍，其顶端有 4 根鞭毛，体部有波动膜，后端尖并有轴柱凸出。活的阴道毛滴虫透明无色，呈水滴状，鞭毛随波动膜的波动而活动。温度 25~40℃、pH 5.2~6.6 的潮湿环境最适宜其生长繁殖，能在 3~5℃生存 21 日，在 46℃生存 20~60 分钟。月经前后，阴道 pH 发生变化，月经后接近中性，隐藏在腺体及阴道皱襞中的滴虫在月经前后得以繁殖，造成滴虫阴道炎。其次妊娠期、产后等阴道环境改变，适于滴虫生长繁殖而发生滴虫阴道炎。滴虫能消耗或吞噬阴道上皮细胞内的糖原，阻碍乳酸生成，以降低阴道酸度而有利于繁殖。阴道毛滴虫还可寄生于尿道、尿道旁腺、膀胱、肾盂，以及男性包皮褶、尿道、前列腺等处。

6. ABC【解析】参见 A1 型题第 4 题解析。

7. ABCD【解析】乳腺及子宫内膜癌患者禁用雌激素。因该病发病原则之一就是高雌激素，所以选项 E 错误。

8. ACDE【解析】参见 A1 型题第 14 题解析。

9. ACDE【解析】念珠菌对热的抵抗力不强，加热至 60℃，1 小时后即可死亡。

10. ABDE【解析】滴虫阴道炎由阴道毛滴虫引起。可经性交直接传播，还可经游泳池、浴盆、衣物等间接传播，可通过污染的器械及敷料造成医源性感染，但不会宫内垂直传播。

11. BCDE【解析】萎缩性阴道炎、幼女性外阴炎、滴虫阴道炎、慢性宫颈炎可用酸性溶液冲洗。

12. AD【解析】真菌性阴道炎典型的白带为稠厚豆渣样，顽固病例要注意并发糖尿病的可能。

13. ABDE【解析】用硝酸咪康唑栓每晚 1 粒（200mg）塞入阴道内，连用 7 天；克霉唑栓或制霉菌素片，每晚 1 片塞入阴道深部，连用 7~10 天。全身用药，氟康唑 150mg，顿服；伊曲康唑 200mg，1 次/日，连用 3~5 天。

14. ABDE【解析】参见 A1 型题第 14 题解析。

15. ABCD【解析】口服甲硝唑是全身治疗措施，不是预防性措施。

16. ABDE【解析】萎缩性阴道炎的治疗要点如下。①增加阴道内酸度抑制细菌生长：用 0.5% 醋酸溶液或 1% 乳酸溶液阴道灌洗，每日 1 次。灌洗后局部应用抗生素。②增加阴道抵抗力：全身用药可口服尼尔雌醇或小剂量雌激素。局部用药可阴道涂抹雌激素软膏。乳腺癌和子宫内膜癌患者慎用雌激素制剂。

17. ADE【解析】假丝酵母菌病可通过性交传染，患有外阴阴道假丝酵母菌病的妇女，最突出的表现是感到外阴及阴道瘙痒，一部分人常常忍不住用手去搔抓外阴，甚至有人因瘙痒令人难以忍受而紧急就诊。此时，白带明显增多，外观像是白色豆腐渣一样。

18. ABCD【解析】慢性宫颈炎：物理治疗为主要方法。临床常用的物理治疗方法有激光治疗、冷冻治疗、红外线凝结疗法及微波疗法等。其原理都是将宫颈糜烂面的单层柱状上皮破坏，结痂脱落后新的鳞状上皮覆盖创面，为期 3~4 周，病变较深者，需 6~8 周，宫颈恢复光滑外观。接受物理治疗的患者应注意如下事项：①治疗前应常规做宫颈刮片行细胞学检查，排除子宫颈癌和宫颈上皮内瘤样病变。②有急性生殖器炎症者列为禁忌。③治疗时间选择在月经干净后 3~7 日进行。④术后应每日清洗外阴 2 次，保持外阴清洁，在创面尚未愈合期间（4~8 周）禁盆浴、性交和阴道冲洗。⑤患者术后均有阴道分泌物增多，在宫颈创面痂皮脱落前，阴道有大量黄水流出，在术后 1~2 周脱痂时可有少量血水或少许流血，若出血量多需急诊处理，局部用止血粉或压迫止血，必要时加用抗生素。⑥一般于两次月经干净后 3~7 日复查，了解创面愈合情况，同时注意观察有无宫颈管狭窄。未痊愈者可择期再做第 2 次治疗。

19. ABDE【解析】输卵管、卵巢囊肿不属于急性盆腔炎的病理变化。

20. ABCE【解析】慢性盆腔炎的治疗要点如下。①中药治疗：以清热利湿、活血化瘀为主，也可用中药灌肠。②物理疗法：常用方法有短波、超短波、离子透入、蜡疗等。③其他药物治疗：在应用抗生素的同时使用 α-糜蛋白酶或透明质酸酶，以利粘连和炎症的吸收，提高疗效。④手术治疗：输卵管积水，输卵管卵巢囊肿可手术治疗。⑤一般治疗：加强锻炼，增加营养，提高机体抵抗力。

六、案例分析题

1. B【解析】物理治疗为慢性宫颈炎主要方法。

2. BDE【解析】慢性宫颈炎接受物理治疗的注意事项参见 X 型题第 18 题解析。

第九章　月经失调患者的护理

一 A1 型题

1. 最常见的异常子宫出血的类型是
   A. 无排卵性异常子宫出血　　B. 排卵性异常子宫出血功血
   C. 排卵期出血　　D. 黄体功能不全
   E. 子宫内膜不规则脱落
2. 无排卵性异常子宫出血主要是由于
   A. 缺乏卵泡刺激素（FSH）高峰所致
   B. 缺乏下丘脑促性腺激素释放激素（GnRH）高峰
   C. 缺乏黄体生成素（LH）高峰所致
   D. 缺乏雌激素高峰所致
   E. 缺乏孕激素高峰所致
3. 无排卵性异常子宫出血，说法正确的是
   A. 基础体温呈单相型
   B. 多发生于生育期妇女
   C. 典型的临床表现为周期缩短，经期延长，经血淋漓不尽
   D. 24 小时尿测定孕二酮在 2mg 以上
   E. 子宫内膜为混合型宫内膜
4. 无排卵性异常子宫出血患者子宫内膜的病理变化是
   A. 子宫内膜呈现单一的分泌过长的改变
   B. 子宫内膜呈现以增生为主，分泌为次的改变
   C. 子宫内膜呈现分泌相不足的改变
   D. 子宫内膜呈现单一的增生过长的改变
   E. 子宫内膜呈现增生与分泌均萎缩的改变
5. 下列有关异常子宫大出血患者的护理，不妥的是
   A. 绝对卧床休息　　B. 给予高蛋白、高维生素、含铁饮食
   C. 给氧、补液　　D. 做手术止血准备
   E. 给予大剂量雌激素口服

6. 有关月经期保健，错误的是

A. 避免重体力劳动
B. 防寒保暖
C. 禁止性交
D. 禁止游泳
E. 保持外阴清洁，每日坐浴

7. 对于绝经期患者进行性激素替代治疗，关键需补充

A. 雄激素
B. 雌激素
C. 孕激素
D. 促性腺激素
E. hCG

二 A2 型题

1. 患者，女性，17 岁。月经周期 7~10 天/20~25 天。此次月经持续 11 天未净，量多。基础体温呈单相型。应采用下列哪项治疗措施

A. 刮宫术
B. 孕激素 + 少量雄激素
C. 止血药 + 镇静药
D. 雄激素 + 孕激素
E. 大量雌激素 + 周期治疗

2. 患者，女性，28 岁。流产 2 次。第 2 次流产后月经周期缩短，经期正常，血量不多，已 4 个月。经检查基础体温呈双相型，无器官性病变。应考虑为

A. 无排卵性异常子宫出血
B. 黄体功能不足
C. 排卵性异常子宫出血
D. 正常月经
E. 子宫内膜脱落不全

3. 患者，女性，29 岁。既往月经周期规律，现停经 45 天后出现阴道出血，至今已 20 余天未断，无下腹痛。阴道窥器检查：宫颈光滑，子宫颈外口流出无色透明的宫颈黏液，混有赤色血液。宫颈黏液干燥后，镜检见较典型的羊齿叶状结晶。妇科检查：子宫前倾前屈，稍大、稍软，双附件均未触及包块及肿物。该患者最可能是

A. 输卵管妊娠
B. 稽留流产
C. 葡萄胎
D. 难免流产
E. 异常子宫出血

4. 患者，女性，30 岁，已婚。月经周期不规则，经期延长，量偏多，婚后 4 年不育。查体：子宫大小正常，后倾后屈，活动好，双侧附件触及，基础体温呈单相型。该患者不育原因最可能是

A. 子宫位置异常
B. 子宫内膜不规则脱落
C. 无排卵性异常子宫出血
D. 黄体功能不足
E. 子宫内膜炎

5. 患者，女性，中学生。月经初潮后一直紊乱一年半，本次月经持续 1 周不止，量多。检

查：面色苍白，阴道口可见暗红色血块，子宫稍小于正常，双侧附件正常。止血首选的处理是

A. 大量止血药　　B. 大量雌激素
C. 大量孕激素　　D. 缩宫素
E. 诊刮止血

6. 患者，女性，30岁。已婚，未避孕，2年来未孕，月经频发3~4天/23~25天，基础体温为双相型。其应该诊断是

A. 无排卵性异常子宫出血　　B. 排卵期出血
C. 子宫内膜不规则脱落　　D. 黄体功能不足
E. 正常月经

7. 患者，女性，25岁。未婚。主诉经期腹痛剧烈，于月经来潮时需服镇痛药并卧床休息。平时月经周期规律，基础体温呈双相型。肛门检查：子宫前倾前屈、稍小、硬度正常，无压痛，两侧附件（－），分泌物白色透明。本病例最可能的诊断是

A. 子宫内膜炎　　B. 子宫腺肌病
C. 输卵管炎　　D. 子宫肌瘤
E. 痛经

8. 患者，女性，52岁。自诉近年月经周期不定，行经2~3天干净，量极少，自感阵发性潮热，心悸，出汗，时有眩晕。妇科检查：子宫稍小，余无特殊。护士应向其宣教的知识是关于

A. 无排卵性异常子宫出血　　B. 围绝经期综合征
C. 黄体萎缩延迟　　D. 黄体发育不全
E. 神经衰弱

三 A3/A4 型题

（1~3题共用题干）

患者，女性，52岁。应用激素替代疗法5年，现阴道不规则流血20余天，时多时少，淋漓不尽。

1. 该患者最可能患了

A. 输卵管癌　　B. 子宫内膜癌
C. 子宫内膜炎　　D. 异常子宫出血
E. 子宫颈癌

2. 最有价值的辅助检查是

A. B超检查　　B. 诊断性刮宫

C. 阴道镜检查
D. 腹腔镜检查
E. 宫腔镜检查

3. 适宜的治疗方法是
A. 调整周期
B. 子宫切除术
C. 分段诊断性刮宫
D. 调整周期，促排卵
E. 调整周期，减少经量

（4~5 题共用题干）

患者，女性，22 岁。有痛经史，无性生活史。停经 40 天，阴道流血 4 天伴腹痛 3 天，并恶心、呕吐 1 天。

4. 该患者首选的诊断是
A. 流产
B. 痛经
C. 功血
D. 绝经后出血（PMB）
E. 异位妊娠

5. 该患者首选的治疗措施是
A. 镇痛
B. 手术治疗
C. 雌孕激素序贯疗法
D. 止吐
E. 止血

四 B 型题

（1~2 题共用备选答案）

A. 月经第 3 天进行诊断性刮宫
B. 月经干净后 3 天进行诊断性刮宫
C. 月经第 5 天进行诊断性刮宫
D. 月经周期任何日期内均可进行诊断性刮宫
E. 月经前 3~7 天或月经来潮 12 小时内进行诊断性刮宫

1. 诊断无排卵性异常子宫出血者宜于
2. 子宫内膜腺癌患者宜于

（3~5 题共用备选答案）

A. 多发于青春期或更年期妇女，出血无规律
B. 黄体发育较好，但萎缩过程延长
C. 黄体期孕激素分泌不足，月经周期缩短
D. 月经中期有少量出血
E. 排卵正常，雌激素水平较高

3. 无排卵性异常子宫出血
4. 排卵期出血

5. 排卵性月经过多

五 X型题

1. 关于异常子宫出血患者的一般护理措施，正确的是
   A. 患者应卧床休息，保证充足的睡眠
   B. 鼓励患者多食高蛋白、高维生素、含铁量高的食物
   C. 鼓励患者大便后用1∶5000的高锰酸钾溶液清洗外阴
   D. 做好清洁卫生，经期可盆浴、淋浴、擦浴等
   E. 按医嘱用药
2. 青春期异常子宫出血患者的处理原则是
   A. 止血　　B. 抑制排卵
   C. 恢复卵巢功能　　D. 调整月经周期
   E. 改善全身状况
3. 痛经的临床表现有
   A. 可伴腹痛、腹泻　　B. 严重时面色苍白，出冷汗
   C. 月经量异常　　D. 恶心、呕吐
   E. 下腹阵发性痉挛性疼痛
4. 绝经后期的表现有
   A. 阴道黏膜变薄　　B. 易导致膀胱炎
   C. 性功能减退　　D. 阴道分泌物增多
   E. 生殖器官萎缩
5. 下列有关围绝经期综合征的治疗，正确的是
   A. 小剂量雌激素　　B. 甲状腺素法
   C. 雌孕激素合并疗法　　D. 雌雄激素合并疗法
   E. 镇静药
6. 围绝经期综合征妇女补充适量雌激素时，健康指导下列正确的是
   A. 让患者了解用药目的　　B. 严格控制药物剂量
   C. 了解药物可能出现的副作用　　D. 要长期使用
   E. 每2~3年随访做体检

六 案例分析题

（1~3题共用题干）

患者，女性，20岁。未婚，月经14岁来潮，经期5~10天，周期20天至2个月不等，

本次月经来潮20天未净，伴头晕、乏力。检查未见器质性病变。

1. 该患者可能诊断为
   A. 排卵性异常子宫出血　　B. 无排卵性异常子宫出血
   C. 黄体功能不足　　D. 血液系统疾病
   E. 子宫内膜脱落不全
2. 支持诊断的辅助检查有哪项
   A. 基础体温呈单相型　　B. 基础体温呈双相型
   C. 阴道细胞涂片有周期性变化　　D. 诊刮见子宫内膜呈分泌不良表现
   E. 以上均是
3. 关于该患者的护理措施正确的有
   A. 按医嘱给予性激素止血　　B. 纠正贫血
   C. 做好刮宫止血准备　　D. 注意阴道流血量
   E. 耐心解释病情及病因

参考答案与解析

一、A1型题

1. A【解析】无排卵性异常子宫出血时，基础体温呈单相型，多见于青春期和围绝经期，最常见的症状是子宫不规则出血，表现为经期长短不一，甚至可达1个月以上，经量多少不定，从淋漓不断而至大量出血。出血期一般不伴下腹疼痛或其他不适，出血量多或时间长的患者常继发贫血。

2. C【解析】无排卵性异常子宫出血主要是由于缺乏LH高峰所致。

3. A【解析】参见A1型题第1题解析。

4. D【解析】无排卵性异常子宫出血：单一而长期雌激素刺激使子宫内膜渐进性增生、增殖，子宫内膜肥厚、腺内膜血运增多，而雌激素引起的酸性黏多糖（AMPS）聚合和凝胶作用，使间质内血管通透性降低，影响物质交换，造成局部内膜组织缺血、坏死、脱落而引起出血，而AMPS的凝聚作用，同时也妨碍了子宫内膜脱卸，使内膜呈非同步性剥脱，造成内膜长期不规则性出血。

5. E【解析】异常子宫大出血患者用药护理：①按时、按量服用性激素，不得随意停服或漏服，以免引起子宫出血。②性激素类药物减量必须严格按医嘱执行，以免骤然停药导致撤退性出血。③必要时遵医嘱给予抗生素防治感染。

6. E【解析】保持外阴清洁，月经期忌坐浴，应淋浴。

7. B【解析】对于绝经期患者进行性激素替代治疗，关键需补充雌激素。

二、A2 型题

1. E【解析】患者 17 岁，基础体温呈单相型符合无排卵性异常子宫出血表现，治疗措施多采用性激素止血和调整月经周期，出血期可辅以促凝血和抗纤溶药物治疗。

2. B【解析】排卵性异常子宫出血可分为排卵性月经过多、黄体功能不足、子宫内膜不规则脱落和排卵期出血等类型。黄体功能不足表现为月经周期缩短，月经频发。患者不易受孕或易流产。

3. E【解析】根据患者阴道窥器检查和妇科检查可诊断该患者可能是异常子宫出血。

4. C【解析】无排卵性异常子宫出血时，基础体温呈单相型。

5. B【解析】根据功能失调性子宫出血的处理原则，应给予该患者大量雌激素。

6. D【解析】黄体功能不足表现为月经周期缩短，月经频发。患者不易受孕或易流产。

7. E【解析】患者主诉经期腹痛剧烈，根据患者表现应是痛经。

8. B【解析】根据患者年龄和表现应诊断是围绝经期综合征。

三、A3/A4 型题

1. D【解析】患者处于绝经过渡期，卵巢功能逐渐衰退，临床表现也支持异常子宫出血的诊断。

2. E【解析】宫腔镜检查可直接观察子宫内膜情况：表面是否光滑、有无组织突起及充血。

3. C【解析】此患者出血较为严重，且存在子宫内膜癌高危因素，故首选的治疗方法是分段诊断性刮宫。

4. B【解析】患者有痛经史，根据其表现首选诊断应是痛经。

5. A【解析】首选治疗措施是镇痛。

四、B 型题

1. E【解析】异常子宫出血的诊断性刮宫：于月经前 3~7 天或月经来潮 12 小时内刮宫，以确定排卵或黄体功能。为确定是否子宫内膜不规则脱落，应在月经期第 5~6 日进行诊刮。不规则流血者可随时进行刮宫。

2. D【解析】子宫内膜腺癌患者月经周期任何日期内均可进行诊断性刮宫。

3. A【解析】无排卵性异常子宫出血多发于青春期或更年期妇女，出血无规律。

4. D【解析】排卵期出血月经中期有少量出血。

5. E【解析】排卵性月经过多排卵正常，雌激素水平较高。

五、X 型题

1. ABCE【解析】异常子宫出血患者做好清洁卫生，经期禁盆浴。

2. ACDE【解析】青春期和育龄期女性以止血、调整月经周期、促排卵为主。

3. ABDE【解析】原发性痛经在青少年期常见，多在初潮后 6~12 个月发病，无排卵型月经一般不发生痛经。痛经多于月经第 1、2 天出现，常为下腹部阵发性绞痛，有时也放射至肛门、腰部及阴道，疼痛程度也多变异，可表现为轻微痉挛性疼痛，严重时患者不能忍受，疼痛剧烈时出现头晕、低血压、面色苍白及出冷汗，甚至晕厥。也有部分患者经前 1~2 天即开始下腹部疼痛，月经来潮时加剧。膜样月经患者疼痛剧烈，一旦排出后疼痛迅速减轻。妇科检查可无异常发现。

4. ABCE【解析】绝经后期阴道分泌物不会增多，选项 D 错误。

5. ACE【解析】围绝经期综合征的治疗措施有小量雌激素、雌孕激素合并疗法、镇静药等。

6. ABCD【解析】围绝经期及更年期，保健的主要目的是提高自我保健意识和生活质量。补充适量雌激素时让患者了解用药目的，严格控制药物剂量，以最小有效量为佳，尽量选用天然制剂。了解药物可能出现的副作用，如子宫出血、头痛、水肿、白带增多、子宫内膜癌、乳腺癌等。围绝经期综合征妇女凡接受性激素替代治疗者，应每 2~3 个月门诊复查或信访 1 次。6 个月 1 次妇科检查，以及必要时的超声和内膜活检。

六、案例分析题

1. B【解析】参见 A1 型题第 1 题解析。

2. A【解析】基础体温测定：测定排卵的简易可行方法。

3. ABDE【解析】刮宫止血适用于围绝经期女性激素治疗，不适合青春期女性。

第十章　葡萄胎患者的护理

一 A1 型题

1. 关于葡萄胎术后随访，下列检查中最重要的是
   A. 盆腔 CT　　B. 阴道细胞涂片检查
   C. 盆腔 B 超　　D. 盆腔 X 线检查
   E. 尿妊娠试验
2. 葡萄胎排出后，妊娠试验由阳转阴的时间不应超过
   A. 4 周　　B. 6 周
   C. 8 周　　D. 10 周
   E. 12 周
3. 葡萄胎患者术后避孕应首选
   A. 阴茎套　　B. 口服避孕药
   C. 针剂避孕药　　D. 宫内节育器
   E. 皮下埋植
4. 良性、恶性葡萄胎的主要区别是
   A. 阴道流血时间的早晚　　B. 血或尿 hCG 的高低
   C. 水泡大小　　D. 子宫增大程度
   E. 葡萄胎病变有无超过子宫腔范围
5. 葡萄胎的病理变化是
   A. 滋养细胞高度增生，镜下仍有部分绒毛结构
   B. 滋养细胞增生，绒毛呈水泡状，绒毛间质水肿
   C. 滋养细胞异常高度增生，镜下见不到绒毛结构
   D. 滋养细胞没有发现，内膜呈分泌期变化
   E. 滋养细胞侵入子宫内膜层，间质表现没有发现水肿
6. 侵蚀性葡萄胎患者，最早发生转移的部位是
   A. 肺　　B. 肾
   C. 肝　　D. 脑
   E. 阴道

二 A2 型题

1. 患者，女性，28 岁。诊断为葡萄胎。首选的治疗方法是

A. 放疗　　B. 化疗

C. 清宫　　D. 子宫切除术

E. 子宫切除术 + 双附件切除术

2. 患者，女性，30 岁。已婚。葡萄胎清宫后 5 个月，不规则阴道出血 3 个月，伴咳嗽、咯血 1 周，尿 hCG 阳性。初步考虑为何种疾病

A. 侵蚀性葡萄胎　　B. 异位妊娠

C. 流产　　D. 肺结核

E. 功血

3. 患者，女性，35 岁。葡萄胎 2 次清宫后，阴道不规则流血持续存在，尿 hCG（+）。为了解病灶部位，首选的辅助检查是

A. 血 hCG 测定　　B. 盆腔 X 线检查

C. 盆腔 B 超　　D. 盆腔 CT

E. 诊断性刮宫

4. 患者，女性，28 岁。停经 55 天，近 1 周有不规则阴道出血。检查见子宫底脐下 3 指，质软，hCG 阳性。B 超见密集雪花样亮点。最可能的诊断是

A. 双胎　　B. 羊水过多

C. 葡萄胎　　D. 妊娠合并肌瘤

E. 流产

三 A3/A4 型题

（1~4 题共用题干）

患者，女性，32 岁。葡萄胎清宫后 3 个月，近 2 周出现阴道不规则流血，近几日食欲缺乏，咳嗽，咳痰，痰中有少许血丝，来院就诊。查体：体温 37.5℃，血压 90/60mmHg，脉搏 90 次/分。妇科检查：外阴、阴道正常，宫体前倾前屈位，子宫孕 50 天大小，质软，可活动，双附件无异常发现。

1. 为明确诊断应做的检查是

A. 盆腔 CT　　B. 胸部正位 X 线

C. 盆腔 B 超　　D. 血 hCG 测定

E. 诊断性刮宫

2. 根据上述病史及检查，最需要与之鉴别的疾病是

A. 绒毛膜癌　　B. 再发葡萄胎

C. 子宫内膜癌　　D. 葡萄胎不全流产

E. 子宫颈癌

3. 如胸部 X 线片示肺野外带多个半透明小圆形阴影，血 hCG 为 220ng/ml，则该患者最可能是患了

A. 绒毛膜癌　　B. 侵蚀性葡萄胎

C. 葡萄胎不全流产　　D. 子宫内膜癌

E. 葡萄胎

4. 该患者的治疗方案宜选用

A. 化疗　　B. 化疗 + 子宫次全切

C. 化疗 + 子宫全切术　　D. 化疗 + 放疗 + 子宫全切术

E. 放射治疗

(5~6 题共用题干)

患者，女性，29 岁。停经 5 个月，阴道不规则流血 25 天，时多时少，无腹痛。查体：轻度贫血貌，宫底平脐，未触及胎体，未闻及胎心音。

5. 该患者初步诊断为

A. 羊水过多　　B. 双胎

C. 前置胎盘　　D. 葡萄胎

E. 先兆流产

6. 如需鉴别诊断，首选的检查是

A. 分段诊断性刮宫　　B. 组织病理学检查

C. 盆腔 X 线检查　　D. 盆腔 B 超

E. 血 hCG 测定

四 X 型题

1. 在下列症状和体征中，属于葡萄胎的临床表现的是

A. 白带增多　　B. 子宫比正常妊娠月份大

C. 停经后阴道流血　　D. 蛋白尿

E. 外阴瘙痒

2. 侵蚀性葡萄胎转移患者的护理为

A. 阴道转移时注意观察阴道有无破溃、出血

B. 阴道转移时注意观察阴道有无排液

C. 肺转移患者注意大咯血时防窒息

D. 肺转移患者注意遵医嘱给予镇静药

E. 脑转移患者注意观察生命体征

五 案例分析题

(1~4 题共用题干)

患者，女性，26 岁。停经 56 天，阴道流血 7 天，有阵发性腹痛。妇检：子宫如 4 个月大小，宫颈着色，宫口闭，附件无异常，尿 hCG 阴性。

1. 为了明确诊断，首选辅助检查为

A. 血 hCG 测定　　B. 盆腔 B 超

C. 盆腔多普勒超声听胎心　　D. 腹部 X 线平片

E. 诊断性刮宫

2. 如果确诊为葡萄胎，首选治疗方案为

A. 子宫切除术　　B. 化疗

C. 清宫　　D. 子宫切除 + 化疗

E. 应用缩宫素促排宫内容物

3. 葡萄胎确诊后的护理措施正确的有

A. 第 1 次吸刮后 1 周行第 2 次刮宫

B. 尽快采用吸刮术，迅速排空宫腔

C. 术前不应用缩宫素，防肺栓塞或转移

D. 术中静脉滴注缩宫素，但需在宫口扩大后

E. 为减少出血及子宫穿孔，手术前静脉滴注缩宫素

4. 下列属于葡萄胎排除后定期随访观察项目的是

A. 坚持避孕 2 年　　B. 询问有无咯血及阴道流血

C. 必要时进行脑部 CT 检查　　D. 测尿中的 hCG 值

E. 必要时行胸部 X 线检查

参考答案与解析

一、A1 型题

1. E【解析】葡萄胎术后随访，应做尿妊娠试验。

2. C【解析】葡萄胎排出后，妊娠试验由阳转阴的时间不应超过 8 周。

3. A【解析】葡萄胎患者术后避孕方法最好选用阴茎套。

4. E【解析】良性、恶性葡萄胎的主要区别是葡萄胎病变有无超过子宫腔范围。

5. B【解析】葡萄胎的病理变化是滋养细胞增生，绒毛呈水泡状，绒毛间质水肿。

6. A【解析】侵蚀性葡萄胎主要通过血行转移，最早发生也是最常见的转移部位是肺，其次是阴道、宫旁，脑转移较少见。出现肺转移时，患者往往有咯血。

二、A2 型题

1. C【解析】葡萄胎一经确诊，应及时清除宫腔内容物，一般采用吸刮术。

2. A【解析】患者葡萄胎清宫后 5 个月，尿 hCG 阳性等符合侵蚀性葡萄胎诊断。

3. C【解析】超声检查是诊断葡萄胎的重要辅助检查。葡萄胎时 B 超可见增大的子宫内充满弥漫分布的光点和小囊样无回声区，未见正常的妊娠囊或胎体影像。侵蚀性葡萄胎基本继发于良性葡萄胎，一般发生在葡萄胎清宫后 6 个月以内，侵蚀性葡萄胎具有亲血管性特点，一旦病灶侵蚀子宫肌层，超声检查常可以发现广泛的肌层内肿瘤血管浸润及低阻性血流频谱。超声检查有助于早期确定滋养细胞疾病的性质。

4. C【解析】B 超见密集雪花样亮点符合葡萄胎诊断。

三、A3/A4 型题

1. D【解析】绒毛膜促性腺激素（hCG）测定：正常妊娠时 hCG 的分泌高峰在妊娠的 60~70 天。葡萄胎滋养细胞高度增生，产生大量 hCG，血清中 hCG 浓度高，高于正常妊娠月份值或持续不降。

2. A【解析】患者可诊断是葡萄胎，葡萄胎应与绒毛膜癌相鉴别。

3. B【解析】如胸部 X 线片示肺野外带多个半透明小圆形阴影，血 hCG 为 220ng/ml，则该患者最可能是侵蚀性葡萄胎。

4. A【解析】治疗原则是以化疗为主，手术和放疗为辅的综合治疗。化疗：常用一线化疗药物有甲氨蝶呤（MTX）、氟尿嘧啶（5-FU）、放射菌素 D（Act-D）或国产放射菌素 D（KSM）、环磷酰胺（CTX）、长春新碱（VCR）、依托泊苷（VP-16）。化疗方案的选择是低危患者选择单一药物，高危患者选择联合化疗，其中联合化疗首选 EMA-CO 方案或氟尿嘧啶为主的联合方案。

5. D【解析】该患者表现和检查符合葡萄胎诊断。

6. D【解析】葡萄胎 B 超可见特征性异常长大的子宫内有弥漫分布的光点及囊状无回声区或呈粗大点状、落雪样影像。

四、X 型题

1. BCD【解析】白带增多和外阴瘙痒不属于葡萄胎的临床表现。

2. ACDE【解析】侵蚀性葡萄胎发生阴道转移时的主要体征是阴道黏膜紫蓝色结节。

五、案例分析题

1. B【解析】参见 A3/A4 型题第 6 题解析。

2. C【解析】参见 A2 型题第 1 题解析。

3. ABCD【解析】需要注意的是，缩宫素可能会引起滋养细胞转移，甚至造成肺栓塞。

4. ABCDE【解析】坚持避孕 2 年、询问有无咯血及阴道流血，必要时进行脑部 CT 检查、测尿中的 hCG 值及胸部 X 线检查均是葡萄胎排除后定期随访观察项目。

子宫
肌瘤

第十一章　妇科腹部手术患者的护理

一 A1 型题

1. 妇科腹部手术后为防止肠粘连，应采取的措施是
   A. 做好术后护理
   B. 劝慰患者不要呻吟、抽泣
   C. 如腹胀给予肛管排气
   D. 改变体位，松弛腹肌张力
   E. 鼓励、帮助患者早期活动
2. 患者，女性，根据需要进行妇科腹部手术，为其备皮，范围应是
   A. 上至剑突下，两侧至腋前线，下达大腿上 1/3 处
   B. 上至脐部，两侧至腋中线，下达阴阜和大腿上 1/3 处
   C. 上至剑突下，两侧至腋前线，下达阴阜大腿上 1/3 处
   D. 上至剑突下，两侧至腋中线，下达大腿上 1/3 处
   E. 上至剑突下，两侧至腋中线，下达阴阜和大腿上 1/3 处
3. 子宫颈癌的好发部位是
   A. 子宫颈管
   B. 阴道穹隆
   C. 子宫峡部解剖学内口
   D. 子宫峡部组织学内口
   E. 子宫颈外口柱状上皮与鳞状上皮交界处
4. 目前女性生殖器官恶性肿瘤发生率最高的是
   A. 外阴癌
   B. 阴道癌
   C. 子宫内膜癌
   D. 子宫颈癌
   E. 原发性输卵管癌
5. 子宫颈癌的早期症状是
   A. 恶病质
   B. 接触性出血
   C. 反复阴道出血
   D. 腰骶部疼痛
   E. 阴道大量排液
6. 能应用于各期子宫颈癌而疗效较好者是
   A. 化疗
   B. 放疗
   C. 手术治疗
   D. 放疗 + 手术
   E. 化疗 + 手术

7. 筛查早期子宫颈癌最常用的方法是
A. 窥器检查
B. 阴道镜检查
C. 宫腔镜检查
D. 子宫活体组织检查
E. 宫颈刮片细胞学检查
8. 子宫颈癌最常见的转移途径是
A. 直接蔓延
B. 淋巴转移
C. 血行转移
D. 直接蔓延和种植
E. 直接蔓延和淋巴转移
9. 最常见的女性生殖器官良性肿瘤是
A. 子宫肌瘤
B. 子宫颈肌瘤
C. 成熟畸胎瘤
D. 浆液性囊腺瘤
E. 卵巢纤维瘤
10. 下列哪项不是子宫肌瘤的继发变性
A. 玻璃样变
B. 囊性变
C. 红色样变
D. 肉瘤样变
E. 纤维性变
11. 子宫肌瘤临床表现为月经过多时，与下列哪项关系特别密切
A. 肌瘤大小
B. 有无并发症
C. 肌瘤多少
D. 患者体质
E. 肌瘤生长部位

二 A2 型题

1. 患者，女性，42 岁。白带多，偶伴性交后出血。妇科检查：宫颈重度糜烂。为排除子宫颈癌，首选的检查是
A. 碘试验
B. 宫颈活检
C. 阴道镜检查
D. 分段诊断性刮宫
E. 宫颈刮片细胞学检查
2. 患者，女性，43 岁。接触性阴道出血半年，宫颈活检后确诊为子宫颈癌 I_b期。首选治疗方法是
A. 放疗 + 激素治疗
B. 放疗
C. 化疗
D. 手术治疗
E. 激素治疗
3. 患者，女性，38 岁。月经量增多 1 年。检查发现子宫增大如妊娠 9 周，附件（ – ）。最可能的诊断是
A. 子宫内膜癌
B. 子宫肌瘤

C. 绒癌
D. 宫颈息肉
E. 子宫颈癌

4. 患者，女性，48 岁。普查时发现子宫增大如 6 周妊娠大小，B 超检查确诊为子宫肌瘤。最好的处理方案是
A. 子宫全切
B. 子宫颈全切
C. 定期复查
D. 雌激素治疗
E. 孕激素治疗

5. 患者，女性，42 岁。因子宫肌瘤拟行经腹全子宫切除术，术前各项检查均无异常。术前 3 天需做下列何项准备
A. 胃肠道准备
B. 阴道准备
C. 皮肤准备
D. 清洁灌肠
E. 禁食

三 A3/A4 型题

（1~3 题共用题干）

患者，女性，45 岁。近日由于子宫颈癌，需做广泛性子宫切除和盆腔淋巴结清扫术。

1. 为该患者进行阴道冲洗，其液体和浓度正确的是
A. 1:500 苯扎溴铵溶液
B. 1:5000 苯扎溴铵溶液
C. 1:500 高锰酸钾溶液
D. 1:5000 高锰酸钾溶液
E. 1:100 苯扎溴铵溶液

2. 该患者术后保留尿管的时间是
A. 1~3 天
B. 3~7 天
C. 5~10 天
D. 7~14 天
E. 1~2 周

3. 手术当天的护理，不正确的是
A. 禁食禁水
B. 肌内注射术前针
C. 将贵重物品交给护士
D. 宫颈及穹隆部涂甲紫
E. 测量生命体征

四 B 型题

（1~2 题共用备选答案）

A. 接触性出血
B. 继发性渐进性痛经

C. 月经周期缩短、经量增多、经期延长、不规则阴道出血
D. 不规则阴道出血，经量增多
E. 绝经后出现阴道流血

1. 子宫肌瘤的常见症状为
2. 子宫颈癌的早期表现为

（3~4 题共用备选答案）

A. 子宫颈癌根治术　　B. 放疗（内照射）
C. 放疗（内、外照射结合）　　D. 定期复查
E. 放疗后行根治术

3. 子宫颈癌Ⅲ期，宜采取的处理是
4. 早孕年轻妇女合并肌瘤宜采取的措施为

（5~6 题共用备选答案）

A. 分段诊断性刮宫　　B. 阴道涂片检查
C. 宫颈刮片细胞学检查　　D. 宫腔吸片检查
E. 子宫颈活体组织检查

5. 用于诊断异常子宫出血的检查是
6. 用于早期子宫颈癌普查的是

（7~9 题共用备选答案）

A. 肌壁间肌瘤　　B. 子宫颈肌瘤
C. 阔韧带肌瘤　　D. 浆膜下子宫肌瘤
E. 黏膜下子宫肌瘤

7. 最易发生阴道多量出血及肌瘤坏死的是
8. 最易出现蒂扭转的肌瘤是
9. 最常见的子宫肌瘤为

（10~11 题共用备选答案）

A. 腹痛、发热　　B. 腹部包块
C. 尿频、排尿障碍等压迫症状　　D. 阴道分泌物增多伴不规则阴道出血
E. 月经量增多，周期缩短，经期延长

10. 子宫肌瘤合并妊娠时红色变性
11. 子宫肌瘤合并子宫内膜增生过长

（12~13 题共用备选答案）

A. 玻璃样变
B. 脂肪样变
C. 囊性变
D. 红色样变
E. 肉瘤样变

12. 子宫肌瘤切面大体观不见旋涡状结构，镜下呈均匀粉红色，几乎看不到细胞的是
13. 切面呈灰黄色，软如鱼肉状，无包膜的子宫肌瘤是

五　X 型题

1. 下列有关妇科腹部手术患者，术后引流管的护理措施正确的有
A. 随时观察引流液的性质和量
B. 保持引流管通畅
C. 引流瓶应隔日更换
D. 引流管需要每日更换
E. 每日测体温 3 次，以及早发现感染征兆
2. 关于妇科腹部手术后护理，正确的是
A. 硬膜外麻醉后去枕平卧 4 小时
B. 术后体温一般超过 38℃，每 4 小时测量 1 次体温
C. 术后第 2 天取半卧位
D. 术后 24 小时内注意观察腹部切口有无出血、渗液
E. 一般情况术后留置尿管 1~2 天
3. 妇科腹部手术按范围分
A. 剖腹探查术
B. 择期手术
C. 附件切除术
D. 次全子宫切除术
E. 急诊手术
4. 子宫颈癌的护理措施正确的有
A. 鼓励患者摄入足够的营养
B. 鼓励患者勤擦身、更衣
C. 大量阴道排液者应每日冲洗外阴
D. 需手术者做术前准备
E. 出院后 2 年内，应每个月随访 1 次
5. 下列有关子宫颈癌的早期发现与预防，护理措施正确的是
A. 提倡晚婚少育
B. 积极治疗宫颈慢性疾病
C. 每 3~5 年普查 1 次宫颈涂片
D. 绝经后出血者应及早就医
E. 重视接触性出血者的进一步追踪
6. 关于子宫颈癌的临床分期，下列选项中正确的有
A. Ⅰa 期靠临床所见极难确诊
B. 癌侵及阴道上 1/3 段属于Ⅱa 期
C. 癌已扩展至盆壁，属于Ⅲb 期
D. 癌使肾功能丧失，属于Ⅲ期
E. 膀胱黏膜有泡状水肿，属于Ⅳ期

7. 符合子宫颈癌晚期症状和体征的是
   A. 下肢和腰骶部出现持续性疼痛　　B. 脓性或米汤样恶臭白带
   C. 阴道流血　　D. 腹水
   E. 恶病质
8. 与子宫颈癌发病相关的因素有
   A. 早婚早育　　B. 宫颈糜烂
   C. 性生活混乱　　D. 感染单纯疱疹病毒Ⅱ型
   E. 感染人乳头状瘤病毒
9. 下列有关子宫肌瘤治疗方法正确的是
   A. 近绝经期症状不明显定期观察　　B. 肌瘤 >12 周妊娠子宫或生长迅速需手术
   C. 妊娠期肌瘤红色变性可暂不手术　　D. 青年妇女尚未生育者可不做手术
   E. 黏膜下有蒂肌瘤行阴道内摘除

六 案例分析题

(1~3 题共用题干)

患者，女性，45 岁。因患子宫颈癌行根治术。

1. 护士术前 1 日为她做的术前准备，其中不包括
   A. 阴道冲洗　　B. 皮肤准备
   C. 灌肠　　D. 安置导尿管
   E. 术前指导
2. 该患者术后拔除尿管的时间是
   A. 24 小时　　B. 48 小时
   C. 1~2 天　　D. 3~5 天
   E. 7~14 天
3. 为该患者提供的护理措施，正确的有
   A. 保持床单位清洁、舒适
   B. 术后每 30 分钟至 1 小时观察并记录生命体征，平稳后改为每 4 小时 1 次
   C. 保持导尿管、腹腔引流管通畅
   D. 常规阴道灌洗每日 2 次，保持外阴部清洁
   E. 拔尿管前，定时间断放尿以训练膀胱功能

(4~8 题共用题干)

患者，女性，41 岁。近 2 年来月经量增多，无腹痛，妇科检查时发现子宫 3 个月妊娠大小，不规则。拟诊为子宫肌瘤。

4. 与子宫肌瘤发病相关的因素是

A. 早婚早育，性生活混乱
B. 体内雌激素水平过高
C. 高血压、糖尿病、肥胖
D. 饮食环境
E. 环境因素

5. 其月经量增多与下述哪项有关

A. 子宫肌瘤的大小
B. 子宫肌瘤的数目
C. 子宫肌瘤生长的部位
D. 子宫肌瘤伴变性
E. 子宫肌瘤伴感染

6. 较早出现月经不规则的子宫肌瘤是

A. 黏膜下肌瘤
B. 浆膜下肌瘤
C. 肌壁间肌瘤
D. 阔韧带肌瘤
E. 多发性肌瘤

7. 当子宫肌瘤发生变性时最少见的是哪一种

A. 玻璃样变
B. 囊性变
C. 水样变性
D. 红色变性
E. 肉瘤样变

8. 子宫肌瘤患者经腹行子宫全切术，术前准备正确的是

A. 做好心理护理
B. 观察生命体征
C. 术前 3 天进无渣饮食
D. 术前 3 天，每日阴道冲洗
E. 手术日按时给术前用药

参考答案与解析

一、A1 型题

1. E【解析】妇科腹部手术后为防止肠粘连，应采取的措施是鼓励、帮助患者早期活动。

2. E【解析】妇科腹部手术备皮范围应是上至剑突下，两侧至腋中线，下达阴阜和大腿上 1/3 处。

3. E【解析】子宫颈癌的好发部位是子宫颈外口柱状上皮与鳞状上皮交界处。

4. D【解析】子宫颈癌是女性生殖系统最常见的恶性肿瘤。

5. B【解析】子宫颈癌早期患者常表现为接触性出血，出血发生在性生活或妇科检查后，后期则为不规则阴道出血。晚期病灶侵蚀大血管可引起大出血。

6. B【解析】放射治疗适用于子宫颈癌各期患者，主要用于晚期无法手术患者。

7. E【解析】宫颈刮片细胞学检查：用于子宫颈癌筛查的主要方法，应在宫颈移行带区

取材，行染色和镜检。

8. A【解析】子宫颈癌主要为直接蔓延及淋巴转移，直接蔓延最常见，血行转移较少见。

9. A【解析】子宫肌瘤为女性生殖器官最常见的良性肿瘤，是由子宫平滑肌组织增生而形成，也称为子宫平滑肌瘤。

10. E【解析】子宫肌瘤的继发变性包括玻璃样变、红色样变、脂肪变、囊性变、肉瘤样变、钙化等。

11. E【解析】子宫肌瘤临床表现为月经过多时，与肌瘤生长部位关系特别密切。

二、A2 型题

1. E【解析】宫颈刮片细胞学检查是用于子宫颈癌筛查的主要方法。宫颈活检为确诊子宫颈癌及其癌前病变的依据。

2. D【解析】子宫颈癌Ⅰa～Ⅱa 期患者多采用根治性子宫切除术及盆腔淋巴结切除术。

3. B【解析】患者月经量增多 1 年，检查发现子宫增大如妊娠 9 周，附件（－），符合子宫肌瘤诊断。

4. C【解析】肌瘤小，症状不明显或已近绝经期的女性，可每 3～6 个月定期复查，加强随访观察，必要时再考虑进一步治疗措施。

5. B【解析】术前 3 天需做阴道准备。

三、A3/A4 型题

1. D【解析】术前阴道冲洗其液体和浓度是 1∶5000 高锰酸钾溶液。

2. D【解析】术后留置尿管 7～14 天，拔管前 3 天尿管每 2～4 小时开放 1 次，锻炼膀胱功能。拔管后 4～6 小时嘱患者排尿后测膀胱残余尿量，如少于 100ml 说明膀胱功能已基本恢复；如多于 100ml 应继续留置尿管定时开放，保留 3～5 天后，再行拔管测残余尿直至残余尿量少于 100ml。术后第 2 天鼓励患者进行盆底肌肉训练（缩肛训练）促进膀胱功能恢复。留置尿管期间保持外阴清洁，每日擦洗会阴 2 次，防止感染发生。

3. C【解析】观察患者生命体征和病情变化，随时发现是否有需要暂停手术的情况发生，如发热、血压过高、过度恐惧、月经来潮等，及时通知医生。手术当日早晨，协助患者取下活动的义齿、发夹、首饰及贵重物品，并交家属保管。

四、B 型题

1. C【解析】月经改变为子宫肌瘤最常见的症状。可出现月经周期缩短、经量增多、经期延长、不规则阴道出血等。

2. A【解析】子宫颈癌早期多为接触性阴道出血，发生在性生活后或妇科检查后；晚期为不规则阴道流血。

3. C【解析】放射治疗：简称放疗，可用于子宫颈癌各期患者。临床上主要用于有手术禁忌证、年老或晚期不能手术以及术后需做补充治疗的患者。

4. D【解析】考查子宫肌瘤的治疗原则。合并妊娠者应定期接受产前检查，多能自然分娩，不需急于干预，但要预防产后出血。

5. A【解析】诊断性刮宫（简称诊刮）是刮取子宫内膜，做病理检查以明确诊断。如需排除颈管病变时，则需分别刮取宫颈管黏膜和子宫内膜，称分段诊刮。异常子宫出血，闭经，或者流产，子宫内膜炎等，都可使用此种方法。

6. C【解析】参见 A1 型题第 7 题解析。

7. E【解析】黏膜下肌瘤患者的黏膜表面经常溃烂、坏死，导致慢性子宫内膜炎而引起淋漓不断的出血，最易发生阴道多量出血及肌瘤坏死；当黏膜下肌瘤发生溃疡、感染、出血、坏死时，则产生血性白带或脓臭性白带，量可很多。

8. D【解析】最容易出现蒂扭转的是浆膜下子宫肌瘤，最容易出现月经期多量出血的是黏膜下子宫肌瘤，最容易出现白带增多的是肌壁间肌瘤。

9. A【解析】最常见的子宫肌瘤为肌壁间肌瘤，占 60%~70%，肌瘤位于子宫肌壁间，周围均被肌层包围。

10. A【解析】妊娠合并子宫肌瘤红色变性，为妊娠急症，发生较少，一般发生于妊娠中、晚期，偶尔也可能发生于产褥早期。肌瘤发生红色变性时，患者可有发热，体温一般在 38℃左右，患者感腹痛，有时比较剧烈，检查时可发现局部压痛明显，甚至可出现反跳痛。

11. E【解析】月经量增多，周期缩短，经期延长则由子宫肌瘤伴有子宫内膜增生过长而引起。

12. A【解析】玻璃样变又称透明变性，最常见。子宫肌瘤的玻璃样变是子宫肌瘤 5 种变性中的 1 种，属于良性变异，在临床上没有特殊的临床症状。跟一般的子宫肌瘤一样，可能会出现月经量增多，月经周期改变等。如果剖开玻璃样变的肌瘤，可以看到原来的纤维螺旋状结构消失，被透明样的组织代替呈玻璃样变。

13. E【解析】肉瘤样变肌瘤恶变为肉瘤较少见，仅为 0.4%~0.8%，多见于年龄较大的患者。肌瘤恶变后，组织变软且脆，切面灰黄色，似生鱼肉状，与周围组织界限不清。

五、X 型题

1. ABDE【解析】保持阴道引流管的通畅，观察引流液性状、量、颜色的变化，将颜色与量结合起来观察，正常颜色为淡血水样，一般 24 小时内负压引流液不超过 200ml，若量多应了解是否在术中有腹腔内用药，如果量多且色鲜红，要警惕内出血。

2. CDE【解析】硬膜外麻醉者，去枕平卧 6~8 小时。术后应每日测体温 4 次，由于机体对手术创伤的反应，术后 1~3 日体温稍有升高，但一般不超过 38℃，如果体温持续升高，或正常后再次升高，应观察有无切口、肺部、泌尿道等部位的感染。术后 24 小时内注意观察腹部切口有无出血、渗液，切口敷料是否干燥，切口周围皮肤有无红、肿、热、痛等感染征象，敷料污染或渗出多时要请示医生予以更换。导尿管保留时间：全子宫切除术者 48 小时，中手术（囊肿剥出术）保留 24 小时，广泛全子宫切除 + 盆腔淋巴清扫术患者要保留

7~14日。半卧位可松弛腹部肌肉，降低腹部切口张力，减轻疼痛。

3. ACD【解析】根据手术的范围，可以分为剖腹探查术、附件切除术、次全子宫切除术、全子宫切除术、全子宫及附件切除术、子宫根治术、肿瘤减灭术等；根据手术的急缓程度，可以分为择期手术、限期手术和急诊手术。

4. ABCD【解析】出院后2年内，应每3个月随访1次；3~5年内，每6个月随访1次；第6年开始，每年复查1次。

5. ABDE【解析】一般已婚女性，每1~2年普查1次，常规做宫颈刮片细胞学检查。有子宫颈癌高危因素或高危人群3~6个月检查1次，可进行细胞学方法与高危型HPV-DNA检测的联合应用。尤其是出现接触性出血的女性、围绝经期及绝经后出现异常阴道流血的女性均应及时就诊。

6. ABCD【解析】子宫颈癌临床分期（FIGO）见表3-11-1。

表3-11-1　子宫颈癌临床分期（FIGO）

分期	内　容
0期	原位癌
Ⅰ期	癌灶局限于宫颈（包括累及宫体）
ⅠA期	肉眼未见癌灶，仅在显微镜下可见浸润癌
ⅠA1期	间质浸润深度≤3mm，宽度≤7mm
ⅠA2期	间质浸润深度在3~5mm，宽度≤7mm
ⅠB期	肉眼可见癌灶局限于宫颈，或镜下可见癌灶＞ⅠA期
ⅠB1期	肉眼可见癌灶最大直径≤4cm
ⅠB2期	肉眼可见癌灶最大直径＞4cm
Ⅱ期	癌灶超出子宫颈，但未达盆壁或未达到阴道下1/3
ⅡA期	肿瘤侵犯阴道上2/3，无宫旁浸润
ⅡB期	有宫旁浸润，但未达到盆壁
Ⅲ期	肿瘤扩展至骨盆壁和/或阴道下1/3，导致肾盂积水或无功能肾
ⅢA期	肿瘤扩展至阴道下1/3，但未达骨盆壁
ⅢB期	肿瘤扩展至盆壁，和/或肾盂积水或无功能肾
Ⅳ期	肿瘤超出真骨盆范围，或侵犯膀胱和/或直肠黏膜
ⅣA期	肿瘤侵犯邻近的盆腔器官
ⅣB期	远处转移

7. ABCE【解析】晚期症状：根据癌灶累及范围，可出现不同的继发症状。邻近组织器官及神经受累时可出现严重持续性腰骶或坐骨神经痛，可出现尿急、便秘、下肢肿胀、疼痛等症状；癌肿压迫或累及输尿管时可引起输尿管梗阻，肾盂积水及尿毒症；晚期患者可有贫血、恶病质等全身衰竭症状。

8. ABCDE【解析】子宫颈癌的病因主要包括两个方面。①行为危险因素：如性生活过早、多个性伴侣、多孕多产，地理位置、种族、经济状况不同，营养不良和性混乱等。②生物学因素：包括细菌、病毒和衣原体等各种微生物的感染。

9. ABCE【解析】根据患者年龄、症状，肌瘤大小、数目、生长部位及对生育功能的要求等情况进行全面分析后选择处理方案。年轻又希望生育的患者，术前排除子宫及宫颈的癌前病变后可考虑经腹或经腹腔镜切除肌瘤，保留子宫。突出于子宫颈口或阴道内的黏膜下肌瘤可经阴道或宫腔镜切除。

六、案例分析题

1. D【解析】手术前1日进行皮肤准备、消化道准备、药物过敏试验、备血，协助患者沐浴、更衣和促进睡眠等。

2. E【解析】参见A3/A4型题第2题解析。

3. ABCE【解析】留置尿管期间保持外阴清洁，每日擦洗会阴2次，防止感染发生。

4. B【解析】子宫肌瘤确切病因不明，可能与下列因素有关：①与体内雌激素水平过高、长期受雌激素刺激有关。雌激素能使子宫肌细胞增生肥大，肌层变厚，子宫增大。雌激素还能通过子宫肌组织内的雌激素受体起作用。②近年来发现，孕激素也可以刺激子宫肌瘤细胞核分裂，促进肌瘤生长。③由于卵巢功能、激素代谢均受高级神经中枢的调节控制，故有人认为神经中枢活动对肌瘤的发病也可能起作用。

5. C【解析】子宫肌瘤引起月经量增多主要是大的肌瘤使宫腔增大，子宫内膜面积增加并影响子宫收缩，还可能使附近静脉受压，致子宫内膜静脉丛充血扩张，引起经量增多。当肌瘤较小时引起经量增多可能性小。子宫肌瘤引起月经量增多主要和肌瘤位置有关系。

6. A【解析】较早出现月经不规则的子宫肌瘤是黏膜下肌瘤。

7. E【解析】参见B型题第13题解析。

8. ABCDE【解析】子宫肌瘤手术治疗术前常规护理：术前1日进流食，术前8~12小时禁饮水。经腹子宫次全切除的患者，术前1日灌肠2次；经腹子宫全切的患者，术前3日进无渣半流食，术前1日行清洁灌肠。术前专科护理：阴道擦洗与上药。经腹子宫次全切除的患者，术前1日行阴道灌洗；经腹子宫全切的患者，术前3日每日阴道灌洗1次，手术当日早晨常规阴道擦洗后，宫颈口、阴道穹隆部消毒处理；保持外阴清洁干燥，防止感染。术前观察患者体征、症状的变化，有无并发症、继发性改变的发生。做好患者心理护理，并教会、督促患者进行术后卧床时生活习惯改变的锻炼。

第十二章　外阴、阴道手术患者的护理

一 A1 型题

1. 膀胱阴道瘘，当瘘孔在膀胱后底部时，术后患者应采取的最佳体位是
   A. 侧卧位　　B. 仰卧位
   C. 俯卧位　　D. 左侧卧位
   E. 右侧卧位
2. 外阴恶性肿瘤中最常见的是
   A. 外阴鲍恩病　　B. 外阴鳞状细胞癌
   C. 外阴基底细胞癌　　D. 前庭大腺癌
   E. 外阴恶性黑色素瘤
3. 子宫脱垂的主要原因是
   A. 产伤　　B. 久蹲
   C. 产后过早负重劳动　　D. 营养不良
   E. 长期咳嗽
4. Ⅱ度重型以上子宫脱垂患者的主要临床表现是
   A. 下坠感　　B. 外阴部有肿物脱出
   C. 排尿困难　　D. 排便困难
   E. 张力性尿失禁
5. 预防子宫脱垂最关键的措施是
   A. 积极开展计划生育　　B. 加强营养，增强体质
   C. 防治慢性气管炎和便秘　　D. 推行科学接生和产褥期保健
   E. 对老人适当补充雌激素

二 A2 型题

1. 患者，女性，35 岁。于 10 日前行尿瘘修补术，医嘱拟今日出院。其出院指导错误的是
   A. 如分娩者行剖宫产
   B. 3 个月内禁止性交

C. 3 个月内禁止重体力活动

D. 对尿瘘修补术后怀孕者应加强孕检

E. 术前口服雌激素者，术后可不服用

2. 某患者被诊断为膀胱阴道瘘，瘘孔在膀胱后底部。请问术后患者最佳卧位是什么

A. 仰卧位　　B. 俯卧位

C. 侧卧位　　D. 右侧卧位

E. 左侧卧位

3. 患者，女性，43 岁。自觉阴道口脱出肿物 1 年。妇科检查：宫颈及部分宫体脱出阴道口外，宫颈肥大。应诊断为

A. 子宫Ⅰ度脱垂（轻型）　　B. 子宫Ⅰ度脱垂（重型）

C. 子宫Ⅱ度脱垂（轻型）　　D. 子宫Ⅱ度脱垂（重型）

E. 子宫Ⅲ度脱垂

4. 患者，女性，45 岁。孕 4 产 2，主诉阴道内总有一种胀的感觉。妇科检查：让患者排尿后平卧向下屏气用力，发现宫颈外口在处女膜缘，可回纳。诊断其子宫脱垂为

A. Ⅰ度轻型　　B. Ⅰ度重型

C. Ⅱ度轻型　　D. Ⅱ度重型

E. Ⅲ度

5. 某患者用力屏气时，子宫颈出于阴道外口，但子宫体未脱出，临床诊断应为

A. 子宫脱垂Ⅰ度　　B. 子宫脱垂Ⅱ度（轻型）

C. 子宫脱垂Ⅱ度（重型）　　D. 子宫脱垂Ⅲ度

E. 阴道膀胱膨出

6. 患者，女性，38 岁。体检时发现子宫脱出，膀胱及直肠膨出。诊断为子宫脱垂。患者非常紧张询问护士，护士告知与发生子宫脱垂无关的是

A. 多产　　B. 产伤

C. 产后过早参加体力劳动　　D. 习惯性便秘

E. 手取胎盘

三 A3/A4 型题

（1~2 题共用题干）

患者，女性，50 岁。近 2 年用力屏气时，子宫颈脱出阴道外口，但子宫体未脱出。

1. 该患者应诊断为

A. 子宫脱垂Ⅰ度　　B. 子宫脱垂Ⅱ度（轻型）

C. 子宫脱垂Ⅱ度（重型）　　D. 子宫脱垂Ⅲ度

E. 阴道膀胱膨出

2. 指导使用子宫托时，下列不正确的方法是
   A. 放托时，患者应平卧位
   B. 子宫托应每晚取出清洗，次晨放入
   C. 保持阴道清洁，月经期停止使用
   D. 局部有溃疡者，治愈后再放
   E. 用托后 1 个月、3 个月、6 个月各复查 1 次

四 B 型题

（1~2 题共用备选答案）

A. 不能控制排尿，尿液均由阴道流出
B. 能控制排尿，尿液由阴道流出
C. 仅在膀胱充盈时才漏尿
D. 漏尿的同时仍有自主排尿
E. 改变体位后出现漏尿

1. 膀胱阴道瘘可表现为
2. 尿道阴道瘘可表现为

（3~4 题共用备选答案）

A. 会阴擦洗　　B. 阴道灌洗
C. 会阴热敷　　D. 宫颈上药
E. 放射治疗

3. 促进会阴伤口愈合应行
4. 阴道手术术前准备应行

（5~9 题共用备选答案）

A. Ⅰ度轻型子宫脱垂　　B. Ⅰ度重型子宫脱垂
C. Ⅱ度轻型子宫脱垂　　D. Ⅱ度重型子宫脱垂
E. Ⅲ度子宫脱垂

5. 宫颈外口达到处女膜下缘，未超出处女膜属
6. 整个子宫脱出阴道外属
7. 子宫内口平阴道口属
8. 子宫颈和部分子宫体脱出阴道外口属
9. 宫颈外口距处女膜缘小于 4cm，未达到处女膜缘属

五 X 型题

1. 阴道手术后患者的护理内容正确的是
   A. 保持会阴局部清洁、干燥
   B. 阴道内塞纱布者需在手术后 8~12 小时内取出
   C. 正确评估患者的疼痛情况，并积极镇痛
   D. 应控制患者术后 5 天内不排便
   E. 根据不同手术采用相应的合理体位
2. 关于接受外阴、阴道手术的术后患者，出院指导正确的是
   A. 避免增加腹压　　B. 逐渐增加活动量
   C. 保持外阴清洁　　D. 若有切口异常应及时就诊
   E. 出院 1 个月后可恢复性生活
3. 下列关于阴道手术前护理正确的是
   A. 术前 3 天开始阴道冲洗　　B. 每日冲洗 1~2 次
   C. 手术当日也要冲洗　　D. 冲洗液为 1∶5000 高锰酸钾溶液
   E. 拭干后在宫颈和穹隆部涂甲紫
4. 外阴、阴道手术种类包括
   A. 处女膜切开术　　B. 外阴根治切除术
   C. 阴道成形术　　D. 子宫切除术
   E. 黏膜下肌瘤摘除术
5. 阴道手术后的护理要点，描述正确的是
   A. 外阴擦洗，每日 2 次　　B. 保持导尿管通畅
   C. 术后 5 天少渣半流质饮食　　D. 早期下床活动
   E. 术后第 3 天开始服用液状石蜡以软化大便
6. 预防子宫脱垂的内容有
   A. 积极开展计划生育　　B. 努力提高接产技术
   C. 普及产后保健知识　　D. 产后早期参加体力劳动
   E. 防治慢性支气管炎、习惯性便秘
7. 有关放置子宫托的内容正确的有
   A. 生殖器官有急慢性炎症者不宜放托　　B. 可疑宫颈恶变者禁放
   C. 放置前应选择托的大小　　D. 子宫托可持续放置
   E. 子宫托适合于子宫脱垂Ⅲ度老年患者
8. 子宫脱垂的临床表现为
   A. 肿物自阴道脱出　　B. 下坠感和腰酸背痛

C. 张力性尿失禁、便秘　　D. 伴有阴道前后壁和膀胱、直肠膨出

E. 伴有子宫肌瘤

9. 子宫脱垂使用子宫托的原则有

A. 子宫托的大小应适宜

B. 子宫托只需要月经期取出

C. 适用于Ⅰ度、Ⅱ度重型、轻型及老年体弱，不能耐受手术者

D. 生殖道急慢性炎症或宫颈有恶变可疑者禁用

E. 上托定期复查

参考答案与解析

一、A1 型题

1. C【解析】膀胱阴道瘘患者术后应相对瘘口位置采取健侧卧位，减少尿液对修补瘘口处的浸泡，有利愈合。

2. B【解析】外阴癌较少见，占女性生殖道癌的 3%~5%，常见于 60 岁以上女性。其组织类型较多，以外阴鳞状细胞癌最常见，其他有恶性黑色素瘤、基底细胞癌、前庭大腺癌等。

3. A【解析】子宫脱垂病因：①分娩损伤。②支持子宫组织疏松薄弱。③腹腔内压力增加。分娩损伤是首位致病因素。

4. B【解析】Ⅱ度子宫脱垂指子宫颈已脱出阴道口之外，而子宫体或部分子宫体仍在阴道内。Ⅱ度子宫脱垂又分轻、重两型。①轻Ⅱ度：子宫颈及部分阴道前壁翻脱出阴道口外。②重Ⅱ度：宫颈与部分宫体以及阴道前壁大部或全部均翻脱出阴道口外。

5. D【解析】分娩损伤是子宫脱垂主要原因。分娩时，第二产程延长或阴道助产，造成宫颈、子宫韧带及盆底肌过度延伸，甚至出现撕裂，产后局部张力降低，则导致本病。因此预防关键是推行科学接生和产褥期保健。

二、A2 型题

1. E【解析】按医嘱继续服用抗生素或雌激素药物；术后 3 个月内禁止性生活及重体力劳动；对尿瘘修补术后妊娠者加强孕期检查；如手术失败，应教会患者保持外阴清洁的方法，尽量避免外阴皮肤的刺激，同时告之下次手术的时间，让患者有信心再次手术。

2. B【解析】应根据患者瘘孔的位置决定体位，膀胱阴道瘘的瘘孔在膀胱后底部，应取俯卧位，瘘孔在侧面者应健侧卧位，使瘘孔居于高位。

3. D【解析】参见 A1 型题第 4 题解析。

4. B【解析】Ⅰ度：子宫颈下垂距处女膜＜4cm，但未脱出阴道口外。①轻型：宫颈外口距处女膜缘＜4cm，未达处女膜缘。②重型：宫颈已达处女膜缘，阴道口可见子宫颈。

5. B【解析】参见 A1 型题第 4 题解析。

6. E【解析】分娩时，急产、滞产，尤其是困难的阴道手术产都有可能使子宫韧带、子宫旁组织和骨盆底肌肉与筋膜过度伸展或撕裂。产后如不注意保健，这些组织的“产伤”恢复不良，将影响子宫支托，成为日后子宫脱垂的主要因素。产后如经常仰卧，由于支持组织松弛，子宫常向后倾。子宫后倾的结果使子宫轴与阴道轴一致，为子宫脱垂创造了条件。产后如过早参加重体力劳动，或有慢性咳嗽、习惯性便秘，或长期从事蹲、站工作，使腹压增加，引起子宫向下移位。子宫脱垂常发生于晚年，或在绝经后方始加剧，这是因为年老后，雌激素水平下降，子宫支持组织萎缩和缺乏张力所致。

三、A3/A4 型题

1. B【解析】参见 A1 型题第 4 题解析。

2. A【解析】子宫脱垂患者的子宫托护理措施：配合医生选择大小适宜的子宫托，指导患者正确取放子宫托。①放置子宫托：放置前嘱患者排尽大小便，洗净双手，两腿分开蹲下，一手握子宫托柄使托盘呈倾斜状进入阴道口内，向阴道顶端旋转推进，直至托盘达子宫颈，放妥后，将托柄弯度朝前，正对耻骨弓。②取出子宫托：取子宫托时，洗净双手，手指捏住子宫托柄，上、下、左、右轻轻摇动，待子宫托松动后向后外方牵拉，子宫托即可自阴道滑出。用温水洗净子宫托，拭干后包好备用。③注意事项：子宫托的大小应因人而异，以放置后不脱出且无不适感为宜。子宫托应在每日清晨起床后放入，每晚睡前取出，并洗净包好备用。久置不取可发生子宫托嵌顿，甚至引起压迫坏死性生殖道瘘。放托后 3 个月复查。

四、B 型题

1. A【解析】膀胱阴道瘘，表现为不能控制的排尿，尿液从阴道流出；瘘孔极小者，膀胱充盈时漏尿；高位膀胱阴道，平卧位时漏尿不止，站立时则无漏尿。

2. C【解析】尿道阴道瘘，瘘孔小于 1cm，仅在膀胱充盈时才漏尿。

3. A【解析】会阴擦洗促进会阴伤口愈合。

4. B【解析】阴道灌洗是阴道手术术前准备。

5. B【解析】参见 A2 型题第 4 题解析。

6. E【解析】子宫脱垂Ⅲ度：子宫颈与子宫体的全部都脱出于阴道口外。伴随着子宫的脱出，患者的阴道前、后壁常有不同程度的脱出。

7~8 C、D【解析】参见 A1 型题第 4 题解析。

9. A【解析】参见 A2 型题第 4 题解析。

五、X 型题

1. ACDE【解析】阴道内留置纱条压迫止血者，要注意观察其阴道分泌物的量、性质、颜色及气味，纱条一般于术后 12~24 小时内取出。

2. ABCD【解析】院前指导，患者术后 3 个月内避免重体力劳动，避免用力排便、剧烈咳嗽等增加腹压的动作。定期随访，检查确定伤口完全愈合后方可恢复性生活。

3. ABCD【解析】阴道手术术前 3 日开始进行阴道准备，一般行阴道冲洗或坐浴，每日 2 次，常用 1∶5000 的高锰酸钾、0.2‰的碘伏或 1∶1000 苯扎溴铵溶液等。术晨用消毒液行阴道消毒，消毒时应特别注意阴道穹隆，消毒后用大棉签蘸干，必要时涂甲紫。

4. ABCE【解析】外阴手术是指女性外生殖器部位的手术，包括外阴癌根治术、处女膜切开术、前庭大腺脓肿切开引流术等。阴道手术是指阴道局部手术及经阴道的手术，如阴道成形术、会阴裂伤修补术、尿瘘修补术、子宫黏膜下肌瘤摘除术、阴式子宫切除术。

5. ABCE【解析】阴道手术后患者一般应休息 3 个月，其余叙述均正确。护理会阴：置消毒会阴垫，保持外阴清洁、干燥，每日行外阴擦洗 2 次，保持床单及接触外阴部的物品清洁、干燥。大小便后清洁会阴。一般留置尿管 5~7 日，按保留尿管患者的护理常规进行护理，特别注意导尿管的通畅。为防止解便对切口的牵拉，一般从术后第 3 日开始口服液状石蜡 30ml，每晚 1 次，软化大便，避免排便困难。

6. ABCE【解析】预防措施：①积极开展科学接生，及时缝合会阴及阴道裂伤，正确处理难产。②大力宣传产褥期卫生：在产后 3 个月内要特别注意充分休息，不做久蹲、担、提等重体力劳动，减少腹压活动（如便秘、长期慢性咳嗽、重体力活动等）。③做好妇女劳动保护工作，合理安排和使用妇女劳动力。

7. ABC【解析】子宫托是一种支持子宫和阴道壁并使其维持在阴道内而不脱出的工具。适用于不同程度的子宫脱垂和阴道前后壁脱垂的患者，但不能应用于重度子宫脱垂、盆腔明显萎缩以及宫颈或阴道壁有炎症和溃疡的患者，经期和妊娠期停用。目前以环形、喇叭花形和球形的子宫托最为常用。使用时要选用大小合适的子宫托，第 1 次使用要在医生的指导下进行安置。白天使用，晚上取出洗净备用，使用后每 3 个月复查 1 次。

8. ABCD【解析】子宫脱垂的临床表现如下。①Ⅰ度患者：多无自觉症状。②Ⅱ度患者：常有下坠感及腰骶酸痛。在走路、负重、久蹲后导致腹压加重，有块状物自阴道口脱出，经平卧休息后可变小或消失。③Ⅲ度患者：腰骶酸痛，即使休息后，块状物也不能自行回缩，通常需要用手推送才能将其回纳至阴道内。脱出的宫颈、阴道壁因局部血液循环障碍而表现为充血、水肿和分泌物增多。长期摩擦可出现糜烂、溃疡及感染等，并有脓血性分泌物渗出。

9. ACDE【解析】参见 X 型题第 7 题解析。

第十三章　计划生育妇女的护理

一 A1 型题

1. 输卵管结扎术的最佳实施时间是

A. 月经来潮第 3~7 天　　B. 正常分娩后 3~7 天

C. 月经来潮之前 3~7 天　　D. 月经干净后 3~7 天

E. 人工流产术后 3~7 天

2. 我国提倡的晚婚是指

A. 男 23 周岁，女 24 周岁　　B. 男 22 周岁，女 20 周岁

C. 男 26 周岁，女 26 周岁　　D. 男 25 周岁，女 23 周岁

E. 男 26 周岁，女 23 周岁

3. 护士指导妇女放置宫内节育器的时间，正确的是

A. 月经来潮前 1 天　　B. 月经干净后 2 天

C. 月经干净后 3~7 天　　D. 月经来潮前 3~7 天

E. 非月经期的任何时间

4. 短期口服避孕药下列用药方法正确的是

A. 月经干净后第 2 天　　B. 从月经来潮第 5 天开始服药

C. 月经周期的第 10 天开始服药　　D. 月经周期的第 20 天开始服药

E. 月经周期的第 25 天开始服药

5. 关于避孕套描述正确的是

A. 对乳胶过敏者禁止使用避孕套　　B. 每只阴茎套只要型号合适，可使用多次

C. 具有防止性传播疾病作用　　D. 只要掌握好时间，不必每次性交都使用

E. 射精后待阴茎软缩后，先取出阴茎，再捏住套口取出

6. 避孕最简单有效的措施是

A. 放置宫内节育器　　B. 安全期避孕

C. 人工流产吸宫术　　D. 引产

E. 钳刮术

7. 新婚夫妇想在婚后 2 年要孩子，首选避孕方法是

A. 避孕套　　B. 安全期避孕法

C. 口服避孕药　　　　D. 皮下埋植 Norplant

E. 放置宫内节育器

8. 关于避孕方法失败率最高的是

A. 阴道隔膜　　　　B. 避孕套

C. 宫内节育器　　　　D. 口服避孕药

E. 安全期避孕

9. 下列有关女用短效口服避孕药的副反应，说法正确的是

A. 类早孕反应是孕激素刺激胃黏膜所致

B. 月经量多者，不宜服用短效口服避孕药

C. 服药期间出现阴道流血，多因漏服药引起

D. 体重增加是孕激素引起机体水钠潴留的结果

E. 面部皮肤出现色素沉着，是药物变质所致

10. 口服短效避孕药最佳服用时间

A. 早餐前　　　　B. 早餐后

C. 午餐前　　　　D. 午餐后

E. 晚上

11. 下列有关长效口服避孕药的叙述正确的是

A. 其副反应明显少于短效口服避孕药

B. 长效口服避孕药由长效雌激素制成

C. 服用方法为月经来潮第 5 日服第 1 片，第 10 日服第 2 片，长期服用

D. 长效避孕药停药时，应在月经周期第 5 日开始服用短效口服避孕药 3 个月

E. 长效口服避孕药作用机制主要是抑制子宫内膜分泌反应使胚胎不能着床

12. 服用短效避孕药期间如漏服，补服的时间应在

A. 4 小时内　　　　B. 8 小时内

C. 12 小时内　　　　D. 24 小时内

E. 36 小时内

13. 避孕失败后最常用的补救措施是

A. 服用避孕药　　　　B. 放置宫内节育器

C. 人工流产　　　　D. 引产

E. 绝育术

14. 为预防吸宫术后患者发生术后感染情况，嘱受术者术后禁止性生活及盆浴的期限为术后

A. 1 周　　　　B. 2 周

C. 3 周　　　　D. 1 个月

E. 3 个月

15. 人工流产术前不必要的准备是

A. 配血　　B. 术前禁食

C. 术前排空膀胱　　D. 术前检查血常规、尿常规

E. 做好心理准备

16. 下列可以选择吸宫术终止妊娠的情况是

A. 妊娠 14 周　　B. 急性阴道炎

C. 妊娠 8 周并呕吐　　D. 妊娠剧吐

E. 术前 2 次体温超过 37.5℃

17. 中期妊娠药物引产为防止感染应于术前几日冲洗阴道

A. 5 天　　B. 4 天

C. 3 天　　D. 2 天

E. 1 天

18. 人工流产综合征发生的主要原因是

A. 受术者高度精神紧张

B. 受术者有心脏病

C. 人工流产术中出血过多

D. 人工流产术中对子宫颈局部刺激引起迷走神经反应

E. 人工流产术中吸宫不全

19. 下列不宜行人工流产术的是

A. 流产前 2 次体温 37℃　　B. 冠心病，心功能Ⅱ级

C. 慢性宫颈炎　　D. 妊娠剧吐并有酸中毒

E. 药物流产失败者

20. 经腹输卵管结扎术的合适时期是

A. 产后 3~7 天　　B. 正常经阴道分娩 48 小时内

C. 非孕妇女在月经来潮前 3~7 天　　D. 人工流产阴道流血停止后

E. 剖宫产术后 2~3 周

21. 下列选项中不能经腹腔镜行输卵管绝育术而能经腹行输卵管绝育术的是

A. 下腹部皮肤有水肿

B. 急性盆腔炎

C. 24 小时内测体温早晚各有一次超过 38℃

D. 各种疾病急性期

E. 患有风湿性心脏病，心功能Ⅰ级

22. 经腹输卵管结扎术前护理，下列哪项不需要

A. 阴道冲洗 3 天　　B. 解除恐惧心理，提供心理支持

C. 询问是否符合手术时间
D. 测体温、脉搏、呼吸、血压
E. 准备腹部备皮

二 A2 型题

1. 患者，女性，38 岁。G_4P_3，月经规律，量中等。1 个月前曾患急性肝炎。妇科检查：阴道前后壁膨出，宫颈光滑，宫口松，子宫Ⅰ度脱垂，大小正常，附件（－）。首选的避孕方法是
A. 阴茎套
B. 安全期避孕
C. 宫内节育器
D. 口服避孕药
E. 皮下埋植法
2. 患者，女性。已有 6 个月大的孩子，身体健康。最好选用的避孕方法是
A. 口服避孕药
B. 上节育环
C. 使用阴茎套
D. 安全期避孕
E. 阴道隔膜
3. 患者，女性，30 岁，哺乳期。产后半年未来月经。妇科检查：宫颈外口松，位于阴道口以上 2cm，子宫稍小，双附件（－）。避孕方法最好选用
A. 安全期避孕
B. 体外排精
C. 阴茎套
D. 宫内节育器
E. 口服避孕药
4. 患者，女性，初次妊娠，已妊娠 42 天，身体健康，要求终止妊娠。首选的方法最好是
A. 吸宫术
B. 水囊引产
C. 钳刮术
D. 药物流产
E. 依沙吖啶引产

三 A3/A4 型题

（1～3 题共用题干）

患者，女性，52 岁。放置宫内节育器 16 年，现绝经 1 年，到门诊要求取出节育器。妇科检查：外阴发育正常，已婚已产型；阴道通畅，黏膜略平滑，分泌物无色、量少；宫颈光滑，大小正常；宫体前倾前屈位，正常大小，活动良好；双附件未触及异常。

1. 该妇女在取器前应进行的必要检查是
A. 血常规
B. 心电图
C. 阴道涂片检查
D. 妇科 B 超
E. 腹部 CT

2. 若取器过程中发现节育器嵌顿，分析其发生的可能原因是

A. 放置时间过长　　B. 绝经后取器过晚

C. 节育器的质量不良　　D. 子宫壁太薄

E. 宫腔内感染

3. 向该妇女提供的健康指导内容，正确的是

A. 提醒患者手术前注意憋尿　　B. 手术后禁止性生活 2 周

C. 手术前患者需要进行 X 线常规检查　　D. 取出节育器后卧床休息 3 天

E. 手术后 B 超检查核实取器术的效果

四 B 型题

（1~2 题共用备选答案）

A. 抑制排卵

B. 减少子宫内膜前列腺素产生

C. 改变子宫内膜形态与功能，利于受精卵着床

D. 使宫颈黏液变稀薄，不利于精子通过

E. 非细菌性异物反应

1. 带铜宫内节育器的作用是

2. 口服短效口服避孕药的作用是

（3~4 题共用备选答案）

A. 阴茎套　　B. 宫内节育器

C. 短效口服避孕药　　D. 长效口服避孕药

E. 皮下埋置避孕药

3. 患者，女性，28 岁。产后 2 月，无月经来潮。首选避孕方法是

4. 患者，女性，38 岁。有 3 次生产史。妇科检查：子宫陈旧性裂伤，颈口容指，宫颈外口达处女膜边缘，并有阴道前后壁 I 度膨出。首选避孕方法是

（5~6 题共用备选答案）

A. 改变宫腔内环境，妨碍受精卵着床

B. 杀精子或改变精子功能

C. 抑制排卵

D. 改变宫颈黏液性状，不利于精子穿透

E. 阻止精子进入宫腔

5. 带铜宫内节育器避孕原理是

6. 外用避孕药膜的避孕原理是

（7~8 题共用备选答案）

A. 宫内节育器 B. 短效口服避孕药
C. 输卵管结扎术 D. 探亲避孕片
E. 皮下埋植

7. 适用于不再有生育要求妇女的是
8. 已婚妇女产后 6 个月的避孕方法是

（9~10 题共用备选答案）

A. 49 天以前 B. 14 周内
C. 10~14 周 D. 14~24 周
E. 14~28 周

9. 药物流产适用于
10. 吸宫术流产适用于

五 X 型题

1. 计划生育工作具体包括
A. 晚育 B. 晚婚
C. 节育 D. 人工流产
E. 提高人口素质
2. 口服避孕药物的不良反应主要有
A. 闭经 B. 痛经
C. 类早孕反应 D. 体重增加、色素沉着
E. 不规则出血
3. 放置宫内节育器的并发症有
A. 节育器脱落 B. 感染
C. 带环妊娠 D. 子宫穿孔
E. 血肿
4. 下列属于节育措施的有
A. 宫内放置节育器 B. 口服探亲避孕药
C. 人工流产 D. 皮下埋植药物
E. 注射长效避孕针

5. 宫内节育器的避孕原理是

A. 抑制排卵过程
B. 阻碍受精卵着床
C. 影响精子运行
D. 抑制性激素分泌
E. 改变卵子运行方向

6. 有关使用避孕药的注意事项，下列描述正确的是

A. 乳房有肿块者忌服
B. 不得随意停药
C. 急性肾炎患者忌服
D. 避孕药片潮解并不影响效果
E. 哺乳期妇女不宜服避孕药

7. 注射避孕针剂时，应注意的是

A. 应将安瓿中药液吸尽
B. 注射时应观察有无变态反应
C. 应做深部肌内注射
D. 长期用药应停药 1 年再受孕
E. 哺乳期妇女不宜采用此方法

8. 放置宫内节育器的禁忌证有

A. 月经过多过频
B. 宫颈过松
C. 宫颈轻度糜烂
D. 子宫脱垂
E. 生殖器官急性炎症

9. 下列关于人工流产并发症，说法正确的是

A. 子宫穿孔不常见
B. 术中出血可给予宫缩药
C. 哺乳期子宫术中易发生子宫穿孔
D. 感染多为子宫内膜炎
E. 术后阴道流血连续 10 天，用抗生素、宫缩药治疗无效应考虑吸宫不全

10. 人工流产后出院指导正确的有

A. 每日清洗会阴并换内裤
B. 保持外阴清洁和干燥
C. 术后 1 个月内禁止性生活及盆浴
D. 嘱其观察阴道出血及腹痛情况
E. 当阴道出血多于月经量伴腹痛不必就诊

11. 下列属于绝育适应证的有

A. 夫妻双方要求实行计划生育者
B. 患心脏病不能妊娠者
C. 精神病患者
D. 患肾脏病较严重者
E. 神经症，思想负担较重者

12. 经腹输卵管结扎术禁忌证有

A. 腹部皮肤有感染病灶
B. 急性、慢性盆腔炎患者
C. 各种疾病急性期
D. 心力衰竭
E. 患有全身疾病不宜生育行治疗性绝育术

六 案例分析题

(1~6 题共用题干)

患者，女性，24 岁。未婚，停经 55 天，诊断为早孕，行吸宫术。术中出现面色苍白、出冷汗、头晕、胸闷、呕吐、血压下降等表现。

1. 该患者可能出现
   A. 吸宫不全　　B. 失血性休克
   C. 子宫穿孔　　D. 人工流产综合征
   E. 神经源性休克
2. 为防治吸宫术并发症，下列措施正确的是
   A. 陪伴受术者，安慰、舒缓其紧张心理
   B. 出现人流综合征，停止手术
   C. 遵医嘱给予阿托品
   D. 观察术中、术毕出血量
   E. 以上均是
3. 人工流产术后宣教正确的有
   A. 术后休息半个月　　B. 术后有轻微腹痛
   C. 少量阴道流血可持续 14 天　　D. 1 个月内禁止盆浴及性交
   E. 保持外阴清洁
4. 该患者宜选择终止妊娠的方法是
   A. 药物流产　　B. 钳刮术
   C. 依沙吖啶引产　　D. 负压吸引术
   E. 水囊引产
5. 终止妊娠后，护士为其提供的健康指导，正确的是
   A. 注意观察阴道流血情况
   B. 注意观察腹痛情况
   C. 保持外阴清洁，禁止性生活及盆浴 2 周
   D. 休息 3 周
   E. 嘱其采用安全可靠的避孕措施
6. 建议其今后采取的最佳避孕措施是
   A. 放置节育器　　B. 男用避孕药
   C. 肌内注射长效避孕针　　D. 口服短效避孕药
   E. 安全期避孕

参考答案与解析

一、A1 型题

1. D【解析】手术时间：①非妊娠期妇女在月经干净后 3~7 天。②人工流产、中期妊娠终止后即可进行手术。③足月顺产后和剖宫产同时即可实施手术。④自然流产正常转经后，药物流产 2 次正常月经后可实施手术。⑤哺乳期或闭经妇女应排除妊娠后再行手术。⑥取出宫内节育器后，带器异位妊娠手术同时。

2. D【解析】晚婚：按国家法定年龄推迟 3 年以上结婚。我国提倡的晚婚是指男 25 周岁，女 23 周岁。

3. C【解析】宫内节育器放置时间：①月经干净后 3~7 天无性交。②人工流产后立即放置。③自然分娩后 6 周，恶露已净，会阴切口已愈合。④剖宫产后半年。⑤哺乳期排除早孕。

4. B【解析】服用短效避孕药的方法是从月经来潮当天算起的第 5 天开始服药（即使那天月经尚未干净，也要服药），每天晚上服 1 片，连续服 22 天，可避孕 1 个月。一般在停药后 1~3 天月经来潮，然后再从月经来潮的第 5 天开始，继续按上述方法连续服 22 天。这样逐月重复下去，可连续服用多年。如在某天晚上忘记服药，第 2 天早晨必须补服 1 片，应在 12 小时内补服。如果不补服或中途停服，会引起阴道出血或避孕失败。

5. C【解析】阴茎套也称为避孕套，为男用避孕工具，作为屏障使精液排在阴茎套内不能进入阴道而达到避孕目的。正确使用避孕率高，可达 93%~95%。阴茎套同时还具有防止性传播疾病的作用，因此应用广泛。

6. A【解析】宫内节育器（IUD）是一种经济、简便、安全、有效、可逆的节育器具，易于为广大女性接受，是我国育龄期女性主要的避孕措施。

7. A【解析】阴茎套正确使用避孕率高，且对人体无明显影响，短期避孕应首选。

8. E【解析】安全期避孕需要根据本人的月经周期，结合基础体温测量和宫颈黏液变化特点来推算。因排卵受情绪、健康状况、外界环境等多种因素的影响，此方法并不十分可靠，失败率高达 20%，不宜推广。

9. C【解析】口服避孕药的妇女出现类早孕反应是因雌激素刺激胃黏膜而引起；一般服药后月经变得规则、经血量减少、痛经症状减轻或消失，因此，月经量多者宜服用短效口服避孕药；体重增加可能是因避孕药中孕激素成分的弱雄激素活性促使体内合成代谢引起，也可能是雌激素成分致水、钠潴留所致，一般坚持服药 1~3 个周期后上述症状可自行消失。少数服药者的颜面部皮肤出现色素沉着，停药后多数能自然消退。

10. E【解析】参见 A1 型题第 4 题解析。

11. D【解析】长效口服避孕药：由长效雌激素和人工合成的孕激素配伍而成。长效雌激素被胃肠道吸收后储存于脂肪组织中缓慢释放起长效避孕作用，其避孕有效率达96%~98%。长效避孕药停药时，应在月经周期第5日开始服用短效口服避孕药3个月。长效雌激素直接作用于下丘脑-垂体-卵巢轴发生抗排卵作用，孕激素则对抗雌激素对内膜的增生作用，使内膜转化，引起撤退性出血。

12. C【解析】参见A1型题第4题解析。

13. C【解析】人工终止妊娠是没有避孕或避孕措施失败的补救方法，其主要用于避孕失败后妊娠及妇女由于各种原因不能继续妊娠或检查发现胚胎异常需终止妊娠。常用的人工终止妊娠的方法有人工流产、药物流产。

14. D【解析】药物流产、吸宫术及钳刮术术后休息2周；引产术术后休息1个月。术后1个月内禁止盆浴和性生活。

15. A【解析】人工流产负压吸引术术前准备：受术者排空膀胱后，取膀胱截石位。询问病史。一般体查及妇科检查，必要时做血常规、尿常规，肝肾功能，阴道分泌物检验，全面了解受术者情况。备负压吸引器械，可用负压瓶或吸引器。备妇科常规检查器械及用具、宫颈钳、卵圆钳、扩宫器、探针、吸管等。不需要配血。

16. C【解析】人工流产的适应证及禁忌证如下。①适应证：a. 妊娠14周内，自愿要求终止妊娠，而无禁忌证者；b. 因某种疾病不宜继续妊娠者。②禁忌证：a. 严重全身性疾病，不能耐受手术者；b. 各种疾病的急性期；c. 生殖道炎症；d. 术前24小时内2次体温≥37.5℃者；e. 妊娠剧吐酸中毒尚未纠正者。

17. C【解析】术前3天开始每天冲洗阴道1次。由于妊娠期宫颈软并充血，冲洗时动作要轻柔，防止损伤宫颈。同时每天测3次体温。

18. D【解析】人工流产综合征：由于子宫体、宫颈受机械性刺激使迷走神经兴奋、冠状动脉痉挛、心脏传导功能障碍所致。

19. D【解析】参见A1型题第16题解析。

20. B【解析】经腹输卵管结扎术的适应证为夫妻双方已有子女不愿再生育，或因某种疾病，如心脏病、肾病、肝病及严重遗传疾病不宜生育。手术时间选择：非孕妇在月经干净后3~4天。人工流产或分娩后宜在48小时内施术。哺乳期或闭经妇女则应排除早孕后再行绝育术。

21. E【解析】经腹腔镜输卵管绝育术禁忌证：患有心肺功能不全、腹腔粘连、膈疝等，其他同经腹输卵管结扎术。经腹输卵管结扎术适应证：①自愿接受绝育手术而无禁忌证者。②患严重的全身性疾病不宜生育者。③患遗传性疾病不宜生育者。禁忌证：①全身状况不能耐受手术者。②各种疾病急性期。③腹部皮肤存在感染灶或者有盆腔炎症者。④严重神经症者。⑤24小时内2次体温≥37.5℃者。

22. A【解析】经腹输卵管结扎术前无须阴道冲洗3天。

二、A2 型题

1. A【解析】子宫脱垂患者因为解剖结构的异常不适宜选择阴道隔膜和宫内节育器避孕，但因处于急性肝炎感染活动期无法选择口服避孕药避孕，因此阴茎套为最适宜的选择。

2. C【解析】患者已有 6 个月大的孩子，还处于哺乳期，最好选用的避孕方法是使用阴茎套。

3. C【解析】患者处于哺乳期，且宫颈外口松，位于阴道口以上 2cm，不适宜宫内节育器避孕，适宜阴茎套避孕。

4. D【解析】药物流产的适应证：①妊娠≤49 天、年龄 <40 岁，且自愿要求药物终止妊娠的健康女性。②有人工流产高危因素者，如哺乳期、瘢痕子宫等。③对手术流产存在疑虑或恐惧心理者。禁忌证：①有使用米非司酮禁忌证者，如肾上腺疾病、糖尿病、血液病等。②有使用前列腺素类药物禁忌证，如青光眼、哮喘、癫痫等。③其他：如异位妊娠、带器妊娠、妊娠剧吐等。

三、A3/A4 型题

1. D【解析】了解放置节育器的种类及放置时间；检查子宫位置，注意节育器是否有尾丝，必要时检查阴道分泌物；确定节育器是否在宫腔内；45 岁以上取环者术前应测血压、脉搏；绝经 1 年以上的妇女宫颈防癌刮片正常。

2. A【解析】节育器嵌顿或断裂：常因节育器放置时损伤子宫壁、带器时间过长或绝经后未及时取出所致。一经确诊，应及时取出，取器困难者应在 B 超下或在宫腔镜下取出。

3. B【解析】嘱受术者保持会阴清洁，每日清洗外阴，使用消毒会阴垫；2 周内禁性交及盆浴。

四、B 型题

1. E【解析】在宫腔内带铜 IUD 释放铜离子，铜离子对精子和胚泡有毒性作用。

2. A【解析】口服短效口服避孕药的作用是抑制排卵。

3. A【解析】患者产后 2 月，无月经来潮，首选避孕方法是阴茎套。

4. D【解析】该患者不适宜宫内节育器避孕，因 38 岁且有 3 次生产史，应服长效口服避孕药。

5. B【解析】参见 B 型题第 1 题解析。

6. B【解析】阴道杀精剂是性交前置入女性阴道内，具有杀精作用的一类避孕制剂。

7. C【解析】输卵管结扎术适用于不再有生育要求的妇女。

8. A【解析】已婚妇女产后 6 个月的避孕方法是宫内节育器。

9. A【解析】参见 A2 型题第 4 题解析。

10. B【解析】参见 A1 型题第 16 题解析。

五、X 型题

1. ABCD【解析】计划生育工作的具体内容如下。①晚婚：按国家法定年龄推迟 3 年以上结婚。②晚育：按国家法定年龄推迟 3 年以上生育。③节育：通过采用科学的方法实施生育调节，育龄夫妇以避孕为主，辅以绝育及避孕失败的补救措施。④优生优育：避免先天缺陷代代相传，防止后天因素影响发育，以提高人口素质。计划生育措施主要包括避孕、绝育及避孕失败后的补救措施。

2. ACDE【解析】痛经不属于口服避孕药物的不良反应。口服避孕药物的不良反应如下。①类早孕反应：一般不需处理，坚持服药数个周期后自然消失，症状严重者可考虑更换制剂或改用其他避孕措施。②阴道流血：轻者不需特殊处理，流血多者服用避孕药的同时加服雌激素，直至停药；若流血似经量或时间已近月经期，则停药，作为一次月经来潮，于出血第 5 日开始服用下一周期。③闭经：多数可在停药后恢复。若停药后仍无月经来潮，需排除妊娠，停药 7 日后继续服药，若连续停经 3 个月，需停药观察。④色素沉着：多数可于停药后消退。⑤体重增加：炔诺酮具有弱雄激素活性，促进体内合成代谢，以及雌激素促使钠、水潴留所致，对健康无影响。⑥其他影响：偶可出现皮疹、头痛、复视等，可对症处理，严重者停药。

3. ABCD【解析】宫内节育器并发症与处理如下。①感染：因无菌操作不严、尾丝过长等所致。有明确宫腔感染者，应在抗生素治疗的同时取出节育器。②节育器异位：多因术前未查清子宫位置和大小、术中操作不当引起。一旦发生节育器异位，应经腹或经阴道取出节育器。③节育器脱落：因节育器与宫腔大小及形态不符、放置时未将节育器放至子宫底部、宫颈内口过松或经量过多等所致。节育器脱落易发生在术后第 1 年，常与经血一起排出，不易察觉。④节育器嵌顿或断裂：常因节育器放置时损伤子宫壁、带器时间过长或绝经后未及时取出所致。一经确诊，应及时取出，取器困难者应在 B 超下或在宫腔镜下取出。⑤带器妊娠：多见于节育器脱落、下移或异位。一经确诊，行人工流产同时取出节育器。

4. ABDE【解析】节育：通过采用科学的方法实施生育调节，育龄夫妇以避孕为主，辅以绝育及避孕失败的补救措施。人工流产不是节育措施，是没有避孕或避孕措施失败的补救方法。

5. BC【解析】宫内节育器的避孕原理：①IUD 改变宫腔内生化环境，使子宫内膜与胚泡成熟不同步，因而影响受精卵着床。②宫腔内带铜 IUD 释放铜离子，铜离子对精子和胚泡有毒性作用。③释放孕激素的 IUD 使子宫内膜腺体萎缩间质发生蜕膜反应，干扰并破坏受精和着床的同步化；孕激素抑制排卵可使宫颈黏液变黏稠，影响精子进入宫腔，阻碍受精卵着床。

6. BCE【解析】药物避孕适应证：有避孕要求的健康育龄女性。禁忌证：①严重心血管疾病及血栓性疾病患者。②急、慢性肝炎或肾炎患者。③内分泌疾病患者。④恶性肿瘤或癌前病变患者。⑤哺乳期女性。⑥严重精神病长期服药，生活不能自理者。⑦年龄大于 35 岁的吸烟女性。⑧月经稀少、频发、闭经或年龄大于45岁者。乳房肿块患者可以服避孕药，避孕药片潮解变质不可使用。

7. ABCE【解析】注射避孕针时，应将药液吸尽，并做深部肌内注射。若停用时叮嘱患者要在停药后服用短效口服避孕药3个月，以免引起月经紊乱。使用长效避孕药停药6个月后再考虑妊娠。

8. ABDE【解析】放置宫内节育器适应证：凡育龄女性要求放置宫内节育器而无禁忌证者均可放置。放置禁忌证：①妊娠或可疑妊娠者。②生殖器官炎症者。③生殖器官肿瘤或子宫畸形者。④人工流产后或产后子宫收缩不良，疑有妊娠组织残留或感染者。⑤宫颈口过松、重度宫颈撕裂伤或子宫脱垂者。⑥严重全身性疾病者。

9. BCDE【解析】子宫穿孔是手术流产的严重并发症，常见于术者操作技术不熟练，哺乳期子宫或子宫壁有瘢痕。疑有穿孔者应立即停止手术，用缩宫素和抗生素。密切观察受术者的生命体征，有无腹痛及内出血情况。必要时可行剖腹探查处理。

10. ABCD【解析】当阴道出血多于月经量伴腹痛应及时就诊。

11. ABCD【解析】神经症，思想负担较重者不属于绝育适应证。

12. ABCD【解析】参见A1型题第21题解析。

六、案例分析题

1~2 D、E【解析】人工流产综合征：受术者在术中或术后出现心动过缓、血压下降、面色苍白、出冷汗、头晕甚至晕厥等迷走神经兴奋症状，这与受术者的情绪、身体状况、手术操作有关。发现症状后立即停止手术，给予吸氧，大多数可在手术后逐渐恢复。严重者阿托品0.5~1mg静脉注射。术前重视精神安慰，缓慢扩张宫颈，适当降低吸宫的压力，各种操作要轻柔，术前肌内注射阿托品0.5mg，均可避免发生人工流产综合征。

3. ABDE【解析】术后受术者在观察室卧床休息2小时，观察其腹痛及阴道流血情况。若有腹痛或阴道流血增多，嘱患者及时就诊。

4. D【解析】患者停经55天，已超过49天不适宜药物流产。未到10周，也不适宜钳刮术。

5. ABDE【解析】术后嘱患者保持外阴清洁，1个月内禁止盆浴及性生活。

6. D【解析】患者是未婚、育龄女性应口服短效避孕药避孕。

第四篇

儿科护理学

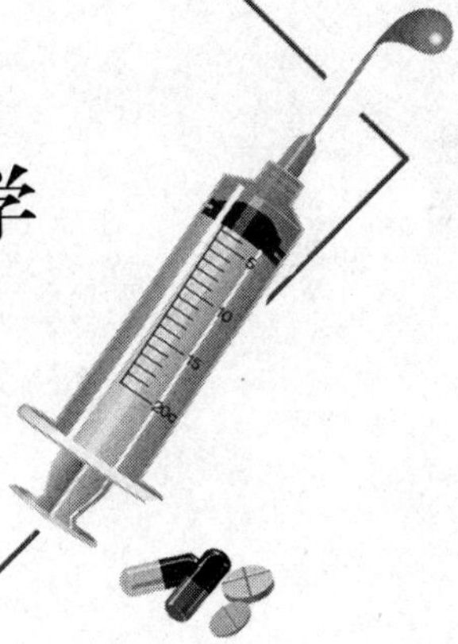

第一章　小儿体格生长发育及评价

一 A1 型题

1. 判断小儿体格发育的常用主要指标是

A. 对外界反应能力　　B. 体重、身高、头围、腹围

C. 语言发育程度　　D. 动作能力或运动能力

E. 智力发育水平

2. 小儿出生时的头围是

A. 34cm　　B. 44cm

C. 46cm　　D. 48cm

E. 50cm

3. 正常 1 岁 8 个月小儿的乳牙应有

A. 8~10 颗　　B. 10~12 颗

C. 14~16 颗　　D. 18~20 颗

E. 20~22 颗

4. 反映骨骼发育最主要的指标是

A. 胸围　　B. 身长（高）

C. 体重　　D. 牙齿

E. 囟门

5. 对婴儿进行体检时，前囟门的测量应以什么长度表示

A. 对角边接线的长度表示　　B. 相邻两边长度表示

C. 两对边中点的连接线长度表示　　D. 两对边中点的连接线的 1/2 长度表示

E. 囟门骨缘间最大和最小距离长度表示

6. 正常小儿前囟闭合的月龄是

A. 6~8 个月　　B. 8~12 个月

C. 12~18 个月　　D. 18~20 个月

E. 20~24 个月

7. 以下哪项是影响小儿生长发育最基本的因素

A. 生长发育个体差异　　B. 生长发育顺序不同

C. 遗传和环境影响
D. 神经系统发育早晚
E. 生殖系统发育早晚

8. 小儿 1 岁时的头围是
A. 42cm
B. 44cm
C. 45cm
D. 46cm
E. 47cm

9. 正常小儿 20 颗乳牙出齐的时间为
A. 20 个月
B. 28 个月
C. 2 岁半
D. 3 岁
E. 3 岁半

10. 正常小儿 1 周岁时，体重约为出生体重的
A. 2 倍
B. 3 倍
C. 3.5 倍
D. 4 倍
E. 4.5 倍

11. 前囟门早闭或过小见于
A. 佝偻病
B. 小头畸形
C. 呆小病
D. 脑积水
E. 以上都不是

12. 反映儿童体格生长，尤其是测量营养状况的敏感指标是
A. 身高
B. 体重
C. 头围
D. 坐高
E. 胸围

13. 根据小儿运动功能的发育，开始会爬的年龄是
A. 3 个月到 4 个月
B. 5 个月到 6 个月
C. 6 个月到 7 个月
D. 8 个月到 9 个月
E. 10 个月到 11 个月

14. 脊柱出现胸椎后凸的时间是
A. 出生时
B. 3 个月
C. 6 个月
D. 10 个月
E. 15 个月

15. 记忆是复杂的心理活动过程，其特点如下所述，但应除外
A. 有意注意
B. 识记
C. 保持
D. 再认和重现
E. 随年龄的增长而增强

16. 小儿胸围与头围大致相等的时间为
A. 4个月　B. 8个月
C. 12个月　D. 18个月
E. 24个月
17. 通常所说的身体上部量是指
A. 头顶到坐骨结节　B. 头顶到耻骨联合上缘
C. 头顶到耻骨联合下缘　D. 头顶到脐部联合下缘
E. 头顶到脐与耻骨联合的中点
18. 胸围可以反映
A. 胸廓的发育程度　B. 骨骼的发育程度
C. 脊柱的发育程度　D. 膈肌的发育程度
E. 心脏的发育程度
19. 小儿能听懂简单吩咐的年龄是
A. 6个月　B. 8个月
C. 10个月左右　D. 2~3岁
E. 3~4岁
20. 正常小儿12个月龄的体重、身长、头围分别是
A. 8kg、70cm、40cm　B. 9kg、75cm、46cm
C. 10kg、80cm、48cm　D. 9kg、85cm、48cm
E. 9kg、80cm、50cm
21. 正常小儿开始萌出恒牙的时间是
A. 5岁　B. 6岁
C. 7岁　D. 3岁
E. 4岁
22. 正常1岁6个月小儿乳牙应有
A. 6~8个　B. 8~10个
C. 12~14个　D. 16~18个
E. 18~20个
23. 前囟饱满多见于
A. 佝偻病　B. 小头畸形
C. 呆小病　D. 脑积水
E. 甲状腺功能减退症
24. 婴儿期的特点应除外
A. 需要摄入的热量和营养，尤其是蛋白质特别高

B. 消化功能发育不完整，易患营养及消化紊乱疾病

C. 对生活缺乏经验，容易发生中毒或创伤等意外

D. 生长发育速度甚快，来自母体的抗体逐渐消耗，自身免疫逐渐建立

E. 对疾病抵抗力低，容易发生各种传染病

25. 下列符合生长发育基本规律的是

A. 生长发育匀速进行　　B. 远心端优先发育

C. 神经系统发育领先　　D. 学龄期身体发育最迅速

E. 青春期个体差异不明显

26. 小儿体格检查时身体下部量是指

A. 坐骨结节到足底　　B. 耻骨联合上缘到足底

C. 耻骨联合下缘到足底　　D. 脐部到足底

E. 脐与耻骨联合的中点到足底

27. 小儿各系统中最迟发育的是

A. 神经系统　　B. 生殖系统

C. 脂肪组织　　D. 淋巴系统

E. 肌肉组织

28. 小儿身体上部量与下部量相等的年龄是

A. 9 岁　　B. 10 岁

C. 11 岁　　D. 12 岁

E. 13 岁

二 A2 型题

1. 某小儿，身长 108cm，体重 20.5kg，身长中点位于脐与耻骨联合之间，腕部骨化中心已出现 7 个，萌出 1 颗恒牙。其可能年龄是

A. 5 岁　　B. 6 岁

C. 7 岁　　D. 8 岁

E. 9 岁

2. 某婴儿，体重 5.1kg，前囟门 1.5cm × 1.5cm，后囟 0.2cm，能微笑，头不能竖立。最可能的年龄是

A. 1~2 周　　B. 1~2 个月

C. 3~4 个月　　D. >4 个月

E. >5 个月

3. 12 个月婴儿，在儿科门诊检查，出现下列哪项情况认为发育异常

A. 前囟未闭　　B. 乳牙未萌出

C. 不会自己穿鞋　　D. 不会表示要大小便

E. 不能说出 3 个字构成的句子

4. 某婴儿，男，6 个月，查体时引出下列神经反射，属不正常的是

A. 腹壁反射可引出　　B. 提睾反射不易引出

C. 握持反射存在　　D. 巴氏征阳性

E. 四肢腱反射阳性

5. 某正常小儿，体重 8kg，身长 68cm，前囟 1cm，有乳牙 3 颗，其可能达到的发育水平是

A. 会爬　　B. 会走

C. 会说再见　　D. 会自己进食

E. 会说自己的名字

6. 患儿，女，18 个月。食欲缺乏 1 月余。母亲带其到儿保门诊就诊，护士应首先为婴儿检查

A. 上臀围　　B. 坐高

C. 前囟　　D. 体重

E. 身长

7. 某婴儿，4 个月。早期萌牙，此时该婴儿最可能萌了几颗牙

A. 2 颗　　B. 4 颗

C. 6 颗　　D. 8 颗

E. 10 颗

8. 患儿，男，2 岁。神志清楚，大小便正常，体格检查：头围 48cm、胸围 49cm、身长 85cm。该小儿的体重是

A. 6kg　　B. 8kg

C. 10kg　　D. 12kg

E. 14kg

9. 患儿，女，1 岁。为了解其生长发育的程度，对其进行体格检查，测量头围 46cm。其胸围是

A. 34cm　　B. 38cm

C. 40cm　　D. 46cm

E. 50cm

10. 社区保健门诊护士为一健康婴儿体检，小儿体重 7.5kg，身长 65cm，头围 44cm，可独坐，能辨认熟人和陌生人。护士判断其可能的月龄是

A. 4 个月　　B. 3 个月

C. 6 个月　　D. 9 个月

E. 10 个月

11. 某5岁儿童身高110cm，体重18kg，牙齿20颗。其发育状况为

A. 肥胖　　B. 发育迟缓

C. 营养不良　　D. 身材高大

E. 在正常范围内

三 A3/A4 型题

（1~4 题共用题干）

某男性小儿，体重12kg，身高为85cm，生长发育良好。

1. 该小儿最可能的年龄为

A. 9个月　　B. 12个月

C. 24个月　　D. 30个月

E. 36个月

2. 其头围正常值应为

A. 34cm　　B. 38cm

C. 42cm　　D. 46cm

E. 48cm

3. 小儿腕部的骨化中心不应少于

A. 2块　　B. 3块

C. 4块　　D. 5块

E. 6块

4. 其乳牙萌出的数目应为

A. 8颗　　B. 12颗

C. 16颗　　D. 20颗

E. 24颗

（5~6 题共用题干）

患儿，男，1岁2个月。到医院检查身体，体重9.2kg，身高78cm，头围46cm，囟门尚未关闭。

5. 护士给予的正确指导是

A. 暂停户外活动　　B. 增加脂肪供给

C. 增加蛋白质供给　　D. 增加户外活动

E. 预防交叉感染

6. 小儿囟门关闭延迟常见的原因是

A. 脑萎缩　　B. 小头畸形

C. 脑发育不良　　D. 胆红素脑病
E. 维生素 D 缺乏性佝偻病

(7~9 题共用题干)

某男孩，8 岁，参加学校的体能训练，为了了解其身体发育情况，对其进行相关指标测量。

7. 此阶段儿童应注意保护视力，书本和眼睛距离正确的是
A. 33cm 左右　　B. 50cm 左右
C. 60cm 左右　　D. 66cm 左右
E. 66cm 以上

8. 按生长发育公式，此年龄儿童的身高应是
A. 100cm　　B. 131cm
C. 140cm　　D. 150cm
E. 155cm

9. 按生长发育公式，此年龄儿童的体重为
A. 18kg　　B. 20kg
C. 24kg　　D. 28kg
E. 30kg

四 B 型题

(1~3 题共用备选答案)
A. 身长（高）　　B. 体重
C. 前囟　　D. 头围
E. 胸围

1. 反映大脑发育的参考指标是
2. 反映骨骼发育的重要指标是
3. 衡量营养状况的重要指标是

(4~6 题共用备选答案)
A. 出生到 1 岁　　B. 1 岁~1 岁半
C. 1 岁半~2 岁　　D. 2 岁半
E. 1~3 岁

4. 乳牙出齐最晚的年龄一般应是在
5. 前囟关闭的最晚年龄大多是在

6. 生长发育最快的年龄阶段是

五 X 型题

1. 影响小儿生长发育的因素有

A. 教育　B. 遗传

C. 环境　D. 营养

E. 疾病

2. 下列有关器官系统发育不平衡性的描述中正确的是

A. 生殖系统至青春期前开始发育　B. 神经系统发育较早

C. 淋巴系统到青春期开始发育　D. 皮下脂肪发育较早

E. 肌肉组织发育较早

3. 判断小儿体格发育常用的主要指标是

A. 体重　B. 身高、坐高

C. 头围、胸围　D. 皮下脂肪厚度

E. 语言发育程度

4. 下列有关生理体重下降的特点，叙述正确的是

A. 母乳量不足所致

B. 发生在生后 1 周内

C. 体重在 14 天之内可恢复

D. 由于丢失水分和胎粪排出引起

E. 体重下降可达出生体重的 10%~15%

5. 关于小儿牙齿的发育，描述正确的是

A. 乳牙约 3 岁出齐

B. 乳牙 22 颗，恒牙 32 颗

C. 2 岁以内乳牙数量为月龄减 4~6

D. 8 岁左右开始出第 1 颗恒牙即第一恒磨牙

E. 12 岁左右开始出第二恒磨牙

6. 对于生殖系统发育下列说法正确的是

A. 生殖系统迟至青春期前才开始发育

B. 青春期可划分为 3 个阶段

C. 青春后期生殖系统发育完全成熟

D. 青春中期性器官在解剖和生理功能上均已成熟

E. 青春中期体格生长明显加速，出现第二性征

参考答案与解析

一、A1 型题

1. B【解析】观察儿童体格生长，常选用具有特征的可测量项目作指标，如体重、身高（长）、头围、胸围、囟门、牙齿等，以体重与身长最重要。

2. A【解析】经眉弓上方，枕后结节绕头一周的长度为头围，为 33~34cm。

3. C【解析】人一生有乳牙和恒牙两副牙齿。乳牙共 20 颗，出生后 4~10 个月开始萌出，12 个月尚未出牙视为乳牙迟萌，最晚 2 岁半出齐。2 岁以内乳牙数目为月龄减 4~6。

4. B【解析】身高（长）是指头顶到足底的全身长度，是反映骨骼发育的重要指标。3 岁以下小儿取仰卧位测量，称身长；3 岁以后立位测量，称身高。

5. C【解析】对婴儿进行体检时，前囟门的测量应以两对边中点的连接线长度表示。

6. C【解析】婴儿出生时颅缝稍有分开，于 3~4 月龄时闭合。出生时后囟很小或已闭合，至迟 6~8 周龄闭合。前囟出生时 1.5~2.0cm，以后随颅骨生长而增大，6 月龄左右逐渐骨化而变小，在 12~18 个月闭合。

7. C【解析】遗传和环境影响是影响小儿生长发育最基本的因素。

8. D【解析】出生时平均头围为 34cm，在 1 岁以内增长较快，1 岁时为 46cm、2 岁时为 48cm、5 岁时为 50cm、15 岁时为 54~58cm。头围测量在 2 岁前最有价值。

9. C【解析】参见 A1 型题第 3 题解析。

10. B【解析】新生儿出生体重平均 3kg（2.5~4kg），出生后 3~4 个月体重约为出生时的 2 倍（6kg），1 岁时体重约为出生时的 3 倍（9~10kg），2 岁时体重约为出生时的 4 倍（12kg），2 岁至青春前期体重增长减慢，年增长值约 2kg。

11. B【解析】前囟早闭或过小见于小头畸形，所以选项 B 正确。前囟饱满常示颅内压增高，见于脑积水、脑炎、脑膜炎、脑肿瘤等疾病。前囟迟闭、过大，见于佝偻病，先天性甲状腺功能减退症等。

12. B【解析】体重为各器官、组织、体液的总重量，是衡量儿童体格生长与营养状况的最灵敏指标，也常作为计算药量、静脉输液量等的依据。

13. D【解析】8、9 个月，这个年龄阶段的孩子能够做到的是会爬。

14. C【解析】新生儿时脊柱仅轻微后凸，3 个月能抬头时出现颈椎前凸，6 个月会坐时呈胸椎后凸，1 岁能行走时出现腰椎前凸。脊柱上述 3 个自然弯曲有利于身体平衡。

15. A【解析】记忆是复杂的心理活动过程，其特点不包括有意注意。

16. C【解析】1 岁时小儿头围大致等于胸围，约 46cm。

17. B【解析】以耻骨联合上缘为界，以上称上部量，即头顶到耻骨联合上缘；以下称下部量，即耻骨联合上缘至足底的长度。

18. A【解析】胸围大小与肺、胸廓的发育密切相关。

19. C【解析】小儿能听懂简单吩咐的年龄是10个月左右。

20. B【解析】7~12个月：体重（kg）=6（kg）+月龄×0.25（kg）=6+12×0.25=9（kg）。出生时身长平均为50cm，1岁时为75cm，2岁时为85cm。出生时头围平均为34cm，头围在1岁以内增长较快，1岁时为46cm、2岁时为48cm、5岁时为50cm、15岁时为54~58cm。

21. B【解析】6岁左右萌出第一恒磨牙（又称6龄齿）。

22. C【解析】2岁以内乳牙数目为月龄减4~6。

23. D【解析】参见A1型题第11题解析。

24. C【解析】对生活缺乏经验，容易发生中毒或创伤等意外不属于婴儿期的特点。从出生至满1周岁之前为婴儿期，又称乳儿期。此期为小儿出生后生长发育最迅速的时期，因此，需要提供足够多的营养素及热量。但此期小儿的胃肠道消化和吸收功能尚不够完善，容易发生消化紊乱和营养不良。由于从母体获得的免疫抗体逐渐消失，而自身免疫力尚未成熟，易患感染性疾病。

25. C【解析】各系统器官发育的不平衡性：不同年龄儿童机体各系统的生理功能不同，生长速度也不同步。神经系统生长发育较早，生殖系统生长发育至青春期才开始，淋巴系统在幼儿期生长发育迅速，于青春期前达高峰，后逐渐下降到成人水平。

26. B【解析】参见A1型题第17题解析。

27. B【解析】参见A1型题第25题解析。

28. D【解析】小儿身体上部量与下部量相等的年龄是12岁。

二、A2型题

1. B【解析】6岁左右萌出第一恒磨牙（又称6龄齿），2~12岁体重（kg）=年龄×2+8（kg）。

2. C【解析】婴儿体重5.1kg，前囟门1.5cm×1.5cm，后囟0.2cm，能微笑，头不能竖立，最可能的年龄是3~4个月。

3. B【解析】参见A1型题第3题解析。

4. C【解析】小儿出生时即具有觅食、吸吮、吞咽、拥抱、握持等一些先天性反射和对强光、寒冷、疼痛的反应。吸吮、拥抱、握持等无条件反射随年龄增长而消失，如握持反射应于3~4个月时消失，否则将影响动作发育。若不能引出这些先天反射或持续不退，表明神经系统异常。

5. A【解析】首先根据小儿身长68cm估计该小儿年龄超过6个月，再根据7~12个月小儿的体重公式推算，8 个月的小儿体重大约是 8kg。根据乳牙的数目估计月龄在 7~9 个月之间，那么该小儿的年龄大概为八九个月，这个年龄阶段的孩子能够做到的是会爬。

6. D【解析】体重为各器官、组织和体液的总重量，是小儿体格生长的代表，是营养情况的重要指标。该患儿食欲缺乏 1 月余，应怀疑存在营养不良、发育不良的情况，因此应先检查体重。

7. A【解析】婴幼儿乳牙萌出时间为出生后 4~10 月，一般 2 岁内乳牙数目为月龄减 4~6，最早萌出的为 2 颗下中切牙，随后萌出上中切牙和上侧切牙。因此 4 个月婴儿最可能萌出了 2 颗牙。

8. D【解析】2 岁小儿体重计算公式：体重（kg）＝年龄 ×2 +8（kg）。这题主要考核的是小儿体重的计算公式。

9. D【解析】小儿出生时胸围均为 32cm，比头围小 1~2cm。1 岁时胸围与头围大致相等，约 46cm。题干中小儿 1 岁，所以胸围应是 46cm。

10. C【解析】一般 1 岁头围为 46cm，该小儿头围 44cm，月龄应 <12 个月，结合 6 个月小儿可独坐，能辨认熟人和陌生人，因此该小儿为 6 个月。

11. E【解析】根据体重和身高计算公式，5 岁小儿正常身高为 5 ×7 +75 =110（cm）；体重为 5 ×2 +8 =18（kg），因此该小儿的身高和体重均在正常范围内，乳牙 20 颗，在 2 岁半时应出齐，牙齿也是正常的。

三、A3/A4 型题

1. C【解析】出生时身长平均为 50cm，1 岁时为 75cm，2 岁时为 85cm。

2. E【解析】出生时平均为 34cm，头围在 1 岁以内增长较快，1 岁时为 46cm、2 岁时为 48cm、5 岁时为 50cm、15 岁时为 54~58cm。

3. B【解析】婴儿出生时无骨化中心，4~6 个月，腕部才出现次级骨化中心，10 岁时出全，共 10 个，故 1~9 岁腕部骨化中心的数目约为其岁数加 1。

4. D【解析】参见 A1 型题第 3 题解析。

5. D【解析】造成维生素 D 缺乏性佝偻病的主要病因是日光照射不足，维生素 D 可由皮肤经日照产生，如日照不足，尤其在冬季，需定期通过膳食补充。此外空气污染也可阻碍日光中的紫外线，人们日常所穿的衣服、住在高楼林立的地区、生活在室内、使用人工合成的太阳屏阻碍紫外线，居住在日光不足的地区等都影响皮肤生物合成足够量的维生素 D。对于儿童来说，日光浴是使机体合成维生素 D_3 的重要途径。

6. E【解析】参见 A1 型题第 11 题解析。

7. A【解析】学龄期特别注意保护视力，教育儿童写字、读书时书本与眼睛应保持 33cm 左右的距离，保持正确姿势。

8. B【解析】2~12 岁可按以下公式计算：2~12 岁身长（高）＝年龄（岁）×7 +

75（cm），8×7+75（cm）=131（cm）。

9. C【解析】2~12 岁：体重（kg）=年龄×2+8（kg），8×2+8=24（kg）。

四、B 型题

1. D【解析】头围是反映脑和颅骨的生长情况的重要指标。

2. A【解析】参见 A1 型题第 4 题解析。

3. B【解析】参见 A1 型题第 12 题解析。

4. D【解析】参见 A1 型题第 3 题解析。

5. B【解析】参见 A1 型题第 6 题解析。

6. A【解析】参见 A1 型题第 24 题解析。

五、X 型题

1. BCDE【解析】影响生长发育的因素如下。①遗传因素：儿童生长发育的特征、潜力趋向、限度等都受父母遗传因素的影响，如身高、体重、心理活动特征、性格特点、对变应原的敏感性、对疾病的敏感性等。②外界环境因素。a. 孕母情况：孕母的生活环境、营养、情绪、疾病等各种因素均会影响胎儿的宫内发育以及日后生长发育的最终结局；b. 营养：充足和合理的营养是保证小儿健康成长极为重要的因素，年龄越小受营养因素的影响越大。长期营养不足会导致体重下降、身高不增以及器官功能低下等，影响智力、心理和社会适应能力的发展。小儿摄入过多热量所致的肥胖也会影响其正常的生长发育；c. 疾病：各种疾病对儿童生长发育有明显影响。急性感染常使体重减轻，慢性疾病则影响体重和身高的发育，内分泌疾病对骨骼生长和神经系统的发育影响较大，先天性心脏病可造成生长发育迟缓；d. 家庭和社会环境：良好的居住环境、卫生条件能促进小儿生长发育。健康的生活方式、科学的护理、正确的教养、和谐的家庭气氛、父母的爱抚、良好的学校和社会环境、适宜的锻炼和完善的医疗保健服务等，都是保证小儿生长发育达到最佳状态的重要因素。

2. AB【解析】参见 A1 型题第 25 题解析。

3. ABCD【解析】小儿体格生长通常选用易于测量、有较好人群代表性的指标来表示。常用的指标有体重、身高（长）、坐高（顶臀长）、头围、胸围、上臂围、皮下脂肪厚度等。

4. ABD【解析】出生后第 1 周内由于摄入不足、粪便排出、水分蒸发，可出现暂时性体重下降（生理性体重下降），减少量为原体重的 3%~9%，常于 7~10 天内恢复到出生时体重，以后体重开始快速增长。

5. CE【解析】2 岁以内乳牙数目为月龄减 4~6。人一生有乳牙和恒牙两副牙齿。乳牙共 20 颗，出生后 4~10 个月开始萌出，12 个月尚未出牙视为乳牙迟萌，一般 2 岁半出齐。6 岁左右萌出第一恒磨牙（又称 6 龄齿），12 岁左右萌出第二恒磨牙，18 岁以后萌出第三恒磨牙（智齿），也有终生不出第三恒磨牙者，恒牙 28~32 颗。

6. ABCD【解析】生殖系统至青春期前开始发育。青春期持续6~7年，可划分为3个阶段。①青春前期：体格生长明显加速，出现第二性征。②青春中期：体格生长速度达高峰，第二性征全部出现。性器官在解剖和生理功能上均已成熟。③青春后期：体格生长停止，生殖系统发育完全成熟。

第二章　小儿营养与喂养

一 A1 型题

1. 母乳喂养有利于预防佝偻病的主要原因是母乳中
   A. SIgA 多　　B. 糖含量多
   C. 钙磷比例合适　　D. 不饱和脂肪酸多
   E. 乳清蛋白含量多
2. 人工喂养的正确做法如下，但除外
   A. 人工喂养应以代乳品为主
   B. 按婴儿年龄、体重等调制乳品量和浓度
   C. 两次喂奶之间注意喂水
   D. 哺喂前应抱婴儿呈半坐位，喂毕后抱直拍背
   E. 哺喂前母亲应洗手且注意食具消毒
3. 母乳中含有何种物质可以预防肠道感染
   A. IgE　　B. SIgA
   C. IgG　　D. IgM
   E. 溶菌酶
4. 6 个月以内小儿最理想的食品是
   A. 牛乳　　B. 羊乳
   C. 母乳　　D. 乳儿糕
   E. 全脂奶粉
5. 母乳中能够增加小儿免疫功能的成分是
   A. 乳铁蛋白　　B. 乳酸蛋白
   C. 不饱和脂肪酸　　D. 甲型乳糖
   E. 乳脂酶
6. 辅助食品添加的原则，以下哪项不正确
   A. 从少到多　　B. 由稠到稀
   C. 从细到粗　　D. 由一种到多种
   E. 患病期间不添加新的辅食

7. 婴儿饮食中三大营养素所供热量百分比正确的是
A. 15% 蛋白质，50% 脂肪，35% 碳水化合物
B. 15% 蛋白质，35% 脂肪，50% 碳水化合物
C. 25% 蛋白质，40% 脂肪，35% 碳水化合物
D. 25% 蛋白质，35% 脂肪，40% 碳水化合物
E. 25% 蛋白质，50% 脂肪，25% 碳水化合物

8. 婴儿开始添加含铁丰富辅食的时间是
A. 1 个月内　B. 2~3 个月
C. 3~4 个月　D. 4~6 个月
E. 6~8 个月

9. 母乳的优点不包括
A. 钙磷比例合适　B. 乳清蛋白多
C. 含饱和脂肪酸多　D. 含消化酶多
E. 乙型乳糖为主

10. 婴儿期每日每千克体重所需能量为
A. 100kcal　B. 110kcal
C. 120kcal　D. 130kcal
E. 140kcal

11. 按热量计算，5kg 婴儿每日所需 8% 糖牛乳量为
A. 200~220ml　B. 300~330ml
C. 400~440ml　D. 500~550ml
E. 600~660ml

12. 母乳中含蛋白质、脂肪、糖类的比例是
A. 1:3:6　B. 2:3:5
C. 1:2:5　D. 3:3:5
E. 2:4:6

13. 婴儿开始添加淀粉类食物的月龄是
A. 3 个月　B. 4 个月
C. 5 个月　D. 6 个月
E. 8 个月

14. 下列不宜进行母乳喂养的情况是
A. 天气炎热　B. 母亲患结核
C. 多胎妊娠的母亲　D. 乳儿患病
E. 母亲患糖尿病

15. 如无特殊情况，正常小儿适宜断母乳的年龄是

A. 10~12 个月　　B. 18 个月

C. 24 个月　　D. 1.5~2 岁

E. 2~3 岁

16. 青春期女孩因月经来潮，饮食中应供给足够的

A. 钙　　B. 铁

C. 磷　　D. 铜

E. 锌

17. 小儿能量的特殊需要为

A. 基础代谢　　B. 食物特殊动力

C. 生长发育　　D. 活动所需

E. 排泄损失

18. 关于学龄前期儿童的膳食叙述，不正确的是

A. 早餐应吃饱，不能空腹

B. 避免坚硬、油腻、辛辣食物

C. 食谱应做到粗细粮交替，荤素食搭配

D. 食谱不需经常更换

E. 培养良好的饮食习惯

二 A2 型题

1. 某健康男婴，体重 6kg，使用 5% 糖牛奶喂养，其每日所需奶量为

A. 450ml　　B. 550ml

C. 560ml　　D. 650ml

E. 684ml

2. 某 6 个月小儿，一直用牛乳喂养，检查发现血清铁蛋白下降。另一名同龄小儿一直母乳喂养则无此改变，原因是

A. 母乳中含铁量高　　B. 牛乳中含铁量高

C. 母乳中铁吸收率高　　D. 牛乳中铁吸收率高

E. 母乳中含矿物质多

3. 体重 3.7kg 的婴儿用牛奶喂养，每天供给含 8% 的糖牛奶

A. 370ml　　B. 450ml

C. 500ml　　D. 600ml

E. 800ml

4. 某2岁小儿，发育正常，其膳食安排下列哪项是正确的
   A. 随成人同吃普通膳食
   B. 每日3餐外加点心3次
   C. 每日3餐外加点心2次，维生素D 15万U
   D. 每日3餐外加点心2~3次
   E. 每日3餐以流食、半流食为主

三 A3/A4型题

（1~4题共用题干）

某新生儿，出生体重3500g，身长50cm，面色红润，哭声响亮，一般情况好，现母乳喂养。

1. 该新生儿开乳时间是
   A. 生后2小时可喂母乳　　B. 生后3小时喂母乳
   C. 生后6小时喂母乳　　D. 生后12小时喂母乳
   E. 生后24小时喂母乳
2. 母亲授乳时最好的体位是
   A. 坐位　　B. 立位
   C. 右侧卧位　　D. 左侧卧位
   E. 平卧位
3. 授乳后婴儿应取的体位是
   A. 坐位　　B. 头侧位
   C. 平卧位　　D. 左侧卧位
   E. 右侧卧位
4. 护士指导家长为小儿口服维生素D，正确的开始给药时间应是
   A. 生后1周　　B. 生后2周
   C. 生后3周　　D. 生后4周
   E. 生后6周

（5~7题共用题干）

某女婴，1岁，体重为10kg，其母向社区护士咨询有关喂养问题。

5. 该小儿每日摄取的总热量是
   A. 500kcal　　B. 700kcal
   C. 800kcal　　D. 1000kcal
   E. 1100kcal

6. 该小儿每日总液量为
   A. 800ml　　B. 100ml
   C. 1200ml　　D. 1300ml
   E. 1500ml
7. 该小儿每日主要添加的辅食是
   A. 鱼肝油　　B. 蛋黄、菜泥
   C. 菜水、水果汁　　D. 饼干、馒头片
   E. 软饭、面条、碎菜、碎肉

四 B 型题

（1~4 题共用备选答案）
   A. 1~3 个月　　B. 3~4 个月
   C. 4~6 个月　　D. 7~9 个月
   E. 10~12 个月
1. 开始添加水果汁的月龄是
2. 开始添加菜泥的月龄是
3. 开始添加肉末的月龄是
4. 开始添加软饭的月龄是

（5~6 题共用备选答案）
   A. 母乳　　B. 鲜牛奶
   C. 8% 糖牛奶　　D. 全脂奶粉
   E. 婴儿配方奶粉
5. 钙磷比为 2∶1 的乳品是
6. 按体积比 1∶4 加水冲调即成全乳的是

五 X 型题

1. 新生儿期不宜过早喂淀粉类食物，其原因是
   A. 唾液淀粉酶不足　　B. 胃淀粉酶含量低
   C. 胰腺尚未发育　　D. 肠管相对短，对消化淀粉类食物不利
   E. 胰淀粉酶活性低
2. 关于青春发育期少年膳食的叙述，正确的是
   A. 早餐要保证较高营养价值的食物　　B. 提倡课间加餐

C. 提供足够蛋白质尤其是动物蛋白　　D. 饮食中注意补充钙、铁、锌
E. 尽量满足喜欢小吃、快餐消费的需求

六　案例分析题

（1~3 题共用题干）

患儿，男，11 个月。奶粉喂养，未加任何辅食。近 2 个月来食欲缺乏、面色苍白，精神不振，体重 6.0kg，皮下脂肪 0.3cm。

1. 该患儿首先应考虑的是
   A. 腹泻　　B. 结核
   C. 佝偻病　　D. 营养不良
   E. 消化不良
2. 该患儿的首优护理诊断是
   A. 成长发展的改变　　B. 知识缺乏
   C. 感染的危险　　D. 自我形象紊乱
   E. 营养失调：低于机体需要量
3. 下列对患儿的护理措施中正确的有
   A. 预防低血糖　　B. 做好皮肤护理
   C. 补充维生素　　D. 口服胃蛋白酶助消化
   E. 尽快给予正常饮食

参考答案与解析

一、A1 型题

1. C【解析】母乳喂养有利于预防佝偻病的主要原因是母乳中钙磷比例合适。人乳的钙磷比例为 2∶1，钙吸收率高。

2. A【解析】4~6 个月婴儿由于各种原因不能进行母乳喂养时采用配方奶粉或其他兽乳，如牛乳、羊乳、马乳等喂哺婴儿，称为人工喂养。由于代乳品所含营养与母乳差异较大，且操作程序繁杂，易被污染，因此人工喂养是万不得已才采用的方法。牛乳、羊乳、马乳等均为代乳品，配方奶营养成分与人乳接近，是首选的代乳品。

3. B【解析】人乳与牛乳的最大区别是给婴儿提供较多的免疫因子，如分泌型 IgA（SIgA）、乳铁蛋白、溶菌酶、补体、双歧因子及巨噬细胞等丰富的抗感染物质。因此母乳喂养儿很少患腹泻、呼吸道感染等。

4. C【解析】母乳是婴儿最理想的天然食品，母乳中蛋白质、脂肪、糖、维生素、矿物质及水的比例适合且易于消化吸收，完全能够满足出生后6个月内婴儿生长发育的营养需求，不必添加任何代乳品和水；母乳中含有丰富的免疫物质，增加婴儿抗病能力；母乳中所含的氨基酸、不饱和脂肪酸和牛磺酸等，有益于婴儿大脑神经系统发育，可促进婴儿智力发育；母乳喂养不易引起婴儿过敏，且经济、方便、卫生；母乳喂养能增进母婴感情，有利于婴儿心理发育。

5. A【解析】母乳中能够提高免疫力的成分是乳铁蛋白，有助于抑制多种有害菌生长，是帮助小儿提升抵抗力的重要元素。

6. B【解析】小儿添加辅食遵循由少到多、由稀到稠、由细到粗、由流食到半流食、由一种到多种的原则。

7. B【解析】幼儿膳食的安排：每日能量和营养素需要满足该年龄阶段的生理需要，保证蛋白质摄入每日在40g左右。注意品种多样化和饮食碎、软、细、烂，保证蛋白质、脂肪和碳酸类产能比例在（10%~15%）：（30%~35%）：（50%~60%）。

8. D【解析】婴儿开始添加含铁丰富辅食的时间是4~6个月。

9. C【解析】母乳脂肪含量虽与牛乳相仿，但多为不饱和脂肪酸，特别是亚油酸较丰富，还含卵磷脂、鞘磷脂及牛磺酸等，对婴儿脑发育十分重要。

10. A【解析】婴儿每日需能量按100kcal/kg，总液量每日150ml/kg。

11. D【解析】婴儿每日需能量按100kcal/kg，8%糖牛奶100ml供能约100kcal。

12. A【解析】母乳中含蛋白质、脂肪、糖类的比例是1∶3∶6。

13. D【解析】婴儿开始添加淀粉类食物的月龄是6个月。

14. B【解析】母乳喂养的禁忌：母亲患有急、慢性传染病，严重的肝、肾、心脏疾病不宜或暂停哺乳。

15. C【解析】婴儿6个月开始引入其他食物，并逐渐减少哺乳次数，增加引入食物的量，继续母乳喂养至24月龄。

16. B【解析】女孩因月经来潮，在饮食中应供给足够的铁剂。

17. C【解析】适宜的能量供给是小儿维持生长发育的必要前提，所以选项C正确。此外，能量还能用于个体基础代谢、活动需要、排泄损失，用于食物消化的动力等，但是并不是特殊需要。

18. D【解析】学龄前儿童的膳食：与成人饮食接近，但须做到粗细粮交替，荤素食搭配，避免坚硬、油腻、辛辣食品。食品制作尽量多样化，食谱要经常更换，以促进小儿食欲。

二、A2型题

1. E【解析】100ml鲜牛奶供能约67kcal，1g糖供能约4kcal，故5%糖牛奶100ml供能约87kcal。设5%糖牛奶Xml能供能100kcal，推算出X＝100/87×100＝114（ml），因此该

患儿每日所需奶量为 114×6＝684（ml）。

2. C【解析】母乳含铁量与牛奶相似，但母乳中的铁吸收率高达 50%，牛乳中铁的吸收率仅为母乳的 1/5。

3. A【解析】婴儿每日需 8% 含糖牛乳 100ml/kg。体重 3.7kg 的婴儿用牛奶喂养，每天供给含 8% 的糖牛奶 370ml。

4. D【解析】幼儿的膳食：饮食次数以每日 3 餐加 2~3 次点心和/或乳品为宜。

三、A3/A4 型题

1. A【解析】婴儿出生后，2 小时可按需喂养。

2. A【解析】乳母一般采用坐位，一手怀抱婴儿，使其头、肩部枕在母亲哺乳侧肘弯部；另一手的拇指和其余四指分别放在乳房上、下方，掌托住乳房，使婴儿含住大部分乳晕及乳头且能用鼻呼吸。两侧乳房应交替进行哺乳，每次最好使一侧乳房吸空后再吸另一侧。哺乳结束后，为防止溢乳，应将婴儿竖抱起，用手掌轻拍背部，以帮助排出吞咽下的气体。然后将婴儿保持右侧卧位，以防呕吐造成窒息。

3. E【解析】婴儿食后应取右侧卧位，床头略抬高，避免溢奶引起窒息。

4. B【解析】小儿应按时接种卡介苗和乙肝疫苗。出生 2 周后应口服维生素 D，预防佝偻病的发生。

5. D【解析】婴儿每日需能量按 100kcal/kg，总液量每日 150ml/kg。体重为 10kg，该小儿每日摄取的总热量是 1000kcal。

6. E【解析】婴儿每日需能量按 100kcal/kg，总液量每日 150ml/kg，体重为 10kg，该小儿每日总液量为 1500ml。

7. E【解析】10~12 个月：添加稠粥、软饭、面条、豆制品、碎肉、碎菜等。

四、B 型题

1. A【解析】1~3 个月：开始添加水果汁、菜水。

2. C【解析】4~6 个月：添加蛋黄、菜泥、果泥、米糊、稀粥。

3. D【解析】7~9 个月：可食用蛋、鱼、肉末、肝泥、粥、烂面、饼干。

4. E【解析】10~12 个月：添加粥、软饭、面条、豆制品、碎肉、碎菜等。

5. A【解析】人乳的钙磷比例为 2∶1，钙吸收率高。

6. D【解析】全脂奶粉：是将鲜牛乳经高温灭菌、真空浓缩、喷雾干燥制成，加热使酪蛋白变性而易于消化，且干粉便于运输、储存。使用时加水冲调，配制比例按容积 1∶4（1 容积奶粉＋4 容积水）配成全乳。

五、X 型题

1. AE【解析】能否喂淀粉类食物与口腔唾液腺发育成熟度有关。新生儿唾液腺发育不成熟，3~4 个月时唾液分泌增多，唾液中含有淀粉酶，可帮助淀粉类食物分解消化。

2. ABCD【解析】青春期少年体格发育进入高峰时期，尤其肌肉、骨骼的增长突出；各种营养素如蛋白质、维生素及总能量的需要量增加。女孩因月经来潮，在饮食中应供给足够的铁剂。

六、案例分析题

1~3 D、E、ABCD【解析】根据患儿的病史特点，以及皮下脂肪0.3cm，首先考虑营养不良，首优的护理诊断应为营养失调：低于机体需要量。对于严重营养不良的患儿饮食管理的原则是循序渐进，逐渐补充，不能一开始就给予正常饮食。

第三章　新生儿及新生儿疾病的护理

一　A1 型题

1. 婴儿易发生溢乳和呕吐的原因是
   A. 胃肠顺向蠕动　　B. 幽门括约肌发育差
   C. 婴儿胃呈斜位　　D. 哺乳时不吸入空气
   E. 胃肠逆向蠕动
2. 正常新生儿的护理措施，错误的是
   A. 取平卧位　　B. 每日沐浴
   C. 观察呼吸、面色　　D. 勤换尿布
   E. 保持脐部清洁、干燥
3. 婴儿抚触的顺序正确的是
   A. 头面部→胸部→腹部→下肢→上肢→背部
   B. 头面部→胸部→上肢→腹部→下肢→背部
   C. 头面部→胸部→腹部→上肢→下肢→背部
   D. 胸部→上肢→腹部→下肢→背部→头面部
   E. 胸部→腹部→上肢→下肢→背部→头面部
4. 正常新生儿护理的预期目标错误的是
   A. 呼吸道通畅　　B. 体温在正常范围
   C. 脐带无渗血　　D. 新生儿体重不增
   E. 新生儿无臀红
5. 新生儿生理性体重下降常发生在
   A. 1 周内　　B. 2 周内
   C. 3 周内　　D. 4 周内
   E. 半年内
6. 新生儿生理性体重下降范围一般不超过
   A. 8%　　B. 10%
   C. 12%　　D. 15%
   E. 20%

7. 新生儿娩出后，首先应

A. 处理脐带　　B. 清理呼吸道

C. 刺激呼吸　　D. 眼药水滴双眼

E. 吸吮母亲乳汁

8. 新生儿期是指

A. 自出生脐带结扎到1周岁　　B. 自受孕到出生脐带结扎时

C. 自出生脐带结扎开始到满28天　　D. 自出生后第一天到出生后第30天

E. 自出生后第1天到生后第45天

9. 新生儿通过胎盘从母体获得的免疫球蛋白是

A. IgG　　B. IgE

C. SIgA　　D. IgM

E. IgA

10. 下列描述符合早产儿外观特点的是

A. 足底光滑，纹理少　　B. 皮肤红润，胎毛少

C. 指甲长过指端　　D. 乳晕明显，有结节

E. 耳郭软骨发育好

11. 早产儿与低体重儿需进暖箱时应

A. 裸体　　B. 穿单衣、包尿布

C. 裸体、包尿布　　D. 穿棉衣、包尿布、盖棉被

E. 穿单衣、包尿布、盖被单

12. 早产儿肺部发育不完全，最易发生的疾病是

A. 窒息　　B. 肺不张

C. 肺水肿　　D. 肺透明膜病

E. 坠积性肺炎

13. 持续高浓度给氧可引起早产儿

A. 听力下降　　B. 肾纤维化

C. 智力低下　　D. 视网膜病变

E. 嗅觉减退变

14. 早产儿主要的护理诊断不包括

A. 体温调节无效　　B. 婴儿喂养无效

C. 有感染的危险　　D. 不能维持自主呼吸

E. 体液不足

15. 新生儿胆红素代谢特点是

A. 肝细胞摄取胆红素能力强　　B. 胆红素生成过少

C. 肠道吸收胆红素较少　　D. 肝脏酶系统发育不完善
E. 肝细胞 Y、Z 蛋白含量多

16. 早产儿生理性黄疸的特点是
A. 较足月儿重，持续时间长　　B. 较足月儿重，持续时间短
C. 较足月儿轻，持续时间长　　D. 较足月儿轻，持续时间短
E. 与足月儿一致

17. 新生儿黄疸的高峰是
A. 生后 1~2 天　　B. 生后 2~4 天
C. 生后 4~5 天　　D. 生后 6~8 天
E. 生后 8~10 天

18. 足月新生儿病理性黄疸，哪项是错误的
A. 生后 24 小时内出现黄疸　　B. 血清胆红素 <205μmol/L
C. 黄疸持续 2 周以上　　D. 黄疸呈进行性加重
E. 血清结合胆红素 >34μmol/L

二 A2 型题

1. 患儿，足月顺产，6 天。母乳喂养，吃奶好，皮肤黄染，血清胆红素 153μmol/L。应采取的措施是
A. 不需处理　　B. 输血浆
C. 输白蛋白　　D. 蓝光照射
E. 换血治疗

2. 足月新生儿，女，7 天。为其洗澡时发现其两乳腺均有蚕豆大小肿块，轻轻挤压有白色液体流出。下列采取的措施正确的是
A. 不需处理　　B. 手术切除
C. 应用抗生素　　D. 用手挤出液体
E. 加压包扎

3. 某早产儿出生后因 Apgar 评分较低转入新生儿病房，治疗 12 天后身体状况好转，今日医生通知家长出院。护士在出院指导时应向家长重点强调
A. 及时添加辅食　　B. 预防感染
C. 培养良好生活习惯　　D. 预防外伤
E. 及早训练按时排便

4. 早产儿，生后 2 天，胎龄 34 周。因发绀给予氧气吸入。为预防其氧中毒，正确的做法是
A. 维持动脉血氧分压在 80~90mmHg　　B. 维持经皮血氧饱和度在 85%~93%

C. 连续吸氧时间不超过7天　　D. 吸氧浓度在70%~80%
E. 给予机械正压通气

5. 一名患有Rh溶血症的新生儿，出现嗜睡、尖声哭叫、肌张力下降等症状。查血胆红素上升至342μmol/L。该患儿有可能发生
A. 低血糖　　B. 颅内出血
C. 呼吸衰竭　　D. 胆红素脑病
E. 新生儿化脓性脑膜炎

6. 某新生儿，日龄7天。生后第3天出现皮肤黄染，次日更明显，但精神、食欲如常。白细胞不高，血清胆红素171μmol/L，以间接胆红素为主。最可能是
A. 新生儿溶血症　　B. 新生儿败血症
C. 新生儿肝炎　　D. 新生儿胆道闭锁
E. 新生儿生理性黄疸

7. 新生儿出生时，身体红，四肢青紫，心率90次/分，呼吸20次/分，呼吸不规则，四肢能活动，弹足底有皱眉。Apgar评分为
A. 4分　　B. 5分
C. 6分　　D. 7分
E. 8分

三 A3/A4型题

（1~3题共用题干）

某产妇，35岁，正常顺产一女婴。

1. 在出生后的第3天，产妇发现新生儿皮肤轻度黄染。询问关于黄染的消退时间，护士解释应为
A. 5~7天　　B. 7~10天
C. 8~12天　　D. 10~14天
E. 14~30天

2. 第4天，产妇发现新生儿的大便颜色发绿、次数多。询问情况，护士的解释是
A. 消化不良　　B. 进食不足
C. 摄入蛋白质过多　　D. 肠道感染
E. 肝脏功能异常

3. 第4天，产妇准备出院，询问关于新生儿沐浴问题，护士的回答不妥的有
A. 勿使水流入耳、鼻　　B. 避免扑粉进入眼或吸入呼吸道
C. 皮肤感染者应隔离　　D. 操作者可以离开婴儿
E. 防止婴儿受凉、损伤

四 B型题

（1~2题共用备选答案）

A. 25~30次/分　　B. 30~35次/分

C. 35~40次/分　　D. 40~60次/分

E. 100~150次/分

1. 足月新生儿正常的呼吸频率为
2. 足月新生儿正常的心率是

（3~4题共用备选答案）

A. 10~12小时　　B. 12小时

C. 12~24小时　　D. 24小时内

E. 24~48小时

3. 新生儿应在出生后何时接种卡介苗
4. 新生儿第1次接种乙肝疫苗在出生后何时

（5~6题共用备选答案）

A. 2~3天　　B. 3~7天

C. 7~10天　　D. 10~14天

E. 2~3周

5. 脐带脱落的时间为
6. 产后新生儿恢复出生时体重的时间为

（7~9题共用备选答案）

A. 不论胎龄大小，体重<2500g

B. 胎龄满37~42周，体重2500~4000g

C. 胎龄<37周，体重>2500g

D. 胎龄>37周，体重<3900g

E. 胎龄<37周，器官功能不成熟

7. 早产儿的定义是
8. 足月儿的定义是
9. 低出生体重儿定义是

（10~12题共用备选答案）

A. 血清胆红素≥85μmol/L　　B. 血清胆红素≤171μmol/L

C. 血清胆红素 <221μmol/L
D. 血清胆红素 <256.5μmol/L
E. 血清胆红素 >342μmol/L

10. 早产儿生理性黄疸
11. 足月儿生理性黄疸
12. 当发生胆红素脑病时

五 X 型题

1. 新生儿发生感染的主要传播途径是
A. 空气传播
B. 血液传播
C. 生物媒介传播
D. 接触传播
E. 授乳过程传播
2. 下列有关新生儿脐带护理的措施，正确的是
A. 体检后用 75% 乙醇擦净脐带残端和脐轮处
B. 3~7 天脱落
C. 有分泌物时可用药物烧灼
D. 脐部保持清洁、干燥，防止发生脐炎
E. 有肉芽组织形成，意味着脐带将要脱落
3. 下列有关新生儿护理措施，说法正确的有
A. 保持呼吸道通畅
B. 喂乳后应将小儿抱起，轻拍背部
C. 室温保持在 26℃左右
D. 脐带脱落后有渗出者，局部用 75% 乙醇消毒
E. 做好皮肤护理
4. 为预防感染，新生儿脐带护理正确的是
A. 沐浴后用 75% 乙醇消毒脐带残端和脐轮处
B. 脐带 3~7 天脱落
C. 有分泌物伴臭味时涂 10% 甲紫
D. 有肉芽组织用 2.5% 硝酸银点灼
E. 脐部保持清洁、干燥
5. 以下属于新生儿特殊生理特点的是
A. 生理性体重下降
B. 生理性黄疸
C. 阴道有血性分泌物
D. 乳房肿块
E. 皮肤有散在红疹
6. 下列有关正常新生儿护理正确的是
A. 新生儿需保暖
B. 1~2 天内可有呕吐

C. 24 小时无大小便属正常情况　　D. 每日测体温 2 次，如有异常需加测
E. 出生 2 小时内密切观察脐带有无渗血

7. 下列有关新生儿抚触，说法不正确的是
A. 可在出生后 12 小时开始
B. 可在新生儿沐浴过程中进行
C. 每次抚触的时间一般为 20~30 分钟
D. 抚触室温度应在 28℃以上
E. 抚触部位是新生儿胸部和腹部，不包括头面部

8. 下列有关新生儿皮肤护理，正确的是
A. 新生儿皮肤因有特殊免疫力不易感染
B. 新生儿双脚用袜套保护
C. 新生儿指甲应在出生 42 天后剪去
D. 胎脂于出生即刻擦去
E. 经常更换体位防止耳后积垢引起溃烂

9. 下列有关新生儿出生后 24 小时内护理，正确的是
A. 不必保温，因为新生儿可以自行调整
B. 脐带出血多时应重新结扎
C. 哺乳后立即换尿布
D. 为防止呕吐应予侧卧位
E. 面色苍白或青紫应立即清理呼吸道

10. 足月儿的特点包括
A. 头发分条清楚　　B. 四肢屈肌张力高
C. 足底纹理多　　D. 胎毛多
E. 女婴大阴唇不能覆盖小阴唇

11. 新生儿容易出现溢奶的原因是
A. 吸吮反射发育不良　　B. 胃呈水平位
C. 贲门括约肌松弛　　D. 奶浓度过高
E. 幽门括约肌紧张

12. 下列有关早产儿护理措施正确的有
A. 预防窒息　　B. 及早输液输血
C. 预防感染　　D. 合理营养
E. 注意保暖

13. 新生儿生理性黄疸出现的原因是
A. 胆管狭窄　　B. 大量间接胆红素产生

C. 出生后红细胞破坏增加　　D. 大量直接胆红素产生

E. 肝脏内醛酰转换酶活力不足

14. 对新生儿病理性黄疸所采取的护理措施下列正确的是

A. 蓝光疗法　　B. 换血疗法

C. 观察大小便颜色　　D. 观察黄疸发生的时间及进展程度

E. 延迟喂养

六 案例分析题

（1~3 题共用题干）

孕妇，30 岁，滞产行产钳术，胎儿出生后 1 分钟 Apgar 评分为 3 分。

1. 下列与该患儿不符的临床表现是

A. 呼吸表浅　　B. 口唇青紫

C. 皮肤苍白　　D. 心率<80 次/分

E. 喉反射存在

2. 对该患儿可能的护理诊断是

A. 体温过低　　B. 气体交换受损

C. 清理呼吸道无效　　D. 有感染的危险

E. 有受伤的危险

3. 下列对该患儿的护理措施，不妥的是

A. 建立呼吸　　B. 静脉补液

C. 药物治疗　　D. 清理呼吸道

E. 维持肛温 36.5~37.2℃

参考答案与解析

一、A1 型题

1. E【解析】婴儿胃呈水平位，贲门括约肌发育较差，幽门括约肌发育较好，易发生溢乳和呕吐。

2. A【解析】新生儿取平卧位时应头偏向一侧，以防呛咳或窒息，所以选项 A 错误；新生儿应每日沐浴 1 次，保持皮肤清洁，促进血液循环，同时勤换尿布，保持脐部清洁，预防感染。选项 B、C、D、E 均是新生儿出生后 24 小时内应进行的护理，故排除。

3. C【解析】婴儿抚触的顺序可以按照如下步骤进行：头面部-胸部-腹部-上肢-下肢-

背部。例如头面部：①用两手拇指指腹从眉间向两侧滑动。②两手拇指从下颌颏部中央向外侧上方滑动，让上下唇形成微笑状。③一手托头，用另一只手的指腹从前额发际向上、向后滑动至后下发际，并停止于两耳后乳突处，轻轻按压。按这些步骤可让婴儿倍增舒适。

4~6 D、A、B【解析】新生儿出生后2~4日，由于摄入少，排出水分较多，故出现生理性体重下降，但一般不超过10%，4日后开始回升，7~10日恢复出生体重，以后体重逐渐增加。

7. B【解析】娩出后，开始呼吸前，应迅速清除口、咽、鼻部的黏液及羊水，保持呼吸道通畅。

8. C【解析】新生儿期指自出生后脐带结扎至生后28天止，其中生后不满7天的称为早期新生儿。在胎龄满28周至生后7天的时期称为围生期或围产期。

9. A【解析】新生儿通过胎盘从母体中获得免疫球蛋白IgG，因此，不易感染一些传染性疾病，而免疫球蛋白IgA和IgG不能通过胎盘，因此新生儿易患呼吸道和消化道疾病。

10. A【解析】早产儿的外观特点：体重大多在2500g以下，身长不到47cm；哭声低弱，四肢肌张力低下，皮肤薄、红嫩，胎毛多，头发少；耳郭软骨发育不成熟，紧贴颅骨；乳晕不清，乳腺结节小或不能摸到；足底光滑，纹理少；指（趾）甲软，未达到指（趾）尖；男婴睾丸未降至阴囊，女婴大阴唇不能覆盖小阴唇。

11. B【解析】早产儿与低体重儿进暖箱时应穿单衣、包尿布。

12. D【解析】早产儿肺部发育不完全，最易发生肺透明膜病。

13. D【解析】有缺氧症状者给予氧气吸入，一般采取间断低流量给氧，吸氧的浓度及时间根据缺氧程度及用氧的方法而定，一旦缺氧症状改善立即停用，避免引发视网膜病变。

14. E【解析】早产儿如不存在腹泻或呕吐等症状时，不存在体液不足的问题。而其他4个选项都是早产儿常见的护理问题。早产儿主要护理诊断：体温调节无效，与体温调节功能差、产热贮备力不足有关；婴儿喂养无效，与摄入不足及消化吸收功能差有关；有感染的危险，与免疫功能不足有关；不能维持自主呼吸，与呼吸器官发育不成熟有关。体液不足不属于早产儿主要护理诊断。

15. D【解析】新生儿胆红素代谢特点：①胆红素生成相对较多。②肝功能不成熟。③肠-肝循环增加。④转运胆红素的能力不足。

16~17 A、C【解析】新生儿生理性黄疸是由于新生儿胆红素代谢特点引起的，50%~60%的足月儿和80%以上的早产儿可出现生理性黄疸，其特点：①足月儿2~3天出现黄疸。②4~5天达高峰，5~7天消退，最迟不超过2周内。③早产儿黄疸多于3~5天出现，5~7天达高峰，7~9天消退，最长可延迟到3~4周消退。④足月儿血清胆红素浓度<221μmol/L，早产儿<256.5μmol/L是生理性黄疸范畴。⑤每天胆红素浓度升高<85μmol/L或每小时升高<85μmol/L。⑥一般情况良好。

18. B【解析】新生儿病理性黄疸一般特点：①黄疸出现早，一般在生后24小时内出现。②黄疸程度重，足月儿血清胆红素 >221μmol/L，早产儿 >256. 5μmol/L。③黄疸进展快，血清胆红素每日上升 >85μmol/L。④黄疸持续时间长，足月儿超过 2 周或早产儿超过 4 周黄疸仍不退或退而复现。⑤血清结合胆红素 >34μmol/L。⑥重者可引起胆红素脑病，又称核黄疸，是由于血中游离非结合胆红素通过血–脑屏障引起脑组织的病理性损害。

二、A2 型题

1. A【解析】患儿是足月顺产，6 天，母乳喂养，吃奶好，皮肤黄染，血清胆红素 153μmol/L，生理性黄疸一般生后 2~3 天开始出现，4~5 天达高峰，5~7 天消退。该患儿各项情况良好，不需要治疗。

2. A【解析】生理性乳腺肿大：由于来自母体的雌激素中断，男、女新生儿出生后 3~5 天，乳腺可触到蚕豆或核桃大小的肿块，多于 2~3 周内消退，切忌挤压，以免感染。

3. B【解析】①首先是要预防感染，早产儿的免疫力低，抵抗疾病的能力差。②注意保暖。③尽量母乳喂养，或者使用配方奶粉，及时添加辅食。④定期到医院随访。

4. B【解析】早产儿发绀时应吸入低浓度氧气以维持动脉血氧分压 50~70mmHg 或经皮血氧饱和度在 85%~93% 为宜。一旦症状改善立即停用，预防氧疗并发症。如无自主呼吸，应该行正压机械通气。

5. D【解析】胆红素上升至 342μmol/L，高浓度的胆红素容易通过血–脑屏障，易引起胆红素脑病（核黄疸）。该患儿为 Rh 溶血患儿，并出现了嗜睡、尖声哭叫、肌张力下降等临床表现，可判断该患儿可能发生了胆红素脑病。

6. E【解析】新生儿溶血症生后 24 小时出现皮肤黄染；感染引起的黄疸程度重，以结合胆红素增高为主；新生儿肝炎黄染 2~3 周出现，伴拒食、肝大等症状；先天性胆道闭锁黄疸出现于 1~3 周，以结合胆红素增高为主，粪便呈灰白色；生理性黄疸于出生后 2~3 天出现，5~7 天最重，足月儿血清胆红素不超过 221μmol/L，一般情况好，食欲正常。生理性黄疸会逐渐消退，无须特殊处理。

7. C【解析】Apgar 评分是广泛使用的评价新生儿窒息的最简捷、实用的方法。评价内容包括皮肤颜色、心率、对刺激的反应、肌张力和呼吸，每项 0~2 分，总共 10 分。分别于出生后 1 分钟、5 分钟、10 分钟评价，临床上根据生后 1 分钟的 Apgar 评分，将窒息分为轻度、重度。Apgar 评分 8~10 分为正常，4~7 分为轻度（青紫）窒息，0~3 分为重度（苍白）窒息。生后 1 分钟评分可反映窒息严重程度，是复苏的重要依据；5 分钟及 10 分钟评分有助于判断复苏效果和预后。如 5 分钟评分，仍低于 6 分者，神经系统受损较大。身体红、四肢青紫评 1 分，心率 90 次/分评 1 分，呼吸 20 次/分，不规则评 1 分，四肢能活动评 2 分，有皱眉评 1 分，总评分 6 分。

三、A3/A4 型题

1. A【解析】参见 A1 型题第 16 题解析。

2. B【解析】第 4 天，新生儿的大便颜色发绿、次数多，可能是因进食不足引起。

3. D【解析】婴儿沐浴时注意观察面色、呼吸，如有异常，停止操作，并注意保暖，避免受凉；注意水温，防止烫伤；不可将婴儿单独留在操作台上，防止发生坠落伤，眼、耳内不得有水或泡沫进入。

四、B 型题

1. D【解析】足月新生儿呼吸系统：腹式呼吸为主。呼吸次数为 40 ~ 60 次/分，呼吸较表浅，节律不规则。

2. E【解析】足月新生儿心率波动较大，范围为 100 ~ 150 次/分，平均 120 ~ 140 次/分，血压平均为 70/50mmHg。

3. C【解析】新生儿应在出生后 12 ~ 24 小时接种卡介苗。

4. D【解析】新生儿第 1 次接种乙肝疫苗在出生后 24 小时内。

5. B【解析】保持脐带残端的清洁干燥，一般生后 3 ~ 7 天残端脱落，每天换消毒纱布。

6. C【解析】参见 A1 型题第 4 题解析。

7. E【解析】早产儿指胎龄满 28 周至不满 37 足周（196 ~ 259 天）的婴儿。由于提前娩出，婴儿各器官功能均不成熟，生活能力及抵抗力均低，对外界适应能力也差，故早产儿的死亡率远远高于足月儿，且胎龄越小，体重越轻，死亡率越高。

8. B【解析】正常足月新生儿是指胎龄满 37 ~ 42 周出生，体重 2500 ~ 4000g，身长 47cm 以上，无任何畸形和疾病的活产新生儿。

9. A【解析】低出生体重儿定义是不论胎龄大小，体重 <2500g。

10 ~ 11 D、C【解析】参见 A1 型题第 16 题解析。

12. E【解析】当发生胆红素脑病时血清胆红素 $>342\mu mol/L$。

五、X 型题

1. ACDE【解析】新生儿发生感染的主要传播途径不包括血液传播。

2. ABD【解析】脐带脱落后应注意脐窝有无分泌物及肉芽，有分泌物者先用 3% 的过氧化氢棉签擦拭，再用 0. 2% ~ 0. 5% 的碘伏棉签擦拭，并保持干燥。有肉芽组织可用硝酸银烧灼局部。

3. ABE【解析】新生儿室条件：新生儿室应安置在阳光充足、空气流通的朝南区域。室内最好备有空调和空气净化设备，保持室温在 22 ~ 24℃、相对湿度在 55% ~ 65%。每张床最好拥有 $3m^2$ 的空间，床间距宜 1m 以上。

4. ABDE【解析】参见 X 型题第 2 题解析。

5. ABCDE【解析】足月新生儿的特殊生理状态：①生理性黄疸。②新生儿生理性体重下降。③乳腺肿大。④假月经。⑤“马牙”和“螳螂嘴”。⑥新生儿红斑及粟粒疹。

6. ABDE【解析】生后 10 ~ 12 小时开始排出墨绿色胎粪，3 ~ 4 天排完，粪便转为黄绿色。如 24 小时未排胎粪者应检查是否有肛门闭锁或其他消化道畸形。

7. ABCE【解析】新生儿出生第 2 天可开始抚触，最好在沐浴后进行，抚触室温度应在 28℃以上，抚触新生儿全身，每次抚触的时间一般 10~15 分钟。

8. BE【解析】新生儿双脚用袜套保护，经常更换体位防止耳后积垢引起溃烂。新生儿指甲应随时修剪，以免抓伤自己。应做好皮肤护理。

9. DE【解析】新生儿出生后 24 小时内为防止呕吐应予侧卧位，面色苍白或青紫应立即清理呼吸道。其他选项均错误。

10. ABC【解析】体重 2500g 以上，身长 47cm 以上。哭声响亮，皮肤红润，胎毛少，耳郭软骨发育良好，指（趾）甲发育良好，可达到或超过指（趾）尖，整个足底有较深的足纹。四肢肌张力好，呈屈曲状。乳晕清晰，乳头突起，乳房可扪到结节。男婴睾丸已降至阴囊，女婴大阴唇可覆盖小阴唇。

11. BCE【解析】参见 A1 型题第 1 题解析。

12. ACDE【解析】若早产儿摄入量不足或疾病影响需药物治疗及补液时，要加强补液管理。

13. BCE【解析】胆管狭窄、大量直接胆红素产生不是新生儿生理性黄疸出现的原因。大量间接胆红素产生导致生理性黄疸。

14. ABCD【解析】黄疸期间常表现为吸吮无力、食欲缺乏，应耐心喂养，按需调整喂养方式如少量多次、间歇喂养等，保证奶量摄入。若黄疸严重，患儿一般情况差，可考虑暂停母乳喂养，黄疸消退后再恢复母乳喂养。

六、案例分析题

1. AE【解析】考查重度新生儿窒息的临床确定标准。重度（苍白）窒息 Apgar 评分 0~3 分。新生儿皮肤苍白，口唇青紫；无呼吸或仅有喘息样微弱呼吸；心跳不规则，心率<80 次/分，且弱；对外界刺激无反应；喉反射消失；肌张力松弛。如果不及时抢救可致死亡。

2. ABCDE【解析】新生儿窒息的护理诊断如下。①有感染的危险：与吸入羊水或胎粪以及免疫功能低下有关。②体温过低：与缺氧、环境温度低下有关。③气体交换受损：与羊水、气道分泌物吸入导致低氧血症和高碳酸血症有关。④有受伤的危险等都是新生儿窒息患者的护理诊断。

3. E【解析】保暖：整个治疗护理过程中，应注意患儿的保温，可将患儿置于远红外保暖床，病情稳定后置暖箱中保暖或热水袋保暖，维持患儿肛温 36.5~37.5℃。

第四章　营养性疾病患儿的护理

一 A1 型题

1. 下列有关维生素 D 缺乏性佝偻病发病机制描述，错误的是
   A. 局部骨样组织堆积
   B. 血钙降低，引起钙磷沉积下降
   C. 体内维生素 D 缺乏，致使肠道吸收钙、磷减少
   D. 碱性磷酸酶分泌减少
   E. 骨样组织钙化过程障碍
2. 佝偻病的骨骼改变下列哪项是正确的
   A. 生后 1 岁出现方颅　　B. 1 岁半时前囟闭合
   C. 出牙延迟至 1 岁或更晚　　D. 下肢畸形见于 1 岁以内患儿
   E. 颅骨软化多见于 6 个月以上
3. 佝偻病活动期应用大剂量维生素 D 治疗时应
   A. 先用维生素 D　　B. 先用钙后用维生素 D
   C. 维生素 D 与钙同时服用　　D. 仅用维生素 D
   E. 不用钙剂
4. 预防佝偻病应特别强调的是
   A. 合理喂养　　B. 经常口服鱼肝油
   C. 经常口服钙片　　D. 经常晒太阳
   E. 多吃含维生素 D 的食物
5. 下列有关佝偻病的预防，说法不正确的是
   A. 1 个月起补充维生素 D，800IU/d
   B. 按时添加辅食，多晒太阳
   C. 2 岁以后小儿一般不需补充维生素 D
   D. 孕母及乳母应摄入富含维生素 D 的食物，多晒太阳
   E. 青春前期应注意预防晚发性佝偻病
6. 维生素 D 缺乏性手足搐搦症发生惊厥的多见于
   A. 新生儿　　B. 婴儿

C. 幼儿　　D. 学龄前儿童
E. 学龄儿童

7. 当总血钙低于哪个数值时即可引起手足搐搦发作
A. 1.50~1.63mmol/L　　B. 1.63~1.75mmol/L
C. 1.88~2.00mmol/L　　D. 1.75~1.88mmol/L
E. 2.00~2.13mmol/L

8. 维生素 D 缺乏性手足搐搦症在惊厥发作时，最合适的处理措施是
A. 迅速静脉推注甘露醇　　B. 先用镇静药再用钙剂
C. 立即肌内注射维生素 D　　D. 立即静脉推注钙剂
E. 保持安静，待自然缓解

9. 手足搐搦症患儿诊断“有窒息的危险”，其危险因素主要是
A. 喉肌痉挛　　B. 呼吸道被分泌物堵塞
C. 呼吸肌麻痹　　D. 床上物品堵塞口鼻
E. 意识不清引起舌后坠

10. 发热、感染和饥饿时易出现维生素 D 缺乏性手足搐搦症发作，其主要机制是
A. 低血磷使神经肌肉兴奋性增高　　B. 组织细胞释放磷，血磷高使血钙离子下降
C. 血糖降低使能量代谢异常　　D. 高热使脑细胞代谢异常
E. 代谢性酸中毒时血钙离子降低

11. 下列哪项是维生素 D 缺乏性手足搐搦的隐性体征
A. 巴氏征　　B. 陶瑟征
C. 布氏征　　D. 克氏征
E. 脑膜刺激征

二 A2 型题

1. 患儿，女，3 岁。1 岁时诊断为佝偻病，给予钙剂及维生素 D 治疗，现钙、磷、碱性磷酸酶均正常，但仍遗留中度膝内翻。应给予
A. 做俯卧位抬头展胸运动　　B. 使用突击量维生素 D
C. 按摩腿外侧肌群　　D. 口服维生素 D + 钙
E. 手术矫正畸形

2. 护士在对某 3 个月婴儿进行预防接种时，发现其有枕秃、枕部颅骨有乒乓球感。家长诉其不安，多汗。护士对家长进行健康指导中，下列哪项错误
A. 遵医嘱口服维生素 D　　B. 多给患儿晒太阳
C. 同时要使用钙剂　　D. 可将维生素 D 直接滴在口内
E. 给患儿多吃肝、蛋、蘑菇等含维生素 D 多的食物

3. 6个月早产儿，生后15天，母乳喂养。为预防佝偻病首先应添加的是
   A. 米汤 B. 菜汤
   C. 蛋黄 D. 水果汁
   E. 鱼肝油
4. 患儿，女，12个月。牛乳喂养，未加辅食，近4个月来食欲缺乏，面色苍白，皮肤弹性差，精神不振，体重6kg，皮下脂肪0.2cm。该患儿的首要护理诊断为
   A. 有感染的危险 B. 营养失调：低于机体需要量
   C. 知识缺乏 D. 成长发展的改变
   E. 自我形象紊乱
5. 4岁小儿，体检：有鸡胸及轻度膝外翻，血钙及血磷正常。可初步诊断为
   A. 佝偻病初期 B. 佝偻病激期
   C. 佝偻病恢复期 D. 佝偻病后遗症期
   E. 软骨营养不良
6. 8个月婴儿，冬季出生，人工喂养，平时睡眠不安、多汗，今日晒太阳后突然出现全身抽搐5~6次，每次1分钟左右，抽搐停止后一切活动正常，体温37.8℃。下列哪项体征对诊断维生素D缺乏性手足搐搦有意义
   A. 克氏征 B. 陶瑟征
   C. 巴氏征 D. 脑膜刺激征
   E. 布氏征
7. 患儿，男，5个月。有反复发作性呼吸困难，伴吸气时喉鸣，唇青紫共3次，T 36.7℃。发作间期一般情况良好，无青紫，左枕部有颅骨软化，心肺正常。护士应首先考虑为
   A. 急性喉炎 B. 气管异物
   C. 支气管肺炎 D. 支气管哮喘
   E. 维生素D缺乏性手足搐搦症

三 A3/A4型题

（1~4题共用题干）

患儿，女，12个月。因夜间睡眠不安、多汗、易激惹就诊。体检可见患儿有方颅、肋膈沟，手镯征、足镯征。

1. 该患儿应诊断为
   A. 营养不良 B. 佝偻病初期
   C. 佝偻病激期 D. 佝偻病后遗症期
   E. 骨软化病

2. 该患儿在口服维生素 D 时，下列用法中错误的是

A. 1 个月后改为预防量

B. 维生素 D 加入奶瓶中与牛奶同服

C. 选用单纯的维生素 D 制剂

D. 维生素 D 油剂直接滴在患儿的舌上

E. 口服维生素 D 前后加服钙剂

3. 该患儿口服维生素 D 的量是

A. 300IU

B. 600IU

C. 700IU

D. 1000IU

E. 2000IU

4. 为该患儿护理操作时应注意

A. 操作集中进行

B. 动作要快

C. 注射部位要准确

D. 护理操作动作要轻柔

E. 预防感染

(5~8 题共用题干)

患儿，女，9 个月。因多汗、烦躁、睡眠不安 3 个月就诊。生后人工喂养，未加辅食，家长诉已给小儿口服维生素 D 1 万 IU/d，共 2 天。

5. 该患儿体检时最可能出现的体征为

A. 落日眼

B. 无异常

C. 脊柱侧弯

D. 皮肤干燥，弹性差

E. 方颅、乳牙未萌

6. 本病最主要的病因是

A. 血磷增高

B. 维生素 D 缺乏

C. 甲状旁腺功能亢进

D. 未母乳喂养

E. 牛奶中钙磷不足

7. 如果该患儿出现下肢畸形，其最常见的时间为

A. 6 个月以后

B. 1 岁以后

C. 2 岁以后

D. 3 岁以后

E. 4 岁以后

8. 该患儿体检时又突发惊厥，首先应选用下列哪种处理方法

A. 无须处理

B. 静脉输注大剂量抗生素

C. 静脉输注高渗葡萄糖溶液

D. 静脉输注洛贝林

E. 静脉输注镇静药和钙剂

(9～11 题共用题干)

患儿，女，9 个月。因夜间睡眠不安、多汗、易激惹就诊。生后人工喂养，至今未加辅食。体检可见患儿有方颅、肋膈沟，手镯征、足镯征。

9. 该患儿应考虑为

A. 佝偻病初期　　B. 佝偻病激期

C. 骨软化病　　D. 营养不良

E. 佝偻病后遗症期

10. 护士正确的建议是

A. 多练走　　B. 多练站

C. 多练坐　　D. 避免久站

E. 用矫正器

11. 现病情稳定，准备出院，责任护士为其父母讲解出院的健康教育。该行为体现了人际沟通在护理工作中的哪种作用

A. 连接作用　　B. 精神作用

C. 调节作用　　D. 延续作用

E. 情感作用

(12～13 题共用题干)

患儿，男，8 个月。突然发生四肢抽搐，持续 1 分钟。人工喂养，未加辅食。查体：体温 37.2℃，颈软，前囟 2cm×2cm，枕部按压有乒乓球感，神经系统检查未见异常。

12. 该患儿的初步诊断为

A. 低血糖　　B. 癫痫

C. 高热惊厥　　D. 化脓性脑膜炎

E. 维生素 D 缺乏性手足搐搦症

13. 该患儿首选的处理方法为

A. 给予 20% 甘露醇降颅压

B. 立即用 10% 葡萄糖酸钙 5～10ml 加 10% 葡萄糖溶液稀释后缓慢静脉推注

C. 立即肌内注射维生素 D 320 万 IU

D. 立即静脉输注地西泮，再用 10% 葡萄糖酸钙 5～10ml 加 10% 葡萄糖溶液稀释后缓慢静脉推注

E. 静脉输入 10% 葡萄糖溶液

(14～16 题共用题干)

患儿，女，6 个月。反复发作吸气困难，伴吸气时喉鸣，口唇发绀 3～4 次，间歇时一般

情况好，青紫，左枕部颅骨软化，心肺正常。

14. 应首先考虑该患儿可能是

A. 急性喉炎
B. 气道异物
C. 法洛四联症
D. 中毒性肺炎
E. 手足搐搦症

15. 如检查血钙应低于

A. 1.25～1.36mmol/L
B. 1.37～1.55mmol/L
C. 1.56～1.75mmol/L
D. 1.75～1.88mmol/L
E. 1.89～2.00mmol/L

16. 该患儿突然缺氧发作，首要急救措施是

A. 面罩给氧
B. 口对口呼吸
C. 鼻导管给氧
D. 气管插管
E. 静脉注射钙剂

四 B 型题

（1～2 题共用备选答案）

A. 口服维生素 D
B. 将舌尖拉出口外
C. 注射维生素 D
D. 给抗惊厥药镇静药、钙剂
E. 将患儿上下磨牙之间置一用纱布包裹的压舌板

1. 维生素 D 缺乏性手足搐搦症惊厥时
2. 维生素 D 缺乏性手足搐搦症窒息时

（3～5 题共用备选答案）

A. 1～2 个月
B. 3～4 个月
C. 6～10 个月
D. 1～2 岁
E. 2 岁以后

3. 佝偻病的初期症状多出现在
4. 膝内翻或膝外翻多见于
5. 佝偻病后遗症期多见于

（6～7 题共用备选答案）

A. 血磷降低
B. 血钙降低
C. 维生素 B_{12} 缺乏
D. 碱性磷酸酶降低
E. 血清清蛋白降低

6. 佝偻病早期
7. 手足搐搦症

五 X 型题

1. 佝偻病骨样组织堆积造成的畸形有
   A. 方颅　B. 肋骨串珠
   C. 颅骨软化　D. 膝内翻、膝外翻
   E. 手镯征、脚镯征
2. 患儿，8 个月。哭闹、多汗、睡眠不安，方颅，肋骨串珠。下列护理措施正确的有
   A. 及时添加辅食　B. 口服维生素 D
   C. 进行站、立、行训练　D. 护理时动作要轻
   E. 鼓励母亲多抱患儿到户外晒太阳
3. 造成维生素 D 缺乏性佝偻病的原因有
   A. 蛋白质热量摄入不足　B. 日光照射不足
   C. 维生素 D 摄入不足　D. 免疫力低下
   E. 生长速度快
4. 维生素 D 缺乏性手足搐搦症的典型表现包括
   A. 惊厥　B. 喉痉挛
   C. 手足抽搐　D. 面神经症
   E. 腓反射
5. 促发患儿手足搐搦的相关因素有
   A. 冬末春初（日照增强）　B. 饥饿
   C. 感染　D. 佝偻病早期
   E. 断母乳时

六 案例分析题

（1~3 题共用题干）

患儿，女，4 个月。午后晒太阳时突然发生全身抽搐，眼球上翻，意识不清。体温正常，呼吸 35 次/分，心率 120 次/分，发育情况良好，营养中等，有枕秃、夜惊现象。

1. 该患儿出现惊厥的原因可能是
   A. 上呼吸道感染　B. 药物中毒
   C. 低血糖　D. 低钙
   E. 颅内出血

2. 为控制其症状应首选

A. 水合氯醛　　B. 苯巴比妥
C. 地西泮　　D. 肾上腺素
E. 呋塞米

3. 护士对家长做健康教育时，正确的有

A. 按时服用鱼肝油制剂　　B. 止痉药物的使用
C. 惊厥处理的方法　　D. 添加辅食的原则与方法
E. 经常隔着玻璃窗晒太阳

(4~5 题共用题干)

患儿，女，5 个月。人工喂养。因夜惊、多汗、烦躁及睡眠不安就诊。体检见有枕秃、颅骨软化，家长诉已给小儿口服维生素 D 10 000IU/d，2 天。

4. 患儿首要的护理诊断是

A. 生长发育改变　　B. 营养不足
C. 有受伤的危险　　D. 有感染的危险
E. 潜在并发症：低钙惊厥

5. 该患儿护理的重点是

A. 加强体格锻炼　　B. 注意保护性隔离
C. 适当补充钙剂　　D. 严密观察患儿病情
E. 多做户外活动

参考答案与解析

一、A1 型题

1. D【解析】维生素 D 缺乏性佝偻病的发病机制：维生素 D 缺乏时，肠道吸收钙磷减少，血钙、血磷水平降低。血钙降低刺激甲状旁腺分泌增加，从而加速旧骨溶解，释放骨钙入血，以维持血钙正常或接近正常水平。但因甲状旁腺素（PTH）抑制肾小管对磷的重吸收而使尿磷排出增加，导致血磷降低，最终骨样组织钙化受阻，成骨细胞代偿性增生，局部骨样组织堆积，碱性磷酸酶增多，从而形成骨骼病变和一系列佝偻病的症状、体征以及血液生化改变。

2. C【解析】佝偻病活动期（激期）：除明显的神经、精神症状外，主要表现为骨骼改变。骨骼改变最先发生在生长速度快的部位，而不同部位骨骼的生长速度随年龄不同而不同，所以不同年龄有不同的骨骼改变，可表现为出牙延迟至 1 岁或更晚等。

3. B【解析】活动期合理喂养，多晒太阳。给予维生素 D 制剂的方法如下。①口服法：每日 0.5 万~1 万 IU，视临床和 X 线检查情况，2~4 周后改预防量，每日 400U。②注射法：用于重症和合并肺炎、腹泻、急性传染病以及无法口服者，一次肌内注射维生素 D 20 万~30 万 IU，2~3 个月后口服预防量。3 个月以内小婴儿或有手足搐搦症病史的婴儿，在肌内注射维生素 D 前 2~3 天至注射后 2~3 周，口服钙剂，防止低钙抽搐。

4~5 D、A【解析】从胎儿期即开始预防，孕妇及哺乳母亲应接受日光照射，每日应在 1 小时以上。婴儿要多晒太阳，提倡母乳喂养，及时添加富含维生素 D 和钙的辅食；婴儿生后 2 周起，给预防量的维生素 D 制剂，每日常规补充维生素 D 400IU，入夏后接受日光照射增多，可间断补充。以上预防措施应持续至 2 岁。早产、多胎及北方冬季日光照射短者可适当增加预防量。

6. B【解析】维生素 D 缺乏性手足搐搦症是缺乏维生素 D 引起血中钙离子减少，导致神经-肌肉兴奋性增强而出现以惊厥、手足搐搦或喉痉挛为主要症状的疾病，多见于 6 个月以下的小婴儿。

7. D【解析】当总血钙低于 1.75~1.88mmol/L 或离子钙低于 1.0mmol/L 时即可引起手足搐搦发作。

8. B【解析】维生素 D 缺乏性手足搐搦症在惊厥发作时，应先用镇静药再用钙剂。

9. A【解析】手足搐搦症患儿诊断窒息的危险：与喉痉挛、惊厥发作有关。

10. B【解析】发热、感染、饥饿时组织细胞分解，释放磷使血磷增加，血钙降低。

11. B【解析】维生素 D 缺乏性手足搐搦的隐性体征：无发作时可查出神经-肌肉兴奋性增高的体征。①面神经征：叩击耳前面神经穿出处（颧弓与口角间的面颊部），可使面肌收缩。②腓反射：叩击膝下外侧腓骨头上方腓神经处，可见足向外侧收缩。③陶瑟征：用血压计袖带包裹上臂，打气使血压维持在收缩压与舒张压之间，5 分钟内可见手抽搐。

二、A2 型题

1. C【解析】此患儿为佝偻病的后遗症期，下肢畸形可做肌肉按摩，膝内翻应按摩腿外侧肌群，膝外翻应给按摩腿内侧肌群，增加肌张力，以纠正畸形。严重的骨骼畸形可考虑手术矫正畸形，而佝偻病的后遗症期药物治疗已不起作用。

2. E【解析】患儿还未到添加辅食的时间。

3. E【解析】为预防佝偻病首先应添加的是鱼肝油。可将浓缩鱼肝油（维生素 AD 制剂）直接滴于婴儿口内、母亲乳头上、饼干上或少量奶中喂服以保证用量。

4. B【解析】根据患者“近 4 个月来食欲缺乏，面色苍白，皮肤弹性差，精神不振，体重 6kg，皮下脂肪 0.2cm”等表现应是营养失调，且患儿已 12 个月未添加辅食。营养失调：低于机体需要量，与日光照射少和摄入维生素 D 不足有关。

5. D【解析】维生素 D 缺乏性佝偻病后遗症期：多见于 2 岁以后的患儿。除留有不同程度的骨骼畸形外，其他无异常。

6. B【解析】参见 A1 型题第 11 题解析。

7. E【解析】维生素 D 缺乏性手足搐搦症多见于 6 个月以内的小婴儿，又称婴儿性手足搐搦症，主要是由于维生素 D 缺乏，以致血清钙降低，神经、肌肉兴奋性增强，颅骨软化，临床上出现全身或局部肌肉抽搐或喉痉挛。近年来发病已逐年减少。

三、A3/A4 型题

1. C【解析】佝偻病激期除明显的神经、精神症状外，主要表现为骨骼改变。骨骼改变最先发生在生长速度快的部位，而不同部位骨骼的生长速度随年龄不同而不同，所以不同年龄有不同的骨骼改变。患儿除夜间睡眠不安、多汗、易激惹等精神症状外还有手镯征、足镯征等骨骼改变。

2. B【解析】参见 A2 型题第 3 题解析。

3. E【解析】活动期每日 2000~4000IU，治疗量 1 个月后症状开始消失时，改预防量每日 400~800IU，恢复期用预防量。

4. D【解析】护理操作时要轻柔，如约束患儿不能用力过大、翻身或换尿布时抬腿不要过猛等，避免骨折。衣着柔软、宽松，床铺平展、松软。

5. E【解析】维生素 D 缺乏性佝偻病骨骼改变如下。①头部：3~6 个月患儿可有颅骨软化，重者出现乒乓球样感觉；7~8 个月患儿有方颅或鞍形颅；前囟增宽及闭合延迟，出牙延迟、牙釉质缺乏易患龋齿。②胸部：胸廓畸形多见 1 岁左右小儿，会影响呼吸功能。表现为肋骨串珠、郝氏沟（膈肌附着处的肋骨受膈肌牵拉而内陷形成的横沟）、鸡胸（胸骨和邻近软骨向前突起）或漏斗胸（胸骨剑突部凹陷）。③四肢：多见于 6 个月以上小儿，表现为手镯或脚镯（腕、踝部形成钝圆形环状隆起）；1 岁左右形成膝内翻或膝外翻；久坐者脊柱可后突或侧弯。

6. B【解析】维生素 D 缺乏性佝偻病病因如下。①日光照射不足：体内维生素 D 的主要来源为皮肤内 7-脱氢胆固醇，经紫外线照射生成。紫外线不能通过普通玻璃窗，在北方小儿户外活动少，紫外线照射量明显不足，佝偻病发病也较多。②维生素 D 摄入不足：天然食物含维生素 D 少，不能满足婴幼儿需要。若日光照射不足或未添加鱼肝油等，则易患佝偻病。③生长过速：因生长过快需要量增加，造成相对不足。早产儿体内储存不足，出生后生长速度较足月儿快，若未及时补充维生素 D 和钙，极易发病。④疾病与药物的影响：胃肠道或肝胆疾病影响维生素 D 及钙磷的吸收和利用；长期服用抗惊厥药物、糖皮质激素均可导致小儿发生佝偻病。

7. B【解析】下肢畸形：见于 1 岁左右站立行走后小儿，由于骨质软化和肌肉、关节松弛，在立、走的重力影响下可出现膝内翻或膝外翻。1 岁内小儿可有生理性弯曲，故仅对 1 岁以上小儿，才做下肢畸形检查。

8. E【解析】先镇静再给予钙剂。

9. B【解析】参见 A3/A4 型题第 1 题解析。

10. D【解析】患儿佝偻病，骨质缺钙，应该避免久站。

11. C【解析】调节作用：通过沟通可增进人们之间的理解，调控人们的行为。护理人员通过与服务对象有效沟通，可帮助护理对象掌握相关的健康知识，正确对待健康问题和疾病，建立健康的生活方式和遵医行为。

12. E【解析】根据题干判断，正常小儿 6 个月后，前囟逐渐骨化变小，该患儿前囟过大；枕部按压有乒乓球感，是颅骨软化的征象；结合患儿人工喂养未添加辅食的喂养史，神经系统检查未见异常，可判断出该患儿为维生素 D 缺乏性手足抽搐。

13. D【解析】维生素 D 缺乏性手足搐搦症的治疗原则：首先需要为患儿止惊，地西泮为首选药物。其次应为患儿补充钙剂，用 10% 葡萄糖酸钙 5~10ml 加 10% 葡萄糖 5~10ml 中稀释后缓慢静脉推注。

14. E【解析】维生素 D 缺乏性手足搐搦症喉痉挛主要表现为呼吸困难、吸气时喉鸣，可突然发生窒息而猝死。

15. D【解析】正常血钙浓度为 2. 25~2. 27mmol/L，患儿血钙低于 1. 75~1. 88mmol/L，或离子钙低于 1. 0mmol/L。

16. A【解析】喉痉挛可进行人工呼吸或加压给氧，并将舌拉出口外，必要时行气管插管或气管切开。

四、B 型题

1. D【解析】维生素 D 缺乏性手足搐搦症惊厥时应迅速使用镇静药控制惊厥。

2. B【解析】维生素 D 缺乏性手足搐搦症窒息时应将舌尖拉出口外，防止舌后坠，保证呼吸道通畅，必要时行气管插管或气管切开。

3. B【解析】活动早期（初期）：多自 2~3 个月开始发病，以神经精神症状为主，易激惹、烦躁不安、夜惊、夜啼、多汗。因汗液刺激头部，常摇头擦枕致枕后脱发，形成“枕秃”或“脱发圈”。

4. D【解析】下肢畸形：见于 1 岁左右站立行走后小儿，由于骨质软化和肌肉、关节松弛，在立、走的重力影响下可出现膝内翻或膝外翻。

5. E【解析】后遗症期多见于 2 岁以后的患儿，除留有不同程度的骨骼畸形外，其他无异常。

6. A【解析】维生素 D 缺乏性佝偻病早期血磷降低。

7. B【解析】参见 A3/A4 型题第 15 题解析。

五、X 型题

1. ABE【解析】方颅系额骨和顶骨双侧骨样组织增生而致对称性隆起；肋骨串珠是在肋骨与肋软骨交界处骨骺端因骨样组织堆积而膨大呈钝圆形的隆起；“手镯征、脚镯征”是腕、踝部肥厚的骨骺所形成的钝圆形环状隆起。而选项 C、D 均由骨质软化所致。

2. ABDE【解析】根据哭闹、多汗、睡眠不安，方颅，肋骨串珠等表现可诊断是维生素D缺乏性佝偻病，骨质缺钙，应该避免久站。

3. BCE【解析】参见A3/A4型题第6题解析。

4. ABC【解析】维生素D缺乏性手足搐搦的典型症状可表现为手足抽搐、喉痉挛和惊厥三者之一，或共存。以惊厥最为常见，以手足抽搐最具特征，单独以喉痉挛出现的最少，但最具危险性。部分患儿有程度不等的佝偻病活动期的表现。

5. ABCD【解析】除选项E断母乳外其余均是促发患儿手足搐搦的相关因素。

六、案例分析题

1. D【解析】患儿4个月，根据表现“全身抽搐，眼球上翻，意识不清”可诊断是维生素D缺乏性手足搐搦，接受日光照射增多或维生素D治疗之初，骨脱钙减少，肠道钙吸收相对不足，而骨骼加速钙化、大量钙沉积于骨使血钙降低。

2. C【解析】应首选地西泮控制惊厥。

3. ABCD【解析】选项E“经常隔着玻璃窗晒太阳”错误，接受日光照射增多可诱发促进维生素D缺乏性手足搐搦发作。

4. E【解析】目前患者首要护理诊断是有潜在并发症：低钙惊厥。

5. C【解析】该患儿护理的重点是适当补充钙剂。

第五章　小儿腹泻的护理

一 A1 型题

1. 婴儿腹泻的病因，下列哪项是错误的
   A. 肠道内感染　B. 喂养不当
   C. 消化系统发育不成熟　D. 血液中 IgG 偏低
   E. 肠道外感染
2. 区别轻、重型小儿腹泻的主要指标是
   A. 病程长短　B. 热度高低
   C. 大便次数　D. 呕吐次数
   E. 有无水、电解质紊乱
3. 秋冬季腹泻的病原体是
   A. 柯萨奇病毒　B. 轮状病毒
   C. 致病性大肠埃希菌　D. 白色念珠菌
   E. 金黄色葡萄球菌
4. 小儿腹泻脱水无明显循环障碍时，前 8~12 小时最合适的补液速度［ml/(kg·h)］是
   A. 2~4　B. 5~7
   C. 8~10　D. 11~13
   E. 14~16
5. 小儿腹泻的发病年龄多见于
   A. 7 岁以上　B. 6~7 岁
   C. 3~5 岁　D. 2 岁以下
   E. 6 月以内
6. 关于小儿腹泻的治疗措施，应除外
   A. 纠正水、电解质紊乱　B. 严重脱水应及时补液
   C. 及时使用止泻药　D. 给予助消化药
   E. 要注意补钾
7. 小儿腹泻水电解质、酸碱平衡紊乱的表现不包括
   A. 代谢性酸中毒　B. 低钾血症

C. 低钙血症　　D. 低镁血症
E. 代谢性碱中毒

二 A2 型题

1. 患儿，男，8 个月。喂面条后发生腹泻 2 天，排稀水样便 5 次/日，量中等，呕吐，尿量略减少，眼窝稍凹陷。下列护理措施不妥的是
A. 服抗生素　　B. 暂停辅食
C. 继续喂母乳　　D. 加强臀部护理
E. 给予口服补盐液

2. 患儿，女，6 个月。腹泻 2 日，呈黄绿色稀便，有奶瓣和泡沫。为纠正轻度脱水，应选择
A. 少量多次饮温开水　　B. 少量多次给予糖水
C. 静脉补充林格液　　D. 静脉补充 10% 葡萄糖溶液
E. 少量多次喂服 ORS 液

3. 患儿，男，8 个月。因排稀水样便 3 天，以腹泻、中度脱水收入院。给予含钾液体静脉补液以纠正脱水。此患儿补钾静脉滴注时间应不少于
A. 2~5 小时　　B. 6~8 小时
C. 9~12 小时　　D. 12~16 小时
E. 16~24 小时

4. 某患儿，腹泻脱水补液后排尿，此时输液瓶中尚有不含钾液体 200ml。此液体中最多可加入多少 10% 氯化钾
A. 4ml　　B. 6ml
C. 8ml　　D. 10ml
E. 12ml

5. 患儿，女，9 个月。腹泻 2 天，大便每日 12~15 次，蛋花汤样，精神萎靡，眼泪少，尿少，呼吸快，唇红，皮肤弹性差，血清钠 138mmol/L。诊断为
A. 轻度等渗脱水，酸中毒　　B. 中度低渗脱水，酸中毒
C. 重度低渗脱水，酸中毒　　D. 中度等渗脱水，酸中毒
E. 重度等渗脱水，酸中毒

6. 患儿，男，10 个月。因婴儿腹泻脱水入院。经补液脱水基本纠正，但患儿精神萎靡、四肢无力、心音低钝、腹胀、腱反射减弱。应考虑为
A. 低血糖　　B. 低钙血症
C. 低镁血症　　D. 低钾血症
E. 酸中毒

7. 患儿，女，10 个月。因呕吐、腹泻 3 天入院。现烦躁、口渴。前囟明显凹陷，口唇黏膜干燥，皮肤弹性较差，尿量明显减少。血清钠 135mmol/L。第 1 天补液宜用

A. 2∶1 等渗液
B. 3∶2∶1 液
C. 4∶3∶2 液
D. 口服补液盐
E. 生理盐水

8. 患儿，女，13 个月。平常体重 10kg，1 天来腹泻伴中度脱水。该患儿液体丢失约为

A. 300ml
B. 400ml
C. 750ml
D. 1200ml
E. 2000ml

9. 某患儿因腹泻就诊，体检发现肛周皮肤潮红、皮疹，除保持臀部清洁外，局部可涂

A. 克霉唑
B. 植物油
C. 鱼肝油
D. 氧化锌油
E. 硝酸咪康唑乳膏

10. 患儿，女，6 个月。因多日腹泻使其臀部皮肤潮红。局部清洗后涂药宜选用

A. 1% 甲紫
B. 硝酸咪康唑软膏
C. 硫酸锌软膏
D. 红霉素软膏
E. 鞣酸软膏

三 A3/A4 型题

（1~4 题共用题干）

患儿，女，9 个月。平时发育、营养正常，人工喂养。3 天来腹泻，大便 15~20 次/天，蛋花汤样大便，伴低热，偶有呕吐，1 天来尿少，6 小时前无尿。查体：精神萎靡，口干，眼窝及前囟凹陷，皮肤弹性差，四肢凉，BP 64/40mmHg，血清钠 122mmol/L。

1. 该患儿的临床诊断是

A. 婴幼儿腹泻
B. 婴幼儿腹泻（轻型）
C. 婴幼儿腹泻（重型）
D. 消化不良（轻型）
E. 消化不良（重型）

2. 该患儿脱水的程度是

A. 低渗性脱水
B. 高渗性脱水
C. 轻度脱水
D. 中度脱水
E. 重度脱水

3. 该患儿脱水的性质是

A. 中度脱水
B. 重度脱水
C. 低渗性脱水
D. 等渗性脱水
E. 高渗性脱水

4. 患儿首优的护理问题是
A. 腹泻
B. 有体液不足的危险
C. 体温过高
D. 有皮肤完整性受损的危险
E. 营养不足

(5~7题共用题干)

患儿，女，12个月。因呕吐、腹泻3天住院。大便10~15次/天，蛋花汤样，伴呕吐4~5次，尿量少，皮肤弹性差，肢端凉。大便镜检偶见白细胞。

5. 该患儿腹泻的病原体最可能的是
A. 轮状病毒
B. 痢疾杆菌
C. 产毒性大肠埃希菌
D. 侵袭性大肠埃希菌
E. 白色念珠菌

6. 根据脱水程度，首选的治疗方案是
A. 口服补液
B. 血浆100ml静脉滴注
C. 1/3张含钠液60ml/kg快速滴注
D. 1/2张含钠液120ml/kg 8~12小时滴完
E. 2/3张含钠液120ml/kg用12小时滴注

7. 经治疗后该患儿脱水、酸中毒明显好转，第3天突然发生惊厥，最可能的原因是
A. 低镁血症
B. 低钙血症
C. 低钠血症
D. 低钾血症
E. 低血糖

(8~10题共用题干)

患儿，女，8个月。腹泻、呕吐3天，大便10余次/天，水样便，伴呕吐5~6次/天，12小时无尿。入院查体：精神萎靡，呼吸深大，眼窝、前囟明显凹陷，皮肤弹性差，四肢凉，体温38℃，血钠123mmol/L、二氧化碳结合力10.6mmol/L。

8. 该患儿的医疗诊断是
A. 低渗性重度脱水、中度酸中毒
B. 低渗性中度脱水、中度酸中毒
C. 等渗性重度脱水、中度酸中毒
D. 等渗性中度脱水、重度酸中毒
E. 低渗性重度脱水、重度酸中毒

9. 患儿现在最主要的护理问题是
A. 腹泻
B. 体液不足
C. 营养不良
D. 疼痛
E. 有皮肤完整性受损的危险

10. 补充血容量、纠正休克后，对该患儿的病情观察最重要的是
A. 体温变化
B. 有无低血钙表现

C. 大便情况
D. 第1次排尿情况
E. 酸中毒表现

四 B型题

(1~2题共用备选答案)

A. 50~90ml/(kg·d)
B. 90~120ml/(kg·d)
C. 120~150ml/(kg·d)
D. 150~180ml/(kg·d)
E. 180~200ml/(kg·d)

1. 婴幼儿腹泻中度脱水，第1天补液量是
2. 婴幼儿腹泻重度脱水，第1天补液量是

(3~5题共用备选答案)

A. 口服ORS液
B. 2:1等张含钠液
C. 1/3张含钠液
D. 1/2张含钠液
E. 静脉高营养

请为下列患儿选用合适的液体治疗

3. 患儿，男，3岁。腹泻2天，大便4~6次/天，稀水样，无呕吐，尿量正常
4. 患儿，男，17个月。体重8kg，腹泻2个半月，大便2~3次/天，食欲缺乏，尿量正常
5. 患儿，女，13个月。腹泻3天，每天大便10余次，伴呕吐、无尿、哭无泪

(6~10题共用备选答案)

A. 血钙降低
B. 血钾降低
C. 低镁血症
D. 高渗性脱水
E. 酸中毒

6. 腹泻输液过程中突然惊厥考虑为
7. 腹泻输液中出现腹胀、心音低钝、肌张力下降考虑为
8. 口唇樱红、呼吸深快、精神萎靡或烦躁不安考虑为
9. 手足颤、钙剂治疗无效出现于
10. 烦躁、高热、易激惹见于

五 X型题

1. 婴幼儿腹泻的治疗原则有

A. 严密观察病情，对症治疗
B. 调整、适当限制饮食

C. 纠正水、电解质紊乱　D. 加强护理，防止并发症
E. 控制肠道内外感染，长期应用广谱抗生素

2. 腹泻患儿有皮肤完整性受损的危险，下列护理措施正确的有
A. 注意清洁臀部，但皱褶处不能经常擦洗
B. 选用柔软、清洁的尿布
C. 便后用温水清洗臀部并拭干
D. 更换尿布时动作轻柔
E. 避免使用塑料布包裹

3. 婴儿腹泻伴低钾血症的临床表现有
A. 心音低钝　B. 腹胀
C. 肠鸣音减弱　D. 腱反射减弱或消失
E. 烦躁不安

4. 小儿腹泻饮食管理，下列选项中正确的是
A. 严重脱水患儿禁食 2 天　B. 严重呕吐者暂时禁食
C. 母乳喂养者暂停辅食　D. 人工喂养者可喂酸奶、米汤
E. 病毒性肠炎喂食豆浆

5. 下列有关小儿腹泻的预防，正确的措施有
A. 科学添加辅食　B. 注意饮食卫生
C. 避免腹部受凉　D. 提倡母乳喂养
E. 断奶不受季节限制

6. 重型腹泻可导致
A. 低钾血症　B. 低钙血症
C. 低镁血症　D. 低钠血症
E. 代谢性碱中毒

7. 婴儿易患腹泻的主要因素包括
A. 消化系统发育不良　B. 婴儿防御功能较差
C. 消化酶分泌不足　D. 胃酸及消化酶分泌多
E. 血 IgM 偏低

参考答案与解析

一、A1 型题

1. D【解析】小儿腹泻的病因：消化系统发育不完善，胃酸较少、消化酶分泌较少、活

性较低，对食物变化的耐受性较差；生长发育快，所需营养物质相对较多，消化道负担重，容易发生功能紊乱；机体防御功能较差，胃酸低、血中免疫球蛋白和胃肠道 SIgA 均较低；新生儿正常肠道菌群未建立；人工喂养，缺乏母乳中含有的体液因子、巨噬细胞等物质，抗肠道感染能力差，且食物与食具易污染。选项 A、B、C、E 均属腹泻病因。

2. E【解析】重型腹泻多为肠道内感染所致。起病常比较急，也可由轻型逐渐加重而致。除有较重的胃肠道症状外，还有明显的脱水、电解质紊乱及全身中毒症状，如发热、烦躁、精神萎靡、嗜睡甚至昏迷、休克。

3. B【解析】寒冷季节的婴幼儿腹泻 80% 由病毒感染引起。小儿病毒性肠炎的主要病原是引起秋季腹泻的轮状病毒，其次有诺沃克病毒、腺病毒等。因此引起小儿秋季腹泻常见的病原体是轮状病毒。

4. C【解析】累计损失量应在 8~12 小时内补足。滴速为每小时 8~10ml/kg。重度脱水或有周围循环衰竭者应首先静脉推注或快速滴入 2∶1 等张含钠液 20ml/kg，总量不超过 300ml，于 30~60 分钟内静脉输入，以扩充血容量，改善血液循环和肾功能。

5. D【解析】考查小儿腹泻的好发年龄。小儿腹泻多发生在 2 岁以下小儿。

6. C【解析】小儿腹泻避免用止泻药，如洛哌丁醇，因为它具有抑制胃肠动力的作用，可增加细菌繁殖和毒素的吸收，对于感染性腹泻有时是很危险的。

7. E【解析】小儿腹泻水、电解质和酸碱平衡紊乱主要表现为脱水、代谢性酸中毒、低钾血症、低钙血症和低镁血症。

二、A2 型题

1. A【解析】8 个月的婴儿应添加碎菜、粥或面汤，对面条尚不能消化，分析该患儿的腹泻由喂养不当所致，有轻度脱水，主要的处理措施是加强饮食管理，给予口服补液，一般不用抗生素。

2. E【解析】轻度脱水只需少量多次喂服 ORS 液，不必静脉补液，而温开水及糖水中无电解质成分。ORS 液为 2/3 张液体，为防止高钠血症的发生，服用 ORS 液期间应让患儿照常饮白开水。

3. B【解析】静脉补钾速度快易导致高钾血症，危及生命，每日补钾静脉滴注时间应不少于 6~8 小时。

4. B【解析】静脉补钾，一般情况下氯化钾浓度不超过 0.3%，即 3‰，静脉补钾浓度太高、输入速度过快，可造成心脏收缩无力、心律不齐，甚至心脏停搏。因此输液瓶中最多可加入的 10% 氯化钾为：$200 \times 0.3\% \div 10\% = 6$（ml）。

5. D【解析】患儿已腹泻 2 天，大便每日 12~15 次，蛋花汤样，精神萎靡，眼泪少，尿少，呼吸快，唇红、皮肤弹性差等中度脱水表现，但血钠 138mmol/L，在正常范围内。由于腹泻丢失大量碱性物质导致代谢性酸中毒，所以诊断为中度等渗脱水，酸中毒。

6. D【解析】低血糖腹泻儿少见。低血糖早期症状以自主神经尤其是交感神经兴奋为主，表现为心悸、乏力、出汗、饥饿感等，较严重的低血糖常有中枢神经系统缺糖的表现，如意识模糊等。选项 B、C 一般同时出现，低钙易出现震颤、抽搐等，如补钙后不缓解，则考虑有低镁血症。低钾血症一般表现为精神萎靡、四肢无力、心音低钝、腹胀、腱反射减弱，所以选项 D 正确。酸中毒一般见于口唇樱红，呼吸深大，呼吸有丙酮味等症状，与上述症状不符。

7. B【解析】烦躁、口渴，前囟明显凹陷，口唇黏膜干燥，皮肤弹性较差，尿量明显减少，血清钠 135mmoL/L，属于中度等渗性脱水，选用 1/2 张含钠液。本题中选项 A，2∶1 等渗液是等张液；选项 C，4∶3∶2 液是 2/3 张液；选项 D，口服补液盐约 2/3 张液；只有选项 B，3∶2∶1 液是 1/2 张含钠液。

8. C【解析】该患儿是中度脱水，结合患者体重，该患儿液体丢失约为 750ml。

9~10 D、E【解析】应选用吸水性强的柔软布类尿布，避免使用不透气塑料布或橡胶单，尿布要勤换、勤洗。每次便后用温水洗净臀部并拭干，局部皮肤发红者可涂 5% 鞣酸软膏或 40% 氧化锌油；如局部皮肤已破损，可将臀部皮肤暴露于空气中，也可用红外线或鹅颈灯照射，每次照射时间为 15~20 分钟，每日 2~3 次。照射时严格掌握灯与臀部的距离，一般为 30~40cm，要有专人照护，严格交接班，防止烫伤。

三、A3/A4 型题

1. C【解析】参见 A1 型题第 2 题解析。

2. E【解析】该患儿是重型腹泻，重型腹泻有重度脱水或有明显中毒症状。

3. C【解析】低渗性脱水以周围循环衰竭为突出表现，如眼窝、前囟凹陷、皮肤黏膜干燥、皮肤弹性差、尿少，甚至血压下降、嗜睡、昏迷等，而口渴不明显、尿比重低。

4. B【解析】患儿目前首要的护理问题是体液不足，与呕吐、腹泻所致的体液丢失及摄入不足有关。

5. A【解析】轮状病毒特征：秋、冬季流行，多见于 6~24 个月的婴幼儿，潜伏期 1~3 天，起病较急，常伴上呼吸道感染症状，一般无明显中毒症状。大便量多，呈黄色水样或蛋花汤样，无腥臭味，常伴脱水、酸中毒。本病有自限性，病程 3~8 天，也可长达 20 天左右。大便镜检偶见少量白细胞。感染后 1~3 天大便即有病毒排出，最长可达 6 天，血清抗体一般在感染后 3 周上升。

6. D【解析】中度脱水：除极度口渴外，常伴烦躁、乏力、皮肤弹性差、眼窝凹陷、尿少和尿比重增高。根据脱水程度，首选的治疗方案是 1/2 张含钠液 120ml/kg 8~12 小时滴完。

7. B【解析】人体存在于血清、间质液及细胞内液 1% 的钙与近期沉积在骨骼表面的钙，在急需时可以立即动员和调整，从而保持体内钙磷代谢的稳定。血钙分为结合钙和游离钙两种形式，前者主要是与血浆清蛋白相结合，结合蛋白质的钙是不可弥散的。后者主要以离子钙形式存在，钙还与碳酸氢根、磷酸根、乳酸根等形成复合物，这两者则容易弥散。正常情况下，离子钙与结合钙处于动态平衡状态，但在酸碱平衡紊乱时，两者的分布情况将发生变化。碱中毒时，血内氢离子减少，结合钙比例增加。反之，酸中毒时结合钙减少，游离钙相对增加。经过补液纠正脱水、酸中毒后，因游离钙减少，很容易发生低钙惊厥。因此在纠正酸中毒时，应注意补充钙剂。当然，在纠酸过程中，钾离子进入细胞内，血清钾浓度下降，也应注意补钾问题。低血钾的临床表现主要为肌无力、腱反射迟钝或消失、腹胀、心律失常等。

8. A【解析】临床上将脱水分为轻、中、重三度。由于腹泻患儿丢失的水和电解质比例不同，可造成等渗性、低渗性、高渗性脱水。等渗性脱水最常见，为一般脱水表现；低渗性脱水以周围循环衰竭为突出表现，如眼窝、前囟凹陷、皮肤黏膜干燥、皮肤弹性差、尿少，甚至血压下降、嗜睡、昏迷等，而口渴不明显、尿比重低；高渗性脱水较少见，以口渴、高热、烦躁、惊厥、肌张力增高为突出表现。中、重度脱水都有不同程度的酸中毒，表现为口唇呈樱桃红色或发绀、呼吸深大、呼出气体有烂苹果味等，精神萎靡或烦躁不安、嗜睡甚至昏迷。该患儿的表现符合低渗性重度脱水、中度酸中毒。

9. B【解析】患儿现在最主要的护理问题是体液不足，与呕吐、腹泻体液丢失过多和摄入不足有关。

10. D【解析】准确记录第1次排尿时间，若补液合理，3～4小时应排尿，表明血容量已恢复；若输液后24小时患儿皮肤弹性、前囟、眼窝凹陷恢复，说明脱水已纠正；若仅是尿量增多而脱水未能纠正，可能是输入的液体中葡萄糖比例过高；若补液后患儿出现双眼睑水肿，可能是电解质溶液比例过高，应及时通知医生调整补液。

四、B型题

1～2 C、D【解析】记忆以下数值，此题无须计算。定量＝累计损失量＋继续损失量＋生理需要量。轻度脱水：90～120ml/(kg·d)；中度脱水：120～150ml/(kg·d)；重度脱水：150～180ml/(kg·d)。

3. A【解析】口服ORS液：适用于轻、中度脱水而无严重呕吐者。累积损失量按轻度脱水50ml/kg、中度脱水80～100ml/kg喂服，于4～6小时喂完；继续损失量根据排便次数和量而定。

4. E【解析】患儿已经腹泻2个半月，最近尿量正常，大便次数与量渐接近正常，但是目前患儿食欲缺乏，所以最主要的护理是静脉营养。

5. B【解析】无尿、哭无泪说明患儿重度脱水，循环血量不足。重度脱水或有周围循环衰竭者应首先静脉推注或快速滴入2∶1等张含钠液20ml/kg，总量不超过300ml，于30～60分钟内静脉输入，以扩充血容量，改善血循环和肾功能。

6. A【解析】腹泻输液过程中突然惊厥考虑为血钙降低。

7. B【解析】腹泻输液中出现腹胀、心音低钝、肌张力下降考虑为血钾降低。

8. E【解析】酸中毒表现为精神萎靡或烦躁不安，呼吸深长，口唇呈樱桃红色等典型症状。

9. C【解析】低镁血症临床可表现为神经、肌肉系统功能亢进，补充钙剂无效。

10. D【解析】高渗性脱水在一般脱水征的基础上可因细胞内缺水而表现烦渴、高热、烦躁、肌张力增高，甚至发生惊厥。

五、X 型题

1. ABCD【解析】小儿腹泻的治疗原则为调整饮食，控制感染，预防和纠正水、电解质紊乱和酸碱平衡失调，一般不用抗生素。

2. BCDE【解析】参见 A2 型题第 9 题解析。

3. ABCD【解析】低钾血症时主要表现为神经、肌肉兴奋性降低，如骨骼肌无力，出现腱反射迟钝或消失。平滑肌受累出现腹胀、肠鸣音减弱。心肌受损时出现心音低钝，心电图显示 ST 段降低、T 波平，但不会 T 波高尖。

4. BCDE【解析】限制饮食过严或禁食过久常造成营养不良，并发酸中毒，造成病情迁延不愈而影响生长发育，故应继续进食，以满足生理需要，缩短病程，促进恢复。呕吐严重者可暂禁食 4~6 小时（不禁水），待好转后继续喂食；母乳喂养儿继续哺乳，减少哺乳次数，缩短每次哺乳时间，暂停换乳期食物添加；人工喂养儿可喂酸奶、米汤、脱脂奶等，待腹泻次数减少后给予流质或半流质饮食，如粥、面条，少量多餐，逐步过渡到正常饮食；病毒性肠炎多有双糖酶（主要是乳糖酶）缺乏，应暂停乳类喂养，改用豆浆、酸奶等，以减轻腹泻，缩短病程。腹泻停止后逐渐恢复营养丰富的饮食，并每日加餐 1 次，共 2 周。对少数严重病例口服营养物质不能耐受者，应加强支持疗法，必要时全静脉营养。

5. ABCD【解析】做好小儿腹泻预防：①提倡母乳喂养，按时添加辅食，指导家长科学断乳。②注意饮食卫生，食物要新鲜，食具要消毒，教育小儿饭前、便后洗手，勤剪指甲，培养良好的卫生习惯。③加强体格锻炼，适当户外活动；注意气候变化，防止受凉或过热。④避免长期滥用广谱抗生素等。避免夏季给小儿断奶，天气炎热容易影响小儿的肠胃功能，引发腹泻。

6. ABCD【解析】重型腹泻可导致低钾血症、低钙血症、低镁血症、低钠血症。代谢性碱中毒除外。

7. ABCE【解析】参见 A1 型题第 1 题解析。

第六章　小儿肺炎的护理

一 A1 型题

1. 小儿肺炎时容易并发脓胸、脓气胸的常见病原体是
   A. 肺炎链球菌　　B. 溶血性链球菌
   C. 白色念珠菌　　D. 铜绿假单胞菌
   E. 金黄色葡萄球菌
2. 护理肺炎患儿，病房适宜的温度和相对湿度是
   A. 18～20℃，40%　　B. 22～24℃，80%
   C. 20～22℃，70%　　D. 18～22℃，55%～60%
   E. 24～26℃，90%
3. 治疗小儿病毒性肺炎的首选药物是
   A. 青霉素　　B. 氨苄西林
   C. 庆大霉素　　D. 利巴韦林
   E. 红霉素
4. 肺炎合并中毒性脑病，护士病情观察的重点，除外
   A. 瞳孔　　B. 心率
   C. 意识　　D. 囟门
   E. 呼吸节律
5. 引起小儿支气管肺炎最常见的细菌是
   A. 大肠埃希菌　　B. 变形杆菌
   C. 脑膜炎双球菌　　D. 嗜血流感杆菌
   E. 肺炎链球菌
6. 肺炎患儿宜采取的体位是
   A. 半卧位
   B. 去枕仰卧位
   C. 头部抬高 20°～30°，下肢抬高 10°～20°
   D. 平卧位
   E. 左侧卧位

7. 按病理分类婴幼儿最常见的肺炎是
A. 大叶性肺炎
B. 支气管肺炎
C. 间质性肺炎
D. 干酪性肺炎
E. 原虫性肺炎

二 A2 型题

1. 患儿，女，5 岁。因重症肺炎入院，住院期间并发心力衰竭，活动稍多即出现症状。该患儿属于心功能
A. Ⅰ级
B. Ⅱ级
C. Ⅲ级
D. Ⅳ级
E. Ⅴ级
2. 患儿，女，生后 5 天。患新生儿感染性肺炎。其早期最主要临床特点是
A. X 线片正常
B. 发热伴剧咳
C. 气急伴鼻翼扇动
D. 肺部密布细湿啰音
E. 反应差，口吐泡沫
3. 患儿，女，2 岁。患肺炎。为其输液时滴速应控制在每小时
A. 5ml/kg
B. 10ml/kg
C. 15ml/kg
D. 20ml/kg
E. 30ml/kg
4. 患儿，男，24 个月。因发热咳嗽 7 天以支气管肺炎收住院。护士在巡视病房时发现该患儿烦躁、喘憋加重，面色苍白，唇紫。查体：R 70 次/分，两肺广泛细湿啰音，心音低钝，HR 180 次/分，肝肋下 3.5cm。考虑患儿发生了
A. 脓气胸
B. 气胸
C. 中毒性脑病
D. 心力衰竭
E. 循环衰竭
5. 患儿，男，13 个月。患金黄色葡萄球菌肺炎，体温持续不降，并出现呼吸困难加重。经吸痰和给予氧气吸入后无明显缓解。应考虑患儿的病情变化为
A. 呼吸性酸中毒
B. 并发脓气胸
C. 高热所致
D. 合并心力衰竭
E. 肺部炎症加重
6. 患儿，女，8 岁。咳嗽、发热 5 天，2 天来加重，曾用头孢类抗生素 3 天无效，改用大环内酯类抗生素后 2 天体温下降。查体：T 37.5℃，胸片发现左上肺小片状淡薄云絮状阴影。血清冷凝集素试验阳性。考虑该患儿可能为
A. 呼吸道合胞体病毒肺炎
B. 腺病毒肺炎

C. 肺炎支原体肺炎　　D. 流感嗜血杆菌肺炎
E. 金黄色葡萄球菌肺炎

7. 患儿，女，8 个月。因“发热、咳嗽伴气促”来诊，诊断为肺炎入院。为防止患儿发生并发症，护士应重点观察
A. 睡眠状况　　B. 进食量
C. 大小便次数　　D. 心率、呼吸的变化
E. 咳嗽频率及轻重

三 A3/A4 型题

（1~3 题共用题干）

患儿，男，22 个月。因肺炎入院，住院 4 天后臀部皮肤潮红，伴皮疹。

1. 该患儿的臀红程度为
A. 重Ⅰ度　　B. 重Ⅱ度
C. 重Ⅲ度　　D. 轻度
E. 重度

2. 对该患儿首先应采取的主要护理措施是
A. 用棉签在患处涂油
B. 注意保暖
C. 及时更换尿布，保持臀部清洁、干燥
D. 若有大便，可用小毛巾直接擦洗臀部
E. 用红外线灯照射臀部，灯泡距臀部患处 20~25cm

3. 该患儿患处皮肤可选用的药物是
A. 甲紫溶液　　B. 鱼肝油软膏
C. 咪康唑霜　　D. 康复新溶液
E. 高锰酸钾溶液

（4~6 题共用题干）

患儿，男，1 岁半。发热 3 天，咳嗽，有痰不易咳出，呼吸困难，口唇发绀。双肺散在湿啰音，白细胞计数增多，中性粒细胞计数增多，胸部 X 线片示两下肺散在斑片阴影。

4. 该患者最可能的诊断是
A. 急性喉炎　　B. 支气管肺炎
C. 毛细支气管炎　　D. 支气管哮喘
E. 急性支气管炎

5. 该患儿主要的护理问题是

A. 营养不足
B. 体温升高
C. 气体交换受损
D. 清理呼吸道无效
E. 潜在并发症：心力衰竭

6. 该患儿的治疗最关键的是

A. 吸氧
B. 控制感染
C. 保持呼吸道通畅
D. 退热、祛痰、镇咳
E. 纠正水、电解质、酸碱平衡紊乱

（7~9 题共用题干）

患儿，男，10 个月。因发热，咳嗽、咳痰 5 天，气急伴发绀 2 小时入院。体检：T 38.9℃，R 80 次/分，双肺闻及细湿啰音，HR 180 次/分，心音低钝，肝肋下 4cm。

7. 该患儿的临床诊断可能是

A. 毛细支气管炎
B. 腺病毒肺炎
C. 支原体肺炎
D. 支气管肺炎合并心力衰竭
E. 肺炎合并中毒性脑炎

8. 该患儿最主要的护理问题是

A. 活动无耐力
B. 心排血量减少
C. 低效性呼吸型态
D. 体温过高
E. 有体液不足的危险

9. 应给予该患儿哪种体位

A. 半卧位
B. 平卧位
C. 端坐位
D. 侧卧位
E. 头低足高位

四　B 型题

（1~2 题共用备选答案）

A. 腺病毒
B. 流感病毒
C. EB 病毒
D. 呼吸道合胞病毒
E. 柯萨奇病毒 A 组

1. 患儿，男，8 个月。低热、咳嗽、喘憋 4 天，两肺哮鸣音，少量湿啰音。可能的病原体是
2. 患儿，女，3 岁。发热 5 天，流涎，拒食，咽充血，咽峡部有多个散在的小疱疹，心肺（－）。可能的病原体是

（3~5题共用备选答案）

A. 腺病毒肺炎　　B. 金黄色葡萄球菌肺炎

C. 呼吸道合胞病毒肺炎　　D. 支原体肺炎

E. 肺炎链球菌肺炎

3. 患儿，男，1岁3个月。患肺炎，病情重，热型呈稽留热。其肺炎类型是

4. 患儿，男，3个月。起病急，喘憋重。其肺炎类型是

5. 患儿，女，1岁4个月。患肺炎，弛张热，易合并脓胸、脓气胸。其肺炎类型是

（6~7题共用备选答案）

A. 右肺“哑铃样”浸润改变　　B. X线片改变早于肺部体征的出现

C. 双下肺点片状阴影　　D. 易出现并发症，如脓胸、肺大疱等

E. 肺门阴影增浓较突出

6. 腺病毒肺炎的特点是

7. 金黄色葡萄球菌性肺炎的特点是

五 X型题

1. 婴幼儿肺炎合并心力衰竭的诊断要点包括

A. 肝脏短期内迅速增大1.5cm以上或肋下3cm

B. 呼吸突然加快，每分钟可达40~80次

C. 心率突然增快，>180次/分

D. 极度烦躁不安，面色苍白或发绀

E. 心音明显低钝或出现奔马律

2. 治疗小儿肺炎时，应用糖皮质激素的指征是

A. 发热　　B. 严重喘憋

C. 严重中毒症状　　D. 感染性休克

E. 发生脓胸、脓气胸

3. 肺炎合并心力衰竭患儿的护理措施包括

A. 饮食清淡，少量多餐　　B. 减慢输液速度

C. 病房安静，温湿度适宜　　D. 给予乙醇湿化氧气持续吸入

E. 减少刺激，避免哭闹

4. 肺炎患儿存在的主要护理问题有

A. 气体交换受损　　B. 体温过高

C. 皮肤完整性受损　　D. 清理呼吸道无效

E. 组织灌注量改变

5. 小儿肺炎合并心力衰竭是由于

A. 电解质紊乱　　B. 中毒性心肌炎

C. 心肌水肿　　D. 肺动脉高压

E. 代谢性酸中毒

6. 关于小儿肺炎的护理，以下哪项正确

A. 体位采用头高位或半卧位

B. 经常翻身更换体位以减轻肺部淤血

C. 及时注意吸痰以保持呼吸道畅通

D. 尽量少喂奶、少喂食，以防呛咳及引起窒息

E. 输液时严格控制液量和速度，以防肺水肿

参考答案与解析

一、A1 型题

1. E【解析】葡萄球菌肺炎：包括金黄色葡萄球菌及白色葡萄球菌所致的肺炎，多见于新生儿及婴幼儿。肺部体征出现早，双肺可闻及中、细湿啰音，易并发脓胸、脓气胸。常合并循环、神经及消化系统功能障碍。

2. D【解析】环境：保持病室空气新鲜，室温控制在 18~22℃，湿度 55%~60% 为宜。

3. D【解析】病毒感染者，应选用利巴韦林、干扰素、聚肌胞、阿昔洛韦等。

4. B【解析】发生中毒性脑病时表现为烦躁或嗜睡、惊厥、球结膜水肿、瞳孔对光反射迟钝或消失、呼吸节律不齐甚至呼吸停止，脑水肿时出现意识障碍、反复惊厥、前囟隆起、脑膜刺激征等。

5. E【解析】小儿肺炎的病原体，细菌中以肺炎链球菌多见，其他有金黄色葡萄球菌、表皮葡萄球菌、流感嗜血杆菌等。

6. A【解析】根据病情可取半卧位，或抬高床头 30°~60°，以利于肺的扩张。经常帮助患儿更换体位，以利于呼吸道分泌物排出。

7. B【解析】支气管肺炎又称小叶性肺炎，为小儿最常见的肺炎。发展中国家小儿肺炎的发病率明显高于发达国家，病死率和死亡率更高于发达国家。和其他发展中国家相似，小儿肺炎是威胁我国儿童健康的严重疾病，无论是发病率还是病死率均居首位。一般成人的肺炎大部分是大叶性肺炎。

二、A2 型题

1. C【解析】小儿心功能分级如下。Ⅰ级：仅有心脏病体征，无症状，活动不受限，心功能代偿；Ⅱ级：活动量大时出现症状，活动轻度受限；Ⅲ级：活动稍多即出现症状，活动明显受限；Ⅳ级：安静休息时也有症状，活动完全受限。该患儿符合Ⅲ级表现。

2. E【解析】新生儿感染性肺炎患儿的一般症状不典型，主要表现为反应差、哭声弱、拒奶、口吐白沫、呼吸浅促、不规则等，肺部体征不明显。

3. A【解析】输液时滴速应控制在每小时 5ml/kg。

4. D【解析】患儿烦躁、喘憋加重，面色苍白，唇紫，R 70 次/分，两肺广泛细湿啰音，心音低钝，符合心力衰竭表现。

5. B【解析】金黄色葡萄球菌是化脓菌，易破坏肺泡引起脓胸、脓气胸，出现呼吸困难但吸氧不缓解应考虑合并脓气胸。

6. C【解析】患儿头孢类抗生素无效，改用大环内酯类抗生素有效，肺炎支原体肺炎首选大环内酯类抗生素（罗红霉素、阿奇霉素、克拉霉素），疗程至少 2~3 周。

7. D【解析】小儿肺炎只要及时发现和有效治疗，患儿可很快康复，但重症会出现心力衰竭、呼吸衰竭、脓气胸等并发症，因此应特别注意观察患儿心率、呼吸的变化。

三、A3/A4 型题

1. A【解析】临床根据皮肤受损的程度可分为轻度（表皮潮红）和重度，重度又分为 3 度，即重Ⅰ度（局部皮肤潮红，伴有皮疹）、重Ⅱ度（除以上表现外，并有皮肤溃破、脱皮）、重Ⅲ度（局部大片糜烂或表皮剥脱，有时可继发细菌或真菌感染）。该患儿臀红伴有皮疹，属于重Ⅰ度。

2. C【解析】皮肤尚未破溃，应及时更换尿布，保持臀部清洁、干燥为首选。

3. B【解析】根据臀部皮肤受损程度选择油类或药膏：轻度臀红，涂紫草油或鞣酸软膏；重Ⅰ度、Ⅱ度臀红，涂鱼肝油软膏及 1% 甲紫；重Ⅲ度臀红，涂鱼肝油软膏或康复新溶液（中药），每日 3~4 次。继发细菌或真菌感染时，可用 0.02% 高锰酸钾溶液冲洗吸干，然后涂 1%~2% 甲紫或硝酸咪康唑霜，每日 2 次，用至局部感染控制。

4. B【解析】小儿支气管肺炎轻症主要表现为发热、咳嗽、呼吸急促和肺部出现中细湿啰音。①发热：热型不一，多数为不规则热，也可为弛张热或稽留热，早产儿、重度营养不良儿可不发热。②咳嗽：较频繁，初为刺激性干咳，极期咳嗽略减轻，恢复期咳嗽有痰，新生儿、早产儿仅表现为口吐白沫。③呼吸急促：呼吸加速，每分钟可达 40~80 次，重者可有鼻翼扇动、点头呼吸、三凹征、唇周发绀。④典型病例肺部可听到较固定的中细湿啰音，以背部两肺下方脊柱旁较多，吸气末更为明显。新生儿、小婴儿常不易闻及湿啰音。除上述症状外，患儿常有精神不振、食欲缺乏、烦躁不安、轻度腹泻或呕吐等全身症状。

5. D【解析】支气管肺炎患儿护理问题如下。①清理呼吸道无效：与呼吸道分泌物过多、痰液黏稠、体弱无力排痰有关。②气体交换受损：与肺部炎症导致的通气和换气障碍有关。③体温过高：与肺部感染有关。④潜在并发症：心力衰竭、中毒性脑病、中毒性肠麻痹、脓胸、脓气胸等。其中最主要的护理问题是清理呼吸道无效。

6. C【解析】该支气管肺炎患儿治疗的关键是保持呼吸道通畅，再控制感染。

7. D【解析】根据患儿表现和查体可诊断是支气管肺炎并心力衰竭。

8. B【解析】该支气管肺炎并心力衰竭患儿目前最主要的护理问题是心排血量减少。

9. A【解析】患儿目前是全心衰竭，最佳体位为半卧位，床头抬高15°~30°，减少回心血量，减轻心脏负担。

四、B 型题

1. D【解析】小儿呼吸道合胞病毒肺炎由呼吸道合胞病毒感染所致，多见于2岁以内婴幼儿，尤以2~6个月的婴儿多见。起病急骤，临床上除发热、咳嗽和呼吸困难外，以喘憋为主要表现，很快出现呼气性呼吸困难及缺氧症状。体征以喘鸣为主，肺底部可听到细湿啰音。

2. E【解析】柯萨奇病毒A组感染儿童多见，潜伏期1~3天，出现上呼吸道感染，起病急，流涕、咳嗽、咽痛、发热，全身不适。典型症状为疱疹性咽峡炎，即在鼻咽部、会厌、舌和软腭部出现小疱疹，黏膜红肿，淋巴滤泡增生、渗出，扁桃体肿大，伴吞咽困难、食欲缺乏。

3. A【解析】腺病毒肺炎为腺病毒感染引起，多见于6个月至2岁婴幼儿，本病常呈流行性，病死率较高。临床主要特点为起病急，体温在1~2日之内即可达到39℃以上，多为稽留热。

4. C【解析】参见B型题第1题解析。

5. B【解析】小儿金黄色葡萄球菌肺炎起病急，病情重，进展迅速。除有肺炎的临床表现外，中毒症状明显，多呈弛张性高热，烦躁不安、面色苍白，偶有呕吐、腹胀。皮肤可见猩红热样皮疹或荨麻疹样皮疹。严重者出现惊厥甚至休克。肺部体征出现较早，双肺可闻及中细湿啰音，容易并发肺脓肿、脓胸、脓气胸、肺大疱等。

6. B【解析】腺病毒肺炎为腺病毒感染引起，X线检查示肺部改变较肺部体征早，可见大小不等的片状阴影或融合成大病灶，并可见病灶周围性肺气肿。

7. D【解析】小儿金黄色葡萄球菌肺炎胸部X线表现依病变不同，可出现小片浸润影、小脓肿、肺大疱或胸腔积液等。

五、X 型题

1. ACDE【解析】肺炎合并心衰的表现：①呼吸加快（>60次/分）。②心率增快（婴儿>180次/分，幼儿>160次/分）。③突然极度烦躁不安、面色苍白或发灰、发绀。④心音低钝、奔马律、颈静脉怒张。⑤肝脏迅速增大。⑥尿少或无尿。具备5项即可诊断。

2. BCD【解析】糖皮质激素使用指征：①严重喘憋或呼吸困难。②全身中毒症状明显(例如血象高，提示脓毒血症时)。③合并感染性休克。④出现脑水肿。上述情况可短期应用激素，可用琥珀酸氢化可的松或地塞米松加入瓶中静脉滴注，疗程3~5天。

3. ABCE【解析】肺炎合并心力衰竭、肺水肿患儿吸入经20%~30%乙醇湿化的氧气时应间歇吸入，每次吸入不宜超过20分钟。

4. ABD【解析】参见A3/A4型题第5题解析。

5. BD【解析】缺氧可使肺小动脉反射性收缩，造成肺动脉压力增高，同时病原体和毒素的作用可引起中毒性心肌炎，两种因素共同作用的结果是诱发心力衰竭。

6. ABCE【解析】小儿肺炎的护理：密切观察患儿体温，置患儿于半卧位或抬高床头。给氧，根据缺氧程度决定氧流量。按医嘱给予抗感染药物消除肺部炎症，及时处理腹胀以免影响呼吸，观察患儿有无呼吸困难、发绀、烦躁及其变化。保持室内适当的温度和湿度，鼓励患儿多饮水，防止痰液黏稠不易咳出。帮助患儿翻身、拍背，给予超声雾化吸入以稀释痰液利于咳出，必要时及时吸痰，保持呼吸道通畅。安静休息，半卧位，尽量减少刺激，必要时按医嘱给予镇静药。控制输液速度，供给高热量、高蛋白、高维生素、清淡、易消化的流质、半流质食物。所以选项D错误。

第七章　先天性心脏病患儿的护理

一 A1 型题

1. 对法洛四联症病情轻重起决定作用的病变是
   A. 房间隔缺损　　B. 室间隔缺损
   C. 肺动脉狭窄　　D. 右心室肥厚
   E. 主动脉骑跨
2. 左向右分流型先心病患儿生长发育落后是由于
   A. 肺动脉高压　　B. 肺循环血量减少
   C. 体循环血量减少　　D. 肺循环血量增加
   E. 体循环血量增加
3. 法洛四联症患儿出现缺氧发作时，下列护理措施中不妥的是
   A. 置小儿膝胸卧位　　B. 给予高浓度氧气吸入
   C. 遵医嘱给予吗啡等药物　　D. 氧气吸入
   E. 给予抗生素预防感染
4. 患儿生后持续发绀考虑患有
   A. 房间隔缺损　　B. 室间隔缺损
   C. 动脉导管未闭　　D. 法洛四联症
   E. 肺动脉狭窄
5. 护理发绀型先心病患儿，需要注意保证入量防止脱水，其目的是防止
   A. 心力衰竭　　B. 肾衰竭
   C. 休克　　D. 便秘
   E. 血栓栓塞
6. 为了避免左右分流型先天性心脏病发生青紫，采取的预防措施是
   A. 经常参加体育锻炼　　B. 经常服用强心药物
   C. 避免肺部感染　　D. 避免到公共场所
   E. 手术前后用足量抗生素
7. 先天性心脏病最常见的是
   A. 动脉导管未闭　　B. 房间隔缺损

C. 室间隔缺损
D. 法洛四联症
E. 肺动脉狭窄

8. 先天性心脏病右向左分流型最明显的外观特征是
A. 心脏杂音
B. 持续发绀
C. 发育迟缓
D. 降前区隆起
E. 活动耐力下降

9. 左向右分流型先心病最常见的并发症是
A. 喉炎
B. 脑栓塞
C. 感染性心内膜炎
D. 支气管肺炎
E. 脑脓肿

10. 法洛四联症的常见并发症是
A. 脑血栓
B. 肺炎
C. 肺水肿
D. 心力衰竭
E. 脑膜炎

二 A2 型题

1. 患儿，男，2 岁。因咳嗽 7 天伴气促 1 天，以支气管肺炎、先心病收住入院。查体：生长发育落后，R 60 次/分，双肺细湿啰音，心界向左下扩大，HR 170 次/分，胸骨左缘第 3~4 肋间有Ⅵ级粗糙收缩期杂音，腹软，肝肋下 2cm。该患儿首要的护理诊断是
A. 活动无耐力
B. 生长发展的改变
C. 气体交换受损
D. 潜在并发症：心力衰竭
E. 清理呼吸道无效

2. 患儿，女，12 个月。出生后即出现喂养困难，吸吮时气急，面色苍白，一年来已有 7 次肺部感染。查体：生长发育落后，胸骨左缘第 3~4 肋间可闻及Ⅲ~Ⅳ级粗糙的全收缩期杂音，肺动脉区第二心音增强。心电图示左心室肥大。可能的诊断是
A. 肺动脉狭窄
B. 房间隔缺损
C. 室间隔缺损
D. 动脉导管未闭
E. 法洛四联症

3. 患儿，女，6 岁。已确诊为室间隔缺损。因龋齿需将此牙拔除，医生在拔牙前给予抗生素预防感染，其目的是预防
A. 牙龈炎
B. 支气管肺炎
C. 心力衰竭
D. 脑脓肿
E. 感染性心内膜炎

4. 3 岁小儿，确诊为室间隔缺损，有反复呼吸道感染史，体重 11kg，身高 80cm。导致该患

儿生长发育落后的主要原因是

A. 反复呼吸道感染史

B. 体循环血流量增多，肺循环血流量减少

C. 体循环血流量减少，肺循环血流量增多

D. 体循环、肺循环血流量无变化

E. 由左向右分流存在

5. 患儿，女，9 岁。患有先天性心脏病，应用强心苷类药物治疗。护士对其家长进行有关饮食营养的健康教育时，应强调多给患儿进食

A. 富含钠的食物　　B. 富含钾的食物

C. 富含钙的食物　　D. 富含镁的食物

E. 富含铁的食物

6. 患儿，女，15 个月。因发绀 1 年诊断为法洛四联症。今患儿哭闹后突然出现晕厥、发绀加重。考虑为

A. 心律失常　　B. 心力衰竭

C. 脑血栓　　D. 缺氧发作

E. 脑膜炎

7. 患儿，女，20 个月。诊断为法洛四联症。近 3 天呈蛋花样便，每天 10 余次。护理此患儿时要注意保证入量、防止脱水，其目的是

A. 防止电解质紊乱　　B. 防止休克

C. 防止心力衰竭　　D. 防止血栓栓塞

E. 防止肾衰竭

8. 患儿，女，1 岁。患有法洛四联症，由母亲在家照顾。社区护士在进行健康教育中指出，对法洛四联症等青紫型先天性心脏病患儿的护理中，为防止其发生脑血栓等并发症，应特别注意

A. 避免过度劳累　　B. 低盐饮食

C. 预防感染　　D. 多喂水

E. 必要时哺喂前后吸氧

9. 7 岁患儿，出生时即被诊断患有先天性心脏病，平时生活中多有乏力、气短、生长发育缓慢。为保证其营养需要，应给予

A. 高热量、高蛋白饮食　　B. 充足能量、蛋白质、维生素

C. 低热量、低蛋白饮食　　D. 高热量、低蛋白饮食

E. 低热量、高蛋白饮食

10. 患儿，女，4 岁。诊断为法洛四联症。患儿于行走时喜下蹲片刻再走，这样做的目的是

A. 减少组织耗氧　　B. 心脑供血量增加

C. 缓解漏斗部肌痉挛　　D. 腔静脉回心血量增加

E. 体循环阻力增加，使右向左分流减少

11. 患儿，女，3 岁半。在门诊诊断为“房间隔缺损”，拟择期手术治疗。门诊护士对家属的健康教育要点，错误的是

A. 本病为一种先天性心脏病　　B. 经过治疗，大多数情况下，预后良好

C. 治疗方案以手术为主　　D. 术前最重要的是防止皮肤破损

E. 注意保护性隔离，不要去人多拥挤的地方

12. 患儿，女，2 岁。曾于出生时诊断为“法洛四联症”，近 2 日出现呕吐、腹泻。首选的护理措施是

A. 吸氧　　B. 卧床休息

C. 暂时禁食　　D. 补充液体

E. 按医嘱给予抗生素控制感染

三 A3/A4 型题

（1~4 题共用题干）

患儿，女，16 个月。生后 3 个月起发绀逐渐加重，活动后气急。查体：生长发育明显落后，发绀明显，伴杵状指，胸骨左缘第 3~4 肋间闻及Ⅲ级收缩期杂音。

1. 该患儿最可能的诊断是

A. 室间隔缺损　　B. 房间隔缺损

C. 肺动脉狭窄　　D. 法洛四联症

E. 动脉导管未闭

2. 患儿第 2 天晨起吃奶时出现阵发性呼吸困难、烦躁和发绀加重，出现昏迷。其原因最可能是

A. 脑栓塞　　B. 脑脓肿

C. 心力衰竭　　D. 肺动脉漏斗部肌痉挛

E. 并发脑膜炎

3. 该患儿应该采取的体位是

A. 平卧位　　B. 右侧卧位

C. 左侧卧位　　D. 俯卧位

E. 膝胸位

4. 对该患儿的治疗最终应采取的措施是

A. 发病时内科用药　　B. 近期手术治疗

C. 成年后手术治疗　　D. 内科保守治疗

E. 中医中药治疗

(5~8 题共用题干)

患儿，男，3 岁。发现心脏杂音、全身发绀 2 年半，活动后突然晕厥、抽搐。听诊胸骨左缘第 3 肋间Ⅱ级收缩期杂音，肺动脉第 2 音减弱。

5. 该患儿晕厥的原因考虑为
   A. 癫痫发作　　B. 缺氧发作
   C. 脑栓塞　　D. 脑脓肿
   E. 化脓性脑膜炎

6. 该患儿发作的机制是
   A. 脑血栓形成　　B. 脱水、血液黏稠
   C. 肺动脉漏斗部肌痉挛　　D. 感染侵犯脑实质
   E. 心功能不全

7. 此时护士应准备静脉注射的药物是
   A. 葡萄糖　　B. 地西泮
   C. 钙剂　　D. 普萘洛尔
   E. 地高辛

8. 该患儿应该采取的体位是
   A. 平卧位　　B. 右侧卧位
   C. 左侧卧位　　D. 俯卧位
   E. 膝胸位

(9~11 题共用题干)

患儿，男，4 岁。患动脉导管未闭。

9. 其杂音特点是
   A. 胸骨左缘第 2 肋间连续性杂音　　B. 胸骨左缘第 2 肋间收缩期杂音
   C. 胸骨左缘第 4 肋间连续性杂音　　D. 胸骨左缘第 4 肋间收缩期杂音
   E. 胸骨左缘第 2 肋间舒张期杂音

10. 小儿早期心电图主要改变是
    A. 右心房增大　　B. 左心房增大
    C. 右心室增大　　D. 左心室增大
    E. 左心房、左心室增大

11. 体检中，下列不可能存在的体征是
    A. 毛细血管搏动　　B. 舒张压降低
    C. 奇脉　　D. 水冲脉
    E. 股动脉枪击声

四 B型题

(1~4 题共用备选答案)

A. 肺动脉高压时可出现下半身发绀　B. 肺动脉瓣区第二心音固定分裂

C. 易出现心律失常　D. 胸片显示肺血少，心影呈靴形

E. 合并严重肺动脉高压时可发生艾森门格综合征

1. 动脉导管未闭
2. 房间隔缺损
3. 室间隔缺损
4. 法洛四联症

(5~6 题共用备选答案)

A. 室间隔缺损　B. 主动脉狭窄

C. 肺动脉瓣狭窄　D. 法洛四联症

E. 右位心

5. 先天性心脏病右向左分流的是
6. 先天性心脏病左向右分流的是

(7~10 题共用备选答案)

A. 增加营养，增强体质　B. 预防上呼吸道感染

C. 避免情绪激动和剧烈哭闹　D. 掌握合理的生活制度和活动量

E. 按时进行预防接种

7. 患儿，女，3 岁。诊断为大型室间隔缺损，分流量大。护士对家长的健康教育是
8. 患儿，男，2 岁。诊断为室间隔缺损，中型大小，家长拟 1 年后送小儿住院手术。护士对家长的指导是
9. 患儿，女，3 岁。患室间隔缺损，近 1 周来发热、消瘦、乏力。医生查体发现患儿结膜有出血点，肝肋下 2cm，脾肋下 1cm。护士观察病情，注意除外
10. 患儿，男，3 岁。发现发绀 3 年余，初步诊断为法洛四联症。近来家长带患儿就诊，准备手术。护士对家长的健康教育是

五 X型题

1. 左向右分流型先心病的症状有

A. 生长发育落后　B. 活动耐力差，易疲乏

C. 出生后持续发绀
D. 易反复发生肺部感染
E. 可有血红蛋白增高和喜欢蹲踞

2. 房室间隔缺损的临床表现有
A. 反复发生肺部感染
B. 生长发育落后，活动耐力差、气促
C. 胸骨左缘第 2~3 肋间有Ⅱ级收缩期杂音
D. 心电图可正常或左室肥大，严重者可出现右室肥大
E. 胸部 X 线片示肺血管增粗，左、右心室增大，左房可增大

3. 轻症左向右分流型先天性心脏病预防发绀的方法是
A. 预防肺部感染
B. 加强体育锻炼
C. 不做剧烈活动
D. 绝对卧床休息
E. 减少或避免患儿哭闹

4. 室间隔缺损的临床表现有
A. 乏力、心悸、气急
B. 声音嘶哑
C. 反复发生肺部感染
D. 经常性发绀
E. 生长发育落后

5. 法洛四联症的病理畸形是
A. 肺动脉狭窄
B. 房间隔缺损
C. 主动脉骑跨
D. 右心室肥厚
E. 室间隔缺损

6. 易发生呼吸道感染的先天性心脏病有
A. 房间隔缺损
B. 室间隔缺损
C. 肺动脉狭窄
D. 法洛四联症
E. 动脉导管未闭

参考答案与解析

一、A1 型题

1. C【解析】本题考查法洛四联症的临床表现。法洛四联症是一种常见的青紫型先天性心脏病，以肺动脉狭窄、室间隔缺损、主动脉骑跨和右心室肥厚为主要临床特征，其中肺动脉狭窄为重要畸形。青紫为主要临床表现，其程度和出现早晚与肺动脉狭窄程度有关。

2. C【解析】左向右分流使左心室射入主动脉的血量减少，致体循环供血不足，使患儿生长发育落后。

3. E【解析】法洛四联症患儿因活动、哭闹、便秘引起缺氧发作，一旦发生应将小儿置于膝胸卧位，给予吸氧，并与医生合作给予吗啡及普萘洛尔抢救治疗。

4. D【解析】发绀是法洛四联症主要症状，它出现的时间早晚和程度与肺动脉狭窄程度有关，多见于毛细血管丰富的浅表部位，如唇、指（趾）甲床、球结膜等。常见杵状指（趾）。患儿活动后有气促、易疲劳、蹲踞等；常有缺氧发作，表现为呼吸加快、加深，烦躁不安，发绀加重，持续数分钟至数小时，严重者可表现为神志不清，惊厥或偏瘫，死亡，发作多在清晨、哭闹、吸乳或用力后诱发，发绀严重者常有鼻出血和咯血。

5. E【解析】法洛四联症患儿血液黏稠度高，发热、出汗、呕吐、腹泻时，体液量减少，加重血液浓缩易形成血栓，因此要注意供给充足液体，必要时可静脉输液。

6. C【解析】左向右分流型先心病易患肺部感染，室间隔缺损、房间隔缺损的患儿经常患支气管肺炎，避免让患儿遭受反复肺部感染，影响肺功能。

7. C【解析】室间隔缺损（VSD）是最常见的先天性心脏病，占先天性心脏病的25%~40%，单独存在约占25%，也可与其他心脏畸形同时存在。

8. B【解析】右向左分流型：左右两侧血液循环途径之间有异常的沟通，使静脉血从右侧心腔的不同部位分流入左侧心腔或主动脉的动脉血中，故有发绀。

9. D【解析】左向右分流的先天性心脏病，血液从左向右分流，肺循环充血，故易反复发生呼吸道感染及支气管肺炎。

10. A【解析】法洛四联症患儿由于长期缺氧、红细胞计数增多、血液黏稠度高，血流缓慢，因此应告知家长注意预防发生脑血栓。

二、A2 型题

1. D【解析】根据患儿查体“生长发育落后，呼吸 60 次/分，双肺细湿啰音，心界向左下扩大，心率 170 次/分，胸骨左缘第 3~4 肋间有Ⅵ级粗糙收缩期杂音，腹软，肝肋下 2cm”，该患儿目前护理问题是预防潜在并发症心力衰竭。

2. C【解析】患儿表现为喂养困难，吸吮时气急，肺部易感染，生长发育落后，结合心脏听诊特点和心电图表现可诊断室间隔缺损。

3. E【解析】室间隔缺损，因龋齿需将此牙拔除，医生在拔牙前给予抗生素预防感染，其目的是预防感染性心内膜炎。

4. C【解析】室间隔缺损时，肺循环血流量增加 3~5 倍，体循环量减少，营养代谢障碍，致发育迟缓。

5. B【解析】强心苷类药物属于正性肌力药物，具有增强心肌收缩力，改善心脏灌注功能的作用，常用于心功能不全和多种心律失常患者的治疗。但是用量不当时可引起中毒症状，而钾离子对这一中毒症状有拮抗作用，因此饮食中注意补充钾盐可以有效预防强心苷中毒现象。

6. D【解析】2 岁以下的患儿多有缺氧发作，常在晨起吃奶时或大便、哭闹后出现阵发性呼吸困难、烦躁和青紫加重，严重者可引起突然晕厥、抽搐或脑血管意外，这是由于在肺动脉漏斗部狭窄的基础上，突然发生该处肌痉挛，引起一时性肺动脉梗阻，使脑缺氧加重所致。

7. D【解析】参见 A1 型题第 5 题解析。

8. D【解析】本题考查先心病患儿护理措施。青紫型先天性心脏病患儿血液黏稠度高，发热、出汗、呕吐、腹泻时，体液量减少，加重血液浓缩易形成血栓，因此要注意供给充足液体，必要时可静脉输液。

9. B【解析】先天性心脏病患儿应注意营养搭配，供给充足能量、蛋白质和维生素，保证营养需要。

10. E【解析】蹲踞为一种无意识的自我缓解缺氧和疲劳的体位。蹲踞时下肢受压，体循环阻力增加，使右向左分流减少，肺循环增加，同时下肢屈曲，使静脉回心血量减少，减轻了右心室负荷，使右向左分流减少，从而缺氧症状暂时得以缓解。

11. D【解析】对家长和患儿解释病情，说明本病是一种先天性心脏病，随着手术技术的发展，本类疾病多数可通过手术治愈或部分矫治，预后较好，缺损小的可自然闭合，消除思想顾虑，取得理解和配合。根据气温改变及时加减衣服，注意保护性隔离，以免交叉感染。做小手术时，如拔牙、扁桃体切除术应给予抗生素预防感染。按时预防接种。防止皮肤破损不是患儿术前最重要的护理。

12. D【解析】参见 A1 型题第 5 题解析。

三、A3/A4 型题

1. D【解析】患儿有发绀等明显法洛四联症表现。

2. D【解析】根据患儿的青紫表现，考虑是法洛四联症，由于本身疾病有肺动脉狭窄，其次瓣膜合并漏斗部狭窄，第 2 天晨起的表现可能是肺动脉漏斗部肌痉挛，血氧供应严重缺乏所引起。

3. E【解析】防止法洛四联症患儿因活动、哭闹、便秘引起缺氧发作，应取膝胸卧位。

4. B【解析】该患儿治疗最终应采取的措施是近期手术治疗。

5. B【解析】根据患儿的表现，考虑有心血管疾病，出现意识障碍与惊厥，最可能是法洛四联症脑缺氧发作，青紫是该疾病最主要的特征。

6. C【解析】法洛四联症发作的机制是肺动脉漏斗部肌痉挛。

7. D【解析】法洛四联症患儿缺氧时应给予吸氧，并与医生合作给予吗啡及普萘洛尔抢救治疗。

8. E【解析】膝胸卧位可使体循环阻力增加，使右向左分流减少，肺循环增加，同时下肢屈曲，使静脉回心血量减少，减轻了右心室负荷，使右向左分流减少，从而缺氧症状暂时得以缓解。

9. A【解析】动脉导管的开放使主、肺动脉之间存在通路，一般情况下体循环压力高于肺循环压力，血液在收缩期和舒张期都通过动脉导管从主动脉向肺动脉分流，故可闻及粗糙响亮的连续性机器样杂音。

10. E【解析】动脉导管未闭心电图：左心房、左心室肥大合并肺动脉高压时右心肥大。

11. C【解析】动脉导管未闭的体征：分流量较大的患者，左侧胸廓略隆起，心尖搏动增强，在胸骨左缘可以扪及局限性震颤，听诊有响亮的连续性机器样杂音。收缩压增高，舒张压下降，可以出现周围血管征，如脉压增大，脉搏洪大，颈动脉搏动增强，水冲脉，指甲床或皮肤、黏膜出现毛细血管搏动征，并可听到枪击音。

四、B 型题

1. A【解析】差异性青紫是动脉导管未闭合并严重肺动脉高压的特征性表现。当动脉导管未闭合并严重肺动脉高压时，动脉导管水平可发生右向左分流，使降主动脉的血氧含量降低，而升主动脉、主动脉弓和头臂动脉的血氧含量不变或变化不大，造成下半身青紫。

2. B【解析】肺动脉瓣延迟关闭，产生不受呼吸的影响，肺动脉瓣区第二心音固定分裂，肺动脉扩张明显或有肺动脉高压者，肺动脉瓣第二心音亢进。

3. E【解析】室间隔缺损小型缺损分流量较小，患儿可无明显症状，仅活动后稍感疲乏，生长发育一般不受影响。缺损较大时左向右分流多，体循环血量相应减少，多数患儿有喂养困难，体重不增、消瘦，活动后出现乏力、气短、多汗，生长发育缓慢。由于分流引起肺循环充血导致患儿容易出现反复呼吸道感染、充血性心力衰竭等。有时因扩张的肺动脉压迫喉返神经，引起声嘶。当肺动脉压显著升高而出现持续的右向左分流时，患儿可出现青紫，即艾森门格综合征。

4. D【解析】法洛四联症由于右心室肥大使心尖上翘和漏斗部狭窄使心腰凹陷，胸部 X 线片显示心影呈靴形。由于肺动脉狭窄，血液进入肺循环受阻，进入肺循环的血流减少，故胸部 X 线片表现出肺门血管影缩小，肺纹理减少，透亮度增加。

5~6 D、A【解析】常见的左向右分流型先天性心脏病有室间隔缺损、房间隔缺损、动脉导管未闭等。常见的右向左分流型先天性心脏病有法洛四联症、完全性大血管转位、完全性肺静脉畸形引流等。无分流型（无青紫型）即心脏左右两侧或动静脉之间无异常通路和分流，通常不产生发绀。如肺动脉狭窄、主动脉缩窄、原发性肺动脉高压等。

7. C【解析】分流量较大的室间隔缺损患儿，左向右分流量较大，为减轻心脏负荷，应保证休息、睡眠，避免情绪激动和剧烈哭闹。

8. A【解析】对于室间隔缺损患儿，家长日常生活中应注意为患儿增加营养，以增强其体质，抵御各种感染的发生，争取早日手术。

9. E【解析】室间隔缺损护理指导：家长日常生活中应注意为患儿增加营养，以增强其体质，抵御各种感染的发生，争取早日手术；避免情绪激动和剧烈哭闹；建立适合儿童的生活制度和活动量，保证睡眠。不包括选项 E。

10. D【解析】法洛四联症 4 种畸形中以肺动脉狭窄最重要，因肺动脉狭窄，肺循环进行气体交换的血流减少，血氧含量下降，活动耐力差，稍一活动，如啼哭、情绪激动、体力劳动、寒冷等，即可出现气急及青紫加重。患儿术前保持适度的活动量：安排好患儿的作息时间，保证睡眠、休息，减少心脏负担。根据病情适当安排活动量，避免情绪激动和大哭大闹，多给予安抚，各项护理操作应集中进行。法洛四联症患儿在游戏或走路时，应让其自然蹲踞起立，不要强行拉起。严重患儿应卧床休息。

五、X 型题

1. ABD【解析】常见的左向右分流型先天性心脏病有室间隔缺损、房间隔缺损、动脉导管未闭等。左向右分流型先天性心脏病指在左、右心之间虽有缺损，但由于体循环压力高于肺循环，左心压力大于右心，血液仍然从左心向右心分流，不会出现青紫，只是当某些情况使右心压力增高并超过左心压力时，血液有自右向左的分流，出现发绀。所以选项 C 错误。选项 E 是右向左分流型先天性心脏病持续缺氧的表现之一。

2. ABC【解析】房间隔缺损：婴儿期大多无症状，偶有暂时性青紫。年龄稍大，症状渐渐明显，患儿发育迟缓，体格瘦小，易反复发生呼吸道感染，活动耐力减低，有劳累后气促、咳嗽等症状。左胸部常隆起，一般无青紫或杵状指（趾）。房间隔缺损的临床表现取决于分流量的多少，分流量与缺损大小、左右心房压力阶差及心室的顺应性有关。①症状：分流量少者无症状，仅在体检时发现心脏杂音。缺损较大的患儿因分流量大而致体循环血流量不足，影响生长发育，表现为体形瘦小、面色苍白，活动后气促、易疲乏及多汗等。分流导致肺循环血流量增多而易出现反复呼吸道感染，严重者发生心力衰竭。当患儿剧烈哭闹、屏气、合并肺炎或心力衰竭时，右心房压力可超过左心房，出现右向左分流而呈现暂时性青紫。②体征：体检可见生长发育落后，消瘦，心前区隆起，心尖冲动弥散，心浊音界扩大，一般无震颤。心脏听诊，胸骨左缘第 2~3 肋间可闻见Ⅱ~Ⅲ级收缩期喷射性杂音。肺动脉瓣区第二心音（P_2）增强或亢进，并呈固定分裂。③并发症：房间隔缺损常见的并发症为反复呼吸道感染、充血性心力衰竭等。

3. ACE【解析】轻症左向右分流型先天性心脏病预防发绀的措施包括预防肺部感染、不做剧烈活动、减少或避免患儿哭闹、情绪激动，掌握合理的生活制度和活动量。

4. ABCE【解析】室间隔缺损：可于生后 1~3 个月即发生充血性心力衰竭，平时反复发生呼吸道感染、肺炎、哭声嘶哑、喂养困难、乏力、多汗等，并有生长发育迟缓。

5. ACDE【解析】法洛四联症的病理畸形包括：①肺动脉狭窄。②室间隔缺损。③主动脉骑跨。④右心室肥厚。

6. ABE【解析】左向右分流型先心病（房间隔缺损、室间隔缺损、动脉导管未闭）易患肺部感染。

第八章　泌尿系统疾病患儿的护理

一　A1 型题

1. 对急性肾小球肾炎进行饮食管理，应限制钠盐摄入的情况是
   A. 出现贫血　　B. 出现血尿
   C. 出现氮质血症　　D. 出现少尿、水肿
   E. 尿液中有颗粒或红细胞管型
2. 对急性肾小球肾炎患儿进行饮食管理，正确的是
   A. 给予高糖、高维生素、适量蛋白和脂肪的低盐饮食
   B. 水肿消退，镜下血尿消失后可以停止限盐
   C. 应当严格限制水及蛋白的摄入
   D. 由于生长发育需要，不宜限盐
   E. 给予高糖、高维生素的无盐饮食
3. 急性肾小球肾炎患儿，当出现严重循环充血时，首选的治疗药物是
   A. 强心药　　B. 降压药
   C. 利尿药　　D. 抗感染药
   E. 血管扩张药
4. 肾病综合征水肿的原因主要是
   A. 低钾血症　　B. 低钠血症
   C. 低蛋白血症　　D. 氮质血症
   E. 高胆固醇血症
5. 高度水肿、低蛋白血症、血胆固醇增多、大量蛋白尿，可见于
   A. 急性肾炎　　B. 肾病综合征
   C. 慢性肾盂肾炎　　D. 急性肾盂肾炎
   E. 慢性肾小球肾炎
6. 肾病综合征的主要并发症是
   A. 慢性肾衰竭　　B. 动脉粥样硬化
   C. 血栓及栓塞　　D. 肝肾综合征
   E. 感染

7. 单纯性肾病综合征与肾炎性肾病综合征的区别点是

A. 尿蛋白量多少　　B. 血浆蛋白高低

C. 水肿程度　　D. 血沉是否增快

E. 有无高血压、血尿

8. 肾病综合征最根本的病理生理改变是

A. 水肿　　B. 低蛋白血症

C. 大量蛋白尿　　D. 电解质紊乱

E. 高胆固醇血症

二 A2 型题

1. 患儿，男，3 岁。水肿 3 天伴肉眼血尿，以急性肾小球肾炎收入院。护士应当在饮食方面指导患儿注意

A. 限制糖的摄入　　B. 可以自行选择喜爱的零食

C. 水肿消退后可以进食普食　　D. 高蛋白饮食

E. 低盐饮食，每日 1~2g

2. 患儿，女，7 岁。以急性肾小球肾炎收入院。目前水肿消退，血压正常，肉眼血尿消失。此时护士可以告诉患儿

A. 应当绝对卧床　　B. 在室内轻微活动

C. 适当参加劳动　　D. 恢复体育活动

E. 恢复上学

3. 患儿，女，6 岁。因眼睑水肿、血尿 2 天以急性肾小球肾炎收住入院。该患儿治疗早期最主要的措施是

A. 利尿　　B. 卧床休息

C. 低盐饮食　　D. 低蛋白饮食

E. 使用止血药

4. 患儿，女，7 岁。因急性肾小球肾炎入院，日前出现眼睑水肿，尿呈洗肉水色，自觉头晕、乏力。该患儿首要的护理措施是

A. 卧床休息　　B. 严格限制蛋白入量

C. 监测血压　　D. 严格限制水的入量

E. 肾区热敷

5. 患儿，男，6 岁。因面部水肿、头痛、头晕就诊。尿液检查：蛋白（++），红细胞 20 个/HP，诊断为急性肾小球肾炎。对其处理正确的是

A. 给予镇痛药　　B. 适当下床活动，防止血栓形成

C. 给予大剂量青霉素　　D. 低盐、高糖、高维生素饮食
E. 低盐、高糖、高蛋白饮食

6. 患儿，女，6 岁。因高度水肿诊断为肾病综合征，以泼尼松治疗 4 个月。此时该患儿会出现
A. 骨质疏松　　B. 骨髓抑制
C. 肝功能损害　　D. 性腺损害
E. 脱发

7. 患儿，男，5 岁。诊断为肾病综合征，有胸腔积液，全身水肿较重，阴囊水肿明显。护理该患儿时不应采用的方法是
A. 衣服宽松　　B. 避免肌内注射
C. 阴囊部用吊带托起　　D. 保持皮肤清洁、干燥
E. 让患儿卧于橡胶单上以利清洗

8. 患儿，男，7 岁。因高度水肿，尿蛋白（++++）入院，诊断为肾病综合征。首选的治疗药物是
A. 青霉素　　B. 白蛋白
C. 环磷酰胺　　D. 肾上腺皮质激素
E. 利尿药

9. 患儿，男，6 岁。2 周前有上呼吸道感染，近 2 日晨起出现眼睑水肿，浓茶色尿，以急性肾小球肾炎收入院。该患儿尿液呈浓茶色的原因是
A. 尿呈弱碱性　　B. 尿中含管型
C. 尿中含蛋白　　D. 饮水量过少
E. 尿呈酸性

三 A3/A4 型题

（1~3 题共用题干）

患儿，男，8 岁。因眼睑水肿、浓茶色尿而就诊。查体：颜面、眼睑水肿，血压 140/96mmHg，下肢非凹陷性水肿，尿量 300ml/24h。诊断为急性肾小球肾炎。

1. 该患儿的首优护理问题是
A. 体液过多　　B. 知识缺乏
C. 皮肤完整性受损的危险　　D. 潜在并发症：高血压脑病
E. 活动无耐力

2. 此时护理措施重点是
A. 绝对卧床休息　　B. 限制水的入量

C. 观察24小时出入量　　D. 快速利尿
E. 应用降压药

3. 该患儿如不采取治疗，最易出现的并发症是
A. 感染加重　　B. 高血压脑病
C. 严重循环充血　　D. 急性肾衰竭
E. 心力衰竭

（4~6题共用题干）

患儿，女，6岁。眼睑水肿3天伴尿少，近2日尿呈浓茶色，患儿无尿频、尿急、尿痛。患儿3周前曾患上呼吸道感染。查体：T 36.2℃，R 26次/分，P 100次/分，BP 130/90mmHg，神志清楚，双眼睑及颜面水肿，双足背轻度非凹陷性水肿，心肺（-），腹软，肝、脾肋下未及。

4. 该患儿最可能的诊断是
A. 先天性肾病　　B. 单纯性肾病
C. 肾炎性肾病　　D. 急性肾小球肾炎
E. 尿路感染

5. 患儿入院第2天出现频繁咳嗽、气急、咳泡沫痰，尿量减少为200ml/d。查体：心率增快，双肺布满湿啰音，肝明显增大。该患儿可能并发了
A. 支气管肺炎　　B. 心力衰竭
C. 高血压脑病　　D. 急性肾衰竭
E. 严重循环充血

6. 目前患儿的尿量300ml/24h，此时护理措施为
A. 限制水摄入　　B. 限制钠盐摄入
C. 限制蛋白质的摄入　　D. 限制糖的摄入
E. 正常饮食

（7~8题共用题干）

患儿，男，4岁。因肾病综合征入院，表现有水肿、蛋白尿，目前无感染迹象。

7. 患儿入院后，护士为他制订护理计划，下列哪项不妥
A. 绝对卧床休息　　B. 详细记出入量
C. 每日测量体重　　D. 蛋白质摄入量为每天2g/kg
E. 不限制液体摄入

8. 为了帮助患儿减轻眼睑水肿，护士最好采取下列哪种方法
A. 建议患儿多卧床休息　　B. 抬高患儿床头

C. 缩短患儿看电视的时间　　D. 用生理盐水冲洗患儿眼睛
E. 冷敷患儿双眼，每日数次

（9~11 题共用题干）

患儿，女，9 岁。全身水肿，尿少半月。BP 100/80mmHg，Hb 140g/L。尿蛋白（+++），24 小时定量 8.0g，血 BUN 6mmol/L，血 Cr 正常。诊断为肾病综合征。医嘱给予呋塞米后尿量增加。1 周后突发腰痛，尿量明显减少，血 BUN 升至 18mmol/L，尿镜检红细胞满视野。

9. 该患儿最可能的诊断是
A. 单纯肾病综合征　　B. 肾病综合征合并尿路感染
C. 肾病综合征合并原发性腹膜炎　　D. 肾病综合征合并肾静脉血栓
E. 肾病综合征合并肾前性氮质血症

10. 该患者首选治疗药物为
A. 呋塞米　　B. 泼尼松
C. 白蛋白　　D. 甘露醇
E. 环磷酰胺

11. 应给予该患儿的饮食是
A. 高蛋白饮食　　B. 低蛋白饮食
C. 优质低蛋白饮食　　D. 优质蛋白饮食
E. 优质高蛋白饮食

四 B 型题

（1~2 题共用备选答案）

A. 蛋白尿　　B. 脓尿
C. 血尿　　D. 脂质尿
E. 乳糜尿

1. 急性肾小球肾炎最具特征性的尿异常为
2. 肾病综合征最具特征性的尿异常为

（3~6 题共用备选答案）

A. 绝对卧床休息　　B. 绝对卧床 2 周
C. 卧床休息　　D. 适当休息
E. 室内轻微活动

3. 急性肾小球肾炎起病 2 周内
4. 急性肾炎有高血压和心力衰竭者

5. 急性肾炎水肿消退、血压正常、肉眼血尿消退者
6. 肾病综合征水肿严重者

五 X 型题

1. 下列关于小儿泌尿系统生理特点，说法正确的是
   A. 新生儿对药物的排泄功能好
   B. 出生时肾单位数量已经达成人水平
   C. 肾小管的功能不够成熟，对水和钠的负荷调节较差
   D. 小儿肾功能一般在 1 岁至 1 岁半达到成人水平
   E. 肾小球滤过率平均为每分钟 $20ml/1.73m^2$
2. 下列有关急性肾小球肾炎的描述正确的是
   A. 可出现轻度贫血　B. 血清补体降低
   C. 血浆蛋白明显降低　D. 抗链球菌溶血素“O”升高
   E. 自限性疾病
3. 急性肾小球肾炎典型的临床表现是
   A. 血尿　B. 高血压
   C. 低蛋白血症　D. 水肿、少尿
   E. 高胆固醇血症
4. 急性肾小球肾炎患儿实验室检查可出现
   A. 轻度贫血　B. 补体 C3 升高
   C. ASO 升高　D. 尿素氮增高
   E. 尿蛋白（++++）
5. 下列选项中符合肾病综合征出血热发热期表现的是
   A. 蛋白尿　B. 搔抓样出血
   C. 尿量减少　D. 球结膜水肿
   E. 腓肠肌压痛
6. 原发性单纯性肾病综合征的临床表现是
   A. 水肿　B. 胆固醇增高
   C. 低清蛋白血症　D. 高血压
   E. 尿蛋白（+++）~（++++）
7. 下列有关肾病综合征患儿的护理措施正确的是
   A. 卧床休息，勤翻身　B. 准确记录 24 小时液体出入量
   C. 臀部垫上橡皮圈或棉圈　D. 每周洗澡 1~2 次
   E. 因静脉穿刺困难，可尽量用肌内注射给药

8. 为预防肾病综合征患儿的皮肤感染，护士可以采取的措施是
A. 阴囊水肿可用丁字带托起
B. 保持皮肤清洁、干燥
C. 注意清洁会阴，预防尿路感染
D. 水肿患儿肌内注射进针部位宜深
E. 经常协助患儿翻身

六 案例分析题

（1~3 题共用题干）

患儿，男，8 岁。2 周前患猩红热，近 3 天来尿量减少，尿色似洗肉水，眼睑水肿，伴头痛，恶心，测血压 150/105mmHg，下肢轻度水肿，尿蛋白（+~ ++），尿镜检见大量红细胞，补体 C3 降低。

1. 该患者首先应考虑诊断为
A. 慢性肾炎
B. 肾炎性肾病
C. 单纯性肾病
D. 急性尿路感染
E. 急性肾小球肾炎

2. 目前最可能并发
A. 脑膜炎
B. 急性肾功能不全
C. 水、电解质平衡紊乱
D. 高血压脑病
E. 严重循环充血

3. 下列护理措施中，正确的是
A. 观察有无脑膜刺激征
B. 定期查尿常规
C. 监测血压变化
D. 观察有无感染病灶
E. 限制钠、水入量

参考答案与解析

一、A1 型题

1. D【解析】有水肿及高血压的患儿应限制钠盐摄入，钠盐量 60~120mg/(kg · d)；有氮质血症时限制蛋白质的入量，0. 5g/(kg · d)；供给高糖饮食以满足患儿热量需要；除非严重少尿或循环充血，一般不必严格限水。在尿量增加、水肿消退、血压正常后可恢复正常饮食，以保证患儿生长发育的需要。

2. A【解析】急性肾小球肾炎饮食：给予低盐、高糖、高维生素，含适量蛋白质和脂肪的饮食。

3. C【解析】急性肾小球肾炎严重循环充血：首先应用呋塞米脱水，如症状不缓解可加用硝普钠，上述处理无效时可采用腹膜透析或血液滤过治疗。

4. C【解析】原发性肾病综合征水肿：低蛋白血症导致血浆胶体渗透压降低，水和电解质由血管内渗到组织间隙而出现水肿。

5. B【解析】原发性肾病综合征病理生理变化如下。①大量蛋白尿：是肾病综合征最根本的病理生理改变。尿中有大量蛋白质，以中分子量清蛋白为主，每日丢失蛋白质 >2g，尿蛋白常与水肿呈平行关系。②低蛋白血症：因血浆蛋白从尿中丢失及肾小管对重吸收的清蛋白分解，出现低蛋白血症。血浆蛋白显著减少，以清蛋白减少为主，造成清蛋白与球蛋白比例倒置。③水肿：高度水肿为最突出、最常见的症状，也是就诊的主要原因。低清蛋白血症导致血浆胶体渗透压降低，水和电解质由血管内渗到组织间隙而出现水肿。④高胆固醇血症：血胆固醇明显增高，三酰甘油和低密度脂蛋白亦增高。

6. E【解析】感染是原发性肾病综合征最常见的并发症，也是病情反复和/或加重的诱因。肾病综合征抗感染力的下降是由于 IgG 自尿中丢失、血中有免疫抑制因子、巨噬细胞功能障碍，此外还与长期服用激素等药物使免疫功能下降有关。常见的感染有呼吸道、皮肤、尿路及腹腔感染。上呼吸道感染占 50% 以上，且以病毒感染最为常见。

7. E【解析】单纯性肾病综合征与肾炎性肾病综合征的区别点是有无高血压、血尿。

8. C【解析】肾病综合征是指一组临床症状，包括大量的蛋白尿、低蛋白血症、高脂血症和水肿，最根本的病理生理改变是大量蛋白尿。

二、A2 型题

1. E【解析】有明显水肿时应给予低盐饮食，有严重水肿、高血压时则给予无盐饮食，病情缓解后一般不需继续限盐。

2. B【解析】急性肾小球肾炎护理措施：一般起病 2 周内应卧床休息，待水肿消退、血压降至正常、肉眼血尿消失后，可下床轻微活动；红细胞沉降率恢复正常可上学，但仍需避免体育活动；Addis 计数正常后恢复正常生活。

3~4 B、A【解析】急性肾小球肾炎无特异疗法，以休息和对症治疗为主。疾病早期应卧床休息，以减轻心脏负担，改善心功能，增加心排血量，使肾血流量增加，提高肾小球滤过率，减轻水、钠潴留，减少潜在并发症的发生；同时又由于静脉压下降，降低了毛细血管血压，而使水肿减轻。一般卧床休息 2 周，待水肿消退、血压降至正常、肉眼血尿消失，可下床轻微活动。

5. D【解析】患儿有水肿，因此应给予低盐、高糖、高维生素饮食。

6. A【解析】患儿长期应用糖皮质激素易引起骨质疏松，故应注意补充富含钙和维生素 D 的食物。

7. E【解析】患儿严重水肿应注意保持皮肤干燥、清洁，使用橡胶单不透气，容易造成皮肤潮湿或破溃。

8. D【解析】激素治疗后敏感者在 8 周内尿蛋白可转阴、水肿消退，故为首选用药。

9. E【解析】急性肾小球肾炎时，由于肾小球基膜因免疫损伤而断裂，血浆蛋白、红细胞等漏出，在酸性尿中红细胞破坏后尿液呈浓茶色，中性或弱酸性尿中呈洗肉水样。

三、A3/A4 型题

1. A【解析】目前患儿最主要的问题是肾小球滤过率下降所引起的水肿和少尿，故该患儿的首优护理问题是体液过多。体液过多：与肾小球滤过率下降、水钠潴留有关。

2. A【解析】目前患儿的首优护理问题是体液过多。休息可减轻心脏负担，改善心功能，增加心排血量，使肾血流量增加，提高肾小球滤过率，减少水钠潴留，减少潜在并发症的发生；同时由于静脉压下降，降低了毛细血管血压，而能使水肿减轻。故此时护理措施最应强调的是使患儿绝对卧床休息。

3. C【解析】该患儿如不采取治疗会出现严重水肿，由于水钠潴留，血浆容量增加而出现严重的循环充血。

4. D【解析】根据患儿的临床表现和体征可判断患儿为急性肾小球肾炎。

5. E【解析】该患儿由于尿量减少，导致了水钠潴留，血浆容量增加而出现了严重循环充血的表现。

6. A【解析】患儿的尿量每日 300ml，仍处于少尿的状态，所以应限制水的摄入，量出为入。

7. E【解析】患儿水肿故应限制钠、水的入量。选项 E 错误。

8. A【解析】多卧床休息，以减轻心脏和肾脏的负担，增加排尿，可减轻眼睑水肿。

9. D【解析】肾静脉血栓形成分为急性型和慢性型。急性型多见于年轻患者，表现为突发性血尿、腹痛，程度可轻可重，查体见脊肋角触痛及肾肿大，病情进展迅速，可导致氮质血症或尿毒症而危及生命。病例中患者为肾病综合征，突发腰痛，并出现血尿。肾功能进行性恶化，提示为肾静脉血栓形成。

10. B【解析】肾病综合征的主要治疗为免疫抑制治疗，其中首选药物为糖皮质激素。

11. D【解析】肾病综合征患者虽然经尿液丢失大量蛋白质，但是饮食不应大量补充，以免增加肾的负担，应该给予正常量优质蛋白质。

四、B 型题

1. C【解析】血尿常为急性肾小球肾炎起病的首发症状，多为镜下血尿，其中 30%~50% 患儿有肉眼血尿。

2. D【解析】肾病综合征的尿液改变是脂质尿。

3. C【解析】急性肾小球肾炎起病 2 周内应卧床休息。

4. A【解析】急性肾炎有高血压和心力衰竭者应绝对卧床休息。

5. E【解析】急性肾炎水肿消退、血压正常、肉眼血尿消退者应室内轻微活动。

6. A【解析】肾病综合征水肿严重者应当绝对卧床休息。

五、X 型题

1. BCDE【解析】新生儿的组织器官及生理功能尚未发育成熟，体内酶系统亦不十分健全，对药物的吸收、分布、代谢、排泄等体内过程，不同于其他年龄组儿童，更不同于成人。

2. ABDE【解析】急性肾小球肾炎属于自限性疾病，多数预后良好，由于水、钠潴留，血液被稀释可出现轻、中度贫血，实验室检查可见血清补体降低，血浆蛋白正常。

3. ABD【解析】急性肾小球肾炎的典型症状如下。①前驱症状：急性起病，多数病例病前 1~2 周有呼吸道或皮肤感染史。②水肿、少尿：早期常有水肿，先见于眼睑，严重时迅速延及全身。水肿时尿量减少。③血尿：常为起病的首发症状，多为镜下血尿，其中 30%~50% 患儿有肉眼血尿。急性肾小球肾炎的体征如下。①水肿：程度不等，呈非凹陷性，严重病例可有少量胸腔积液或腹水。②高血压：约 1/2 患儿有高血压，学龄儿童 > 130/90mmHg，学龄前儿童 > 120/80mmHg。

4. ACD【解析】急性肾小球肾炎患儿实验室检查可出现轻度贫血、补体 C3 下降、ASO 升高、尿素氮增高。急性肾小球肾炎的尿液检查：尿蛋白（+）~（+++），红细胞（++）~（++++），可以见到白细胞以及透明管型、颗粒或红细胞管型等。

5. ABCD【解析】肾病综合征出血热发热期表现不包括腓肠肌压痛，其余选项均正确。

6. ABCE【解析】高血压是肾炎性肾病的临床表现，肾炎性肾病血压可有不同程度的升高，常有发作性或持续性高血压和血尿。

7. ABCD【解析】肾病综合征严重水肿者应尽量避免肌内注射，因水肿严重，药物不易吸收，可从注射部位外渗，导致局部潮湿、糜烂、感染。

8. ABCDE【解析】重度水肿患儿皮肤张力增加，弹性降低，如果局部皮肤受压，加之营养失调和长期使用激素等，皮肤容易破溃并继发感染。患儿应保持皮肤清洁、干燥，衣服应宽松，被褥要柔软。经常协助患儿翻身、局部按摩等，预防压疮及皮肤感染的发生，帮助患儿翻身或改变体位时，要避免拖、拉等动作导致皮肤损伤。阴囊水肿患儿，保持阴囊周围清洁、干燥，必要时可使用阴囊托。臀部和四肢水肿严重时，可垫橡皮气垫或棉圈，骨隆凸部位用棉垫。水肿患儿肌内注射药物，进针部位宜深，拔针后须用棉签局部压迫数分钟，防止药物外渗。严重水肿患儿尽量避免肌内注射药物。

六、案例分析题

1. E【解析】患儿 2 周前曾患猩红热，随后出现少尿、血尿、水肿、高血压表现，首先考虑急性肾小球肾炎。

2~3 D、BCDE【解析】患儿考虑诊断为急性肾小球肾炎。因血压急剧升高，目前最可能出现高血压脑病。但与脑膜刺激征无关，故不需要观察此项内容。

第九章　营养性缺铁性贫血患儿的护理

一　A1 型题

1. 小儿营养性缺铁性贫血属于
   A. 小细胞正色素性贫血　B. 大细胞低色素性贫血
   C. 小细胞低色素性贫血　D. 大细胞正色素性贫血
   E. 混合型贫血
2. 小儿营养性缺铁性贫血最主要的原因是
   A. 先天性储铁不足　B. 铁摄入不足
   C. 生长发育快　D. 铁丢失过多
   E. 铁利用障碍
3. 用铁剂治疗缺铁性贫血，最早出现的有效反应是
   A. 红细胞变大　B. 红细胞计数增多
   C. 血红蛋白增多　D. 网织红细胞计数增多
   E. 红细胞中心浅染恢复
4. 不利于铁吸收的食物是
   A. 维生素 C　B. 果糖
   C. 肉末　D. 牛奶
   E. 脂肪酸

二　A2 型题

1. 患儿，女，2 岁。诊断为“营养性缺铁性贫血”，需口服铁剂治疗。护士对家长进行应用铁剂的指导，其中不妥的是
   A. 注意观察药物反应，可能有恶心、排便异常等
   B. 应在两餐之间服药，减少对胃肠道的刺激
   C. 可用吸管服药，以减轻牙齿着色
   D. 可与牛奶同时服用，利于铁剂吸收
   E. 患儿大便呈黑色是正常现象，停药后可恢复正常

2. 10 个月患儿，母乳喂养，未加辅食。近 2 个月面色苍白，食欲缺乏，经检查诊断为缺铁性贫血，拟用铁剂治疗。下列做法正确的是

A. 首选二价铁　B. 贫血纠正后即停铁剂
C. 不宜在两餐之间服用　D. 忌与维生素 C 同服
E. 与牛奶同服

三 A3/A4 型题

（1~3 题共用题干）

患儿，女，10 个月。牛乳喂养，未加辅食。近 1 个月来常腹泻，食欲缺乏，有异食癖，皮肤、黏膜苍白，肝肋下 2cm，脾肋下 0.5cm，Hb 70g/L。血涂片：血细胞大小不等，以小细胞为主。

1. 应考虑下列哪种疾病

A. 生理性贫血　B. 营养性混合性贫血
C. 营养性缺铁性贫血　D. 再生障碍性贫血
E. 营养性巨幼红细胞贫血

2. 下列哪项检查可能对辅助本病的诊断意义不大

A. 血清铁（SI）　B. 总铁结合力（TIBC）
C. 血红蛋白含量　D. 血清叶酸含量
E. 骨髓象

3. 该患儿最主要的护理问题是

A. 体液不足　B. 知识缺乏
C. 有感染的危险　D. 气体交换受损
E. 营养失调：低于机体需要量

（4~6 题共用题干）

患儿，女，8 个月。近 2 个月来肤色苍白，食欲缺乏入院。生后一直人工喂养，未加辅食。查体：营养差，皮肤、黏膜苍白，心前区有Ⅱ级收缩期杂音，肝肋下 3cm，脾肋下 1cm。化验：血红蛋白及红细胞均低于正常，白细胞、血小板及网织红细胞均正常。

4. 该患儿最可能的诊断是

A. 生理性贫血　B. 婴儿感染性贫血
C. 营养性缺铁性贫血　D. 营养性巨幼红细胞贫血
E. 营养性混合性贫血

5. 该患儿发病的主要原因是

A. 喂养不当　B. 丢失过多

C. 营养物质吸收障碍　　D. 生长发育过快

E. 慢性感染

6. 该患儿最适宜的治疗方案是

A. 注意饮食调节即可　　B. 口服铁剂

C. 给予铁剂及维生素　　D. 肌内注射铁剂

E. 少量输注浓缩红细胞

(7~9 题共用题干)

患儿，女，10 个月。因面色苍白 2 个月来医院就诊。患儿生后单纯母乳喂养，未添加辅食。查体：精神萎靡，营养发育较差，反应迟钝，皮肤、黏膜和甲床苍白，头发枯黄，前囟 2cm×3cm，心、肺无异常，肝肋下 2cm，脾肋下 1.5cm。血红蛋白 70g/L，血涂片见红细胞体积小、含色素低。

7. 该患儿的贫血属于

A. 无贫血　　B. 轻度

C. 中度　　D. 重度

E. 极重度

8. 该患儿应采取的治疗措施是

A. 输血治疗　　B. 口服铁剂

C. 口服叶酸　　D. 口服维生素 C

E. 肌内注射维生素 B_{12}

9. 该患儿用药后的表现为

A. 1 周网织红细胞计数增多　　B. 3~4 周后网织红细胞计数增多

C. 3~4 天血红蛋白逐渐增多　　D. 2~3 天血红细胞计数逐渐增多

E. 血红蛋白与网织红细胞同时增多

(10~12 题共用题干)

1 岁小儿血象：Hb 70g/L，MCV 75fl，MCH 26pg，MCHC 30%。

10. 该患儿首先考虑是

A. 营养性缺铁性贫血　　B. 营养性巨幼细胞贫血

C. 失血性贫血　　D. 遗传性球形红细胞增多症

E. 慢性感染性贫血

11. 该患儿治疗最好是选用

A. 硫酸亚铁片 + 叶酸　　B. 维生素 B_{12}

C. 维生素 B_{12} + 叶酸　　D. 叶酸 + 维生素 C

E. 硫酸亚铁片 + 维生素 C

12. 治疗 3~4 周后，血红蛋白达正常，治疗反应满意。停药的方法是

A. 可以马上停服　　B. 继续服用 1~2 周

C. 继续服用 3~4 周　　D. 继续服用 6~8 周

E. 继续服用 2 个月左右

四 B 型题

（1~3 题共用备选答案）

A. 120g/L　　B. 110g/L

C. 100g/L　　D. 60~90g/L

E. 30~60g/L

1. 1 岁小儿诊断贫血的标准是血红蛋白低于
2. 6~14 岁小儿诊断贫血的标准是血红蛋白低于
3. 重度贫血的标准是血红蛋白为

五 X 型题

1. 下列关于缺铁性贫血患儿的护理措施正确的有

A. 患儿应卧床休息　　B. 注意纠正不良的饮食习惯

C. 合理搭配患儿膳食　　D. 及时添加含铁丰富的辅食

E. 对早产儿可及早给予铁剂

2. 缺铁性贫血的临床表现有

A. 心脏有收缩期杂音　　B. 肝、脾轻度增大

C. 口唇苍白　　D. 疲乏无力、食欲缺乏

E. 手、足、头不自主震颤

3. 营养性缺铁性贫血的治疗原则有

A. 调整饮食，治疗原发病　　B. 铁剂疗法

C. 输血疗法　　D. 叶酸疗法

E. 中医疗法

4. 铁剂使用的注意事项有

A. 铁剂在餐前服用　　B. 口服剂量以元素铁计算

C. 二价铁吸收效果好　　D. 服用铁剂可导致牙齿发黑

E. 血象恢复后仍应持续服用铁剂 2 个月

参考答案与解析

一、A1 型题

1. C【解析】营养性缺铁性贫血（IDA）是由于体内铁缺乏致使血红蛋白合成减少而引起的一种小细胞低色素性贫血，多见于 6 个月至 2 岁婴幼儿，对儿童健康危害大，是我国重点防治的儿童疾病之一。

2. B【解析】营养性缺铁性贫血的病因如下。①先天性储铁不足：早产儿、双胎、胎儿失血、孕母患缺铁性贫血可致胎儿储存铁减少。②铁摄入不足：食物中铁供应不足是导致小儿缺铁性贫血的主要原因。单纯牛乳、人乳、谷类等食物含铁量均低。未及时添加铁剂丰富食物喂养的婴儿和偏食儿也常导致缺铁。③生长发育快：婴儿期、青春期的儿童生长发育快，早产儿生长发育更快，其铁的需要量相对增多，易发生缺铁。④丢失过多和/或吸收减少：正常婴儿每日排铁量比成人多。用未经加热的鲜牛奶喂养婴儿、肠息肉、膈疝、钩虫病常因慢性小量肠出血，致铁丢失过多。慢性腹泻、反复感染可减少铁的吸收，增加铁消耗，影响铁利用。其中最主要的原因是铁摄入不足。

3. D【解析】用铁剂治疗缺铁性贫血，有效者于用药后 1 周左右网织红细胞计数开始增多，10 天左右渐达高峰；2 周左右血红蛋白开始升高，1~2 个月恢复正常。为进一步补足体内贮存铁，在血红蛋白恢复正常后，仍需继续服用铁剂 3~6 月，或待血清铁蛋白大于正常后停药。

4. D【解析】口服铁剂最好在两餐之间服用，以减少铁剂对胃肠黏膜的刺激；若服用液态铁剂，须用吸管吸取，以防牙齿着色；铁剂与维生素 C 同服，有利于吸收（可喝含维生素 C 的果汁，如橙汁、柠檬汁等）；不宜与牛奶、钙片、茶水等同服。

二、A2 型题

1. D【解析】参见 A1 型题第 4 题解析。

2. A【解析】口服铁剂选用二价铁，易吸收，常用铁剂有硫酸亚铁、葡萄糖酸亚铁等。其余选项均错误。

三、A3/A4 型题

1. C【解析】未及时添加含铁丰富的食物，铁摄入不足是导致营养性缺铁性贫血的病因之一。一般贫血表现：皮肤、黏膜苍白，以口唇、甲床最明显。消化系统表现：食欲缺乏、呕吐、腹泻等。血常规表现血红蛋白比红细胞计数减少明显。

2. D【解析】营养性缺铁性贫血的辅助检查如下。①血液检查：红细胞计数和血红蛋白量均减少，以血红蛋白减少为主。②血清铁（SI）和血清总铁结合力（TIBC）测定：SI 降低，TIBC 增高。③骨髓象：幼红细胞增生活跃，以中、晚幼红细胞增生为主。

3. E【解析】该营养性缺铁性贫血患者最主要的护理问题是营养失调：低于机体需要量，与铁摄入不足有关。

4. C【解析】患儿 8 个月，一直未添加辅食，有皮肤、黏膜苍白等营养性缺铁性贫血表现。

5. A【解析】该患儿有明显不当喂养史，未及时添加辅食。

6. C【解析】治疗首选口服铁剂，不能耐受者选择肌内注射，严重贫血者静脉输注浓缩红细胞。口服铁剂常用硫酸亚铁（含铁 20%）、富马酸亚铁（含铁 30%）、葡萄糖酸亚铁（含铁 11%）。剂量以铁元素计算，每日 4~6mg/kg，分 2~3 次口服，疗程为 2~6 个月。为维持铁的二价状态，治疗时加用稀盐酸合剂或维生素 C。

7. C【解析】该患儿面色苍白，营养、发育较差，反应迟钝，皮肤、黏膜和甲床苍白，头发枯黄，肝脾大，血红蛋白 70g/L，说明有中度贫血，生后单纯母乳喂养，未添加辅食，年龄 10 个月，血涂片见红细胞体积小、含色素低，故可诊断为营养性缺铁性贫血。

8. B【解析】营养性缺铁性贫血的治疗应口服铁剂。

9. A【解析】参见 A1 型题第 3 题解析。

10. A【解析】根据患儿血象可能的诊断是营养性缺铁性贫血。

11. E【解析】治疗最好是选用硫酸亚铁片 + 维生素 C。

12. E【解析】常用制剂有硫酸亚铁、富马酸亚铁、葡萄糖酸亚铁等。疗程至血红蛋白正常后 2 个月左右停药。可与稀盐酸和/或维生素 C（如各种果汁）、果糖等同服促进铁吸收。

四、B 型题

1. B【解析】1 岁小儿诊断贫血的标准是血红蛋白低于 110g/L。

2. A【解析】6~14 岁小儿诊断贫血的标准是血红蛋白低于 120g/L。

3. E【解析】重度贫血的标准是血红蛋白为 30~60g/L。

五、X 型题

1. BCDE【解析】轻度贫血者，一般不需要卧床休息，但应避免剧烈运动，以预防缺氧。活动间歇充分休息，保证足够睡眠，生活要有规律。

2. ABCD【解析】手、足、头不自主震颤不是缺铁性贫血的临床表现。

3. ABCE【解析】营养性缺铁性贫血的治疗原则没有叶酸疗法这一说法。治疗原则是去除病因和铁剂治疗，包括加强护理、保证充足睡眠、注意营养、预防感染等一般治疗和去除病因、铁剂治疗、输血治疗、中医辅助治疗等。

4. BCDE【解析】铁剂最好在两餐间服用。

第十章　化脓性脑膜炎患儿的护理

一 A1 型题

1. 引起小儿暴发型化脓性脑膜炎的常见病原菌是
   A. 铜绿假单胞菌　B. 金黄色葡萄球菌
   C. 脑膜炎奈瑟菌　D. 肺炎链球菌
   E. 大肠埃希菌
2. 新生儿化脓性脑膜炎的临床表现特征为
   A. 脑膜刺激征不明显　B. 症状和体征较典型
   C. 持续高热　D. 颈强直
   E. 易激惹
3. 化脓性脑膜炎的脑脊液特点是
   A. 压力降低　B. 蛋白增多
   C. 外观呈毛玻璃样　D. 白细胞计数增多，以淋巴细胞增多为主
   E. 糖及氯化物增多
4. 化脓性脑膜炎常见并发症有
   A. 颅内血肿　B. 肺部感染
   C. 尿路感染　D. 硬脑膜下积液
   E. 肠道感染
5. 对化脓性脑膜炎患儿护理时应特别注意的是
   A. 物理降温　B. 加强营养
   C. 吸氧　D. 降低颅内压
   E. 保持呼吸道通畅
6. 下列有关化脓性脑膜炎的护理措施不正确的是
   A. 昏迷患儿不能进食应鼻饲，注意食物的温度和进入的速度
   B. 惊厥、昏迷患儿应取仰卧位
   C. 经常变换体位预防肺炎和压疮
   D. 密切观察病情，注意体温、脉搏变化
   E. 协助医生做好腰椎穿刺

二 A2 型题

1. 患儿，女，8 个月。左耳流脓 2 天后出现高热、抽搐 2 次。查体：左外耳道牵涉性疼痛，前囟紧张，脑膜刺激征阳性。最可能诊断为中耳炎合并
A. 败血症　　B. 病毒性脑炎
C. 化脓性脑膜炎　　D. 脑脓肿
E. 高热惊厥

2. 患儿，男，10 个月。高热，呕吐 10 小时。面色灰暗，嗜睡，前囟隆起，颈软，怀疑化脓性脑膜炎。为协助诊断，最重要的检查是
A. 血培养　　B. 脑脊液检查
C. 血常规　　D. 便常规
E. 咽拭子培养

3. 患儿，女，3 岁。以“化脓性脑膜炎亚急性型”收入院。经脑脊液涂片革兰染色明确为流感嗜血杆菌感染，使用氨苄西林治疗。目前已经治疗 1 周，该患儿病情稳定。患儿家长询问何时可以停止用药，护士正确的回答应该是
A. 用药疗程为 1~2 周　　B. 用药疗程为 3~4 周
C. 用药疗程为 4~8 周　　D. 用药疗程不少于 2 周
E. 用药疗程不少于 4 周

4. 患儿，男，12 个月。诊断为“化脓性脑膜炎”，脑脊液培养为肺炎链球菌。应首选的药物是
A. 氯霉素　　B. 磺胺嘧啶
C. 青霉素　　D. 庆大霉素
E. 红霉素

5. 患儿，男，4 岁。因发热伴意识障碍 1 天入院。体温 39. 8℃，频繁呕吐，抽搐，脑膜刺激征阳性，血压下降，皮肤有瘀点、瘀斑。根据临床表现确诊为“化脓性脑膜炎”。该患儿属化脓性脑膜炎的
A. 亚急型　　B. 普通型
C. 暴发型　　D. 流行型
E. 缓慢型

6. 患儿，女，10 个月。出现喷射性呕吐，前囟饱满，诊断为化脓性脑膜炎。其护理措施不正确的是
A. 严密观察患儿生命体征及瞳孔的变化
B. 保持室内安静，避免一切刺激
C. 将患儿头肩抬高 15°~30°，侧卧位

D. 给予甘露醇

E. 增加补液量

三 A3/A4 型题

（1~3 题共用题干）

患儿，女，8 个月。吐奶、拒食，嗜睡 2 天。查体：面色青灰，前囟紧张，脐部少许脓性分泌物。

1. 该患儿最可能的诊断是

A. 病毒性脑炎　　B. 化脓性脑膜炎

C. 脑脓肿　　D. 颅内出血

E. 脐炎

2. 为确诊最重要的检查是

A. 血常规　　B. 尿常规

C. 脑脊液检查　　D. 脑 CT

E. 血培养

3. 进行腰椎穿刺术后，该患儿的护理措施，下列不妥的是

A. 术后 2 小时可抱起喂奶　　B. 密切观察生命体征

C. 去枕平卧 6 小时　　D. 观察局部有无出血

E. 如颅压高可按医嘱使用脱水剂

四 X 型题

1. 患儿，女，5 岁。诊断为化脓性脑膜炎伴营养不良。对其护理下列正确的是

A. 根据患儿体重及营养状态评估患儿营养的需要量

B. 给予高蛋白、高维生素、低糖、易消化饮食

C. 不能进食者按医嘱用鼻饲

D. 对不能鼻饲或有体液不足者应按医嘱给予静脉补液或静脉高营养

E. 严格控制输液量

2. 化脓性脑膜炎的治疗原则有

A. 早期用药　　B. 联合用药

C. 坚持用药　　D. 对症处理

E. 注意配伍禁忌

3. 化脓性脑膜炎的常见护理诊断有

A. 体温异常　　B. 营养失调

C. 有受伤的危险　　D. 焦虑

E. 潜在并发症：颅内压增高

4. 化脓性脑膜炎患儿发生惊厥时的护理措施有

A. 勤换体位，防止压疮　　B. 针刺人中穴

C. 吸氧　　D. 乙醇擦浴

E. 立即松解衣服，侧卧位

参考答案与解析

一、A1 型题

1. C【解析】暴发型化脓性脑膜炎常见致病菌为脑膜炎奈瑟菌，常导致患儿 24 小时内死亡。

2. A【解析】新生儿化脓性脑膜炎缺乏典型的症状和体征。起病时可与败血症相似，有发热或体温不升、面色青灰、拒乳、凝视、哭声高尖、惊厥。神经系统表现为嗜睡、前囟紧张膨隆，但脑膜刺激征不明显。病原菌以大肠埃希菌、葡萄球菌多见。

3. B【解析】小儿化脓性脑膜炎的诊断，最关键是靠脑脊液检查。一般来讲，化脓性脑膜炎患儿的脑脊液压力很高，外观混浊，甚至是脓性，或者类似于米汤样的改变。脑脊液常规往往白细胞计数增多，以中性粒细胞增多为主，也有 20% 左右的患者，即少部分患者增多不明显。脑脊液的生化改变主要是糖和氯化物减少，蛋白增多；脑脊液涂片有可能会发现阳性菌，是小儿化脓性脑膜炎典型的脑脊液特点。

4. D【解析】化脓性脑膜炎并发症：①硬脑膜下积液。②脑室管膜炎。③脑积水。④其他：部分可并发脑性低钠血症；炎症还可导致脑神经受累引起听力丧失、视力损伤等；脑实质病变可发生瘫痪、智力低下或癫痫等。

5. D【解析】对化脓性脑膜炎患儿护理时应特别注意降低颅内压。颅内压增高与颅内感染、硬脑膜下积液等有关。

6. B【解析】惊厥发作时将患儿头偏向一侧，给予口腔保护以免舌咬伤，拉好床档，避免躁动及惊厥时受伤或坠床。

二、A2 型题

1. C【解析】患中耳炎时，细菌可通过咽鼓管、蝶窦等直接蔓延至脑膜引起化脓性脑膜炎。根据题干判断，患儿前囟张力高，说明有颅内压增高的表现，又有脑膜刺激征表现，可判断患儿合并化脓性脑膜炎。

2. B【解析】小儿化脓性脑膜炎的诊断，最关键是靠脑脊液检查。脑脊液可见典型化脓

性改变。将脑脊液离心沉淀，做涂片染色，常能查见致病菌，可作为早期选用抗生素治疗的依据。

3. D【解析】化脓性脑膜炎用药疗程不少于 2 周。

4. C【解析】肺炎链球菌脑膜炎治疗常用青霉素；对青霉素相对耐药者，常选用头孢曲松、头孢噻肟；高度耐药者，可选择万古霉素。

5. C【解析】患儿病情进展迅速，属于暴发型。

6. E【解析】化脓性脑膜炎患儿需严密观察生命体征及瞳孔变化，以及时发现病情变化，选项 A 正确。需绝对卧床，床头抬高 15°~30°，侧卧位或去枕平卧头偏向一侧，选项 C 正确。保持室内安静舒适，避免一切刺激，选项 B 正确。给予脱水降颅压、降温等对症处理，选项 D 正确。因化脓性脑膜炎患者易发生颅内压增高、脑积水等并发症，故应适当限制补液量，准确记录 24 小时出入量，选项 E 错误。

三、A3/A4 型题

1. B【解析】根据患儿的体征和检查，可以判断患儿是由于脐部感染引起的化脓性脑膜炎。

2. C【解析】脑脊液检查是判断化脓性脑膜炎的主要指标。

3. A【解析】腰椎穿刺术后应去枕平卧 6 小时，不应抱起患儿。

四、X 型题

1. ACDE【解析】化脓性脑膜炎应保证足够的营养供应。神志清楚者给予易消化、富营养的流质或半流质饮食；意识障碍者给予静脉高营养或鼻饲。对呕吐频繁者，可根据个体情况，采取静脉补液的方式维持液体量与能量的摄入。患儿机体需要量增加，应给予高蛋白、高热量、高维生素、易消化饮食，选项 B 低糖饮食错误。

2. ABCD【解析】化脓性脑膜炎治疗原则是早期用药、联合用药、坚持用药、对症处理。化脓性脑膜炎预后严重，用药原则为尽早使用抗生素，以静脉用药为主，选择能透过血-脑屏障的药物，联合用药。药量要足，疗程要适当。对病原菌不明者，选用氨苄西林和氯霉素，亦可用第三代头孢（如头孢噻肟或头孢曲松）静脉用药。

3. ABCDE【解析】化脓性脑膜炎的护理诊断如下。①体温过高：与细菌感染有关。②潜在并发症：颅内压增高，与颅内感染、硬脑膜下积液等有关。③有受伤的危险：与抽搐、惊厥发作有关。④营养失调：低于机体需要量，与摄入不足、机体消耗增多有关。⑤焦虑：与预后不良有关。

4. BCE【解析】化脓性脑膜炎患儿发生惊厥时不可用乙醇擦浴，也不可勤换体位。

麻疹

第十一章　常见传染病患儿的护理

一　A1 型题

1. 麻疹早期诊断的临床依据是
   A. 发热 3~4 天后耳后出疹
   B. 接触麻疹患儿后发热
   C. 高热及耳后淋巴结肿大
   D. 发热、上呼吸道感染、口腔有麻疹黏膜斑
   E. 未按时接种麻疹疫苗
2. 典型麻疹的皮疹特点是
   A. 出血性皮疹
   B. 皮疹普遍充血，有红色粟粒疹
   C. 疹间无正常皮肤
   D. 玫瑰色斑丘疹
   E. 红色斑丘疹，疹退后有色素沉着及脱屑
3. 麻疹无并发症及有并发症患者的隔离期分别是
   A. 起病后 5 天，起病后 10 天
   B. 出疹后 5 天，起病后 10 天
   C. 出疹后 5 天，出疹后 10 天
   D. 疹退后 10 天
   E. 出疹后 10 天，疹退后 10 天
4. 麻疹最常见的并发症是
   A. 喉炎
   B. 肺炎
   C. 脑炎
   D. 心肌炎
   E. 营养不良
5. 麻疹前驱期最有诊断价值的临床表现是
   A. 下眼睑缘充血横线
   B. 发热
   C. 鼻、眼卡他症状
   D. 颊黏膜 Koplik 斑
   E. 皮疹
6. 下列哪一项对诊断麻疹恢复期最有意义
   A. 发热，流涕，咳嗽
   B. 结合膜充血，流泪
   C. 咽红、口腔黏膜充血
   D. 手心、脚心有斑丘疹
   E. 皮肤呈麦麸样脱屑，棕褐色色素沉着

7. 流行性腮腺炎的传染期为
A. 腮腺肿大开始至腮腺肿胀消失
B. 腮腺肿大前1天至消肿后3天
C. 腮腺肿大前6天至腮腺肿胀消失
D. 腮腺肿大前7天至肿大后7天
E. 腮腺肿大开始至腮腺肿胀消退后9天
8. 流行性腮腺炎的传播途径是
A. 消化道传播
B. 呼吸道传播
C. 体液传播
D. 接触传播
E. 虫媒传播
9. 下列哪项不是流行性腮腺炎最常见的并发症
A. 脑膜脑炎
B. 睾丸炎
C. 卵巢炎
D. 病毒性关节炎
E. 胰腺炎

二 A2型题

1. 某患儿因麻疹入院治疗。目前该患儿处于出疹期，体温40.5℃。正确的护理措施是
A. 适当活动
B. 乙醇擦浴
C. 冰袋冷敷
D. 冷盐水灌肠
E. 小量退热药
2. 7个月婴儿，吃鸡蛋发生过敏。提醒家长该儿童以后需慎用的疫苗是
A. 卡介苗
B. 麻疹疫苗
C. 乙肝疫苗
D. 脊髓灰质炎疫苗
E. 白-百-破联合疫苗
3. 4岁麻疹患儿，体温39~40℃，鼻咽分泌物多。不宜采用的护理措施是
A. 清洁鼻、眼分泌物
B. 保证室内空气流通
C. 多饮水
D. 观察病情变化，及时处理并发症
E. 肌内注射安乃近和乙醇擦浴使体温下降，以防惊厥发生
4. 4岁小儿，因发热3日伴流涕、咳嗽、流泪来院就诊。护士预诊时发现该患儿体温39.5℃，结膜充血、畏光、流泪，并且在颊黏膜上出现柯氏斑。其可能的疾病是
A. 水痘
B. 麻疹
C. 猩红热
D. 细菌性痢疾
E. 流行性腮腺炎

三 A3/A4 型题

（1~3 题共用题干）

患儿，女，6 岁。高热 4 天伴流涕、干咳、食欲缺乏。1 天来全身出皮疹，为红色粟粒大小斑丘疹，疹间皮肤正常。

1. 该患儿最可能的诊断是
   A. 风疹　　B. 麻疹
   C. 水痘　　D. 幼儿急疹
   E. 猩红热
2. 该患儿适宜的护理措施是
   A. 用乙醇擦浴降温　　B. 多喂开水和热汤
   C. 喝姜汤或用姜汤水擦身　　D. 应给予高脂肪、高维生素的食物
   E. 及时注射胎盘球蛋白
3. 该患儿应隔离至
   A. 起病后 1 周　　B. 出疹后 5 天
   C. 出疹后 1 周　　D. 疹退后 5 天
   E. 疹退后 10 天

四 B 型题

（1~2 题共用备选答案）

A. 口服　　B. 静脉注射
C. 肌内注射　　D. 皮下注射
E. 皮内注射

1. 脊髓灰质炎三价混合疫苗的接种方法是
2. 麻疹疫苗的接种方法是

五 X 型题

1. 关于麻疹的流行病学特点，说法正确的有
   A. 患者是唯一的传染源，前驱期和出疹期均有传染性
   B. 以呼吸道飞沫传播为主
   C. 病后获持久免疫力
   D. 恢复期患者存在携带病毒的现象
   E. 主动免疫是预防麻疹的重要措施

2. 下列属于麻疹易感者的有

A. 未患过麻疹者　　B. 母亲未患过麻疹的小儿

C. 未接种过麻疹疫苗者　　D. 母亲未接种过麻疹疫苗的小儿

E. 未患过麻疹且未接种过麻疹疫苗者

3. 下列有关麻疹患儿的护理措施，正确的有

A. 高热时用乙醇擦浴降温　　B. 保持皮肤清洁，用肥皂水清洗

C. 衣被干燥、透气、柔软　　D. 给予营养丰富的饮食

E. 保护眼睛，保持口腔清洁

4. 关于流行性腮腺炎的护理，正确的有

A. 卧床休息，控制体温　　B. 观察有无并发症

C. 口服抗病毒药物　　D. 食用酸辣食品

E. 做好消毒隔离

参考答案与解析

一、A1 型题

1. D【解析】小儿麻疹前驱期（出疹前期）的临床表现：发热开始至出疹，一般3~4天。①发热：多为中度以上发热，热型不一。②上呼吸道感染症状：发热，伴流涕、咳嗽、流泪、咽部充血等，结膜充血、流泪、畏光及眼睑水肿是本病的特点。③麻疹黏膜斑：是麻疹早期特有体征，一般在出疹前1~2天出现，最早见于第二磨牙相对的颊黏膜，为直径0.5~1.0mm的灰白色小点，周围有红晕，一般1~2天内迅速增多，可累及整个颊黏膜，出疹后1~2天迅速消失。④部分病例可有非特异性症状，如全身不适、食欲缺乏、精神不振、呕吐、腹泻等。

2. E【解析】典型麻疹的皮疹特点是红色斑丘疹，疹退后有色素沉着及脱屑。

3. C【解析】隔离患儿至出疹后5天，并发肺炎则延长至出疹后10天。

4. B【解析】麻疹的并发症如下。①肺炎：是麻疹最常见的并发症（选项B正确）。多见于5岁以下患儿，占麻疹患儿死因的90%以上。②喉炎。③心肌炎。④神经系统：麻疹脑炎、亚急性硬化性全脑炎。⑤结核病恶化。⑥营养不良与维生素A缺乏症。所以选项B正确。

5. D【解析】麻疹黏膜斑为麻疹前驱期的特异性体征，有诊断价值。参见A1型题第1题解析。

6. E【解析】小儿麻疹恢复期的临床表现：一般3~5天。若无并发症，出疹3~4天后皮疹按出疹先后顺序开始消退，随着皮疹消退，体温逐渐降至正常，全身症状逐渐改善。疹

退后皮肤出现糠麸样脱屑，且有棕色色素沉着，一般 7~10 天痊愈。

7. B【解析】腮腺炎的传染期为发病前 1 天到症状消失后的第 3 天。

8. B【解析】传播途径：病毒主要通过飞沫经呼吸道传播，接触患儿的唾液及其污染物亦可传染。

9. D【解析】流行性腮腺炎的并发症如下。①脑膜脑炎：可在腮腺炎出现前、后或同时发生，也可发生在无腮腺炎时。表现为发热、头痛、呕吐、颈项强直，少见惊厥或昏迷。脑脊液呈无菌性脑脊髓膜炎样改变。大多数预后良好，但也偶见死亡及留有神经系统后遗症。②睾丸炎：是男孩最常见的并发症，多为单侧受累，睾丸肿胀、疼痛，约半数病例可发生萎缩，双侧萎缩者可导致不育症。③急性胰腺炎：较少见。常发生于腮腺炎肿胀数日后。出现中上腹剧痛，有压痛和肌紧张，伴发热、寒战、呕吐、腹胀、腹泻或便秘等。④其他：可有心肌炎、肾炎、肝炎、卵巢炎等。

二、A2 型题

1. E【解析】体温达到 40℃以上，可使用小剂量退热药，以免诱发惊厥。

2. B【解析】在对儿童进行预防接种时，有些情况属于某些机体反应性不正常或处于某种病理生理状态，接种疫苗后，可能对机体带来损害，甚至引起严重的异常反应，为避免这类不良反应的发生，规定了有某种疾病或处在某种特殊生理状态的人不能接种，这就是疫苗接种的禁忌证。有过敏性体质的人接种疫苗，常可引起变态反应。在接种疫苗前医师应详细了解其变应原，如疫苗含有该变应原就不能接种，不含该变应原的疫苗可以接种。既往接种后有严重不良反应的儿童，不可接种同种疫苗。尤其是鸡蛋过敏的儿童不能接种麻疹疫苗。本例婴儿 7 个月，按照免疫程序，正常情况下其他疫苗已接种，本题除考查了接种麻疹疫苗鸡蛋过敏者为禁忌，同时也考查了 1 岁以内儿童的基础免疫程序。

3. E【解析】该患儿处于麻疹出诊期。出疹期患儿不宜用药物或物理方法强行降温，尤其是乙醇擦浴、冷敷等物理降温，以免影响透疹。体温超过 40℃时可用小量的退热药，以免发生惊厥。

4. B【解析】患儿有明显的颊黏膜上出现柯氏斑等麻疹表现。

三、A3/A4 型题

1. B【解析】麻疹的临床特点有发热 3~4 天后出疹，皮疹相为红色斑丘疹，疹间皮肤正常。处理麻疹高热时需兼顾透疹，不宜用药物及物理方法强行降温，禁用冷敷及乙醇擦浴。鼓励患儿多喝水，以利排毒、退热、透疹。麻疹患儿出疹前 5 天至出疹后的 5 天有传染性，应隔离。

2. B【解析】参见 A2 型题第 3 题解析。

3. B【解析】参见 A1 型题第 3 题解析。

四、B 型题

1~2 A、D【解析】麻疹疫苗采用皮下注射，脊髓灰质炎三价混合疫苗是糖丸形式，应口服，卡介苗用皮内注射的方法接种。

五、X 型题

1. ABCE【解析】麻疹恢复期患者不存在携带病毒的现象。

2. ACE【解析】麻疹易感人群：麻疹传染性很强，人群普遍易感。易感者接触后 90% 以上可发病。感染后大多能获得终身免疫。生后 6 个月内婴儿可从胎盘得到来自母体的特异性抗体，很少发病。故易感人群主要为 6 个月至 5 岁儿童，发病率最高。麻疹减毒活疫苗使用后发病率下降，但免疫力不持久。未患过麻疹者、未接种过麻疹疫苗者和未患过麻疹且未接种过麻疹疫苗者都属于麻疹易感者。

3. CDE【解析】①发热护理：处理高热时兼顾透疹，禁用冷敷及乙醇擦浴，以免引起末梢循环障碍导致皮疹突然隐退，影响出疹。如体温达到 40℃ 以上，可用小剂量退热药或温水擦浴，使体温稍降以免诱发惊厥。②皮肤护理：勤换衣服，保持皮肤清洁、干燥，忌用肥皂等刺激性用品。勤剪指甲，避免患儿抓伤皮肤引起继发感染。

4. ABCE【解析】忌酸、辣、硬而干燥的食物，以免引起唾液分泌增多，肿痛加剧。